Lehrbuch der Klinischen Kinderneuropsychologie

Lehrbuch der Klinischen Kinderneuropsychologie

Grundlagen, Syndrome, Diagnostik und Intervention

von
Dietmar Heubrock
und Franz Petermann

Hogrefe · Verlag für Psychologie
Göttingen · Bern · Toronto · Seattle

PD Dr. phil. Dietmar Heubrock, geb. 1958. 1977-1983 Studium der Psychologie in Münster. Tätigkeit als Klinischer Neuropsychologe, zunächst in der Rehabilitation Erwachsener, 1985-1995 in der neurologischen Rehabilitation von Kindern und Jugendlichen. 1987 Promotion. Seit 1995 Wissenschaftlicher Assistent am Zentrum für Rehabilitationsforschung der Universität Bremen, dort Aufbau und Leitung der Neuropsychologischen Ambulanz für Kinder und Jugendliche. 1999 Habilitation. Arbeitsschwerpunkte: Klinische Kinderneuropsychologie, Forensische Neuropsychologie.

Prof. Dr. Franz Petermann, geb. 1953. 1972-1975 Studium der Mathematik und Psychologie in Heidelberg. Wissenschaftlicher Assistent an der Universität Heidelberg und Bonn. 1977 Promotion; 1980 Habilitation. 1983-1991 Leitung des Psychosozialen Dienstes der Universitäts-Kinderklinik Bonn, gleichzeitig Professor am Psychologischen Institut. Seit 1991 Lehrstuhl für Klinische Psychologie an der Universität Bremen und seit 1996 Direktor des Zentrums für Rehabilitationsforschung. Arbeitsschwerpunkte: Psychologie in der Kinderheilkunde, Behandlung von Entwicklungs- und Verhaltensstörungen im Kindes- und Jugendalter.

Die Deutsche Bibliothek – CIP-Einheitsaufnahme

Ein Titeldatensatz für diese Publikation ist bei Der Deutschen Bibliothek erhältlich.

Rohnsweg 25, D-37085 Göttingen

http://www.hogrefe.de
Aktuelle Informationen • Weitere Titel zum Thema • Ergänzende Materialien

Umschlaggestaltung: schmidtgrafik göttingen
Druck: AZ Druck und Datentechnik GmbH & Co. KG, D-87437 Kempten/Allgäu
Printed in Germany
Auf säurefreiem Papier gedruckt

ISBN 3-8017-1195-1

Vorwort

Die Klinische Kinderneuropsychologie signalisiert eine neue Sichtweise im Kontext des jungen Fachgebietes *Klinische Kinderpsychologie*. Der Anspruch, das bisherige unter einem neuen Blickwinkel sehen zu wollen, muß detailliert begründet werden.

Neu ist zunächst die interdisziplinäre Orientierung des Fachgebietes, die vor allem auf Grundlagen der Entwicklungsneurologie zurückgreift. Ebenso *neu* ist die von uns gewählte Klassifikation der Störungsbilder, die entwicklungsbezogen in prä-, peri- und postnatale Hirnschädigungen untergliedert werden. Die etwas grobe Kategorie *postnatal* umfaßt eine neuropsychologische Sichtweise ausgewählter neurologischer Erkrankungen (z. B. Schädel-Hirn-Traumen und Stoffwechselstörungen), psychischer Störungen (z. B. das Hyperkinetische Syndrom) sowie Lern- und Leistungsstörungen. Vor allem die vielfältigen Ergebnisse im Bereich der Lern- und Leistungsstörungen werden die Interventionsstrategien in diesem großen Arbeitsgebiet der Klinischen Kinderpsychologie in den nächsten Jahren völlig verändern.

Die *Klinische Kinderneuropsychologie* wird sich als interdisziplinäres Forschungs- und Anwendungsgebiet etablieren und eine grundlagenwissenschaftliche (experimentelle) Orientierung aufweisen. Die enge Verzahnung von neuropsychologischer Diagnostik, Therapie und Rehabilitation wird ein weiteres Merkmal dieses Gebietes darstellen. Viele Interventionsmethoden entstanden aus der Kinderverhaltenstherapie und erhalten durch die Klinische Neuropsychologie eine fundierte, symptombezogene Einordnung.

Die klinische Praxis, das heißt vor allem die Förderung von Kindern und Jugendlichen, wird sich durch die Klinische Kinderneuropsychologie in den nächsten Jahren grundlegend erweitern. Die in den letzten Jahren entwickelten Interventionsverfahren benötigen ein Netz von ambulanten und stationären Versorgungseinrichtungen, die sich in Deutschland noch entwickeln müssen. Eine im Frühjahr 1996 unter der Leitung des Erstautors gegründete Neuropsychologische Ambulanz für Kinder und Jugendliche im Zentrum für Rehabilitationsforschung der Universität Bremen leistet hier wichtige Pionierarbeit. Die wissenschaftliche Dokumentation der von uns geleisteten

Arbeit eröffnet einer neuen Generation von Klinischen Kinderpsychologen eine interessante berufliche Perspektive. Wir hoffen, daß unser Buch bei diesem Bemühen einen Beitrag leisten kann.

Bremen, im März 2000

Dietmar Heubrock Franz Petermann

Inhaltsverzeichnis

TEIL A
GRUNDLAGEN

1 Ziele und Aufgaben der Klinischen Kinderneuropsychologie

Die *Klinische Kinderneuropsychologie* beschäftigt sich mit den Auswirkungen von kindlichen Hirnschädigungen auf die kognitive, psychische und soziale Entwicklung. Sie versucht,

- die neuropsychologischen Folgen von Hirnschädigungen im Kindes- und Jugendalter möglichst präzise zu erfassen (*neuropsychologische Diagnostik*),
- sie gezielt zu behandeln (*neuropsychologische Therapie*) und
- ihr Wissen einer umfassenden (Re-)Integration der Betroffenen in einen altersgerechten Alltag zur Verfügung zu stellen (*neuropsychologische Rehabilitation*).

Wie die Klinische Neuropsychologie insgesamt, versteht sich auch die Klinische Kinderneuropsychologie als *Schnittstellen-Disziplin*. Die Klinische Neuropsychologie wendet Erkenntnisse der allgemeinen und klinischen Neurowissenschaften an, wobei die Diagnostik und Therapie von Patienten mit Hirnfunktionsstörungen im Mittelpunkt des Interesses steht. Es handelt sich um eine interdisziplinäre Sichtweise, die Befunde aus Psychologie, Neurologie, Psychiatrie, Neuroanatomie und Neurophysiologie zur Beschreibung von Erlebens- und Verhaltensaspekten heranzieht. Die Klinische Kinderneuropsychologie erweitert diese Sichtweise um einen *klinischen Anwendungs-* und einen *Entwicklungs*aspekt, der sich allerdings – im Unterschied zur *Entwicklungsneuropsychologie*, welche die gesamte Lebensspanne umfaßt – auf das Kindes- und Jugendalter beschränkt.

Die Klinische Kinderneuropsychologie läßt sich daher auch als Teildisziplin der *Klinischen Kinderpsychologie* verstehen. Das junge Gebiet der Klinischen Kinderpsychologie setzt sich mit „der Entstehung, dem Verlauf, der Diagnostik und der Intervention bei psychosozialen Belastungen, psychischen Störungen und körperlichen Erkrankungen im Kindes- und Jugendalter“ (Petermann, 2000, S. 11) auseinander und räumt der Klinischen Kinderneuropsychologie im Kontext der Diagnostik und Intervention eine immer größere Bedeutung ein (siehe Abb. 1).

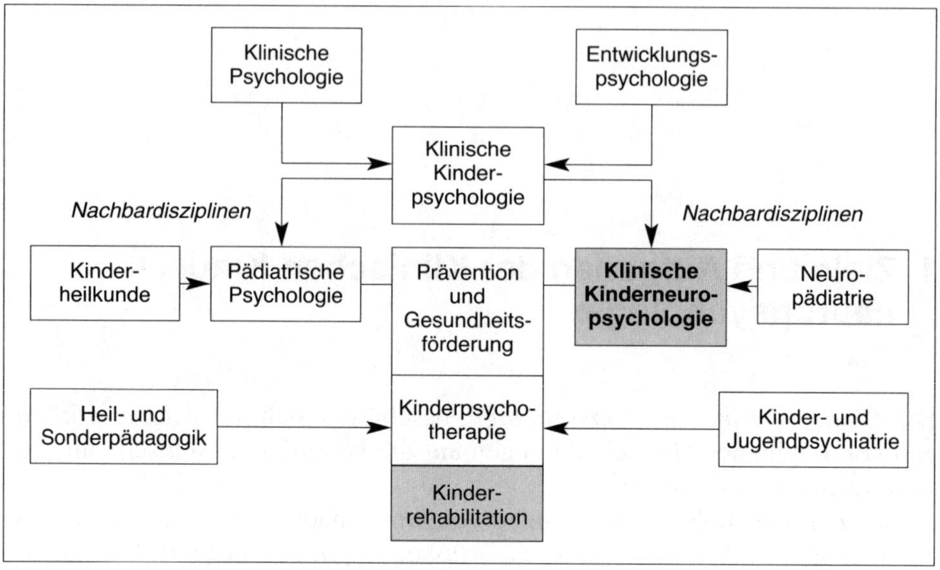

Abbildung 1:
Einordnung der Klinischen Kinderneuropsychologie als Teildisziplin der Klinischen Kinderpsychologie (nach Petermann, 2000, S. 11).

Die Klinische Neuropsychologie verdankt ihren noch jungen, jedoch rasanten Aufschwung einer Umorientierung innerhalb der Psychologie, die sich schrittweise in den letzten zehn Jahren auch im deutschsprachigen Raum vollzogen hat. Seit geraumer Zeit gewinnen biologische Erklärungsansätze verstärkt an Bedeutung. Der bisherige Höhepunkt dieser Entwicklung wird durch die Deklaration der neunziger Jahre zum *Jahrzehnt des Gehirns* durch die Europäische Union bzw. zur *decade of the brain* durch die amerikanische Regierung markiert. Von der damit verbundenen Förderung neurobiologischer Forschung hat auch die *Klinische Kinderneuropsychologie* profitiert. In mehreren großangelegten und zum Teil als Multi-Center-Studien organisierten Untersuchungen war es unter anderem möglich,

- neurobiologische Ursachen von Lern- und Leistungsstörungen im Schulkindalter näher zu charakterisieren (Gaddes & Edgell, 1994);
- eine empirisch begründete Typologie verschiedener Formen von Lernstörungen, so unter anderem der Leseschwäche (Dyslexie), der Lese-Rechtschreibschwäche (Legasthenie) und der Rechenschwäche (Dyskalkulie), zu entwerfen (Harnadek & Rourke, 1994; Rourke, 1989; 1991; 1995);
- neurophysiologische und neuropsychologische Korrelate schwerwiegender kinder- und jugendpsychiatrischer Erkrankungen und tiefgreifender Entwicklungsstörungen (z. B. Autismus, Hyperkinetisches Syndrom, Tourette-Syndrom, dissoziale und aggressive Verhaltensstörungen) zu identifizieren

(Cicchetti, Ackerman & Izard, 1995; Ciesielsky & Harris, 1997; Döpfner, 2000; Dunn, Gomes & Sebastian, 1996; Gepner, de Gelder & de Schonen, 1996; Kusch & Petermann, 2000; Rothenberger, 1995, 1996a, 1996b; Schopler, 1994);
- die große Vielfalt kindlicher Epilepsieformen auch in ihren jeweiligen kognitiven Merkmalen und sozialen Auswirkungen zu beschreiben (Doose & Neuhäuser, 1997; Diener & Mayer, 1996); und
- Ansätze einer kognitiv orientierten Entwicklungsneuropsychologie der lange tabuisierten genetischen Syndrome zu skizzieren und „(neuro-)kognitive Phänotypen" zu beschreiben (Hagerman, 1996; Hofman, Harris, Bryan & Denckla, 1994; Mazzocco et al., 1995; Simonoff, Bolton & Rutter, 1996; Sarimski, 1997; Troyer & Joschko, 1997).

Diese und andere neuere Entwicklungen innerhalb der Klinischen Kinderneuropsychologie beginnen, traditionelle diagnostische, therapeutische und rehabilitative Ansätze zu verändern.

Langsam beginnt sich auch in der neurologischen Rehabilitation die Erkenntnis durchzusetzen, daß Kinder keine „kleinen Erwachsenen" sind, und sich Hirnschädigungen bei ihnen anders auswirken und anders verlaufen (vgl. Benz & Ritz, 1996; Ritz, 1991/92). Inwieweit es in den nächsten Jahren gelingt, die bisher gewonnenen Ergebnisse der Klinischen Kinderneuropsychologie in die diagnostische und therapeutische Praxis hineinzutragen, wird auch davon abhängen, ob der Fundus des derzeitigen *Wissens* und der *klinischen Erfahrung* vermittelt werden kann. Anders, als etwa im angloamerikanischen Sprachraum, fehlt für die Klinische Kinderneuropsychologie in Deutschland ein aktueller Überblick über einschlägige Befunde, bewährte diagnostische Verfahren, therapeutische Ansätze und rehabilitative Perspektiven.

In den USA sind in den letzten Jahren zahlreiche Gesamtdarstellungen zur *Entwicklungsneuropsychologie* (Dawson & Fischer, 1994; Spreen, Risser & Edgell, 1995; Temple, 1997), zur *Entwicklungspsychopathologie* (Dorman & Katzir, 1994) und zur *Kinderneuropsychologie* erschienen (Baron, Fennell & Voeller, 1995; Batchelor & Dean, 1995; Broman & Michel, 1995; Hynd & Hooper, 1994; Prigatano, 1993; Teeter & Semrud-Clikeman, 1997). Die unterschiedlichen Oberbegriffe weisen auf eine stärkere Gewichtung entweder der neurobiologischen Grundlagen normaler Entwicklung (Entwicklungsneuropsychologie) oder der neurogenen Ursachen krankhafter Veränderungen im Entwicklungsverlauf (Entwicklungspsychopathologie) hin oder sie drücken das Bemühen um eine integrierte Sichtweise aus (Kinderneuropsychologie). In den letzten Jahren werden im anglo-amerikanischen Sprachraum auch die genetischen Ursachen oder Faktoren von Hirnfunktionsstörungen intensiv diskutiert (*neurodevelopmental disorders*; Goldstein & Reynolds, 1999; Phelps, 1998a; Tager-Flusberg, 1999a).

Demgegenüber liegen im deutschen Sprachraum lediglich vereinzelt Überblicksarbeiten vor. Der Sammelband von Remschmidt und Schmidt (1981) hat lange vor der *neurowissenschaftlichen Wende* den Stand der Neuropsychologie des Kindes- und Jugendalters in Deutschland markiert. Die Übersicht von Melchers und Lehmkuhl (2000) zur Neuropsychologie des Kindes- und Jugendalters im Lehrbuch der Klinischen Neuropsychologie (Sturm, Herrmann & Wallesch, 2000) beschreibt neben entwicklungsneuropsychologischen Aspekten, Störungsbildern und der neuropsychologischen Diagnostik auch Therapieansätze. Es wird aber auch deutlich, daß die Entwicklung von spezifischen Therapieverfahren für Kinder mit Hirnfunktionsstörungen in Deutschland noch in ihren Anfängen steckt. In einer bereits älteren Darstellung wird die neuropsychologischer Therapie, die seinerzeit noch *Hirnleistungstraining* genannt wurde, beschrieben (Caprez, 1984). Deegener et al. (1992) legen die Grundzüge einer vor allem auf Lurias Theorie fußenden neuropsychologischen Diagnostik (*Syndromanalyse*) dar und Michaelis und Niemann (1999) beleuchten die entwicklungs*neurologische* und neuro*pädiatrische* Perspektive. Lösslein und Deike-Beth (1997) zeigen die Möglichkeiten der modernen, zum Teil auch computergestützten neuropsychologischen Diagnostik im Sinne des *battery approach* auf, bei dem ein von der jeweiligen Fragestellung abhängiger flexibler Einsatz einer umfangreichen neuropsychologischen Testbatterie bevorzugt wird.

Einen Sammelband mit Fallberichten zur Klinischen Neuropsychologie, der auch Darstellungen aus dem neuropädiatrischen Bereich enthält, haben Gauggel und Kerkhoff (1997) vorgelegt. Petermann, Kusch und Niebank (1998) vermitteln in ihrem Lehrbuch der Entwicklungspsychopathologie auch neuere Ergebnisse der neurobiologischen, neuropsychologischen und humangenetischen Forschung zur Beschreibung der Entstehung und des Verlaufs psychischer Abweichungen und Störungen.

Im Gegensatz zu den meisten englischsprachigen Darstellungen, gelingt eine *Integration* von Theorie, Empirie und klinischer Praxis hierzulande nur selten. Selbst für die Neuropsychologie des Erwachsenenalters, die in Deutschland immerhin eine längere Tradition hat, beschränken sich Gesamtdarstellungen entweder auf die neuropsychologische Diagnostik *oder* die neuropsychologische Therapie und Rehabilitation (von Cramon, Mai & Ziegler, 1993; von Cramon & Zihl, 1988). Beides hängt vermutlich mit der in Deutschland wesentlich stärker ausgeprägten Trennung zwischen grundlagenorientierter (Neuro-) und Klinischer (Neuro-)Psychologie zusammen. Notwendig wäre jedoch eine *Zusammenführung* von Theorie und Praxis sowie von Diagnostik, Therapie und Rehabilitation, wie sie in Deutschland erst vereinzelt – etwa in der Arbeit der Neuropsychologischen Ambulanz für Kinder und Jugendliche im Zentrum für Rehabilitationsforschung der Universität Bremen – vorzufinden ist (Heubrock & Petermann, 1998b; 2000).

2 Grundlagen der Entwicklungsneuropsychologie

2.1 Neurobiologie der Embryonalentwicklung

Mit der Befruchtung ist die genetische Grundausstattung des sich im Mutterleib entwickelnden Kindes festgelegt. Die Bedeutung des genetischen Faktors ist in der Vergangenheit Gegenstand heftiger ideologischer Debatten gewesen, die sich auf die falsch formulierte Frage *Nature or Nurture,* Biologie oder Umwelt, zentriert hatte. Wir wissen heute, daß beide Grundbedingungen des Lebens, Biologie *und* Umwelt, gleichermaßen zur Lebenserhaltung und -entwicklung beitragen, auch wenn ihnen zu verschiedenen Zeitpunkten eine unterschiedliche *Funktion* zukommt (Plomin, De Fries, McCearn & Rutter, 1999). Entscheidend ist jedoch, daß „Funktion" nicht mit „Bedeutung" gleichzusetzen ist, und Biologie und Umweltbedingungen sich zu jedem beliebigen Zeitpunkt in einem komplexen und dynamischen Wechselwirkungsverhältnis befinden, das zu einer enormen *Variabilität* der Entwicklungs*möglichkeiten* führt.

Während der Embryonalzeit werden im Gehirn des noch ungeborenen Kindes im Durchschnitt etwa 250 000 Nervenzellen (Neuronen) *pro Minute* gebildet, indem sich die bei der Befruchtung entstehende Ursprungszelle, die *Zygote*, teilt und jede der dabei entstehenden neuen Nervenzellen ebenfalls immer wieder einen derartigen Teilungsprozeß erfährt und fortsetzt (vgl. hierzu Kandel, Schwartz & Jessell, 1995; Kolb & Whishaw, 1996; Niebank & Petermann, 2000; Petermann et al., 1998, S. 59ff.; Pinel, 1997, S. 396ff.; Plomin et al., 1999; siehe auch Abb. 2).

Dieser Vorgang und die nächsten Phasen der neuronalen Entwicklung sind durch ein genetisches Programm gesteuert, das sicherstellt, daß die neuronalen Grundlagen der Entwicklung, gewissermaßen die „Hardware", weitgehend ungestört geschaffen werden können. Die embryonale Periode der Gehirnentwicklung verläuft in fünf Phasen:

1. Mit der *Induktion der Neuralplatte*, die in der dritten Schwangerschafts-(Gestations-)Woche erfolgt, wird das Gewebe des zukünftigen Zentralen Nervensystems (ZNS) erstmals erkennbar. Die bereits jetzt aus drei verschiedenen Zellschichten bestehende Neuralplatte bildet sich kurze Zeit später zunächst zur *Neuralrinne* und dann zum *Neuralrohr*, dem späteren Zentralkanal und den Hirnventrikeln, um. Mit der Entwicklung der Neuralplatte verliert das Gewebe auch seine Fähigkeit, sich zu jedem denkbaren Zelltyp zu entwickeln.

Zwei Formen der Zellteilung: Mitose und Meiose

Körperzellen (Somazellen) entstehen duch die Mitose. Jede Körperzelle enthält 23 Chromosomenpaare, wobei sich während der Mitose jedes Chromosom innerhalb des Zellkerns verdoppelt.

Keimzellen (Gameten) entstehen durch die Meiose. Sie enthalten 23 einzelne Chromosomen und verbinden sich bei der Befruchtung zu einer einzelnen Zelle mit dem kompletten Satz von 23 Chromosomenpaaren.

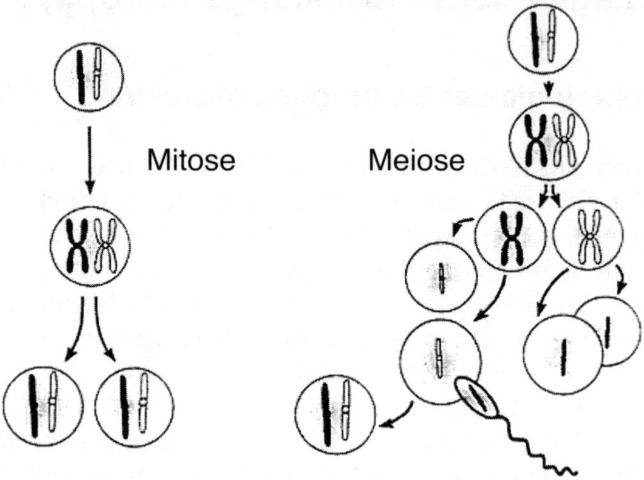

Abbildung 2:
Zwei Formen der Zellteilung: Mitose und Meiose (aus Petermann et al., 1998, S. 90).

2. Nach der Entstehung des Neuralrohrs setzt eine Phase vermehrter Zellteilung (*neuronale Proliferation*) ein, bei der sich die Zellen des Neuralrohrs abschnittweise und in einer festgelegten Reihenfolge vermehren und damit weiter dem „Bauplan“ der späteren äußeren Form des menschlichen Gehirns folgen. Auch jede einzelne Nervenzelle verfolgt hierbei ihren individuellen Zellteilungsplan (cell lineage), der jedoch – im Unterschied zu anderen Körperzellen – bereits im Verlauf der pränatalen Entwicklung endet, so daß jedes spätere Neuron des Erwachsenen bereits in der Embryonalzeit entstanden sein muß.
3. Im Anschluß an diese Phase starker Zellvermehrung wandern die Neuronen von ihrem Ursprungsort im Neuralrohr, der Ventrikularzone, zu ihrem eigentlichen Zielort. Während dieser Wanderung (*Migration*) orientieren sie sich an einem Netzwerk von Gliazellen als „Wegweiser“, bis sie ihren Bestimmungsort erreicht haben und sich dort in Schichten anordnen. Um ihre spätere Funktion innerhalb des ZNS wahrnehmen zu können, müssen sich Neuronen einer Zellschicht miteinander zu einer Struktur verknüpfen (*Aggregation*), wobei das gegenseitige Erkennen zusammengehöriger Nervenzellen durch *neuronale Zelladhäsionsmoleküle* an der Zelloberfläche ermöglicht wird. Beim Menschen haben die meisten Nervenzellen des Neo-

kortex ihre Migration nach dem zweiten Schwangerschaftsdrittel abgeschlossen; nur die Neurone des Kleinhirns können ihre Zellwanderung bis in die Postnatalzeit hinein fortsetzen. In der Phase der Zellmigration erfahren die Neurone auch eine *Differenzierung*, durch die sie sich aus unspezifischen Vorläuferzellen zunächst in Gliazellen oder Neuroblasten und danach in spezifische Neuronentypen (z. B. Oligodendrozyten oder Astrozyten bei den Gliazellen und Pyramidenzellen, Körnerzellen oder Purkinje-Zellen bei den Neuroblasten) weiterentwickeln (vgl. Abb. 3).

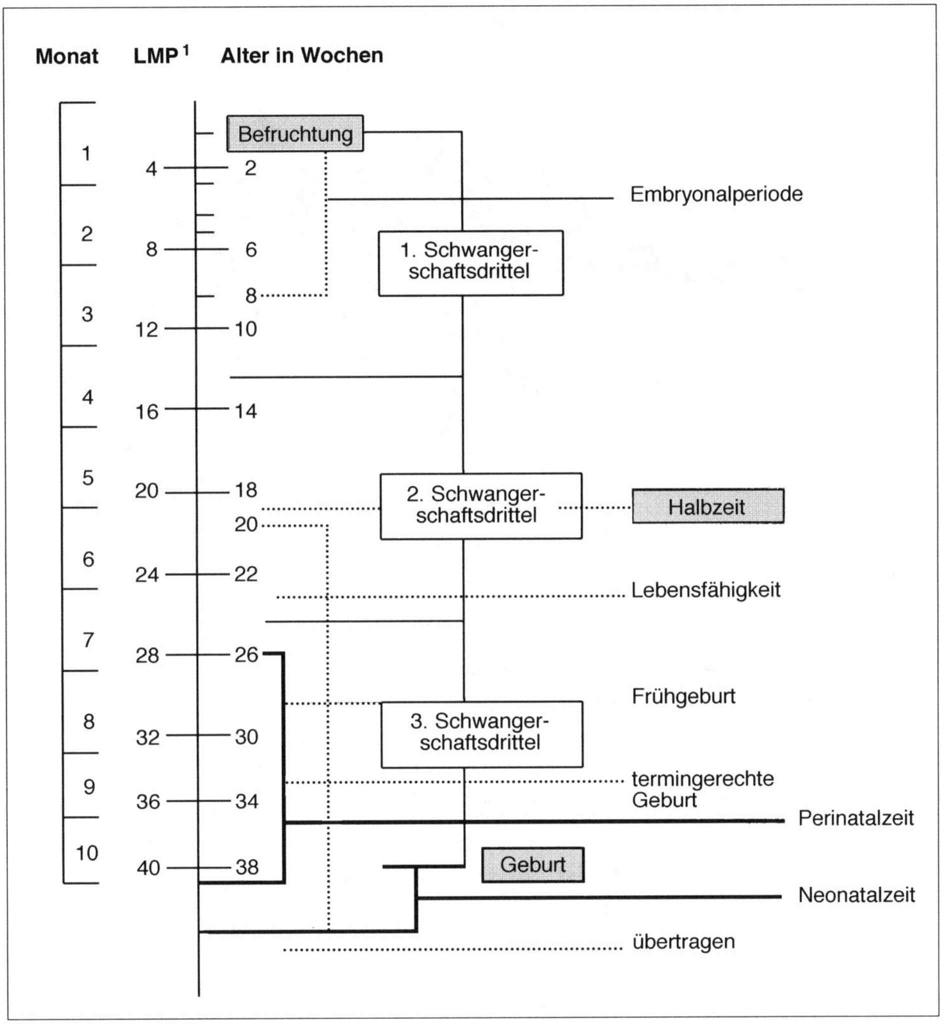

Abbildung 3:
Pränatale Zeitperioden (modifiziert nach O'Rahilly & Müller, 1999, S. 100;
[1]LMP = Tag der letzten Monatsperiode, in der Geburtshilfe gebräuchliche Zeiteinheit zur Berechnung des Termins der Befruchtung [Fertilisation]).

4. Hieran anschließend bilden die einzelnen Neurone Fortsätze aus, mit denen sie untereinander Kontakt aufnehmen und die spätere Signalübertragung über interneuronale Kontaktstellen (*Synapsen*) organisieren können. Jedes Neuron entwickelt meist ein *Axon*, das der Reizweiterleitung durch Aktionspotentiale dient, und mehrere *Dendriten*, die in der Lage sind, Reize von anderen Nervenzellen zu empfangen. Ein *Wachstumskegel* an der Spitze des Axons wird hierbei durch chemische Signale bis zum Zielort der neuronalen Verbindung geführt (siehe Abb. 4). Während Axone sehr schnell und früh wachsen, verläuft das Wachstum der Dendriten wesentlich langsamer und reicht bis in die postnatale Entwicklung hinein.

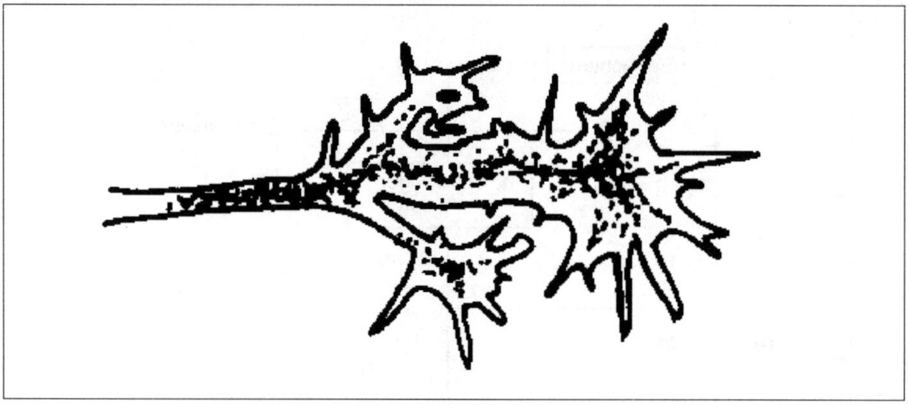

Abbildung 4:
Wachstumskegel.

5. Ein zunächst paradox erscheinendes Phänomen ist der *selektive Untergang von Nervenzellen und Synapsen* während verschiedener Phasen der Embryonalentwicklung. Der „strategische Zelltod" (Apoptose) setzt bereits während der Proliferation und Zellmigration ein und führt zu einem Untergang von etwa einem Viertel bis zu einem Drittel der ursprünglich entstandenen Neuronen. Man nimmt an, daß die Nervenzellen miteinander um eine lebenserhaltende Nährsubstanz, den sogenannten trophischen Faktor, konkurrieren, die lediglich in begrenzter Menge zur Verfügung steht und das Überleben funktionsfähiger Neuronen sicherstellen soll (siehe Kasten 1). Aber auch die in einer späteren Entwicklungsphase gebildeten Verbindungen zwischen den überlebenden Neuronen, die *Synapsen*, werden in ihrer Anzahl reduziert. Wie bei der Apoptose kommt es auch hier nach einer Phase der Überproduktion von Synapsen („blooming") später zu einer zunehmenden Schwächung und schließlich zu einer Elimination („pruning") vieler synaptischer Verbindungen. Offenbar ist nicht die Menge der gebildeten Synapsen, sondern ihre funktionelle Qua-

lität für die motorischen und kognitiven Fähigkeiten des neugeborenen Kindes ausschlaggebend. Daher sichert die selektive Elimination vieler synaptischer Verschaltungen das präzise Funktionieren der wenigen überlebenden Synapsen genau in dem Augenblick, in dem eine Signalübertragung erstmalig möglich wird.

Kasten 1:
Synästhesie als Folge unvollständiger Apoptose.

Die klinischen Auswirkungen einer ausbleibenden oder unvollständigen Apoptose sind als Synästhesie bekannt. Die betroffenen Menschen sind in der Lage, Sinnesreize einer Modalität zeitgleich in einer anderen Modalität wahrzunehmen (vgl. Baron-Cohen & Harrison, 1999). Kinder mit einer Entwicklungssynästhesie können beispielsweise Farben „hören" oder Geräusche „schmecken". Dieses Phänomen wird als sehr lebhaft empfunden und ist willkürlich nicht beeinflußbar.

2.2 Neurobiologie der postnatalen Entwicklung

Die neuronale Entwicklung endet freilich nicht mit der Geburt. Während der „programmierte Zelltod" pränatal erfolgt, findet die selektive Eliminierung überflüssiger Synapsen primär postnatal statt. Wichtige funktionelle Einheiten wie das *Corpus callosum* oder der *Balken*, eine Hirnstruktur, welche die beiden Hirnhälften (*Hemisphären*) miteinander verbindet, beginnen ihre Entwicklung während der Embryonalzeit und erreichen ihre strukturelle Ausformung erst spät während der postnatalen Entwicklung. Im Falle des Corpus callosum beginnt die pränatale Entwicklung in der elften bis zwölften Gestationswoche und endet erst etwa im fünften Lebensjahr, wobei die Myelinisierung sogar bis zum zum Ende des zehnten Lebensjahres fortschreitet (Joseph, 1982; Witelson, 1989). Kenntnisse über die jeweiligen Entwicklungsschritte und -zeiten der einzelnen Hirnstrukturen erlauben der Klinischen Kinderneuropsychologie im Einzelfall sogar eine retrospektive Zuordnung des vermutlichen Zeitpunktes neurogener Noxen (Oyama et al., 1998). So ist bekannt, daß Entwicklungsstörungen vor der zehnten Schwangerschaftswoche neben weiteren Fehlbildungen des Gehirns (cerebrale Dysmorphien) auch zu einer kompletten *Balken-Agenesie* führen, während spätere Noxen, etwa zwischen der elften und 20. Schwangerschaftswoche, zu *partiellen Dysgenesien* des Corpus callosum und nach der 21. Gestationswoche wirksame Störungen zu *Hypoplasien* des Balken führen; sie können sich wiederum sehr unterschiedlich auf die spätere motorische, kognitive und emotionale Entwicklung der betroffenen Kinder auswirken. Ähnliche Beobachtungen gelten auch für die Entwicklung des kindlichen Gehirns insgesamt. So erreicht die Verzweigung der synaptischen Verschaltungen und des Dendritenwachstums eine schnell zunehmende Komplexität während des letzten Drittels der Schwangerschaft, die bis in das zweite postnatale Lebensjahr anhält. Auch für diese kritische Periode der Entwicklung ist bekannt, daß etwa Maturationsstörungen während des letzten Schwangerschaftsdrittels häufig zu einer *infantilen Cerebralparese* mit in der Regel schwerwiegenden motorischen, kognitiven und emotionalen Funktionsstörungen führen (Krägeloh-Mann & Michaelis, 1992; Lyon & Gadisseux, 1991).

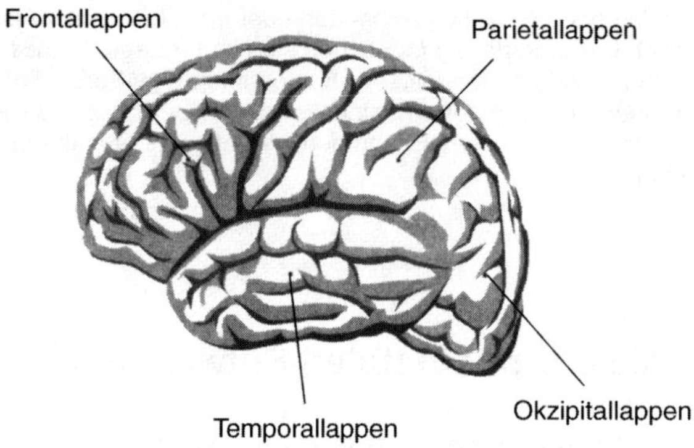

Abbildung 5:
Die vier Lappen der Großhirnrinde (aus Neuhäuser & Heubrock, 2000, S. 340).

Mit Hilfe bildgebender Untersuchungsverfahren war es auch möglich, die Hirndurchblutung und den Hirnstoffwechsel während der verschiedenen Phasen der postnatalen Hirnreifung zu erfassen. Dabei konnte gezeigt werden, daß die Phase raschen Dendritenwachstums und der Synaptogenese mit einem sprunghaften Anstieg des cerebralen Metabolismus einhergeht, während die Stoffwechselrate in der Phase der Elimination synaptischer Verbindungen ebenfalls abnimmt. So wird im ersten Lebensjahr auch nur eine sehr niedrige Durchblutung des Gehirns erreicht, die dann bis zum Schulalter ansteigt und in dieser Zeit sogar die Durchblutungsrate Erwachsener übersteigt. Nachfolgend ist wiederum ein stetiger Rückgang der Hirndurchblutung zu verzeichnen, bis im Alter von etwa 15 bis 16 Jahren die dann auch im Erwachsenenalter beibehaltene Durchblutungsrate erreicht wird (Rothenberger & Hüther, 1997). Nicht nur die Gesamtdurchblutungsrate des Gehirns zeigt einen zeitabhängigen phasenhaften Verlauf, sondern es finden sich auch hirnregionale Entwicklungsspurts mit einer Zunahme der Durchblutungswerte zunächst im Stammhirn und in den primären Cortexarealen, später in den sekundären und tertiären assoziativen Rindenfeldern und zuletzt im Frontalhirn (Rothenberger & Hüther, 1997; vgl. Abb. 5).

Zu den wichtigsten postnatalen Entwicklungsprozessen gehört die *Myelinisierung* der axonalen Verbindungen zwischen den Neuronen, die zu einer beträchtlichen Steigerung der Übertragungsgeschwindigkeit der Nervenimpulse von anfänglich zwei Metern pro Sekunde zu schließlich 50 Metern pro Sekunde führt (Caesar, 1993). Durch die Myelinisierung nimmt auch das Gewicht des Gehirns zu, das zum Zeitpunkt der Geburt etwa 400g, mit elf Monaten ca. 850g, im Alter von drei Jahren 1.100g und mit 15 Jahren schließlich 1.250 bis 1.410g beträgt und bis zum Alter von etwa 60 Jahren weiter zunimmt (Kolb & Whishaw, 1996). Dabei scheint die Myelinisierung in verschiedenen Etappen mit jeweils akzeleriertem Entwicklungstempo fortzuschreiten und unterschiedliche Gehirnregionen zu verschiedenen Zeitpunkten zu betreffen. Auf diese Weise findet eine verstärkte Myelinisierung des primären sensorischen und motorischen Cortex bereits vorgeburtlich statt; die sekundären Assoziationsareale myelinisieren in den ersten vier postnatalen Lebensmonaten, während die Myelinisierung der parietalen und frontalen Areale postnatal bis etwa zum 15. Lebensjahr andauert (siehe auch Tab. 1).

Tabelle 1:
Veränderung des Größenwachstums verschiedener Regionen des Cortex (Angaben in cm^2 und in prozentualem Verhältnis zum erwachsenen Gehirn; modifiziert nach Joseph, 1982, S. 12).

	okzipital		**(hoch-) parietal**		**temporal**		**frontal**	
Alter	**cm^2**	**%**	**cm^2**	**%**	**cm^2**	**%**	**cm^2**	**%**
6. SSM[1]	–	–	–	–	4.3	2.4	9.5	4.6
8. SSM	–	–	–	–	13.2	7.2	17.5	8.4
Geburt	21.1	33.7	11.1	15.5	24.6	12.5	23.3	11.1
5 1/2 Monate	27.9	26.5	31.1	43.5	79.9	40.6	76.1	34.6
11 1/2 Monate	58.3	55.4	40.9	57.2	89.3	45.4	87.9	47.1
2 Jahre	74.1	70.4	53.2	83.1	134.8	68.6	151.3	72.8
4 Jahre	86.5	82.2	52.4	74.4	144.4	73.4	165.7	79.7
7 Jahre	88.5	84.1	65.1	91.1	170.6	86.3	193.6	93.1
Erwachsen	105.2	100.0	71.5	100.0	196.7	100.0	207.8	100.0

1 SSM = Schwangerschaftsmonat

Phasen einer besonders rapiden neuronalen Entwicklung (= *Entwicklungsspurts*) scheinen mit bekannten Etappen der kognitiven Entwicklung zu korrelieren. Insbesondere Zusammenhänge zwischen der Reifung des ZNS und entwicklungspsychologischen Stadien *sensu* Piaget werden zunehmend deutlich und können im klinischen Einzelfall sogar eine retrospektive Zuordnung des ungefähren Zeitpunktes einer cerebralen Funktionsstörung erlauben (siehe Tab. 2; vgl. Heubrock & Petermann, 1997a).

Tabelle 2:
Entwicklungsneuropsychologie funktioneller Systeme im Kindesalter (modifiziert nach Spreen et al., 1984, und Deegener et al., 1992).

Neuropsychologische Entwicklungsstufe	Funktionelles System	Hirnstrukturen	Entwicklungsalter	Entwicklungsstufe nach Piaget
1	Aktivierungseinheit	Formatio reticularis	0 bis 12 Monate	–
2	primäre sensorische und motorische Areale	visuelle, auditorische, somato-sensorische und motorische Regionen	0 bis 12 Monate	sensumotorische Entwicklung
3	sekundäre Assoziationsfelder, Hemisphären-Dominanz	sekundäre sensorische und motorische Regionen	0 bis 5 Jahre	präoperationales anschauliches Denken
4	tertiäre sensorische Input-Areale	Parietal-Lappen	5 bis 8 Jahre	anschauliches und konkret-operatives Denken
5	tertiäre Output-Areale, Handlungsplanung	präfrontale Region	12 bis 24 Jahre	formal-logisches Denken

Die Zeitabhängigkeit der Entwicklung neuronaler Strukturen ist hierbei nicht nur eine Folge des zugrundeliegenden genetischen Programms, sondern eröffnet der *Umwelt* die Möglichkeit, den Verlauf aktiv zu beeinflussen. Zu verschiedenen Zeitpunkten beobachtbare Entwicklungsspurts deuten darauf hin, daß es für die Wirksamkeit spezifischer Umwelterfahrungen optimale Zeiten, sogenannte *sensible* oder *kritische Phasen*, gibt, in denen die Ansprechbarkeit des ZNS auf bestimmte Reize erhöht ist. Diese Phasen werden daher auch als Zeitfenster beschrieben, die für eine gewisse zeitliche Erstreckung geöffnet sind und in dieser Zeit die Einwirkung von Umweltreizen ermöglichen, während die gleichen Umweltreize nach dem Schließen des Zeitfensters ihre optimale Wirksamkeit wieder verlieren (vgl. Petermann et al., 1998). Diese zunächst in zahlreichen Tierversuchen gewonnenen Erkenntnisse, zum Beispiel an jungen Katzen, denen in den ersten Lebenswochen die Augenlider vernäht wurden und die daraufhin trotz eines anatomisch intakten visuellen Systems quasi-blind blieben (vgl. Kandel & Jessell, 1995), treffen analog auch auf den Menschen zu. So verhalten sich Menschen mit einem congenitalen Katarakt (angeborener „grauer Star") auch dann noch wie erblindet, wenn sie im Erwachsenenalter operiert wurden (Rosenfield, 1996); andererseits können die sensiblen Phasen für bestimmte Reizqualitäten eine recht lange zeitliche Erstreckung umfassen, wie dies die ophthalmologische Therapie des Strabismus (Schielen) gezeigt hat, die bis etwa zum Ende der Grundschulzeit erfolgreich sein kann (Rothenberger & Hüther, 1997, S. 626).

Diese auch als *neuronale Plastizität* bezeichnete Fähigkeit des Nervensystems, mit „Hardware"-Veränderungen auf Einflüsse der Umwelt zu reagieren, spielt in der Klinischen Kinderneuropsychologie in mehrfacher Hinsicht eine große Rolle:

- Zum einen lassen sich auf diese Weise dauerhaft wirksame Entwicklungs*störungen* als Folgen einer Schädigung des Nervensystems in einer Phase erhöhter Vulnerabilität erklären wie etwa bei der infantilen Cerebralparese oder bei der Phenylketonurie vor Einführung des inzwischen obligatorischen Neugeborenen-Screenings (Guthrie-Test; siehe Kasten 2);

Kasten 2:
Phenylkentonurie: Eine genetisch bedingte Stoffwechselerkrankung.

Phenylketonurie ist eine 1934 von dem norwegischen Arzt Ashbjorn Følling entdeckte genetische Stoffwechselerkrankung bei der es zu einer Störung des Dopamin-Stoffwechsels kommt. Die Aminosäure Phenylalanin kann durch einen Enzymmangel nicht zu dem Dopamin-Vorläufer Tyrosin metabolisiert werden. Die Anreicherung von Phenylalanin und neurotoxischer Abbauprodukte (Phenylketon) im Gehirn kann unbehandelt zu schweren Verhaltensauffälligkeiten und geistiger Behinderung führen. Die Früherkennung unmittelbar nach der Geburt erfolgt in Deutschland routinemäßig durch einen nach dem Mikrobiologen Robert Guthrie benannten Screening-Test; die symptomatische Behandlung besteht aus einer Diät aus phenylalaninarmer Kost.

- zum anderen begründet das Prinzip der neuronalen Plastizität auch erfolgversprechende Bemühungen um das *Wieder- oder Neuerlernen* gestörter Hirnfunktionen (Rehabilitation), wie dies in jüngster Zeit die neuropsychologische Therapie visueller Neglect-Syndrome durch eine gezielte Elektrostimulation der zum Läsionsort kontralateralen Körperhälfte gezeigt hat, durch die eine Bahnung afferenter Impulse erreicht werden konnte (Hildebrandt et al., 1998; siehe Kasten 3).

Kasten 3:
Visueller Neglect: Eine neuropsychologische Störung.

Beim *visuellen Neglect* (=Vernachlässigung) handelt es sich um eine neuropsychologische Störung, bei der visuelle Reize in einer Raumhälfte, meist der linken, nicht beachtet oder berücksichtigt werden. Die betroffenen Patienten essen nur eine Hälfte des Tellers leer oder zeichnen nur eine Hälfte einer Vorlage ab. Der Neglect stellt jedoch keine Wahrnehmungsstörung dar, sondern ist Folge einer zentralen Aufmerksamkeitsstörung, durch die eine Raumhälfte im Gehirn nicht mehr repräsentiert ist.

- Darüber hinaus lassen sich auch die vielfältigen Formen von umschriebenen *Lernstörungen*, zum Beispiel Lese-Rechtschreibstörungen oder die Dyskalkulie, nur angemessen erklären und wissenschaftlich begründet behandeln, wenn die neuronalen Grundlagen des Lernprozesses bekannt sind.

Aus einer neuropsychologischen Perspektive ist *Lernen* die Fähigkeit des Nervensystems, auf sensorische Erfahrung adaptiv zu reagieren oder – anders ausgedrückt – „die Induktion neuronaler Veränderungen aufgrund von Erfahrungen" (Pinel, 1997, S. 405). Hierbei lassen sich erfahrungs*erwartende* (experience expectant) und erfahrungs*abhängige* (experience dependent) Prozesse als zwei verschiedene Formen neuronaler Plastizität unterscheiden (Greenough & Black, 1992), denen jedoch das generelle neuronale Wirkprinzip des Lernens, mit vermehrter *Synapsenproduktion* auf die jeweilige spezifische Umwelterfahrung zu reagieren, gemeinsam ist (vgl. Petermann et al., 1998). Erfahrung*erwartende* Prozesse stellen eine Art Bereitschaft des Nervensystems dar, auf Reize mit einer evolutionär bedingten arttypisch hohen Auftretenswahrscheinlichkeit durch eine massive Synapsenüberproduktion zu reagieren; sie sind in besonderer Weise an die reizspezifischen sensiblen Phasen gebunden und dienen vor allem der Herausbildung basaler Fertigkeiten. Erfahrungs*abhängige* Prozesse sind dagegen viel flexibler in der Lage, auf individuelle Erfahrungen zu reagieren; sie sind von sensiblen Phasen unabhängig und reagieren auf die Variabilität lebenslanger Erfahrungen mit einer bedarfsabhängigen Produktion synaptischer Verschaltungen.

Die verschiedenen Formen des Lernens sind in allen Entwicklungsphasen an synaptische Veränderungen gebunden und auch alle Prozesse der Habilitation und der Rehabilitation neuropsychologischer Funktionen sind an Einwirkungen auf die synaptische Übertragung gekoppelt. Daher gilt der Aufklärung *synaptischer Aktivität* als Grundlage der neuronalen Plastizität seit langem das besondere Interesse der Neurowissenschaften. Bereits vor 50 Jahren hatte Hebb (1949) zeigen können, daß eine gleichzeitige starke und dauerhafte Aktivität zweier Nervenzellen zu einer Verstärkung der synaptischen Verbindung zwischen dem präsynaptischen Axon des einen Neuron und dem postsynaptischen Dendriten des anderen Neuron führt, durch die auch die Erregungsschwelle der postsynaptischen Nervenzelle für mehrere Stunden reduziert wird, so daß bereits schwächere Reize ein postsynaptisches Aktionspotential auslösen und weitergeleitet werden können. Dieser auch als Langzeit-Potenzierung (*long term potentiation*, LTP) bekannte Prozeß spielt eine außerordentlich wichtige Rolle in der Konsolidierung von Erfahrungen (Gedächtnis). Er beruht auf einer „Übersetzung" der postsynaptischen bioelektrischen Aktivität in hochkomplexe biochemische Prozesse, die ihrerseits von zahlreichen anderen Faktoren, so etwa dem Einfluß von Neuromodulatoren, abhängen und nicht zuletzt auch durch den Wachheits- und Aufmerksamkeitszustand (*arousal*) des Gehirns bestimmt werden (vgl. Tucker, 1992; zusammenfassend auch Petermann et al., 1998).

2.3 Folgerungen für die Klinische Kinderneuropsychologie

Die Kenntnis differenzierter molekularer Mechanismen der prä- und postnatalen Hirnentwicklung ist für die Klinische Kinderneuropsychologie von größter Bedeutung, um die spezifischen Folgen der verschiedenen (günstigen und ungünstigen) Einflußfaktoren zuverlässig beurteilen zu können. Die Komplexität der ständigen Interaktion biologischer und umweltbezogener Faktoren in der Hirnreifung des Kindes kann leicht zu einer vereinfachten und somit einseitigen Sichtweise führen, die einer umfassenden Analyse der Entstehung und Entwicklung neuropsychologischer Störungen und später auch ihrer Behandlung im Einzelfall nicht mehr völlig gerecht wird. Einschränkungen ergeben sich ohnehin durch die Begrenztheit des bisher verfügbaren Wissens über die Wirkung verschiedener (genetischer, neurogener, sozialer und psychogener) Noxen auf das sich entwickelnde Nervensystem. So sind zwar die wichtigsten Risikofaktoren bekannt, zu denen in der *Pränatalzeit* Teratogene wie Röntgenstrahlen und Intoxikationen, ferner Streß, Ernährungszustand, Substanzmißbrauch und Gesundheit der Mutter sowie Genmutationen und in der *Postnatalzeit* Vitaminmangel, Geburtskomplikationen, Umwelttoxine und psychosoziale Deprivation gehören (vgl. King, 1996; Susman et al., 1996; Teeter & Semrud-Clikeman, 1997). Dagegen wissen wir noch wenig über die exakten entwicklungsphysiologischen Auswirkungen dieser Einflußfaktoren, über ihre Interaktion untereinander und vor allem über die langfristigen neurophysiologischen und neuropsychologischen Folgen. Dies liegt zum Teil daran, daß einige Entwicklungsstörungen wie etwa die Kokainembryopathie oder die congenitale *human immunodeficiency virus* (HIV)-Infektion durch die mütterliche Übertragung noch ein sehr junges Problem darstellen, dessen langfristige Auswirkungen auf die zentralnervöse Entwicklung des Embryos und später der heranwachsenden Kinder noch kaum bekannt sind.

Eine Verknüpfung entwicklungspsychologischer und neurophysiologischer Forschungsergebnisse ist vielleicht am deutlichsten in der Diskussion um die „*neuronale Plastizität*“ des kindlichen Gehirns zu erkennen (vgl. Cicchetti & Tucker, 1994). Zusammengefaßt beschreibt die Theorie der neuronalen Plastizität die Gehirnentwicklung in der Individualentwicklung eines Menschen (Ontogenese). Hier konnte gezeigt werden, daß in der Embryonalentwicklung vor allem die Wanderung und Spezialisierung der Neuronen selbst und später – postnatal – das Wachstum und die Verknüpfung der Synapsen die materiellen „Träger“ der neuronalen Plastizität sind. Umstritten ist bis heute, ob durch Unfälle oder Erkrankungen zerstörte Nervenzellen selbst neugebildet werden können (siehe Kasten 4).

Als gesichert gilt, daß die synaptische Plastizität für Veränderungen in der neuronalen Repräsentation – und damit für *Lernen* insgesamt – verantwortlich ist und daß umgekehrt alltägliches Lernen und alltägliche Erfahrung zu einer Veränderung der synaptischen Plastizität führt.

Kasten 4:
Zeitungsmeldung zur Neubildung von Nervenzellen bei Tieren.
(aus *Frankfurter Rundschau* vom 16. Oktober 1999)

Hirnzellen bilden sich doch neu
US-Forscherin widerlegt bislang geläufige Lehrmeinung

WASHINGTON, 15. Oktober (ap). Amerikanische Forscher haben jetzt herausgefunden, daß bisheriger Lehrmeinung zum Trotz ständig neue Nervenzellen an das Denk-, Lern- und Gedächtniszentrum des Gehirns angelagert werden. Falls die bei Tierexperimenten gewonnenen Erkenntnisse sich bei Versuchen am Menschen bestätigen, könne dies neue Wege zur Reparatur von Hirngewebe beispielsweise bei Unfallopfern oder Alzheimer Patienten aufzeigen, erklärte Elizabeth Gould von der Universität Princeton. Sie veröffentlichte ihre Ergebnisse am Freitag im Fachmagazin *Science*.

„Die Ergebnisse zeigen, dass es einen natürlichen Regenerationsmechanismus gibt“, sagte die Wissenschaftlerin. Nach traditioneller Lehrmeinung werden ausgereifte Gehirnzellen nach ihrem Absterben nicht ersetzt.

„Wenn wir besser verstehen, wie das funktioniert, können wir dies möglicherweise nutzen, um Regeneration und Repopulation der Neuronen in beschädigte Teile des Gehirns zu dirigieren“, hofft Gould.

Die Wissenschaftlerin und ihr Team haben die Neubildung von Nervenzellen (Neuronen) bei Versuchen mit Affen festgestellt, denen ein Stoff mit der Bezeichnung Bromodeoxyuridin ins Gehirn injiziert wurde. BRDU, wie dieser Stoff abgekürzt heißt, wird von Zellen bei der Neubildung aufgenommen. Eine Woche nach der Injektion stellte sich heraus, daß sich neue Nervenzellen gebildet hatten, die heranreiften und sich an die Hirnrinde andockten. Wie diese neuen Neuronen funktionieren, ist den Angaben zufolge aber noch nicht bekannt.

Die Grundlage dieser einleuchtenden Annahme bilden hochkomplexe Mechanismen der neuropsychologischen und neurophysiologischen Selbstregulation, die bis heute nur teilweise bekannt sind. Mittlerweile konnte die frühe Annahme eines „allgemeinen“ aktivierenden retikulären Systems, die von einer Kontrolle des Stammhirns über das Aktivierungsniveau („arousal“) ausgeht, weiter differenziert werden. So ließen sich bisher mehrere parallele Zugänge zur Regulation der Aktivierung identifizieren, die sich neurochemisch über verschiedene Neurotransmitter-Systeme definieren lassen:
- Norepinephrin (NE),
- Dopamin (DA),
- Acetylcholin (ACH) und
- Serotonin (5-HT).

Sie regulieren über ihre Projektionen sowohl kortikale als auch subkortikale Zielstrukturen und steuern vermutlich auch die Entstehung synaptischer Verbindungen. Insbesondere der modularen Funktion des 5-HT wird ein großer Einfluß auf mögliche *emotionale Störungen* zugeschrieben, da neurochemische Untersuchungen zeigen konnten, daß Abweichungen im 5-HT-Neurotransmitterhaushalt zu einer Dysregulation der neuronalen Informationsverarbeitung führen und eine Destabilisierung affektiver, kognitiver und verhaltensbezogener Subsysteme bewirken (Cichetti, Ackerman & Izard, 1995; Eisenberg et al., 1993; Garber, Braafladt & Weiss, 1995; Kobak & Ferenz-Gillies, 1995; Rubin, Coplan, Fox & Calkins, 1995; Zahn-Waxler, Cole, Darby Welsh & Fox, 1995).

Fast alle Strukturen des ZNS benutzen Neurotransmitter zur Informationsweiterleitung. Die Neuronen, die an der Informationsübertragung beteiligt sind, lassen sich durch diejenigen Neurotransmitter kennzeichnen, die sie synthetisieren und verwenden. Man unterscheidet daher beispielsweise dopaminerge, serotonerge oder noradrenerge Neuronentypen. Normalerweise kann ein Neuronentyp nur einen Neurotransmitter als Überträgerstoff nutzen. Auch die Rezeptoren, welche die Informationsweiterleitung zwischen den Nervenzellen regulieren, interagieren nur mit spezifischen Neurotransmittern. Auch sie lassen sich nach den Substanzen einteilen, auf die sie reagieren. Oft finden sich verschiedene Rezeptoren für denselben Neurotransmitter, wodurch unterschiedliche Reaktionen in der Zelle ausgelöst werden. Störungen innerhalb oder zwischen verschiedenen Neurotransmittersystemen und den zugehörigen neuronalen Strukturen machen sich meist als Störung der Informationsweiterleitung bemerkbar. Hierbei können die Transmitter oder deren Rezeptoren ursächlich beteiligt sein. Das komplexe Zusammenwirken der zentralnervösen Neurotransmitter läßt eindimensionale Erklärungsansätze für Lern- und Verhaltensstörungen nicht mehr zu. Auch kompensatorische Veränderungen auf externale und internale Einflüsse finden in geänderten Neurotransmitter- und Rezeptorkonzentrationen ihre Korrelate und beeinflussen die Informationsübertragung auf vielfältige Weise. In der Regel sind an der Entstehung von Hirnfunktionsstörungen verschiedene Neurotransmittersysteme beteiligt (vgl. Birbaumer & Schmidt, 1996; Lange, 2000; siehe Tab. 3).

Tabelle 3:
Wichtige Neurotransmittersysteme.

Neurotransmittersystem	Gehirnstruktur	Funktion
Dopamin	Striatum Frontalhirn	Bewegungskontrolle Handlungsausführung, Modulation von Emotionen
Serotonin	Raphe-Kerne	hemmende Wirkung auf Striatum und limbisches System
Noradrenalin	Hirnstamm (Locus coeruleus)	Vigilanz und Aufmerksamkeit
Gamma-Amino-Buttersäure (GABA)	Cortex, Striatum, Rückenmark	hemmende Funktion in vielen Gehirnregionen

Aus diesen Zusammenhängen wird auch deutlich, warum in jüngerer Zeit fehlangepaßtes Verhalten bei Kindern und Jugendlichen unter der Perspektive einer zugrundeliegenden *emotionalen Dysregulation* neu aufgegriffen und re-interpretiert wird (vgl. Rubin, Coplan, Fox & Calkins, 1995). Auch die in den letzten Jahren wieder aufgegriffene Debatte über Temperamentsunterschiede bei Säuglingen und Kleinkindern wurde unter der Sichtweise von Emotionsregulationstheorien weitergeführt. Demnach scheinen Temperamentsunterschiede sich zum einen durch die *Auslöseschwelle* für positive und negative Emotionen („Emotionalität") und zum anderen durch die *Regulationsfähigkeit* der ausgelösten Emotionen beschreiben zu lassen. Diese beiden – neurophysiologisch beschreibbaren – Konzepte scheinen somit die konstitutionelle Basis für *Temperament und Persönlichkeit im Kindesalter* zu sein.

Emotionen spielen eine bedeutende Rolle in der Organisation des gesamten menschlichen Verhaltens, wobei das „emotionale System" – als Ganzes betrachtet – vorwiegend in seiner *motivierenden* Funktion erkennbar wird und – zusammen mit dem „kognitiven System" – eine *organisierende* Funktion wahrnimmt (vgl. Cicchetti, Ackerman & Izard, 1995). Das emotionale System läßt sich wiederum in Teilkomponenten differenzieren, von denen neuronale Prozesse, das Ausdrucksverhalten, subjektive Erfahrungen und Gefühlszustände in der Vergangenheit häufig separat untersucht worden sind. Erst in jüngerer Zeit war die *Interaktion* kognitiver und emotionaler Komponenten der Verhaltenssteuerung Gegenstand intensiverer psychologischer Analysen (Armony & LeDoux, 1997; LeDoux, 1989, 1995). Heute wissen wir, daß das wechselseitige Verhältnis von Kognition und Emotion im Gesamtsystem der Verhaltenssteuerung *entwicklungsabhängig* ist, das heißt die (relative) Unabhängigkeit beider Systeme ist in der frühen Kindheit am größten und nimmt später ab. Dies erfordert zum einen eine *entwicklungspsychologische* Perspektive in der Untersuchung der Bedeutung des emotionalen Systems, es erfordert aber zum anderen auch eine Analyse der (sich verändernden) Interaktion von Emotion und Kognition. Nur so läßt sich die menschliche Verhaltensregulation in seiner wirklichen Komplexität annähernd erfassen.

Die derzeit diskutierten Annahmen über die emotionale Regulation werden unter dem in der Neuropsychologie bekannten *Modularitäts-Prinzip* zusammengefaßt. Dieses Prinzip geht von einer modularen Organisations- und Arbeitsweise aus, die eine hochspezifische Reaktionsweise auf jeden Reiz gewährleistet. Hierzu gehört unter anderem die relative Eigenständigkeit jedes Moduls – hier zum Beispiel des „emotionalen Systems" im Verhältnis zum „kognitiven System" – und das Vorhandensein hierzu erforderlicher neuronaler Strukturen (z. B. die Bahnung von basalen Emotionen durch Teile des limbischen Systems, vgl. Abb. 6).

Untersuchungen haben zeigen können, daß Emotionen, die eine Aktivierung (Bahnung) durch die Amygdala („Mandelkerne") erfahren,
- zeitlich *vor* kognitiven Prozessen verarbeitet werden,
- ihre Umsetzung (beispielsweise als emotionaler Ausdruck) sehr schnell geschieht und
- ihre neuronalen Grundlagen bereits sehr früh in der Kindheit entwickelt werden.

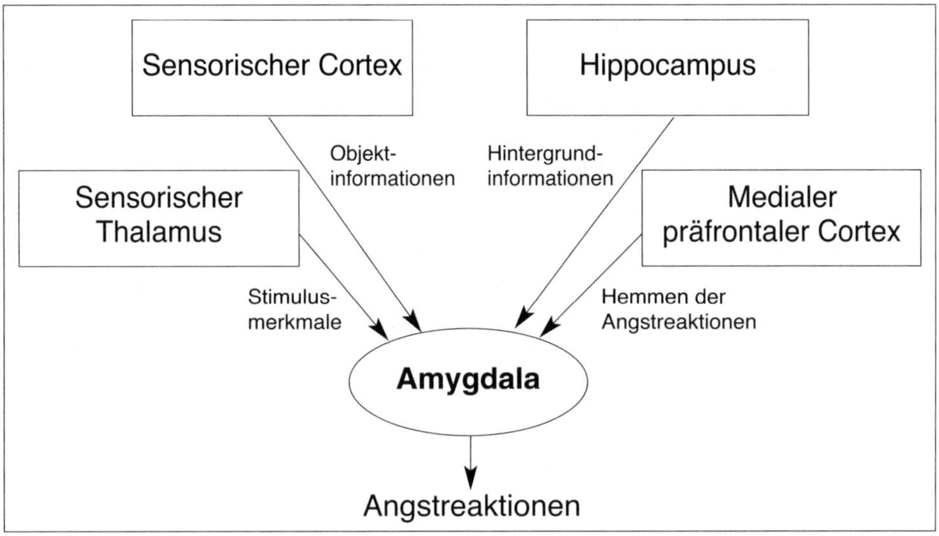

Abbildung 6:
Schema der verschiedenen parallelen Informationswege und Informationen bei der Entstehung von Angstreaktionen (nach Armony & LeDoux, 1997, S. 266).

Zudem weisen bereits frühere Untersuchungen darauf hin, daß der Ausdruck von Emotionen sowohl phylogenetisch als auch ontogenetisch bevorzugt und interkulturell invariant zu sein scheint. Insgesamt ergibt sich hieraus die Folgerung, die verschiedenen Mechanismen der Emotionsregulation auch aus einer entwicklungsneuropsychologischen Perspektive heraus zu beschreiben, um mißlungene Anpassungsprozesse gezielter modifizieren zu können.

Zu den besonders intensiv untersuchten und in ihren Wechselwirkungen vergleichsweise gut erforschten Feldern der Entwicklungspsychopathologie gehören die Auswirkungen von *Streß* auf die strukturelle und funktionelle Hirnreifung im Kindesalter (Burns & Arnold, 1990; Hüther, 1996; King, 1996; McEwen, 1998; Rothenberger & Hüther, 1997). Hierbei wird Streß als ein sehr weitgefaßtes Konzept verstanden, das aktuelle Abweichungen von bisherigen Entwicklungsbedingungen als „Störung" definiert, die mit einer neuronalen *Streßreaktion*, etwa einer vermehrten Ausschüttung bestimmter

Neurotransmitter und Neuromodulatoren sowie der Aktivierung hormoneller Systeme, einhergeht. Obwohl die Streßreaktion eigentlich eine „Notfallreaktion" darstellt, können häufige oder langanhaltende Störungen zu vielfältigen Veränderungen der neuronalen Struktur des sich entwickelnden Gehirns führen. So kann durch eine andauernde Streßreaktion die Genexpression von Nervenzellen, die Produktion und Abgabe von Wachstumsfaktoren, das Wachstum von Axonen und Dendriten und die Anzahl synaptischer Verbindungen verändert werden, die ihrerseits weitere neuronale Umstrukturierungen triggern (Rothenberger & Hüther, 1997). Die langfristigen (positiven oder negativen) Auswirkungen dieser Anpassungsprozesse hängen entscheidend davon ab, ob die Aktivierung streßsensitiver Systeme als Antwort auf eine *kontrollierbare Streßreaktion* (Herausforderung) oder auf eine *unkontrollierbare Streßreaktion* (Belastung) erfolgt.

Bei der kontrollierbaren Streßreaktion kommt es zu einer *kurzzeitigen* Aktivierung limbischer und kortikaler Hirnstrukturen und zu einer Stimulation des noradrenergen Systems. Die vermehrte Ausschüttung von Noradrenalin bewirkt durch spezifische metabolische Veränderungen unter anderem eine Stärkung dendritischer Endungen und eine vermehrte Synapsenbildung und somit insgesamt eine *Stabilisierung* und *Optimierung* des neuronalen Systems.

Unkontrollierte Streßreaktionen führen dagegen zu einer *langanhaltenden* Aktivierung kortikaler und limbischer Hirnregionen und des noradrenergen Systems, die anschließend zu einer Stimulierung des hypothalamo-hypophyseo-adrenokortikalen (HPA)-Systems und damit zu einer massiven Ausschüttung des Streßhormons Cortisol durch die Nebennierenrinde führen. Dies hemmt unter anderem die Bildung neurotropher Faktoren und das Axon-, Dendriten- und Synapsenwachstum, verstärkt zytotoxische Effekte im ZNS und *destabilisiert* damit insgesamt das neuronale System (Hüther, 1996; Rothenberger & Hüther, 1997).

Eine kurzfristige Cortisol-Ausschüttung erhöht die Leistungsfähigkeit des Organismus bei Belastung, indem die Herz- und die quergestreifte Muskulatur vermehrt durchblutet, Ausscheidungsfunktionen mobilisiert, die Verdauungstätigkeit gehemmt und Energiereserven mobilisiert werden. Dagegen führt eine streßinduzierte langanhaltende Cortisol-Freisetzung zu einer immunsuppressiven Wirkung und langfristig zu einer Begünstigung psychosomatischer Störungen (Hellhammer, Kirschbaum & Lehnert, 1996) und späteren aggressiven Verhaltens (King, 1996).

Die klinischen Auswirkungen eines pathologischen Hyperkortisolismus lassen sich sehr eindrucksvoll auch am *Cushing-Syndrom* beobachten, bei dem es neben körperlichen Stigmata und Organschädigungen häufig auch zu einer depressiven Symptomatik und zu Schlafstörungen kommt (Lehnert, Reschke & Hellhammer, 1996). Interessant sind in diesem Zusammenhang auch Untersuchungen über die Auswirkungen antisozialen Verhaltens von Müttern *während der Schwangerschaft* auf das kindliche Cortisol-Level. So konnte inzwischen auch in experimentellen Studien gezeigt werden, daß antisoziales Verhalten von jugendlichen Müttern deren Cortisol-Level verändert, wobei ein höheres Ausmaß an externalisierendem Verhalten während des dritten Schwangerschaftsdrittels eine geringere postpartale Cortisolkonzentration hervorrief und ein gesteigertes antisoziales Verhalten nach der Geburt zu einer erhöhten Cortisolkonzentration führte (Susman et al., 1996). Diese Befunde könnten eine unmittelbare Verbindung zwischen dem mütterlichen *Verhalten*, ihren psychophysiologischen Konsequenzen und den daraus resultierenden *Entwicklungs*folgen für das Kind begründen, da bekannt ist, daß ein durch Streß erhöhtes mütterliches Cortisol-Level die Expression des *Corticotropin-Releasing-Factors* (CRH) stimuliert und es nach einer fortdauernden CRH-Freisetzung zu einer Schwächung der Immunabwehr und hierdurch in der Folge auch zu einem erhöhten Infektionsrisiko der Plazenta kommen kann (De Souza & Grigoriadis, 1995; Susman et al., 1996).

Für die Entwicklungspsychopathologie und damit auch für die Klinische Kinderneuropsychologie sind aber auch Versuche interessant, spätere Temperaments- und Verhaltensunterschiede bei Kindern durch pränatale Einflußfaktoren zu erklären und hierzu auch psychophysiologische Parameter heranzuziehen. Dem liegt die Beobachtung zugrunde, daß bereits Neugeborene in ihren ersten Lebenstagen deutliche Verhaltensunterschiede zeigen, die typischerweise als „Temperamentsunterschiede" aufgefaßt werden. Verfolgt man den Lebensweg von Kindern weiter, so zeigt sich, daß diesen sehr frühen Temperamentsunterschieden offenbar eine prädisponierende Bedeutung zukommt, da zwischen den ersten gezeigten Äußerungen einer Verhaltensausprägung und späteren Verhaltensweisen ein Zusammenhang zu bestehen scheint. Dabei kann das Temperament eines Neugeborenen in den ersten Lebenstagen nicht allein und vermutlich auch nicht in erster Linie durch soziale Faktoren, etwa den Erziehungsstil, bestimmt sein; vielmehr scheinen pränatale Einflüsse den gemeinsamen Faktor sowohl der frühen Temperamentseigenschaften als auch der späteren Verhaltensausprägungen zu bilden.

Die Suche nach den bestimmenden Faktoren für Temperaments- und Verhaltensunterschiede in der Biographie von Kindern ist hierbei nicht allein eine theoretisch hochinteressante Frage, sondern hat auch pädagogische und möglicherweise auch therapeutische Konsequenzen: Mit großer Wahrscheinlichkeit ist in ihnen der Grund dafür zu suchen, daß Kinder im Verlauf ihres Lebens bestimmte Formen des *Lernens* präferieren und von anderen dagegen nicht oder kaum profitieren. Diese *Lernformpräferenzen* wiederum sind von größter Bedeutung für die Förderung verhaltensauffälliger Kinder, da die Wahl einer wirksamen Therapie oder einer erfolgversprechenden Pädagogik nicht zuletzt davon abhängig ist, welche Lernpräferenz ein Kind aufweist.

Als ein wichtiger physiologischer Parameter zur Prädiktion späterer Temperaments- und Verhaltensunterschiede hat sich hierbei wiederum das Streßhormon *Cortisol* erwiesen (Gunnar et al., 1995; Lewis & Ramsey, 1995). Da die adrenocortikale Reaktivität und hierbei vor allem der Ausstoß von Glucokortikoiden entwicklungsabhängigen und circadianen Veränderungen unterliegt und da auch eine Cortisol-Streßantwort auf den Geburtsvorgang selbst zu beobachten ist, sind erste zuverlässige Speichelcortisol-Messungen bei Neugeborenen etwa vom zehnten Lebenstag an möglich. Zu diesem Zeitpunkt haben auch die Hormone der Plazenta („Mutterkuchen") ihre Wirkung verloren. Vorhersagen über das spätere Temperament eines Kindes lassen sich mit Einschränkungen frühestens zwischen dem vierten und sechsten Lebensmonat treffen, da der Cortisolwert erst zu diesem Zeitpunkt seine intraindividuelle Stabilität erreicht hat. Hierbei müssen auch geschlechtstypische Unterschiede beachtet werden. Untersuchungen zur Streßreagibilität haben gezeigt, daß bei Jungen der Cortisolwert etwa zehn bis 15 Minuten nach einer streßauslösenden Situation, beispielsweise einer kinderärztlichen Untersuchung oder einer Impfung, meßbar steigt, während dies bei Mädchen nicht der Fall ist.

Hinweis

Zusammengefaßt verdeutlichen die Untersuchungen zum Streßkonzept beispielhaft die Möglichkeiten, die sich aus einer immer differenzierteren Kenntnis neurophysiologischer, biochemischer, entwicklungspsychopathologischer und neuropsychologischer Zusammenhänge für die Klinische Kinderneuropsychologie ergeben können. Zum einen können – wie die Arbeiten zu den Auswirkungen von Streß auf die Hirnreifung gezeigt haben – spätere Verhaltensausprägungen retrospektiv nachvollzogen und Risikofaktoren erkannt werden, zum anderen lassen sich zukünftig möglicherweise unterschiedliche Lernformpräferenzen bei Kindern als Folge einer meßbaren individuellen Streßreagibilität mit Konsequenzen für die Herausbildung spezifischer Temperamente und Verhaltensstile früh identifizieren und sowohl pädagogisch wie auch therapeutisch gezielt nutzen.

TEIL B
STÖRUNGSBILDER

3 Ursachen von Hirnfunktionsstörungen im Kindesalter

Die verschiedenen Ursachen von Hirnfunktionsstörungen bei Kindern und Jugendlichen lassen sich unterschiedlich gliedern:

- Ein oft herangezogenes Gliederungsschema bezieht sich auf den *Zeitpunkt* des Einwirkens einer entwicklungshemmenden neurogenen Schädigung und unterteilt die dabei auftretenden Ursachen in prä-, peri- und postnatale Risikofaktoren, Noxen oder Läsionen.
- Ein weiteres sinnvolles Differenzierungskriterium wiederum stellt die *Art* der Einwirkung in den Vordergrund und unterscheidet zwischen angeborenen und erworbenen Hirnfunktionsstörungen.

Beide Schemata haben für die Klinische Kinderneuropsychologie sowohl Vor- als auch Nachteile. Eine *zeitpunkt*bezogene Betrachtung betont den wichtigen Entwicklungsaspekt, ist jedoch mit dem Nachteil verbunden, daß für viele potentielle Risikofaktoren noch keine hinreichend gesicherten Erkenntnisse über die neuropsychologischen Langzeitfolgen vorliegen. Eine stärkere Beachtung der *Art* einer Hirnschädigung, ob es sich etwa um ein Schädel-Hirn-Trauma (SHT) oder um ein genetisches Syndrom handelt, führt zu einer stärker klinisch ausgeprägten Orientierung (Syndromatologie), bringt jedoch die Gefahr mit sich, die individuelle Entwicklungsdynamik des hirngeschädigten Kindes im Langzeitverlauf zu vernachlässigen.

Für die nachfolgende Darstellung und Diskussion verschiedener Hirnfunktionsstörungen bei Kindern und Jugendlichen wurde eine *syndromorientierte* Gliederung auf der Grundlage der *Entwicklungszeitachse* gewählt, die dem Bedürfnis *Klinischer* Kinderneuropsychologen entgegenkommen soll, sich gründlich, schnell und umfassend über einzelne Störungsbilder zu informieren. Gerade in der Klinischen Kinderneuropsychologie mit einem breiten Indikationsspektrum ist das Erfordernis gegeben, zuverlässige Informationen über Genese, Symptomatik, Untersuchungsmethoden und Therapieansätze einzelner Hirnfunktionsstörungen in bezug auf aktuell zugewiesene Einzelfälle zur Verfügung zu haben. Dies gilt für *ambulante* Inanspruchnahmepopulationen in besonderer Weise, da hier für symptomatologisch ähnliche Krankheitsbilder völlig unterschiedliche Ursachen verantwortlich sein können; so können beispielsweise hyperkinetische Verhaltensweisen, die einen häufigen Zuweisungsgrund darstellen, Folgen eines Hyperkinetischen Syndroms, einer perinatalen Hirnblutung mit Funktionsstörungen der Basalganglien, eines Schädel-Hirn-Traumas mit Frontalhirn-Syndrom oder eines fragilen-X-Syndroms sein. Die neuropsychologische Differentialdiagnostik stellt daher an ambulante Settings oft besondere Anforderungen, da hier eine vorherige gründliche medizinische Abklärung häufig noch nicht erfolgt ist. In stationären Einrichtungen wie Kinderkliniken, Epilepsiezentren oder Neurologischen Rehabilitationszentren für Kinder und Jugendliche ist in vielen Fällen die medizinische Diagnose bereits bekannt oder sie wird im Zuge eines multiprofessionellen Untersuchungsansatzes abgeklärt, so daß hier die Aufgabe der Klinischen Kinderneuropsychologie oft primär in der neuropsychologischen Status- und Verlaufsdiagnostik sowie in der Durchführung gezielter Rehabilitationsmaßnahmen besteht (vgl. hierzu Heubrock & Petermann, 1998c). Trotz der aus diesen Gründen bevorzugten syndrom*orientierten* Gliederung anhand der Entwicklungsachse wird eine umfassende Darstellung der Pathogenese und des Verlaufs der beschriebenen Hirnfunktionsstörungen bei Kindern und Jugendlichen nicht vernachlässigt, zumal vielfältige Verbindungen zwischen den verschiedenen Hirnfunktionsstörungen und über die Zeitachse hinweg bestehen (siehe Tab. 4).

Tabelle 4:
Schematische Übersicht über Hirnfunktionsstörungen bei Kindern und Jugendlichen (syndromorientierte Gliederung) anhand der Entwicklungsachse.

pränatale Entwicklung	perinatale Entwicklung	postnatale Entwicklung
– Embryopathie – Schwangerschaftsgestose – Infektionen (z. B. Röteln) – Diabetes der Mutter – Maturationsstörungen (z. B. Spina bifida) – psychosozialer Streß – genetische Syndrome	– Asphyxie – Frühgeburt	– Hirntumor – Encephalitis – Meningitis – Schädel-Hirn-Trauma – neuromuskuläre Erkrankungen – Epilepsie – neuropsychiatrische Erkrankungen – umschriebene Entwicklungsstörungen – Lernstörungen – apoplektische Insulte – Medikationseffekte – Stoffwechselstörungen (z. B. Phenylketonurie)

Das vorstehende Schema verdeutlicht auch die Schwierigkeit, verschiedene Gliederungsaspekte zusammenzuführen. So kommt es bei einigen Hirnfunktionsstörungen (z. B. bei neuromuskulären Erkrankungen wie den erblichen Muskeldystrophien, aber auch bei hereditären Epilepsien) zu einer *Erstmani-*

festation in der frühen Kindheit, obwohl ihre *Ursachen* (z. B. genetische Veränderungen) in der Pränatalzeit angesiedelt sind (vgl. Cotton, Crowe & Voudouris, 1998). Die Zusammenhänge sind sogar noch weitaus komplizierter, wenn die verschiedenen Ursachen umschriebener Entwicklungsstörungen (z. B. Legasthenie oder Dyskalkulie) und neuropsychiatrischer Erkrankungen (z. B. autistische Störungen oder das Tourette-Syndrom) betrachtet werden. In vielen Fällen sind die genauen Ursachen noch nicht bekannt, während für andere eine multigenetische bzw. multifaktorielle Verursachung angenommen wird. Selbst ein Schädel-Hirn-Trauma im Kindesalter kann seine *mittelbare* Ursache in einer pränatalen Maturationsstörung haben, die zu der Herausbildung eines Hyperkinetischen Syndroms geführt hat und in der Folge des damit verbundenen impulsiven Verhaltens die Unfallgefahr der betroffenen Kinder um ein Vielfaches erhöht. Auch Zusammenhänge zwischen einzelnen Hirnfunktionsstörungen *einer* Zeitdimension sind möglich, etwa im Falle der posttraumatischen Epilepsien als Folge von Schädel-Hirn-Traumen. Schließlich können sogar die Nebenwirkungen radiologischer, neurochirurgischer oder medikamentöser Behandlungen zu Hirnfunktionsstörungen führen; dies ist beispielsweise nach Bestrahlungen von leukämiekranken Kindern (Leukoencephalopathie; vgl. Spencer, 1998), nach neurochirurgischen Operationen therapieresistenter Epilepsien und nach hochdosierter antiepileptischer Medikation (vgl. Teeter & Semrud-Clikeman, 1997, S. 241ff.) bekannt.

4 Pränatale Hirnschädigungen

4.1 Genetische Syndrome

4.1.1 Biologische und psychologische Grundlagen genetischer Syndrome

Nach einer langen Phase weitgehender Tabuisierung genetischer Syndrome im Kindes- und Jugendalter innerhalb der Psychologie, ist nun seit kurzem ein zunehmendes Interesse an diesem wichtigen Arbeitsbereich festzustellen. Das neu erwachte Interesse hängt mit einer Vielzahl interessanter Befunde über die molekulargenetischen Grundlagen verschiedener Entwicklungsstörungen bei Kindern und mit neuen Erkenntnissen über ihre kognitiven und verhaltensbezogenen Auswirkungen zusammen (Goldstein & Reynolds, 1999; Tager-Flusberg, 1999b). Neben dem Aspekt des Genotyps und des ursprünglich auf körperliche Merkmale bezogenen Phänotyps wurden in jüngerer Zeit auch charakteristische kognitive Profile (*kognitiver Phänotyp*) und typische Verhaltensweisen (*Verhaltensphänotyp*) einzelner genetischer Syndrome beschrieben (Hodapp, 1997; Mazzocco & Reiss, 1999; Neuhäuser, 1998; O'Brien & Yule, 1995).

Bei einigen der bekannteren genetischen Syndromen können im Einzelfall die Befunde zum kognitiven Phänotyp oder die Kombination charakteristischer Verhaltensmerkmale sogar *diagnoseleitend* sein und die Voraussetzung für eine nachfolgende humangenetische Abklärung bieten. Dies trifft häufig für das Prader-Willi-Syndrom (PWS) und das Williams-Beuren-Syndrom (WBS) zu, bei denen die äußerlich sichtbaren körperlichen Veränderungen (Dysmorphien) weniger ausgeprägt sind. Stattdessen finden sich hier bei den betroffenen Kindern entweder auffällige Verhaltensweisen mit zwanghafter Nahrungsaufnahme und hochgradiger Irritierbarkeit bei Veränderungen (PWS) oder zum Teil extreme Beeinträchtigungen einzelner neuropsychologischer Funktionen wie etwa der visuell-analytischen und räumlich-konstruktiven Leistungen (WBS).

Aus einer neuropsychologischen Perspektive ist hierbei der Zusammenhang zwischen chromosomalen Veränderungen und ihren Auswirkungen auf die sehr frühe Hirnreifung besonders interessant, da hier die entscheidende biologische Grundlage für die *Entwicklung* kognitiver Phänotypen mit spezifischen neuropsychologischen Profilmustern und für die Entstehung von Verhaltensphänotypen angesiedelt ist. Einblicke in diese Zusammenhänge wurden erst in den letzten Jahren durch großangelegte Forschungsprogramme wie das *Human Genome Project (HGP)* und durch neue molekulargenetische Untersuchungsmethoden möglich (Brodsky & Lombroso, 1998; Buselmaier & Tariverdian, 1999; Guyer & Collins, 1993; Hagerman, 1996; Kaiser, 1998; Rowland, 1992), die wiederum sehr ehrgeizige Ziele wie die Gentherapie als „Antibiotika des 21. Jahrhunderts" (Hagerman, 1996) zur Behandlung einer Vielzahl von Krankheiten beflügelt haben (Levin & Friedman, 1993; Wolff, 1993).

Träger der menschlichen Erbinformation sind die in allen Körperzellen mit Ausnahme der reifen roten Blutkörperchen befindlichen 46 Chromosomen, die aus 22 autosomalen Chromosomenpaaren und zwei Geschlechtschromosomen (XY für das männliche und XX für das weibliche Geschlecht) gebildet werden. Diese enthalten zusammen etwa 100 000 Gene, von denen wiederum jedes den Matrizencode (engl. *blueprint*) für mindestens ein Protein oder Enzym bereithält. Schätzungsweise ein Drittel der Gene, also etwa 30 000 bis 40 000, enthalten den Code für Proteine, die *im Gehirn* exprimiert werden, wobei deren Expression zumeist in kurzen sensiblen Phasen der neuronalen *Entwicklung* stattfindet, in denen sie die Expression weiterer Gene regulieren, die wiederum für die nachfolgende *Hirnreifung* notwendig sind (Brodsky & Lombroso, 1998). Die Übertragung der biologischen Information erfolgt in mehreren komplexen Etappen von der Desoxyribonucleinsäure (DNA) über die Ribonocleinsäure (RNA) zu den Proteinen. Die Übertragung der DNA geschieht über die Bindung sogenannter Übertragungsfaktoren an spezifische Orte des Chromosoms, die unmittelbar an das zu aktivierende Gen angrenzen. Hierdurch wird der Übertragungsprozeß aktiviert, indem RNA-bildende Enzyme, Polymerasen, Zugang zur DNA erhalten und eine Kopie eines der beiden DNA-Stränge herstellen. Die dabei entstehende Vorläufer-RNA (*preliminary RNA transcript* oder *preRNA*) durchläuft einen Prozeß weiterer chemischer Veränderungen, bis ein vollständiges RNA-Molekül entstanden ist, wobei eine Reihe weiterer Proteine, sogenannte Verknüpfungsfaktoren, an das preRNA-Molekül binden, nicht-verschlüsselnde Regionen entfernen und diejenigen Segmente zusammenfügen (*spleißen*), die den Code für das Zielprotein enthalten. Während dieses Vorgangs wandert die RNA vom Zellkern zu den Ribosomen im umgebenden Cytoplasma der Zelle, die eine Art „Protein-Fabrik" darstellen, in der die Proteine überhaupt gebildet und zu voll funktionsfähigen Proteinen weiterentwickelt werden (siehe Abb. 7).

Es ist leicht nachvollziehbar, daß Eingriffe in jede dieser Phasen der Entwicklung von der DNA über die RNA bis hin zu funktionsfähigen Proteinen weitreichende entwicklungspathologische Auswirkungen haben, deren Art und Ausprägung in Abhängigkeit vom *Zeitpunkt* und vom *Ort* der Veränderung variieren und die verschiedenen *genetischen Syndrome* hervorbringen (vgl. Tab. 5).

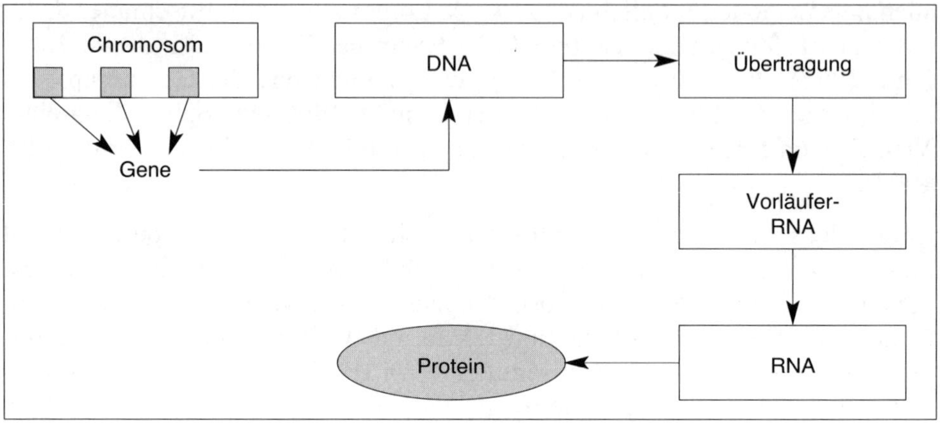

Abbildung 7:
Fluß der genetischen Information vom Chromosom zum Protein (modifiziert nach Brodsky & Lambroso, 1998, S. 7).

Tabelle 5:
Einteilung genetischer Erkrankungen (modifiziert nach Kaiser, 1998, S. 87).

Chromosomenerkrankungen
– numerische Veränderungen (z. B. Trisomie 21, Triple-X-Syndrom) – strukturelle Veränderungen (z. B. fragiles-X-Syndrom)
Monogene Erkrankungen
– autosomale Erkrankungen dominant rezessiv – X-gebundene Erkrankungen dominant rezessiv – mitochondriale Erkrankungen (z. B. MELAS-Syndrom, MERRF, KSS)[1]
Polygene/multifaktorielle Erkrankungen
– z. B. Herz-Kreislauf-Erkrankungen, Diabetes, atopische Erkrankungen, Schizophrenien, bipolare Persönlichkeitsstörungen, Lippe-Kiefer-Gaumen-Spalte

1 MELAS = Mitochondriale Myopathie, Enzephalopathie, Lactat-Azidose und Schlaganfallsepisoden; MERRF = Myoklonus-Epilepsie mit „ragged red Fasern"; KSS = Kearns-Sayre-Syndrom (vgl. Stefan, 1987).

Unterschieden werden genetische Syndrome, die auf Veränderungen der Anzahl oder der Struktur der Chromosomen zurückgehen und solche, die auf einer Veränderung eines einzelnen Gens beruhen (Buselmaier & Tariverdian, 1999; Petermann et al., 1998, S. 89ff.; Sarimski, 1997). Betreffen die numerischen oder strukturellen Veränderungen die autosomalen Chromosomen, kommt es in der Regel zu schwerwiegenden körperlichen Auffälligkeiten, die bei Veränderungen der Geschlechtschromosomen nicht immer auftreten müssen. Beispiele für *numerische Chromosomenveränderungen* sind die Trisomie 21 (früher auch Down-Syndrom genannt), bei der in jeder Zelle das Chromosom 21 drei Mal vorkommt, das ausschließlich bei Mädchen vorkommende Triple-X-Syndrom mit einem dreifachen Auftreten des X-Chromosoms (XXX) oder das ebenfalls nur bei Mädchen vorkommende Turner-Syndrom, bei dem lediglich ein X-Chromosom (XO) statt der normalen XX-Kombination vorliegt und das daher auch Monosomie-X genannt wird (Rovet & Buchanan, 1999; White, 1994). Unter *strukturellen Chromosomenveränderungen* werden verschiedene Formen von Schädigungen am Chromosom zusammengefaßt, die auf *Bruchprozesse* zurückgehen. Hierzu gehören

- *Deletionen*, bei denen ein Segment des Chromosoms abbricht, wobei durch den Verlust des Segments auch die darin enthaltene genetische Information verlorengeht,
- *Translokationen*, bei denen ein Segment eines Chromosoms abbricht und sich an ein anderes Chromosom bindet,
- *fragile Bruchstellen*, bei denen Chromosomen an bestimmten Stellen teilweise brechen, wobei der Bruchort – wie beispielsweise beim fragilen-X-Syndrom am langen Arm des X-Chromosoms – immer gleich lokalisiert ist,
- *Duplikationen*, bei denen sich ein Teil des Chromosoms auf diesem selbst kopiert, und
- *Inversionen*, bei denen sich das abgebrochene Segment des Chromosoms in umgekehrter (inverser) Form wieder an das ursprüngliche Chromosom anbindet.

Bei denjenigen Veränderungen, die nur *einzelne Gene* betreffen, lassen sich drei verschiedene *Vererbungsmodi* unterscheiden:

- Beim *autosomal-dominanten* Erbgang verfügt das betroffene Kind über eine veränderte und eine reguläre Allele (Parallelformen des gleichen Gens), wobei die pathologisch veränderte die normale Allele dominiert; tritt die Vererbung der veränderten Allele – durch die 50 %ige Wahrscheinlichkeit seiner Weitergabe bei jedem Erbgang – erstmalig auf, handelt es sich um eine *Neumutation* (siehe Tab. 6).
- Beim *autosomal-rezessiven* Erbgang umfaßt die genetische Veränderung beide Allele, wobei Elternteile, die eine veränderte und eine normale

Allele haben, die pathologischen Merkmale an ihre Kinder übertragen, ohne selbst zu erkranken, wohingegen in den Fällen, in denen beide Eltern die gleiche rezessive Allele besitzen, eine 25 %ige Wahrscheinlichkeit der Weitergabe beider veränderten Allele an das Kind besteht (siehe Tab. 7).

Tabelle 6:
Autosomal-dominante Erkrankungen
(modifiziert nach Buselmaier & Tariverdian, 1999, S. 183).

Erkrankungen	Häufigkeit
Chorea Huntington	1:10.000
Neurofibromatose Typ I	1:3.000
Neurofibromatose Typ II	1:35.000
Tuberöse Hirnsklerose	1:15.000
Retinoblastom	1:20.000
Marfan-Syndrom	1:25.000
Myotone Dystrophie	1:10.000
von-Hippel-Lindau-Syndrom	1:36.000
Apert-Syndrom	1:10.000
Waardenburg-Syndrom	1:45.000

Tabelle 7:
Autosomal-rezessive Erkrankungen
(modifiziert nach Buselmaier & Tariverdian, 1999, S. 191).

Erkrankungen	Häufigkeit
Chorea Huntington	1:10.000
Adrenogenitales Syndrom (AGS)	1:1.000
Albinismus (okulokutaner)	1:30.000
Friedreich'sche Ataxie	1:27.000
Morbus Gaucher	1:25.000
Morbus Wilson	1:35.000
Phenylketonurie (PKU)	1:5.000–10.000
Spinale Muskeldystrophien	1:20.000
Mukoviszidose (Zystische Fibrose)	1:2.000

– Beim *X-gebunden-rezessiven* Erbgang überträgt in der Regel die Mutter eine veränderte Allele auf einem der beiden X-Chromosomen, wobei der Sohn das X-Chromosom mit der veränderten Allele mit einer 50 %igen Wahrscheinlichkeit erbt und auch die Tochter mit einer 50 %igen Wahrscheinlichkeit die veränderte Allele erbt und weiter überträgt („Konduktorinnen"; siehe Tab. 8).

Tabelle 8:
X-chromosomal-rezessive Erkrankungen
(modifiziert nach Buselmaier & Tariverdian, 1999, S. 203).

Erkrankungen	Häufigkeit
Albinismus (okulärer)	1:55.000
Farbblindheit	1:500–2.000
fragiles-X-Syndrom (syn.: Martin-Bell-Syndrom)	1:1.000
Hämophilie A	1:10.000
Hämophilie B	1:25.000
Lesch-Nyhan-Syndrom	1:300.000
Mukopolysaccharidose Typ II (Hunter)	1:10.000–100.000
Muskeldystrophie Duchenne	1:3.000

Diese scheinbar sehr mechanisch wirkenden Prinzipien der Humangenetik dürfen nicht darüber hinwegtäuschen, daß die Zusammenhänge in Wirklichkeit wesentlich komplexer sind. Dies zeigt sich bereits bei der Betrachtung der Variationsbreite *innerhalb* eines einzelnen genetischen Syndroms, dessen genetische Grundlagen äußerst heterogen sein können. Erkennbar wird dies beispielsweise durch die verschiedenen *Mosaikformen* genetischer Syndrome, bei denen die charakteristische genetische Veränderung nicht in allen, sondern nur in einigen Körperzellen nachweisbar ist (siehe Tab. 9) und die in bis zu einem Viertel der von einem genetischen Syndrom betroffenen Patienten vorkommen können (vgl. White, 1994).

Tabelle 9:
Mosaikformen und ihre Ursachen am Beispiel des Turner-Syndroms
(modifiziert nach White, 1994, S. 187).

Mosaikformen	Zygote	Mögliche Ursachen
45,X/46,XX	46,XX	Verlust des X-Chromosoms während oder kurz nach der Meiose
45,X/46,XY	46,XY	Verlust des Y-Chromosoms während oder kurz nach der Meiose
45,X/47,XXX	46,XX	Nondisjunktion[1] des X-Chromosoms während der Meiose
45,X/46,XX/47,XXX	46,XX	Nondisjunktion[1] des X-Chromosoms nach der Meiose

1 *Nondisjunktion* bezeichnet eine fehlerhafte Aufteilung der Chromosomen während der Meiose, wodurch die entstehenden Ei- oder Samenzellen statt normalerweise 23 entweder 22 oder 24 Chromosomen enthalten und die nach der Befruchtung entstehenden Zellen aus 45 (23 + 22) oder 47 (23 + 24) Chromosomen bestehen.

Weitaus komplexer gestaltet sich die Analyse kognitiver und Verhaltensphänotypen, wenn man zusätzlich die zahlreichen *Wechselwirkungen* zwischen den verschiedenen Genen (*polygene* Erkrankungen) einerseits und zwischen genetischen Dispositionen und Umweltfaktoren andererseits betrachtet (vgl. hierzu Kaiser, 1998; Neuhäuser, 1998; Petermann et al., 1998, S. 89ff.; Sarimski, 1997; siehe auch Kasten 5).

Kasten 5:
Beispiel für Wechselwirkungen zwischen genetischer Disposition und Umweltfaktoren bei der Entstehung von Krankheiten (aus *Nordwest-Zeitung*, 1999)

Rätsel um Kindstod entschlüsselt
Studie beweist: Seltene öko-genetische Krankheit ist Ursache für Leberzirrhose bei Babys

In der Region waren sechs erkrankte Kinder gestorben. Alle hatten eine identische Erbanlage. Die Babynahrung hatte hohe Kupferanteile enthalten.

Von Hans Drunkenmölle

Vechta. Eine seltene genetische Veranlagung in Verbindung mit hohen Kupferanteilen in der Nahrung kann bei Kleinkindern Ursache einer häufig tödlich verlaufenden Leberzirrhose sein. Dies ist das überraschende Ergebnis einer Forschungsstudie, an der u. a. niedersächsische Kinderärzte mitgearbeitet haben. Dadurch können nach Angaben des Chefarztes der Klinik für Kinder- und Jugendmedizin am St. Marienhospital Vechta, Dr. Hartmut Koch, acht bisher rätselhafte Erkrankungen dieser Art erklärt werden, die in Vechta und in benachbarten Kliniken dokumentiert worden waren. Bisher standen Wasserleitungen aus Kupfer in dem Verdacht, Leberzirrhose bei Babys zu verursachen.

Nur zwei der erkrankten Kinder überlebten – eines durch eine Lebertransplantation, ein anderes durch einen glücklichen Zufall: Ohne einen Zusammenhang zu ahnen, hatten die Eltern die Trinkwasserversorgung von einem Hausbrunnen mit Kupferleitungen auf das öffentliche Netz umgestellt, als die Krankheit noch im Anfangsstadium war.

Rätselhaft blieb für die Forscher zunächst, warum andere Kinder gesund geblieben waren, die ebenfalls Wasser aus kupfernen Leitungen getrunken hatten. Medizinische Detektivarbeit führte schließlich zu der Entdeckung einer seltenen öko-genetischen Erkrankung. In Kirchenarchiven in Osnabrück, Löningen, Lindern, Scharrel und Vechta konnten die Stammbäume der betroffenen Familien rekonstruiert werden. Dabei wurde der Schlüssel zur Lösung des Rätsels gefunden: Alle erkrankten Kinder hatten vor zehn Generationen dasselbe Elternpaar als Vorfahren

So konnte nach Angaben von Koch nachgewiesen werden, dass nur bei einem unglücklichen Aufeinandertreffen folgender Faktoren die tödlich verlaufende Krankheit ausgelöst wurde: Vater und Mutter sind beide Träger der Erbanlage und geben beide das Gen an ihr Kind weiter. Das Baby bekommt im ersten Lebensjahr (danach besteht keine Gefahr mehr) mit Wasser aus Kupferleitungen zubereitete Nahrung, das chemisch aggressiver ist als Wasser aus dem öffentlichen Netz und deshalb mehr Kupferpartikel löst.

Das gleiche Phänomen habe der Innsbrucker Wissenschaftler Thomas Müller in Tirol beobachtet, berichtete Koch. Dort hätten die Menschen früher kupfernes Geschirr benutzt. In der Öffentlichkeit war die Erkrankung auch mit Alkoholismus in Verbindung gebracht worden.

Diese Zusammenhänge und Wechselwirkungen müssen in der Klinischen Kinderneuropsychologie in *jedem* Einzelfall neu analysiert und die daraus entstehenden Fragen immer wieder neu beantwortet werden. Es handelt sich hier-

bei nicht (mehr) um ein Randproblem, da alle genetischen Störungen zusammengenommen bei Neugeborenen als *angeborene Erkrankungen* mit einer Häufigkeit von 3 % bis 9 % auftreten (Kaiser, 1998). Besonders häufig sind dabei:
- das fragile-X-Syndrom,
- die Muskeldystrophie Duchenne,
- die Mukoviszidose (Zystische Fibrose) und
- die Neurofibromatose Typ I (Morbus von Recklinghausen).

4.1.2 Prader-Willi-Syndrom (PWS)

Fallbeispiel

Der fast siebenjährige Michael war durch eine deutliche Sprachentwicklungsverzögerung und eine allgemeine motorische Ungeschicklichkeit sowie eine nicht vererbte Linkshändigkeit aufgefallen. Mit 3 1/2 Jahren fiel eine starke Gewichtszunahme auf; Michael schwitzte seither schnell und er trank viel und sehr hastig. Er war schnell ermüdbar und leicht gereizt. Michael schreit viel und laut, nagt fast ständig an seinen Lippen und beißt sich selbst in den Handrücken, wenn er aufgeregt oder wütend ist.

In der neuropsychologischen Untersuchung fiel auf, daß Michael kaum spontan sprach, bei eindeutigen Anforderungen aber über einen angemessenen Wortschatz verfügte. Es zeigten sich durchweg beträchtliche Minderleistungen bei visuellen und bei räumlich-konstruktiven Anforderungen sowie auch in der visuell-figuralen Lernfähigkeit. Hier zeigte Michael auch deutliche Zeichen von Überforderung mit Verweigern, Unmut und verstärktem Nagen an seinen Lippen. Ergänzend erbrachte die Anamnese auch ein seit langem bestehendes verändertes Temperaturempfinden (*Thermolabilität*).

Bemerkenswert war, daß Michael
- während *jeder* Autofahrt zu den Untersuchungsterminen einschlief und auf das Wecken mit Treten, Beißen und Sich-im-Auto-Einschließen reagierte,
- zu *jedem* Untersuchungstermin ein Plüschtier mitbrachte, das er nur ungern zur Seite legte,
- *jedes Mal* um Schokolade und andere Süßigkeiten *bettelte* und
- immer wieder bekannte Aufgaben wiederholen wollte und nur schwer an neue Anforderungen zu gewöhnen war.

Zusammengefaßt ergab die Analyse des kognitiven und Verhaltensphänotyps hinreichend Anhaltspunkte für die Verdachtsdiagnose eines PWS: Schläfrigkeit, Anzeichen selbstverletzender Verhaltensweisen, Festhalten an vertrauten Gewohnheiten, Wutausbrüche bei Störungen, ein charakteristisches Betteln um Nahrung und deutliche Hinweise auf eine orale Dyspraxie. Der kognitive Phänotyp war durch ein gutes sprachliches Ausdrucksvermögen und eine stark beeinträchtigte Leistung bei visuellen, visuell-mnestischen, räumlich-konstruktiven und psychomotorischen Anforderungen gekennzeichnet. Die daraufhin veranlaßte humangenetische Untersuchung konnte den Befund eines PWS schließlich auch cytogenetisch sichern.

Das PWS gehört mit einer Prävalenzrate von 1:15 000 zu den häufigeren genetischen Syndromen, von dem Jungen und Mädchen gleichermaßen betroffen sein können (Akefeldt, Gillberg & Larsson, 1991; Burd et al., 1990; Butler, 1990). Dem Syndrom liegt in den meisten Fällen eine Deletion am langen Arm des Chromosoms 15 (q11–13) zugrunde, bei der ein Teil des väterlicherseits vererbten Chromosoms zum Zeitpunkt der Zellteilung (Mitose) verlorengeht (Sarimski, 1997; Thompson et al., 1999). In einigen Fällen handelt es sich jedoch um einen normalen Karyotyp, bei denen wiederum die Hälfte eine sogenannte uniparentale Disomie aufweist, das heißt beide Chromosomen 15 werden mütterlicherseits vererbt und das väterliche Chromosom geht vollständig verloren (Brodsky & Lombroso, 1998).

Es wird angenommen, daß diese Chromosomenaberration vor allem zu Hirnfunktionsstörungen im Bereich des Hypothalamus führt, die auch einige der charakteristischen Merkmale des PWS wie etwa die Unterentwicklung des Genitals (genitale Hypoplasie), die Wachstumsverzögerung, übermäßiges Schwitzen oder Kälteunempfindlichkeit (Thermolabilität) und die Antriebsschwäche und Müdigkeit vieler betroffener Kinder erklären könnten (vgl. Thompson et al., 1999). Zu den weiteren Besonderheiten des PWS gehört die Adipositas als Folge ungehemmten Eßverhaltens und eine unterschiedlich ausgeprägte Dysmorphie des Gesichts.

Man unterscheidet zwei Phasen in der Entwicklung von Kindern mit einem PWS (Daniel & Gridley, 1998; Sarimski, 1997): In der Zeit der ersten beiden Lebensjahre fällt vor allem eine starke Muskel*hypotonie* auf, die auch die Nahrungszufuhr beträchtlich komplizieren kann; neben der Unterentwicklung des männlichen Genitals fällt bei vielen Kleinkindern auch bereits die Regulationsstörung der Körpertemperatur und eine allgemeine Antriebsschwäche auf. In den nächsten Jahren tritt als charakteristisches Merkmal der geradezu *unersättliche Appetit* mit unkontrolliert-impulsiver Nahrungsaufnahme der Kinder auf, die ein meist erhebliches Übergewicht zur Folge hat und hierdurch auch orthopädische und internistische Probleme mit sich bringen kann. Etwa 20 % der Kinder mit einem PWS entwickeln auch ein epileptisches Anfallsleiden (Butler, 1990; Donaldson et al., 1994).

Der *kognitive Phänotyp* ist beim PWS weniger charakteristisch als bei anderen genetischen Syndromen und weist kein typisches Profilmuster auf. In fast allen Untersuchungen zum PWS fand sich eine erhebliche Variabilität der Teilleistungsstärken und -schwächen; beschrieben wurden eine gute Konzentrationsleistung und relative Stärken in visuellen und visuo-konstruktiven Teilleistungen sowie ein gutes biographisches Gedächtnis. Dagegen scheinen Kinder mit einem PWS große Probleme mit mehrschrittigen und komplexen Aufgaben zu haben. In der Schule haben die Kinder meist größere Probleme mit dem Rechnen als mit dem Schreiben und Lesen (Dykens, 1999; Dykens et al., 1992). Untersuchungen zum Schulbesuch englischer PWS-Kinder haben – allerdings an einer ausgelesenen Stichprobe – gezeigt, daß für die meisten ein Besuch der Sonderschule für Lern- oder Geistigbehinderte und nur für eine recht geringe Anzahl der Betroffenen ein Besuch der Regelschule in Frage kommt (Waters, 1991; Waters et al., 1990). Eine vergleichsweise günstige Entwicklung nimmt bei den meisten Kindern mit einem PWS die sprachliche Leistungsfähigkeit. Trotz expressiv-sprachlicher Handicaps durch die Muskelhypotonie, die auch Mund- und Gesichtsbewegungen (orofaziale Funktionen) einschränkt, erlangen die meisten Kinder eine recht gute sprachliche Ausdrucksfähigkeit. Deutlich besser – wenngleich nicht altersgemäß – fallen sogar die rezeptiven Sprachleistungen aus, so daß die allgemeine Kommunikationsfähigkeit der PWS-Kinder wesentlich höher liegt als bei vielen anderen genetischen Syndromen.

Dennoch gehören auch kommunikative Besonderheiten zu den charakteristischen Merkmalen des *Verhaltensphänotyps* beim PWS. Häufig werden Echolalie, Perseverationen und Selbstgespräche berichtet (Sarimski, 1997), die jedoch nicht Ausdruck einer allgemeinen Sprachentwicklungsverzögerung, sondern eher pragmatische Sprachstörungen zu sein scheinen. Im Mittelpunkt der Verhaltenscharakteristika beim PWS steht allerdings das impulsive und *zwanghafte Eßverhalten* der Kinder, das soweit gehen kann, daß alles halbwegs Eßbare verspeist wird und die Kinder Nahrungsmittel stehlen oder darum betteln, Abfalleimer durchsuchen oder Vorräte anlegen. Die Kontrolle des Eßverhaltens bis hin zum Verschließen von Küchentüren und Vorratsräumen gehört daher zu den besonders belastenden Aufgaben der Eltern, da die sonst schnell eintretende Gewichtszunahme bei den betroffenen Kindern zu schwerwiegenden Folgeproblemen führt. Auch *Störungen des Schlaf-Wach-Rhythmus* werden häufig beschrieben. Hierbei handelt es sich meistens um nächtliche Durchschlafstörungen und um exzessives Einschlafen tagsüber. So scheint die Regulationsstörung im Bereich des Hypothalamus zu einer veränderten Strukturierung der einzelnen Schlafstadien zu führen, die wiederum mit der Adipositas und einer geringeren Sauerstoffsättigung während des Schlafes zusammenhängt (Hertz et al., 1995). Eine weitere Besonderheit des Verhaltensphänotyps beim PWS sind *Wutausbrüche*, vor allem, wenn gewohnte Handlungsroutinen unterbrochen oder verändert werden, und *zwanghafte Verhaltensweisen*, die das Horten von Gegenständen, wiederholtes Nachfragen und Rituale, aber auch selbstverletzendes Verhalten einschließen können (Sarimski, 1997).

4.1.3 Williams-Beuren-Syndrom (WBS)

Fallbeispiel

Der achteinhalbjährige Peter wurde neuropsychologisch untersucht, nachdem eine bereits seit langem bestehende hyperkinetische Störung auch unter medikamentöser Behandlung keine Besserung gezeigt hatte. Nach der Geburt kam es mehrfach

zu generalisierten Krampfanfällen und zu zahlreichen internistischen Komplikationen (Escherichia-coli-Sepsis, Hypocalcämie, intrahepatische Cholestase), so daß Peter für elf Wochen intensivmedizinisch betreut werden mußte. Es bestand auch ein Verdacht auf eine Aortenstenose bei auffälligen EKG-Befunden sowie Luftansammlungen im Bauch- und Brustraum. Später erwies sich vor allem das Malen als von Beginn an auffällig. Es war eher ein „Kritzeln" mit einem ständigen Vertauschen der räumlichen Position einzelner Elemente, so daß z. B. die Sonne unten auf dem Bild zu sehen war.
Die neuropsychologische Untersuchung erbrachte durchweg erheblich Beeinträchtigungen in allen Bereichen. Besonders stark beeinträchtigt waren die räumlich-konstruktiven Leistungen. Peter konnte selbst einfache Grundformen nicht zeichnen, türmte beim Mosaik-Test die einzelnen Bausteine aufeinander und legte vier einzelne Steine nebeneinander, um ein Quadrat zu erreichen. Auch beim Nachlegen von Puzzle-Figuren verfehlte Peter die vorgegebenen Formen vollständig.
Vor und während der einzelnen Untersuchungseinheiten zeigte Peter ein außerordentlich aggressives Verhalten. Bei Überforderung attackierte er den Untersucher körperlich oder er beschimpfte ihn. Peter war durchweg motorisch unruhig und seine Aufmerksamkeit war nach wenigen Minuten erschöpft; Peter stand dann auf, zappelt und hielt sich Mund und Ohren zu. Als Verhaltensstereotypien fielen ein fast durchgängiges Grimmassieren und Hände-Aneinanderreiben auf.
Die Verdachtsdiagnose eines WBS wurde auch durch eine charakteristische Gesichtsdysmorphie gestützt: Peter wies eine stark vorgewölbte Stirn und eine im Vergleich zum Alter zu geringe Körpergröße und zarte Statur auf.
Eine nachträgliche Befragung der Mutter bestätigte auch beträchtliche Schlafstörungen und eine typische auditive Hypersensibilität: Die Mutter berichtete, daß es bis heute im Haus absolut ruhig sein muß, damit Peter überhaupt einschlafen kann und daß er Geräusche wie das Martinshorn eines Krankenwagens bereits hört, wenn sie selbst noch gar nichts wahrgenommen hat. Auch in diesem Fall konnte die Verdachtsdiagnose eines WBS später humangenetisch bestätigt werden.

Das nach den Kinderkardiologen Williams (Williams et al., 1961) und Beuren (Beuren et al., 1962) benannte Syndrom beschreibt eine Symptomkonfiguration mit charakteristischen Organbefunden, vor allem

- einer Verengung der Lungenschlagader (Pulmonalstenose) oder der Herzklappenschlagader (supravalvuläre Aortenstenose) und
- einem erhöhten Kalziumspiegel im Blut (Hypercalcämie),

sowie einer typischen Gesichtsmorphologie („Elfengesicht") mit einer breiten Stirn bei schlanker Kopfform, aufgwölbter Nase, einem breiten Mund mit weitem Zahnabstand, einem schmalen Kinn und einer flachen Nasenbrücke (vgl. Kehle & Bray, 1998; Mervis et al., 1999; Morris & Mervis, 1999; Sarimski, 1997, S. 72ff.; siehe auch Abb. 8).

Durch die Störung der Calcitonin-Produktion kommt es bei den betroffenen Kindern bereits unmittelbar nach der Geburt zu beträchtlichen Ernährungs- und Verdauungsstörungen wie Koliken, Erbrechen, Durchfällen und Verstopfung, die eine intensive medizinische Betreuung und in Fällen gravierender kardiologischer Probleme auch eine operative Versorgung erforderlich machen.

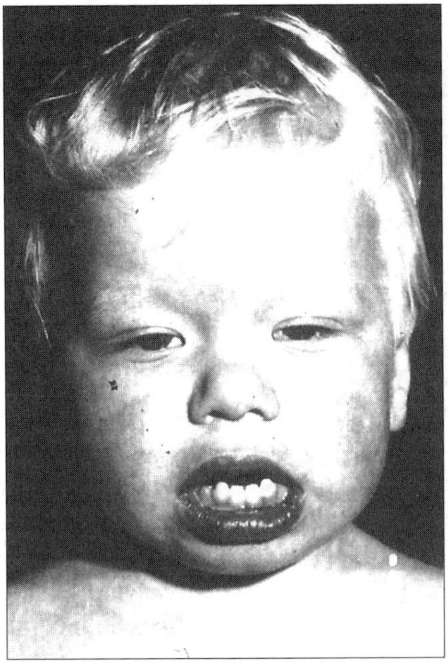

Abbildung 8:
Kind mit Williams-Beuren-Syndrom (aus Gosch & Pankau, 1995).

Da die Diagnose eines WBS oft nicht oder erst spät gestellt wird, liegen zuverlässige Prävalenzangaben nicht vor; es wird von einer Auftretenswahrscheinlichkeit zwischen 1:20 000 bis 1:50 000 ausgegangen (Kehle & Bray, 1998; Martin et al., 1984; Morris & Mervis, 1999). Erst kürzlich konnte als genetische Ursache des Syndroms eine *Mikrodeletion am Chromosom 7* (Ewart et al., 1993; Mari et al., 1995) sowie ein Zusammenhang zwischen der Calcitoninproduktions-Störung und einem für die kardiovaskuläre und cerebrale Regulation verantwortlichen Peptid nachgewiesen werden. Zu den weiteren körperlichen Besonderheiten der Kinder mit einem WBS gehören eine allgemeine Muskelhypotonie, überstreckbare Gelenke, motorische Koordinationsstörungen, eine orale Dyspraxie und in manchen Fällen auch Auffälligkeiten der Stimme und ein sternförmiges Muster der Iris.

Zu den *kognitiven* Folgen des WBS zählen eine allgemeine Entwicklungsverzögerung mit einer meist beträchtlichen Minderung der intellektuellen Fähigkeiten (Gosch, 1992; Udwin et al., 1987). Innerhalb des individuellen Leistungsprofils fällt ein signifikant besseres Abschneiden bei verbalen Aufgaben gegenüber erheblich reduzierten visuellen Leistungen auf, wobei innerhalb des verbalen Teilleistungsprofils wiederum ein besseres Abschneiden im Umgang mit Begriffen (GF, WT) gegenüber kenntnis- und zahlenbezogenen Operationen (AW, AV, RD) deutlich wird. Offenbar scheint die Diskrepanz zwischen guten sprachbezogenen und schlechten visuell-perzeptiven Leistungen ein charakteristisches Merkmal des kognitiven Phänotyps beim WBS zu sein. Die meisten der untersuchten Kinder zeigen generell große Probleme in der visuellen Wahrnehmung, in der visuomotorischen Koordination, bei visuell-mnestischen Anforderungen und im räumlich-konstruktiven Bereich (Bellugi, Wang & Jernigan, 1994; Bellugi et al., 1999; Crisco et al., 1988; MacDonald & Roy, 1988; Udwin & Yule, 1991; Wang & Bellugi, 1993). Im Unterschied zu Kindern mit anderen genetischen Syndromen scheint beim WBS eine Unfähigkeit, einzelne Elemente visuell zu komplexen räumlichen Gebilden zu *synthetisieren* oder diese zu reproduzieren, charakteristisch zu sein (Bihrle et al., 1989; Morris & Mervis, 1999). Die Zeichnungen der betroffenen Kinder enthalten zwar einzelne Elemente der Vorlage, sie verfehlen jedoch die räumliche Anordnung dieser Elemente oft völlig (vgl. Abb. 9). Als Folge dessen fällt Kindern mit einem WBS das Schreiben und Rechnen besonders schwer, während das Lesen leichter erlernt wird. Aufgrund der raumanalytischen und räumlich-konstruktiven Störungen können diese Kinder oft die Analoguhr nicht, die Digitaluhr hingegen besser lesen.

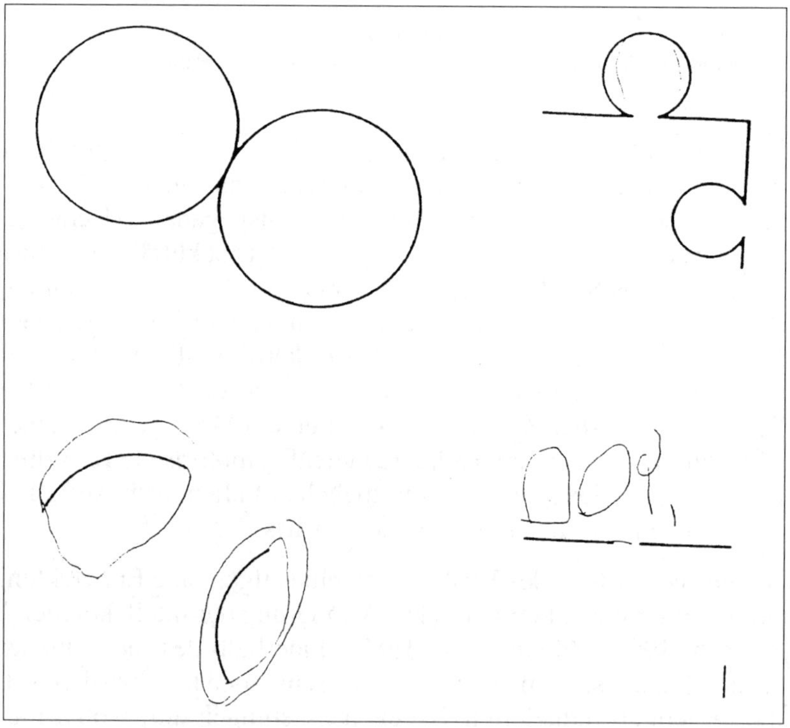

Abbildung 9:
Räumlich-konstruktive Fehlleistungen eines achtjährigen Jungen mit Williams-Beuren-Syndrom.

Zu den Merkmalen des *Verhaltensphänotyps* beim WBS gehören erhebliche Schlafstörungen, eine extreme auditive Hypersensibilität, eine oft beträchtliche hypermotorische Aktivität, eine geringe Aufmerksamkeitsspanne, stereotype Verhaltensweisen, soziale Distanzlosigkeit und teilweise auch aggressive Ausbrüche (Sarimski, 1996a; 1997, S. 94ff.; siehe Tab. 10).

Tabelle 10:
Neuropsychologische Diagnostik (Screening) bei Verdacht auf WBS.

Diagnostik-Ebene	Merkmale
Phänotyp	1. *Gesichtsmorphologie* („Elfengesicht"): breite, prominente Stirn mit hohem Haaransatz, schlanke Kopfform, flaches Mittelgesicht, aufgewölbte Nase mit flachem Nasenrücken, breiter offener Mund mit glänzenden Lippen („Lacklippen") und weite Zahnabstände („Mäusezähne"), schmales Kinn; 2. *Augenpartie*: vergrößerter Augenabstand, Verwachsung der Augenbrauen (Synophrys), Weichteilverdickungen über dem äußeren Oberlidrand, kurze Lidspalten, sichelförmige Hautfalte am inneren Rand des oberen Augenlides (Epikanthus); 3. *Ophthalmologie*: Schielen (Strabismus), sternförmiges Muster der pigmentarmen, meist blauen Iris.
	↓
Anamnese	4. *Internistische Besonderheiten*: supravalvuläre Aortenstenose, (multiple) Pulmonalstenosen, idiopathische Hyperkalzämie; 5. *Organisch-körperliche Befunde*: behandlungsbedürftige Ernährungs- und Verdauungsstörungen (z. B. Koliken, Erbrechen, Durchfall, Verstopfung), prä- und postnataler Minderwuchs, vermindertes Geburtsgewicht, Mikrozephalie, allgemeine muskuläre Hypotonie; 6. *Orthopädische Befunde*: überstreckbare Gelenke, motorische Koordinationsstörungen, orale Dyspraxie; 7. *Weitere Befunde*: tiefe, rauhe Stimme, ausgeprägte Geräusch- und Lärmempfindlichkeit (Hyperakusis), Hypogenitalismus (bei Jungen), Pubertas praecox (fakultativ, bei Mädchen).
	↓
Kognitiver Phänotyp	8. *Allgemeine Entwicklungsverzögerung* (Minderung der intellektuellen Fähigkeiten im Bereich der Lern- bzw. leichten bis mäßiggradigen geistigen Behinderung); 9. *Charakteristisches Profilmuster*: (verbale Teilleistungen > visuelle Teilleistungen, Störungen der visuomotorischen Integration und der räumlichen Orientierung); 10. *Sprachbezogene Besonderheiten*: expressive Sprache besser als rezeptive Sprache, „Cocktailparty-Sprache" (flüssig, überfreundlich, Phrasen, irrelevante, persönliche Bezüge, Antwortperseverationen).
	↓
Neuropsychologische Differentialdiagnostik	„Gestaltzerfall" bei räumlich-konstruktiven Anforderungen (Malen, Abzeichnen)

↓

Verhaltensphänotyp	11. *Hyperaktivität* (z. B. starker Bewegungsdrang, Konzentrationsschwäche); 12. *Aggressivität* (destruktiv, Zornausbrüche, körperliche Angriffe, Distanzlosigkeit, Autoaggression); 13. *Gefühlsausdruck* (Stimmungsschwankungen, Ängstlichkeit, übermäßige Fröhlichkeit, Starrköpfigkeit); 14. *Stereotypien* (Bestehen auf Gewohnheiten, fixierte Interessen).
	↓
Gentische Analyse	Mikrodeletion am Chromosom 7 im Bereich des langen Arms des Chromosoms 7 (7q11.23) durch Spontanmutation während der Meiose.

4.1.4 Neurofibromatose (Morbus von Recklinghausen)

Fallbeispiel

Bei Jessica waren im Alter von 2 1/2 Jahren erstmalig Café-au-lait-Flecken aufgefallen, die zu einer Kernspintomographie und zur Diagnose einer Neurofibromatose 1 führten. Im Alter von 3;3 Jahren zeigte sich ein Herd im Bereich des Hypothalamus bis hin zum Chiasma opticum und es fanden sich Auffälligkeiten im Verlauf des Tractus opticus bis in die Capsula interna, im Marklager des Kleinhirns, im Thalamus und im Corpus callosum sowie in der Commissura anterior. Weitere Neurofibromatose 1-Erkrankungen waren in der Familie nicht bekannt, auch Jessicas beide Schwestern waren nicht betroffen. Im Alter von fünf Jahren wurde eine verfrüht einsetzende Pubertät (Pubertas praecox) und später auch eine rasche Zunahme des Knochenwachstums diagnostiziert.

Verschiedene engmaschige Kernspin-Untersuchungen in den folgenden fünf Jahren zeigten, daß sich die Herde im Kleinhirnmark und im rechten Stammganglienbereich zurückgebildet hatten, während die Läsionen im hinteren Thalamus und im Hypothalamus unverändert fortbestanden. Die Veränderungen im linken Globus pallidum nahmen etwas zu und es kam ein neuer Herd im linken oberen Ponsbereich hinzu. Die raumfordernde Läsion im unteren Hypothalamus wurde als Gliom gedeutet. Eine kurz vor der neuropsychologischen Untersuchung durchgeführte Messung der visuell evozierten Potentiale ergab eine Leitungsstörung im Bereich des Nervus opticus beidseits, wobei Visus und Papillenbefund noch immer unauffällig waren.

Im Alltag fiel Jessica durch depressive Verstimmungen, aber auch durch zeitweilige „manische Phasen" auf. Jessica zeigte in der Schule ein fast unleserliches Schriftbild und Probleme, aus einzelnen Elementen ein Gesamtbild zu erkennen; in Geometrie versagte sie völlig. Beim Schreiben vergaß sie immer wieder einzelne Buchstaben und sie las nur sehr stockend.

Die neuropsychologische Untersuchung erbrachte ein Befundbild, das bei oberflächlicher Betrachtung wenig auffällig war. Alle Teilleistungen lagen im Altersnormbereich, Jessicas allgemeine Intelligenz war überdurchschnittlich und auch die mnestischen und die psychomotorischen Leistungen waren nicht beeinträchtigt. Lediglich der intraindividuelle Profilvergleich zeigte schwächere Leistungen in allen zahlenbezogenen Tests und ein grenzwertiges Resultat im Screening-Test einer Testbatterie zur visuellen Wahrnehmung als Hinweis auf eine basale Sehstörung. Eine Schreibprobe zeigte Auffälligkeiten mit einem zunehmend kleiner werdenden Schriftbild und beim Lesen fiel ein sehr stockendes Lesetempo auf.

Bei der Neurofibromatose, einer häufiger auftretenden genetischen Erkrankung, werden zwei Hauptformen unterschieden:
- Bei der Neurofibromatose vom Typ 1 (NF1; synonym: Morbus von Recklinghausen) mit autosomal-dominantem Erbgang, deren Inzidenz mit ca. 1:4 000 (Huson, 1989; Nilsson & Bradford, 1999) bis 1:3 000 (Buselmaier & Tariverdian, 1999) angegeben wird, liegt eine genetische Veränderung des Chromosoms 17 (17q11.2),
- bei der Neurofibromatose vom Typ 2 (NF2) mit einer Inzidenz von ca. 1:50 000 eine solche des Chromosoms 22 vor.

Garty, Laor und Danon (1994) fanden für die Neurofibromatose 1 in nordafrikanischen und asiatischen Familien im Unterschied zu europäischen und nordamerikanischen Familien eine zwei- bis fünfmal höhere Inzidenz gegenüber der Prävalenzrate, möglicherweise aufgrund unterschiedlicher Altersmittelwerte der Eltern in den untersuchten Gruppen. Bei etwa 50 % der Neuerkrankungen handelt es sich um Spontanmutationen ohne familiäre Vorgeschichte. Das Genprodukt enthält eine hohe Anzahl an Aminosäuren und spielt eine große Rolle für die Zellteilung, da es an der Regulation der Zellproliferation und -differenzierung beteiligt ist. Nach neuesten Erkenntnissen scheint das Neurofibromatose 1-Gen ein Tumorsuppressor-Gen zu sein, dessen Mutation zur Tumorentwicklung führt (vgl. hierzu Buselmaier & Tariverdian, 1999).

Für die Klinische Kinderneuropsychologie ist die Neurofibromatose 1 von weitaus größerer Bedeutung, da sich die Neurofibromatose 2 zumeist erst im zweiten oder dritten Lebensjahrzehnt durch Tumore des achten Hirnnervs bemerkbar macht, die dann zu Hörverlust, Gleichgewichtsstörungen, Kopfschmerzen und Ohrgeräuschen führen können (Phelps, 1998b).

Die Neurofibromatose 1 führt zu charakteristischen Veränderungen der Haut, des Skelett-, des endokrinen und des Nervensystems, wobei die Symptome früher auftreten und eine schwerere Ausprägung haben, wenn die Erkrankung mütterlicherseits vererbt wurde (Riccardi, 1992). Bei NF1 kommt es zu einer typischen Hautpigmentierung mit „Café-au-lait-Flecken“, gutartigen Tumoren unter oder auf der Haut (Neurofibrome) sowie in der Iris („Lisch-Knoten“) und im Gehirn (Neurinome, Astrocytome, Gliome); im ZNS sind häufig der Sehnerv, die Basalganglien, subkortikale Strukturen und das Cerebellum betroffen. Kernspintomographische Studien haben gezeigt, daß Läsionen bevorzugt im Bereich der rechts-hemisphärischen Projektionsbahn auftreten, welche die linke Kleinhirn-Hemisphäre mit rechts-hemispärischen Strukturen verbindet (Denckla et al., 1996). Interessanterweise können diese Läsionen jedoch in späteren Lebensabschnitten wieder verschwinden, so daß die bei NF1 oft beobachtete Entwicklungs*verzögerung* in der Kindheit der betroffenen Patienten neuroanatomisch erklärbar wäre (Itoh et al.,

1994). Da NF1 sehr häufig zu Tumoren des N. opticus führt, die in ihrem Frühstadium manchmal schwer nachweisbar sind, wurden Kinder mit dieser Erkrankung auch mit Hilfe *visuell-evozierter Potentiale* (VEP) untersucht (Jabbari et al., 1985). Hierbei wird als Stimulus entweder ein Flackerlicht oder ein schnell wechselndes Umkehr-Schachbrettmuster verwendet, das in der Ableitung zu drei Peaks bei 70, 100 und 135ms führt und geeignet ist, Störungen der basalen Verarbeitung visueller Reize aufzuzeigen. In vielen Fällen konnten positive VEP-Befunde bei frühem Neurofibromatose 1-Verdacht später auch im Computertomogramm (CT) bestätigt werden. Üblicherweise wird der Verdacht einer Neurofibromatose 1 bei Vorliegen der charakteristischen Hautveränderungen (5 bis 6 Café-au-lait-Flecken mit einem Druchmesser von 1,5 cm) durch eine cytogenetische Untersuchung, eine Familienanamnese und eine Kernspin-Untersuchung (NMR) abgesichert. Im NMR zeigt eine erhöhte T2-Signalintensität Läsionen an, von denen angenommen wird, daß sie auf eine Proliferation von Gliazellen und eine fehlerhafte Myelinisierung zurückzuführen sind (Joy et al., 1995; Moore et al., 1996; Nilsson & Bradford, 1999; Teeter & Semrud-Clikeman, 1997).

Zu den bereits früh beschriebenen *kognitiven Folgen* der Neurofibromatose 1 zählen vor allem solche, die dem Syndrom nonverbaler Lernstörungen (*Non-Verbal Learning Disabilities [NLD]*; Rourke, 1995) zuzuordnen sind. Häufig lassen sich bei Kindern mit NF1 raumanalytische und visuo-konstruktive Störungen sowie Defizite im visuellen und räumlichen Gedächtnis finden (Eldridge et al., 1989; Eliason, 1986; Hofman et al., 1994; Riccardi, 1992; Varnhagen et al., 1988). Zusammen mit der Beobachtung, daß die betroffenen Kinder oft auch einen nach unten abweichenden Handlungs-IQ im HAWIK aufweisen, wurde der kognitive Phänotyp der Neurofibromatose 1 über lange Zeit generell mit nonverbalen Funktionsstörungen in Verbindung gebracht und die Erkrankung sogar als eine Ätiologie dieses neuropsychologischen Syndroms angesehen. Dem standen vereinzelte Beobachtungen entgegen, die auch sprachbezogene Beeinträchtigungen bei Kindern mit Neurofibromatose 1 gezeigt haben. Beschrieben wurden Störungen des *Lesens* (Stine & Adams, 1989), des *Schreibens* (Wadsby, Lindehammer & Eeg-Olofsson, 1989), der *expressiven und rezeptiven Sprache* (North et al., 1994) sowie auch bei *mathematischen Operationen* (Hofman et al., 1994). Neuere Untersuchungen haben zeigen können, daß Kinder mit Neurofibromatose 1 im Vergleich zu ihren nicht betroffenen Geschwistern zwar primär Beeinträchtigungen raumanalytischer, räumlich-konstruktiver und figural-mnestischer Funktionen aufwiesen, daß sie aber auch unter sprachbezogenen Lernstörungen leiden (Mazzocco et al., 1995). Diese bezogen sich auf den Wortschatz, das Benennen (Wortfindung), auf die Oberbegriffsbildung und das Allgemeinwissen. In linguistischer Hinsicht erwies sich das phonologische Gedächtnis und die Fähigkeit als beeinträchtigt, einzelne Phoneme aus der gesprochenen Sprache zu erkennen. Ein besonders charakteristisches Merkmal der sprachbezogenen Beeinträchtigungen Neurofibromatose 1-betroffener Kinder waren *Wortschatz*-Probleme, die durchgehend beim mündlichen Benennen und Definieren und beim Schreiben auffielen. Trotz dieser Überschneidungen mit dem Syndrom der umschriebenen Lesestörung (Rourke, 1989) unterscheiden sich Kinder mit Neurofibromatose 1 durch ihre zusätzlichen ausgeprägten visuo-konstruktiven Störungen von lesegestörten Kindern. Mazzocco et al. (1995) konnten hinsichtlich basaler *Aufmerksamkeitsfunktionen* zeigen, daß Kinder mit Neurofibromatose 1 bei einer Prüfung mit dem Go/No-Go-Paradigma signifikant häufiger *Auslassungen* aufwiesen, wohingegen die Zahl zusätzlicher (Fehl-)Reaktionen sowie die Mittelwerte und Streuungen der Reaktionszeiten nicht auffällig waren (siehe Kasten 6). In den *exekutiven Funktionen* (WCST) erkannten Neurofibromatose 1-Kinder weniger Kategorien, sie zeigten jedoch keine erhöhte Perseverationsrate (Mazzocco et al., 1995).

Kasten 6:
Das Go/No-Go-Paradigma in der Neuropsychologie.

Das Go/No-Go-Paradigma wird in der experimentellen und klinischen Neuropsychologie benutzt, um Bahnungs- und Hemmungsprozesse zu untersuchen. Hierbei wird der Patient aufgefordert, bei bestimmten Reizen sofort zu reagieren („Go", Bahnung) und bei anderen nicht zu reagieren („No-Go", Hemmung). Patienten mit Aufmerksamkeits- oder exekutiven Störungen zeigen hierbei häufig vermehrt Fehlreaktionen unter der No-Go-Bedingung, das heißt sie können zuvor gebahnte impulsive Handlungen nicht rechtzeitig hemmen.

Insgesamt scheint das Ausmaß der neuropsychologischen Beeinträchtigungen und der Lernstörungen bei NF1-Kindern mit der Präsenz NMR-gesicherter cerebraler Läsionen zu korrelieren (Joy et al., 1995; Moore et al., 1996). So fanden sowohl Feldmann et al. (1998) als auch North et al. (1995) eine bimodale Verteilung von Intelligenztestwerten, derzufolge die Kinder mit reduzierten kognitiven Leistungen auch eine erhöhte Anzahl von Auffälligkeiten im NMR aufwiesen. Bei der Schwere der kognitiven Beeinträchtigungen ist bei 30 bis 40 % mit einer Lernbehinderung zu rechnen, jedoch nicht mit einer signifikant erhöhten Zahl geistig behinderter Menschen (2 bis 5 %; Riccardi, 1981). Der Verlauf der Erkrankung ist inter- wie auch intraindividuell einer deutlichen Variabilität unterworfen; oft zeigt sich eine cerebrale Beteiligung erst in der späten Kindheit oder in der Jugend mit einer signifikanten Zunahme in der Zeit der Pubertät, häufig zusammen mit dann auch vermehrt auftretenden Café-au-lait-Flecken und Lisch-Knötchen (Listernick & Charrow, 1990). Neben einer operativen Entfernung der Neurofibrome bei besonders stark betroffenen Kindern (Hynd & Willis, 1988) ist eine Indikation für eine *neuropsychologische Diagnostik und Therapie* immer gegeben. Die Variabilität des kognitiven Phänotyps mit einer hohen Auftretenswahrscheinlichkeit von Lernstörungen erfordert eine eingehende neuropsychologische Status- und langfristige Verlaufsdiagnostik, zumal Lernbehinderungen oft erst später, mit schnell steigenden schulischen und psychosozialen Anforderungen, erstmalig auftreten (Montgomery, 1992). Empfehlungen für die neuropsychologische Therapie haben sich bisher vor allem auf frühe Befunde gestützt, denenzufolge Kinder mit NF1 unter nichtsprachlichen Funktionsstörungen leiden, wohingegen ihre sprachbezogenen Fähigkeiten erhalten seien. Die daraus abgeleitete Empfehlung, in der Therapie durch ein Training der sprachlichen Kodierung beeinträchtigte Leistungen in den sequenziell- und raumanalytischen sowie visuellen Funktionen zu kompensieren (vgl. Varnhagen et al., 1988), kann daher heute nicht mehr in allen Fällen gelten. Stattdessen sollte die Wahl der Therapieform und -methoden von den individuellen Ergebnissen der neuropsychologischen Diagnostik abhängig gemacht werden, wobei besonders auch auf zunächst noch unscheinbarere Beeinträchtigungen der Kulturtechniken, der Sprache, der Aufmerksamkeit und exekutiver Funktionen geachtet werden sollte.

Die Falldarstellung illustriert, daß es bei NF1 nicht, wie lange Zeit angenommen, primär zu einem Syndrom nonverbaler Lernstörungen (NLD) kommen muß, sondern daß bei den betroffenen Kindern oft Probleme in den Kulturtechniken und in sprachnahen Funktionsbereichen im Vordergrund stehen können. Hier finden sich die vereinzelt beschriebenen gehäuften *Auslassungen* in den Aufmerksamkeitsfunktionen (vgl. Mazzocco et al., 1995) sowie auch eine Störung des *Lesens* (vgl. Stine & Adams, 1989), des *Schreibens* (vgl. Wadsby, Lindehammer & Eeg-Olofsson, 1989) und generalisiert auch im Umgang mit *Zahlen* (vgl. Hofman et al., 1994).

Hinweis

Für die *neuropsychologische Diagnostik* bei Neurofibromatose 1 ergibt sich die Konsequenz, daß neben Standardverfahren auch solche Untersuchungsmethoden heranzuziehen sind, die den *qualitativen* Besonderheiten dieser Erkrankung gerecht werden können. Prüfungen des Schreibens, Lesens und Rechnens sind unverzichtbar, um die vor allem zu Beginn des Auftretens alltagsbezogener Beeinträchtigungen zumeist noch diskreten Hirn*funktions*störungen frühzeitig erfassen zu können.

4.2 Embryopathien nach Substanzmißbrauch und Intoxikationen

4.2.1 Neuropsychologische Befunde zur Alkoholembryopathie

Zu den bereits sehr früh untersuchten pränatalen Hirnschädigungen gehört insbesondere die Alkoholembryopathie, während die Folgen des mütterlichen Mißbrauchs anderer Substanzen, zum Beispiel von Kokain und Heroin, erst in den letzten Jahren und vor allem in den USA intensiver beachtet wurden. Auch über die langfristigen Folgen der Intoxikation durch Chemikalien, insbesondere organische Lösungsmittel und Quecksilber, liegen erst seit wenigen Jahren genauere Daten vor.

Die durch die klassische Arbeit von Jones und Smith (1973) bekannt gewordene *Alkoholembryopathie* tritt mit einer Inzidenzrate von etwa 1 bis 3 ‰ auf und hat ihre Ursache im Alkoholkonsum der Mutter während der Schwangerschaft (Abel & Hannigan, 1995; Hanson, Streissguth & Smith, 1978; Smith & Graden, 1998). Das Ausmaß der im Embryo resultierenden Hirnschädigungen hängt, neben dem Alter der Mutter und dem Zeitpunkt des Trinkens während der Schwangerschaft (Korkman et al., 1998), vor allem unmittelbar mit der *Menge* des Alkoholkonsums zusammen (Overholster, 1990; Russell et al., 1991) und kann bei chronischem Alkoholmißbrauch der Mutter zum Vollbild der Alkoholembryopathie mit prä- und postnatalen Wachstumsstörungen des Kindes, zu einer Mikrocephalie, zu multiplen neuronalen Reifungsstörungen und Dysplasien, vor allem im Cortex, im Kleinhirn und im Bereich der Basalganglien, aber auch zu Dysplasien oder einer Agenesie des Corpus callosum, zu Fehlbildungen im craniofacialen Bereich, der inneren Organe und der Gliedmaßen, zu kognitiven Beeinträchtigungen unterschiedlichen Ausmaßes, zu einem epileptischen Anfallsleiden und zu Verhaltensstörungen führen (Abel & Hannigan, 1995; Schenker et al., 1990; Burns & Arnold, 1990; Mattson et al., 1992, 1994a; Streissguth, 1994). Bei geringerer Ausprägung des Syndroms wird in der anglo-amerikanischen Literatur die Diagnose „possible fetal alcohol effects“ (FAEs) gestellt und vom Vollbild der Alkoholembryopathie, dem „fetal alcohol syndrome“ (FAS), unterschieden (Smith & Graden, 1998; Streissguth et al., 1991; siehe Kasten 7).

Empirische Untersuchungen haben gezeigt, daß die Mortalitätsrate von Kindern alkoholabhängiger Mütter bei bis zu 17 % liegt, und daß etwa die Hälfte der überlebenden Kinder kognitive Einbußen und ungefähr ein Drittel Wachstumsstörungen und Fehlbildungen aufweisen (Clarren & Smith, 1978). Zu den körperlichen Merkmalen zählen unter anderem eine flachere Mittelgesichtspartie, eine kurze Nase und eine niedriger angesetzte Nasenbrücke, Veränderungen der Ohrform und ein auffallend kleiner Kiefer (Streissguth, 1994). Während sich ein Teil dieser Gesichtsauffälligkeiten im Laufe der Zeit normalisiert, bleibt ein kleinerer Kopf als charakteristisches Merkmal weiter

Kasten 7:
Diagnostische Kriterien des Vollbildes der Alkoholembryopathie
(nach Smith & Graden, 1982, S. 292).

Als *diagnostische Kriterien* für die Alkoholembryopathie gelten:
– prä- oder postnatale Verzögerung des Größenwachstums (Gewicht und Körperlänge unterhalb der 10. Perzentile), – Hirnschädigung (neurologische Auffälligkeiten, Entwicklungsverzögerung, Verhaltensstörungen und kognitive Beeinträchtigungen), – Gesichtsdysmorphien (Mikrocephalie, Augenanomalien, Veränderungen im Lippenbereich, flaches Mittelgesicht).

bestehen; nur etwa 28 % der betroffenen Kinder erreichen später einen altersnormentsprechenden Kopfumfang (Streissguth et al., 1991).

Biochemisch lassen sich diese schwerwiegenden Auswirkungen chronischen Alkoholabusus auf die embryonale Hirnentwicklung dadurch erklären, daß eine konstante Alkoholzufuhr die Durchlässigkeit der lipidreichen Membran von Nervenzellen steigert und die Membranoberflächeneigenschaften ändert, hierdurch die Enzymaktivität beeinflußt und den Stoffwechseltransport beeinträchtigt (Hunt, 1985; zit. nach Burns & Arnold, 1990). Tierexperimentelle Studien haben zudem zeigen können, daß die mit einer Alkoholembryopathie einhergehende *Mikrocephalie* eine unmittelbare *pharmakologische* Folge des Alkoholkonsums darstellt und nicht auf eine oft mit Alkoholismus verbundene Fehl- oder Mangelernährung zurückzuführen ist (Burns & Arnold, 1990). Heute wird daher die *teratogene* Eigenschaft des Alkohols, das heißt die Eigenschaft, Mißbildungen hervorrufen zu können, nicht mehr bestritten (Williams, Howard & McLaughlin, 1994).

Eine frühere großangelegte prospektive Untersuchung an 31.604 schwangeren Müttern ergab auch einen direkten Zusammenhang zwischen dem Alkoholkonsum der Mutter und dem *Geburtsgewicht* des Kindes, wobei bereits die tägliche Einnahme von ein bis zwei Gläsern Alkohol sowohl das Risiko eines reduzierten Geburtsgewichtes als auch die Wahrscheinlichkeit späterer kognitiver und emotionaler Auffälligkeiten drastisch erhöht (Jacobson & Jacobson, 1994; Mills et al., 1984). Aus diesen Gründen wird heute auch vor einer medizinischen Indikation für kontrollierte Alkoholgaben während der Schwangerschaft gewarnt, die früher zur Behandlung vorzeitig einsetzender Wehen bekannt war und auch postnatal zur Kräftigung („*Hyperalimentation*") untergewichtiger Säuglinge gegeben war (vgl. hierzu die Diskussion bei Burns & Arnold, 1990, S. 82f.). Weitere empirische Untersuchungen konnten eindrucksvoll den unmittelbaren Einfluß selbst vergleichsweise geringer Alkoholmengen auf die embryonale *Atemtätigkeit* nachweisen und im Ultraschall-Monitoring zeigen, daß die ungeborenen Kinder innerhalb von 30 Minuten nach der Alkoholgabe meßbare Atemaktivitäten einstellten und für mindestens drei Stunden in diesem Zustand verblieben (vgl. den Überblick bei Burns & Arnold, 1990, S. 84). Zusammengefaßt scheint Alkohol einen erheblichen neurotoxischen Effekt auf die Entwicklung des embryonalen Nervensystems auszuüben, wobei eine besonders hohe Sensitivität des Atemzentrums im Hirnstamm zu bestehen scheint. In diesem Zusammenhang sind auch Befunde interessant, die auf ein erhöhtes Risiko, am *plötzlichen Kindstod* zu sterben hindeuten, wenn eine Vorschädigung des Atemzentrums im Hirnstamm und eine Verminderung des Hormons *Thyroxin* durch eine zusätzliche Einnahme alkoholhaltiger Medikamente ungewollt verstärkt wird (Burns & Arnold, 1990).

Obwohl die Alkoholembryopathie seit über 20 Jahren zu den bedeutendsten pränatalen Risikofaktoren gehört und die unmittelbaren Auswirkungen gut bekannt sind, liegen noch immer verhältnismäßig wenig Untersuchungen zu den langfristigen neuropsychologischen Folgen dieses Syndroms vor. In der Literatur werden vor allem kognitive Entwicklungsverzögerungen, Hyperaktivität, Aufmerksamkeitsstörungen und soziale Anpassungsstörungen beschrieben (vgl. Petermann, 1995; Steinhausen, Wilms & Spohr, 1993; 1994; Streissguth, 1986; Streissguth, Randels & Smith, 1991). Unklar ist jedoch, ob die betroffenen Kinder im Langzeitverlauf eine *allgemeine* intellektuelle Retardierung oder *spezifische* neuropsychologische Teilleistungsstörungen aufweisen. Die vorliegenden Untersuchungen zeigen durchweg eine erhebliche Variabilität in den Intelligenztestwerten mit einer Bandbreite von 20 bis 100 (Abel, 1990) bzw. 40 bis 103 (Mattson et al., 1996a) IQ-Punkten. Hierbei scheint das Vorhandensein charakteristischer körperlicher Stigmata als Folge der Alkoholembryopathie mit einem geringeren IQ zu korrelieren; so zeigen Kinder mit körperlichen Auffälligkeiten einen geringeren durchschnittlichen Gesamt-IQ von 74.4 (Range: 40–103) als solche ohne Stigmata (IQ = 83.6, Range: 64–112; Mattson et al., 1996). Insgesamt scheint die Bandbreite und das Ausmaß der neuropsychologischen Beeinträchtigungen bei der Alkoholembryopathie außerordentlich variabel zu sein. So konnte auch die frühe Beobachtung, daß Kinder mit einer Alkoholembryopathie typischerweise niedrigere verbale im Vergleich zu den visuell-handlungsgebundenen Intelligenzleistungen aufweisen (VIQ < HIQ), nicht in allen Untersuchungen bestätigt werden (Janzen, Nanson & Block, 1995; LaDue, Streissguth & Randels, 1992; Mattson et al., 1996b; Streissguth et al., 1991). Offenbar scheinen sich die sprachlichen Beeinträchtigungen der Kinder im Altersverlauf dahingehend zu verändern, daß zunächst eine allgemeine sprachliche Retardierung auffällt, die bei hinreichender Förderung und guten adaptiven Leistungen der Kinder später noch als diskrete syntaktische Auffälligkeiten erkennbar bleiben (Becker, Warr-Leeper & Leeper, 1990; Carney & Cermak, 1991).

Weitere Studien zeigten bei den betroffenen Kindern sprachbezogene, räumlich-konstruktive und feinmotorische Funktionsstörungen (Conry, 1990; Janzen, Nanson & Block, 1995) sowie besonders häufig Aufmerksamkeitsstörungen (Boyd et al., 1991; Coles et al., 1994; Phelps, 1995), wobei Konzentrationsstörungen und Beeinträchtigungen des Kurzzeitgedächtnisses als Langzeitfolgen der Alkoholembryopathie bereits nach relativ geringem mütterlichen Alkoholkonsum während der Schwangerschaft auftreten (Streissguth et al., 1994a; 1994b). Da Kinder mit einer Alkoholembryopathie spätestens in der Schule durch erhebliche Lern- und Leistungsstörungen auffallen und in einer amerikanischen Stichprobe nur 6 % der Kinder die Regelschule und 28 % der Kinder Integrationsklassen oder Sonderschulen besuchten (Streissguth, Randels & Smith, 1991), wurden vor allem die mnestischen Funktionen in neueren Untersuchungen eingehender untersucht. Hierbei zeigten sich insbesondere Beeinträchtigungen beim Einprägen und in der Wiedergabe sprachlicher Informationen, zum Teil auch Konfabulationen als Folge gestörter Hemmungsprozesse, sowie Störungen des Gedächtnisses für Geschichten, Muster, Gesichter und räumliche Anordnungen und Beeinträchtigungen des Arbeitsgedächtnisses (Kodituwakku et al., 1995; Mattson et al., 1996; Streissguth et al., 1989; Streissguth et al., 1994b; Uecker & Nadel, 1996).

Interessanterweise hat sich in einer kürzlich veröffentlichten Studie herausgestellt, daß Kindern mit einer Alkoholembryopathie – anders als etwa Kindern mit einem Williams-Beuren-Syndrom (Bihrle et al., 1989) – die Verarbeitung visuokonstruktiver *Details* wesentlich schwerer fällt als die Verarbeitung der *globalen* Struktur räumlicher Muster (Mattson et al., 1996b; siehe Abb. 10).

Bei den Reproduktionen der alkoholembryopathischen Kinder fällt auf, daß ihnen die Wiedergabe der *globalen* räumlichen Gesamtstruktur im wesentlichen gelingt, während sie erhebliche Schwierigkeiten mit der Realisierung der darin enthaltenen räumlichen *Details* zeigen. Da diese Aufgaben neben ihrer figural-räumlichen Komponente auch hohe Anforderungen an die *simultane Beachtung* von Informationen auf *verschiedenen Hierarchieebenen* stellen, kann vermutet werden, daß Kinder mit einer Alkoholembryopathie ein selektives Defizit im *Wechseln des Aufmerksamkeitsfokus* („shifting of attention") aufweisen. Auf Beeinträchtigungen übergeordneter Aufmerksamkeitsfunktionen deutet auch das häufige Vorkommen von *Perseverationen* hin, die bei Kindern mit einer Alkoholembryopathie häufig beschrieben werden (Driscoll, Streissguth & Riley, 1990; Mattson et al., 1996a) und die mit neuroanatomischen Befunden über Funktionsstörungen im Bereich der Basalganglien, einer für die Hemmung irrelevanter motorischer und mentaler Handlungen wichtigen Hirnstruktur, korrespondieren (Mattson et al., 1994).

Auch die *psychosoziale* Entwicklung von Kindern mit einer Alkoholembryopathie ist erhöhten Risiken ausgesetzt: Aufgrund der mit Alkoholismus häufig einhergehenden ungünstigen häuslichen Verhältnisse werden die Kinder bereits sehr früh von ihrer biologischen Mutter getrennt, zunächst in einem Kinderheim untergebracht und später als Pflegekind vermittelt und von einer Pflegefamilie adoptiert. Langzeitstudien aus den USA haben gezeigt, daß etwa ein

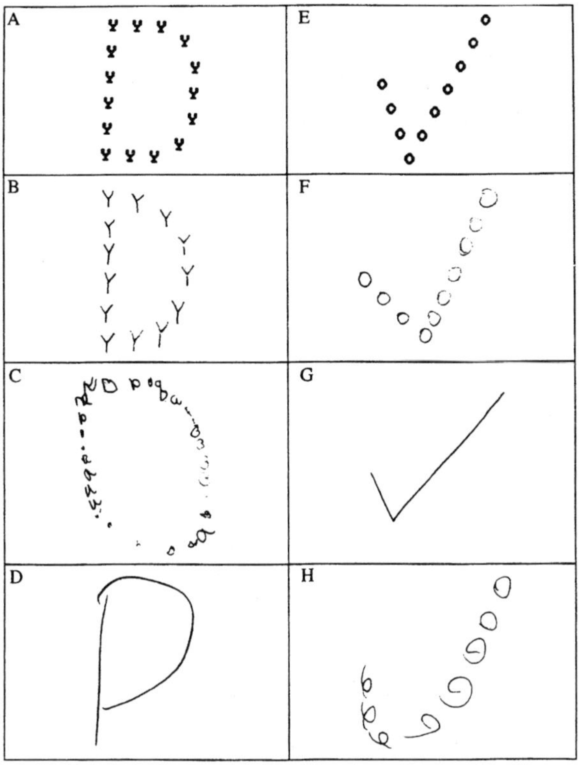

Abbildung 10:
Beispiele aus dem Global-Local-Test (*Anmerkung:* A und E sind die Testitems, B und F stellen Reproduktionen gesunder Kinder, C, D, G und H Zeichnungen von Kindern mit einer Alkoholembryopathie dar (nach Mattson et al., 1996a, S. 169).

Drittel der Kinder mit einer Alkoholembryopathie von ihren leiblichen Eltern entweder in der Klinik zurückgelassen oder zur Adoption freigegeben werden, wohingegen nur 9 % der Kinder bei den biologischen Eltern und 3 % der Kinder bei der leiblichen Mutter verbleiben (Streissguth et al., 1991); zudem ist die Todesrate der biologischen Mütter drastisch erhöht: in der Studie von Streissguth et al. (1991) waren nahezu 70 % der Mütter fünf bis zwölf Jahre nach der Geburt ihrer alkoholgeschädigten Kinder verstorben. Eigenen klinischen Erfahrungen zufolge ist diese *doppelte* Vorbelastung der betroffenen Kinder auch für die späteren Pflege- und Adoptiveltern mit einem besonderen Problem verbunden. Die für die Adoption zuständigen Jugendämter informieren adoptionsbereite Eltern oft nicht über die Diagnose einer Alkoholembryopathie und deren langfristige Konsequenzen, sondern betonen besonders die ungünstige *soziale* Situation der Herkunftsfamilie, häufig verbunden mit der Prognose, daß dieses soziale Handicap durch die emotionale und soziale Fürsorge der Adoptionsfamilie vollständig zu kompensieren sei. Treten dann später die emotionalen, verhaltensbezogenen und kognitiven Folgen der Alkoholembryopathie zunehmend in den Vordergrund, beginnen viele Adoptiveltern an ihrer emotionalen und sozialen Kompetenz zu zweifeln, da sie das Gefühl haben, das frühe psychosoziale Handicap ihres Kindes nicht genügend ausgeglichen zu haben.

Hinweis

Tatsächlich ist vielen Adoptiveltern alkoholgeschädigter Kinder nicht bekannt, daß sie gewissermaßen gegen eine doppelte Vorbelastung „anzukämpfen" haben, von denen die Alhoholembryopathie eine schwere organische Beeinträchtigung darstellt, die allein mit emotionaler und sozialer Fürsorge nicht zu kompensieren ist. Wünschenswert wäre daher eine gründlichere Information über die Entwicklungsfolgen von Kindern mit einer Alkoholembryopathie durch die Pflegestellen und Adoptionen vermittelnden Jugendämter.

4.2.2 Neuropsychologische Befunde zu Embryopathien anderer Genese

Zu den Substanzen, deren Konsum und Mißbrauch ebenfalls zu pränatalen Hirnreifungsstörungen führen können, zählen auch Heroin, Kokain und Marihuana sowie Nikotin. Darüber hinaus konnten auch teratogene Effekte durch die Einnahme antikonvulsiver Medikamente nachgewiesen werden („embryonales Dilantin-Syndrom" oder „fetales Hydantoin-Syndrom"; vgl. Janz et al., 1982; O'Rahilly & Müller, 1999). In früheren Jahren spielten auch chronische Intoxikationen durch Chemikalien, vor allem organische Lösungsmittel, Quecksilber und Blei, eine Rolle, die jedoch durch ihre weitgehende Verbannung und Kontrolle aus den Haushalten inzwischen nur noch sehr selten vorkommen.

Die Auswirkungen des Mißbrauchs von Drogen wie Heroin, Kokain und Morphin während der Schwangerschaft ähneln denen der Alkoholembryopathie (Cosden & Barbieri-Welge, 1998). Es kommt überdurchschnittlich häufig zu Frühgeburten, wobei die Neugeborenen ihrerseits bereits ein Abhängigkeitssyndrom entwickeln und in den ersten Lebenstagen und -wochen eine Entzugstherapie durchmachen müssen. Zu den häufigen gynäkologischen, pädiatrischen und neurologischen Folgen des Drogenmißbrauchs gehören Hirnreifungsstörungen, ein erhöhtes Fehlgeburtsrisiko, eine hohe Rate an Frühgeburten, prä- und perinatale Hirninfarkte, EEG-Veränderungen und eine frühkindliche Epilepsie (Chasnoff et al., 1989; Dixon & Bejar, 1989; Frank et al., 1988; MacGregor et al., 1989), in körperlicher Hinsicht finden sich oft eine reduzierte Körperlänge, ein vermindertes Geburtsgewicht und Atemwegserkrankungen (Chasnoff & Griffith, 1990; Coles et al., 1991; Eisen et al., 1991; Singer, Farkas & Kliegman, 1991) und als kognitive Auswirkungen werden besonders häufig allgemeine Wahrnehmungs- und Lernstörungen beschrieben (Bingol et al., 1987; Houselander et al., 1982).

Da drogenbedingte Embryopathien in den USA mit einer geschätzten Inzidenzrate von 100 000 betroffenen Neugeborenen jährlich (Chasnoff, Landress & Barrett, 1990; Petermann, 1995) auch gesundheitsökonomisch beträchtliche Auswirkungen haben, wurden vor allem die Folgen des Konsums der häufigsten Droge, *Kokain*, in den vergangenen Jahren intensiver untersucht.

Da Kokain und seine Derivate („Crack") wasser- und lipidlöslich sind, können diese Substanzen die Plazentaschranke leicht überwinden, in den embryonalen Organismus gelangen und durch die Auslösung von Gefäßkonstriktionen im Uterus die Blut- und Sauerstoffzufuhr zum Embryo vermindern (Woods, Plessinger & Clark, 1987). Frühe Befürchtungen, daß der weitverbreitete Kokainkonsum in den USA gewissermaßen zu einer kokain-induzierten Embryopathie-Epidemie führen könnte (Blakeslee, 1990; Chira, 1990; beide zit. nach Teeter & Semrud-Clikeman, 1997, S. 204), haben sich in neueren Untersuchungen jedoch glücklicherweise nicht bestätigt. Allerdings ergaben Drogen-Screenings bei Neugeborenen in einigen amerikanischen Großstädten zeitweise zwischen 14 und 18 % positive Resultate (Cosden & Barbieri-Welge, 1998). Teeter und Semrud-Clikeman (1997, S. 204ff.) begründen die frühen Szenarien mit dramatischen Schilderungen der zu erwartenden Langzeiteffekte embryonaler Kokaineinnahme mit dem damaligen Bestreben mancher Wissenschaftler, auf diese Weise eine rasche Drittmittelförderung und Einfluß zu erlangen. Hierbei wurden konfundierende Variablen wie etwa Polytoxikomanien, Konsummengen oder der jeweilige Ernährungszustand der Mutter ebensowenig berücksichtigt wie eine Heranziehung geeigneter Kontrollgruppen (vgl. hierzu Day & Richardson, 1993; Frank & Zuckerman, 1993; Hutchings, 1993).

Neuere Studien haben daher die *differentiellen* Auswirkungen des mütterlichen Kokainkonsums eingehender untersucht und hierbei auch Variablen wie individuelle Metabolisierungs-, Konsumfrequenz- und Plazentadurchlässigkeitsunterschiede einbezogen (Koren, 1993). Demnach scheint das Ausmaß einer Kokainembryopathie von der Menge und der Frequenz des Konsums (Chasnoff, 1993), von der Verfügbarkeit und Wirkung des Enzyms Cholinesterase und der plazentaren Metabolisierungseigenschaften des Kokains (Hoffman et al., 1992; Pellegrini, Koren & Motherisk, 1990) sowie von Unterschieden in der uterinen Gefäßstruktur (Simon et al., 1992) abhängig zu sein.

Uneinheitliche Ergebnisse zeigten sich auch hinsichtlich der längerfristigen Folgen mütterlichen Kokainkonsums für die betroffenen Kinder. Demnach scheinen sich die charakteristischen kognitiven und behavioralen Folgen erst später deutlicher herauszubilden, wobei häufig über rezeptiv-sprachliche Beeinträchtigungen berichtet wird, die später als allgemeine Lernstörung deutlich werden können (Angelilli et al., 1994; Malakoff, Mayes & Schottenfeld, 1994; van Baar, 1990; van Baar & de Graaff, 1994). Ein besonderes Problem im Nachweis von langfristigen Folgen der Kokainembryopathie besteht jedoch darin, daß nur wenige Eltern dieser Population dazu zu bewegen sind, über viele Jahre hinweg regelmäßig an Follow-up-Studien teilzunehmen, so daß die Drop-out-Quote hier überproportional hoch angesiedelt ist und zuverlässige Informationen daher schwer zugänglich sind (vgl. Mayes & Cicchetti, 1995). Darüber hinaus ist ein epidemiologisch hochbedeutsamer Kokainabusus auch in den USA ein vergleichsweise „junges" Problem, so daß die betroffenen Kinder für *Langzeit*-Untersuchungen ebenfalls noch „zu jung" sind. Mit Teeter unnd Semrud-Clikeman (1997, S. 207) ist daher zu befürchten, daß sich das vollständige Ausmaß der kognitiven und psychosozialen Folgen der Kokainembryopathie erst in einigen Jahren beurteilen läßt, und daß insbesondere die Auswirkungen auf komplexere neuropsychologische Funktionen (Denken, Problemlösen, komplexes Lernen, exekutive Funktionen) derzeit noch offen bleiben müssen.

Spezifische neurobehaviorale und neurokognitive Folgen sind auch nach mütterlichem *Nikotin*konsum bekannt, die als „embryonales Nikotin-Syndrom" zusammengefaßt wurden (Nieburg et al., 1985) und durch eine pränatale Entwicklungsverzögerung sowie im Schulalter durch Aufmerksamkeitsstörungen, Hyperaktivität, Probleme im Erlernen der Kulturtechniken (Lesen, Schreiben und Rechnen), Störungen der Wahrnehmung und der motorischen Fähigkeiten und durch eine im Vergleich zu den Kindern von nichtrauchenden Müttern signifikant verminderte allgemeine Intelligenz charakterisiert sind (Naeye & Peters, 1984).

Zu den heute epidemiologisch weniger bedeutsamen Embryopathien gehören *chronische Intoxikationen* durch Schwermetalle und andere chemische Substanzen. Lange Zeit wurde vor allem zwei *Umweltchemikalien* die Fähigkeit zugesprochen, embryonale Mißbildungen zu verursachen (*Teratogene*):
- polychlorierte aromatische Kohlenwasserstoffe, hier insbesondere polychlorierte Biphenyle (PCB) und Dioxine, und
- Quecksilber, insbesondere organische Quecksilberverbindungen (vgl. Adams, 1999; Dietrich, 1999).

Noch bis vor kurzem galt selbst Blei lediglich als *mögliches* Teratogen (Shephard, 1994). Inzwischen ist jedoch bekannt, daß eine lang andauernde Exposition von hohen Bleidosen zu Mißbildungen sowie zu schweren Lern- und Verhaltensstörungen führen kann. Schwieriger zu beurteilen sind dagegen die Langzeitfolgen einer chronischen Exposition von geringen Bleikonzentrationen. Dosisabhängige Effekte haben sich hier vor allem auf die visuo- und feinmotorischen Fähigkeiten, auf das psychomotorische Tempo und auf die Entwicklung der Händigkeit gezeigt, vereinzelt konnten auch reduzierte IQ-Werte gefunden werden (vgl. Dietrich, 1999).

Eine ausgeprägte teratogene Wirkung ist für Quecksilber bekannt. Organisches Quecksilber gelangt durch die Plazenta in den Blutkreislauf des ungeborenen Kindes und beeinträchtigt die Entwicklung des Nervensystems. Eine *pränatale* Exposition ist primär durch die *Nahrungsmittelaufnahme* denkbar, wie dies über die Bewohner einer Meeresbucht (Minamata Bay) in Japan berichtet wurde, die durch den Verzehr Quecksilber-kontaminierter Fische geradezu epidemisch vergiftet wurde. Als Folgen wurden peripher-neurologische Symptome, Spastiken, Ataxien, Dysarthrien, Erblindung und Taubheit sowie multiple kognitive Beeinträchtigungen beschrieben (Mitra, 1986, zit. nach Diamond et al., 1995, S. 140f.), die auf eine Zerstörung von Strukturen des Kleinhirns, des parieto-occipitalen Cortex und der Basalganglien zurückzuführen sind (Kurland, Faro & Siedler, 1960; zit. nach Diamond et al., 1995, S. 141). Zum anderen ist eine pränatale Intoxikation durch Schwermetalle, organische Lösungsmittel (z. B. Toluol) oder Unkraut- und Insektenvertilgungsmittel auch durch eine *berufsbedingt Exposition der Mutter* während der möglicherweise zu diesem Zeitpunkt noch nicht bekannten Schwangerschaft möglich. Gefährdete Berufsgruppen sind unter anderem Chemikerinnen, (Chemie- und Foto-)Laborantinnen, Mitarbeiterinnen in Gärtnerei- und Landwirtschaftsbetrieben sowie auch Entwicklungshelferinnen.

Fallbeispiel

Aus der eigenen klinischen Praxis ist ein Fall bekannt, in dem die Mutter eines später schwerbehinderten Kindes während der Schwangerschaft als Graphikerin mit einem Sprühkleber gearbeitet hatte, der die Substanz 1,1,1-Trichlorethan enthielt. Die kurz nach Bekanntwerden der Schwangerschaft in der 15. Schwangerschaftswoche erfolgte Anfrage in einem Zentrum für genetische Beratung erbrachte die Auskunft, daß „bei Anwendung der Substanz 1,1,1-Trichlorethan ein Risiko der Fruchtschädigung *bei Einhaltung des MAK-Wertes* (maximale Arbeitsplatzkonzentration) nicht berfürchtet zu werden [braucht].“ Da jedoch Messungen über die tatsächliche Arbeitsplatzkonzentration seinerzeit nicht durchgeführt wurden, ist in diesem Fall die Ursache für die spätere schwere Behinderung des Kindes mit Merkmalen einer schwerwiegenden pränatalen Hirnschädigung letztlich ungeklärt geblieben.

4.3 Metabolische Veränderungen (Stoffwechselstörungen)

Nicht allein die klassischen genetischen Syndrome wie etwa das XXX-Syndrom oder das Klinefelter-Syndrom, sondern auch weitere Erkrankungen können durch ihre Auswirkungen auf das *Hormonsystem* zu schwerwiegenden neuropsychologischen Funktionsstörungen führen. Mit Ausnahme der Tumorerkrankungen und primär internistischer Erkrankungen wie beispielsweise der chronischen Niereninsuffizienz (vgl. Michels, 1996), kommen für Stoffwechselstörungen in den meisten Fällen ebenfalls genetische Ursachen in Frage. Nach Teeter und Semrud-Clikeman (1997, S. 169) haben sich für ca. 100 metabolismus-bezogene Funktionsstörungen bei Kindern und Jugendlichen primär genetische Ursachen aufzeigen lassen, die in unterschiedlichem Ausmaß in das Hormon- und/oder das Nervensystem eingreifen.

Zusammen mit dem Nervensystem bildet das *endokrine System*, wie das Hormonsystem auch genannt wird, die zweite Säule der efferenten Informationsübertragung vom Gehirn an alle Organe, um ihre Funktionen miteinander zu koordinieren (Birbaumer & Schmidt, 1996, S.64ff.). Die enge Verbindung von neuronalem und endokrinem System wiederum wird unter anderem auch dadurch deutlich, daß einige Hormondrüsen (z. B. der Hypothalamus, die Neurohypophyse und das Nebennierenmark) von ihrer histologischen Struktur her zum Nervensystem gehören, und daß einige Neurotransmitter zugleich Hormone sind (z. B. Noradrenalin; vgl. hierzu Schürmeyer & Wagner, 1996). Die wichtigsten Funktionen der Hormone bestehen darin,

- die Hormonausschüttung anderer Drüsen des endokrinen Systems zu regulieren,
- den Energieumsatz zu steuern,
- den Tonus der glatten Muskulatur zu verändern, und
- die Durchlässigkeit (Permeabilität) von Zellmembranen zu kontrollieren (Schürmeyer & Wagner, 1996).

Das endokrine System bedient sich hierzu seiner verschiedenen Organe, deren wichtigste der Hypothalamus, die Hypophyse, die Epiphyse, die Schilddrüse, die Bauchspeicheldrüse, die Nebennieren und die Keimzellen sind (siehe Tab. 11).

Pathologische Veränderungen der Organe des endokrinen Systems können zu vielfältigen und gravierenden Folgen bei den betroffenen Patienten führen. Zu den bekanntesten Erkrankungen des endokrinen Systems gehört der *Diabetes mellitus*, bei dem es durch eine ungenügende Wirkung des Hormons Insulin oder durch einen Insulinmangel zu einem unzureichenden Glukose-Transport in die Zellen kommt, so daß der Blutzuckerspiegel ansteigt, gleichzeitig ein Energiemangel in den Körperzellen entsteht und durch die einsetzende Gegenreaktion des Organismus ein sogenanntes diabetisches Koma entstehen kann (Schürmeyer & Wagner, 1996, S. 91f.; Stachow, 1999; Watson & Logan, 1998). Für den Typ-I-Diabetes wird unter anderem eine *pränatale* oder frühkindliche *Virusinfektion* verantwortlich gemacht, die in Verbindung mit einer *genetischen Prädisposition* zu einer pathologischen Immunantwort gegen die eigenen, in der Bauchspeicheldrüse gebildeten insulin-produzierenden Zellen führt, so daß diese sukzessive zerstört werden und ein Insulinmangel entsteht (Gutezeit, 1996).

Tabelle 11:
Die wichtigsten Organe des endokrinen Systems und ihre Funktionen.

Organ	deutsche Bezeichnung	Funktion
Hypothalamus	–	Freisetzen von Releasing-Hormonen zur Steuerung der Hypophysenfunktion
Hypophyse	Hirnanhangdrüse	Kontrolle der vegetativen Funktionen (zusammen mit dem Hypothalamus)
– Neuro-hypophyse	Hinterlappen der Hirnanhangdrüse	Verstärken der Signale des Hypothalamus
– Adeno-hypophyse	Vorderlappen der Hirnanhangdrüse	Bildung und Speicherung von Hormonen
Epiphyse	Zirbeldrüse	genaue Funktion beim Menschen nicht bekannt, vermutet werden u. a. Funktionen für den Schlaf-Wach-Rhythmus
Glandula thyreoidea	Schilddrüse	Koordination der Stoffwechselaktivität
Pankreas	Bauchspeicheldrüse	Insulinproduktion
Glandula suprarenalis	Nebennieren	Bildung von Adrenalin und Noradrenalin sowie weiterer Hormone, der Androgene und von Kortikoiden

Zu Eingriffen in das endokrine System bei Kindern und Jugendlichen kann es auch durch *Tumore* kommen. Natürlich stellen tumorbedingte Störungen des endokrinen Systems keine *pränatalen* Hirnreifungsstörungen im engeren Sinne dar; sie können jedoch hinsichtlich der *Auswirkungen* als Analogmodell für Stoffwechselstörungen unterschiedlicher Genese dienen. Tumore des Hypophysenvorderlappens können bei den betroffenen Kindern und Jugendlichen zu einer Unterentwicklung der Keimdrüsen („Hypergonadismus“) und zu Minderwuchs führen oder durch Eingriffe in weitere Hormonsysteme eine Schilddrüsenunterfunktion (Hypothyreose) mit spezifischen neuropsychologischen Folgen bewirken (siehe unten). Auch erhöhte Konzentrationen des Streßhormons Cortisol (*Cushing-Syndrom*) können Folgen eines Tumors des Hypophysenvorderlappens oder der Nebennierenrinde sein und zu internistischen Komplikationen, zu depressiven Zuständen und zu kognitiven Beeinträchtigungen führen. In den meisten Fällen einer angeborenen Unterfunktion der Hypophyse ist eine organische Ursache nicht erkennbar, sie wird daher als idiopathisch (d. h. mit ungeklärter Ursache) bezeichnet. Durch ein damit verbundenes Fehlen von Wachstumshormon kommt es zum einen zu Minderwuchs und zum anderen zu ausgeprägten kognitiven, sozialen und Verhaltensstörungen (Kranzler & Proctor, 1998). Im Vordergrund stehen meist gravierende Lern- und Aufmerksamkeitsstörungen, die eine Sonderbeschulung erforderlich machen. Ein zusätzliches Problem kann die Substitution des fehlenden Wachstumshormons darstellen. Diese orientiert sich meist nicht am chronologischen Alter der betroffenen Kinder und Jugendlichen, sondern am erreichten Größenwachstum. Die Patienten wirken hierdurch älter als sie sind und müssen oft mit einer kognitiven und psychosozialen Überforderung zurechtkommen (Clopper et al., 1994).

Auf eine autosomal-rezessive Vererbung geht die *Phenylketonurie* (PKU) zurück, bei der es zu einer dauerhaften Störung des Dopamin-Stoffwechsels kommt, da das Protein bzw. die Aminosäure Phenylalanin durch einen Enzymmangel nicht zu dem Dopamin-Vorläufer Tyrosin metabolisiert werden kann (Carey & Lesen, 1998; Teeter & Semrud-Clikeman, 1997, S. 169ff.; Waisbren, 1999). Die pathologische Speicherung von Phenylalanin und neurotoxischer Abbauprodukte (Phenylketon) im Organismus, insbesondere im Gehirn, kann unbehandelt zu Spastik, Tremor, Reflexanomalien, epileptischen Anfällen, schweren Verhaltensauffälligkeiten und kognitiven Beeinträchtigungen führen. Als äußere Merkmale fallen bei den betroffenen Kindern eine helle Färbung von Haaren und Haut, Kleinwuchs und Hautveränderungen auf (Lösslein & Deike-Beth, 1997, S. 92). Die Früherkennung unmittelbar nach der Geburt erfolgt in Deutschland routinemäßig durch den Guthrie-Test; die symptomatische Behandlung besteht aus einer Diät aus phenylalaninarmer Kost.

Die *Mukoviszidose* oder *Zystische Fibrose* ist mit einer Inzidenzrate von etwa 1:2.500 Neugeborene eine recht häufige und bis heute leider unheilbare Erkrankung, bei der durch eine autosomal-rezessiv vererbte Stoffwechselerkrankung der Ionentransport auf Zellebene gestört ist und bei der es häufig auch zu einer Unterfunktion der Pankreas kommt (Batsche & Tunnicliffe, 1998; Ullrich, Hellmann-Backhaus & Bartig, 1996). Da die Lebenserwartung der betroffenen Patienten in den vergangenen Jahren deutlich gestiegen ist und das mittlere Überlebensalter derzeit bei 28 Jahren liegt, sind in den letzten Jahren auch die medizinischen und die psychosozialen Auswirkungen der Erkrankung immer deutlicher geworden. Die Mukoviszidose ist häufig mit Appetitmangel, Unternährung, Wachstumsverzögerungen und Verzögerungen der Pubertät verbunden und bedeutet sowohl für die betroffenen Kinder und Jugendlichen als auch für ihre Angehörigen eine ungeheure psychosoziale Belastung (Dittrich-Weber, 1996; Ullrich, Hellmann-Backhaus & Bartig, 1996).

Neben der Phenylketonurie und der Mukoviszidose gibt es eine Vielzahl an weiteren Stoffwechselstörungen, für die eine genetische Ursache bekannt ist oder angenommen wird und die daher auch unter den genetischen Syndromen hätten subsumiert werden können. Hierzu gehört

- das *adrenogenitale Syndrom*, bei dem eine genetisch verursachte verminderte Cortisolkonzentration in der Nebennierenrinde durch ein Androgen,

das heißt ein männliches Geschlechtshormon, substituiert wird, so daß es bei Mädchen zu einer „Vermännlichung" (Virilisierung) und bei Jungen zu einer vorzeitig einsetzenden Pubertät kommt;
- die *Cystinose*, eine rezessiv vererbte Stoffwechselerkrankung, bei der eine Störung des Aminosäure-Metabolismus zu einer Speicherung von Cystin in verschiedenen Organen führt und die oft erst durch Nierenfehlfunktionen und frühen Minderwuchs in der frühen Kindheit diagnostiziert wird;
- der *Morbus Gaucher*, ein autosomal-rezessiv vererbter Enzymdefekt, der zu einer starken Vergrößerung von Milz und Leber sowie zu Blutarmut und hierdurch zu vorzeitiger Müdigkeit und Antriebsarmut führt (Typ I) und in seltenen Fällen auch das ZNS in Mitleidenschaft zieht (Typ II und III);
- die *Mukopolysaccaridose*, eine Gruppe von Stoffwechseldefekten im Abbau von Mukopolysacchariden, der zu zahlreichen Störungen, unter anderem auch des ZNS, führt (Brown, 1999; Brown & Trivette, 1998);
- der *Morbus Wilson*, eine ebenfalls autosomal-rezessiv vererbte Stoffwechselerkrankung, bei der eine Störung der Kupferausscheidung zu einer Speicherung von Kupfer in den Organen führt und die neben internistischen Problemen auch neurologische Funktionsstörungen, häufig Sprach-, Sprech-, psychomotorische und Konzentrationsstörungen, bewirkt (Leist, 1998); oder
- die *Glycogenose*, eine angeborene Störung des Kohlenhydratstoffwechsels mit der Gefahr einer Unterzuckerung, von Stoffwechselentgleisungen und Minderwuchs.

Angesichts der Vielzahl inzwischen bekannter, zum Teil außerordentlich seltener Stoffwechselstörungen mit unterschiedlichen Auswirkungen auf neuronale und/oder endokrine Systeme kann an dieser Stelle eine umfassende Darstellung natürlich nicht erfolgen (vgl. hierzu Hutchens & White, 1998). Am Beispiel der *Hypothyreose* soll daher der Wirkmechanismus *einer* Stoffwechselstörung näher erläutert und unter *neuropsychologischen* Gesichtspunkten beleuchtet werden.

Als größtes endokrines Organ ist die *Schilddrüse* (Glandula thyreoidea) maßgeblich an der Stimulation, Koordination und Regulation von Stoffwechselprozessen des Organismus beteiligt. *Pränatal* spielt die Schilddrüse eine wichtige Rolle für die *neuronale Reifung*, in der Kindheit fördert sie das Wachstum und im Erwachsenenalter besteht ihre hauptsächliche Funktion darin, den Energie- und Stoffwechselumsatz des Organismus zu regulieren und das allgemeine energetische Niveau konstantzuhalten (Birbaumer & Schmidt, 1996, S. 76ff.). Hierzu übt die Schilddrüse einen Einfluß auf die Sensibilität und Reagibilität für unterschiedliche Hormone und Neurotransmitter, vor allem für Adrenalin und Noradrenalin, aus (Schürmeyer & Wagner, 1996). Die Aktivität der Schilddrüse ist ihrerseits in ein komplexeres endokrines System, die *Hypothalamus-Hypophysen-Schilddrüsen-Achse* eingebunden (Hellhammer, Kirschbaum & Lehnert, 1996), deren Entwicklung in der Prä- und frühen Postnatalzeit in Kasten 8 dargestellt ist.

Kasten 8:
Entwicklung der Hypothalamus-Hypophysen-Schilddrüsen-Achse
(nach Schönberger, 1999, S. 74).

– 10. bis 12. SSW[1]	Entwicklung von Schilddrüse und Hypophyse
– 10./12. bis 30./35. SSW	Entwicklung des Hypothalamus und des Portalsystems
– 18. SSW bis 4 Wochen p.p.[2]	Ausreifung der neuroendokrinen Kontrolle
– 30. SSW bis 4 Wochen p.p.	Reifung des peripheren Enzymsystems zur Dejodierung des Thyroxins

1 SSW = Schwangerschaftswoche
2 p.p. = nach der Geburt (post partum bzw. postpartal)

Die Schilddrüse bildet sich zunächst in der Höhe der Zungenbasis und wandert im Verlauf der ersten Embryonalmonate in ihre vorgesehene Lage in Höhe des Kehlkopfes. Da die Schilddrüsenhormonversorgung des Feten nicht durch die Mutter geschieht und da das Ungeborene somit auf seine eigene Schilddrüsenhormonbildung angewiesen ist, während Jod durch die Mutter an den Fet weitergegeben wird, ist die Schilddrüse vom dritten Fetalmonat an in der Lage, aktiv Jod aufzunehmen und Schilddrüsenhormone zu produzieren. Parallel zur Entwicklung der Schilddrüse entwickelt sich auch die Hypophyse als weitere wichtige Säule der Hypothalamus-Hypophysen-Schilddrüsen-Achse, die erst zu Beginn der zweiten Schwangerschaftshälfte vollständig funktionfähig ist (Schönberger, 1999).

Im Hypothalamus wird zunächst das *Thyreotropin-Releasing-Hormon (TRH)* produziert, das die Synthese des *thyreotropen Hormons (TSH)* im Hypophysenvorderlappen triggert und somit die Aktivität der Schilddrüse stimuliert, indem hier aus der Aminosäure *Tyrosin* und aus *Jodid* das Schilddrüsenhormon *Tetrajodthyronin* oder *Thyroxin (T4)* synthetisiert und freigesetzt wird, das wiederum zu *Trijodthyronin (T3)* dejodiert werden muß, um seine spezifische Wirkung entfalten zu können (Schürmeyer & Wagner, 1996; siehe auch Kasten 9).

Die in der Schilddrüse gebildeten Hormone T3 und T4 werden als Thyreoglobulin in Schilddrüsenbläschen, den *Follikeln*, gespeichert und über die Drüsenzellen der Schilddrüse wieder zu T3 und T4 abgebaut und in die Blutbahn abgegeben (Birbaumer & Schmidt, 1996, S. 77). Die primäre Funktion der Schilddrüsenhormone, den Energieumsatz des Organismus zu steigern und zu regulieren, wird erreicht, indem T3 und T4 einerseits die Proteinsynthese in allen Körperzellen erhöhen und andererseits durch eine Enzymaktivierung den Abbau von Kohlenhydraten und Fetten fördern.

Kasten 9:
Entstehung der Schilddrüsenhormone T4 und T3.

Entstehungsort	Syntheseweg
Hypothalamus	Thyreotropin-Releasing-Hormon (TRH)
↓	↓
Hypophyse(-nvorderlappen)	Thyreotropes Hormon (TSH)
↓	↓
Schilddrüse	Thyreoglobulin
	↓
	Tyrosin + Jodid
	↓
	Thyroxin (T4)
	↓
größtenteils (80–90 %) außerhalb der Schilddrüse	Trijodthyronin (T3)

Während der Embryonalzeit steigt zunächst die TSH-Konzentration (siehe Kasten 8) im fetalen Blut mit zunehmendem Gestationsalter bis zur 25. Schwangerschaftswoche an, um dann bis zum Geburtszeitpunkt wieder etwas abzusinken. Nachfolgend erhöht sich mit einer zeitlichen Verzögerung auch die Thyroxin (T4)-Konzentration bis etwa zur 30. Schwangerschaftswoche und steigt dann bis zur Geburt etwas langsamer an. Wiederum zeitversetzt erhöht sich der Trijodthyronin (T3)-Spiegel von der 30. Schwangerschaftswoche an (vgl. Schönberger, 1999).

Störungen der Schilddrüsenhormon-Produktion kommen als Unterfunktion (Hypothyreose) oder als Überfunktion (Hyperthyreose) der Schilddrüse vor. Das bekannteste hyperthyreotische Krankheitsbild ist der *Morbus Basedow*, der unter anderem zu einer allgemeinen Übererregung („Nervosität") bei den Patienten führt. Neugeborene, deren Mütter an einem Morbus Basedow leiden, entwickeln meist ebenfalls eine vorübergehende Hyperthyreose, weil das Immunglobulin TSI (*T*hyroid *S*timulating *I*mmunglobulin) über die Plazenta von der Mutter an das Ungeborene weitergeben wird und die fetalen Schilddrüsenzellen zu einer vermehrten Bildung von Schilddrüsenhormonen stimuliert (Zabransky, 1999).

Aus der Sicht der *Klinischen Kinderneuropsychologie* bedeutsamer ist jedoch die *Hypothyreose*, insbesondere als congenitales Fehlen von Schilddrüsenhormonen (Aplasie der Schilddrüse) oder als Folge einer Autoimmunthyreoiditis (vgl. hierzu Lehnert et al., 1996, S. 904). Weitere Ursachen einer Hypothyreose sind autosomal-rezessiv vererbte Synthese- oder auch Rezeptorstörungen, bei denen entweder ein Enzymmangel den Aufbau von Schilddrüsenhormonen aus Tyrosin und Jod verhindert oder aber periphere Körperzellen oder der Hypophysenvorderlapppen nicht auf Schilddrüsenhormone reagieren (vgl. Tabelle 12); ein Beispiel für eine derartige Synthesestörung ist das *Pendred-Syndrom*, das auf einen gestörten Jodeinbau in das Tyrosin zurückgeht und zu einer Innenohrschwerhörigkeit führt (vgl. Zabransky, 1999).

Tabelle 12:
Ursachen einer Hypothyreose (nach Zabransky, 1999, S. 71).

1. Primäre (thyreogene) Hypothyreose	
– anatomische Agenesie oder Dysgenesie	– Athyreose – Dysplasie, Ektopie[1]
– Synthesestörungen	– angeborener Enzymmangel – erworbener Jodmangel oder Jodüberschuß (Antiseptika oder Kontrastmittel)
2. Sekundäre Hypothyreose	
– hypophysäre Störung	– angeborener Mangel an Thyreotropem Hormon (TSH) – durch Tumore erworbener TSH-Mangel
3. Tertiäre Hypothyreose	
– hypothalamische Störung	– angeborener Mangel an Thyreotropin-Realising-Hormon (TRH) – durch Tumore erworbener TRH-Mangel
4. Rezeptorstörung	
Resistenz peripherer Körperzellen oder des Hypophysenvorderlappens gegenüber Schilddrüsenhormon	

1 Bei einer Ektopie ist es in den ersten Monaten der Embryonalentwicklung zu einer Störung der Wanderung der Schilddrüse in ihre vorgesehene Lage in Kehlkopfhöhe gekommen, so daß sie meist schon zum Geburtszeitpunkt oder später zu wenig Schilddrüsenhormon bildet.

Seit den Arbeiten von Mateer (1935) ist bekannt, daß eine Hypothyreose zu Merkfähigkeits- und Gedächtnisstörungen, einer verminderten intellektuellen Leistungsfähigkeit bis hin zur Demenz, zu Übergewicht sowie allgemeiner Antriebsschwäche und Energielosigkeit führt. Beschrieben werden auch Minderwuchs, eine Hypotrophie der Muskulatur, verzögerte Reflexzeiten, eine verminderte Konzentrationsfähigkeit, eine Verlangsamung von Sprache und

Auffassung sowie eine Verzögerung der Pubertätsentwicklung, die unter der im Volksmund häufig abwertend verwendeten Bezeichnung des *Kretinismus* zusammengefaßt werden (vgl. Lehnert et al., 1996, S. 904).

Die klinischen Auswirkungen der Hypothyreose hängen vom Zeitpunkt des Beginns und der Dauer des Hormonmangels ab. Oft wird eine Hypothyreose aufgrund der zunächst unauffälligen Entwicklung der Kinder oder der unspezifischen Symptome (vgl. Tab. 13) erst spät diagnostiziert.

Tabelle 13:
Symptome der Hypothyreose (nach Zabransky, 1999, S. 71).

Frühsymptome
– verspäteter Geburtstermin und hohes Geburtsgewicht – Leistenbrüche (Hernien) – Ernährungsstörungen (Trinkverweigerung, Erbrechen, Verdauungsstörungen) – Bradykardie, Hypotonie, Unterkühlung – kühle, trockene und fleckige Haut – starke und verlängerte Gelbsucht (Ikterus prolongatus et gravis) – Bewegungsarmut (Apathie, Antriebsmangel) – muskuläre Hypotonie, retardierte Psychomotorik, ausdruckslose Mimik
Spätsymptome
– vergrößerte Zunge (Makroglossie) – Skelettveränderungen (u. a. verzögerte Skelettreifung, Hüftkopfdysplasie, Vergrößerung der Sella, verkürzte Schädelbasis) – Innenohrschwerhörigkeit (Pendred-Syndrom)

Bei spät einsetzender Behandlung durch eine Substitutionstherapie mit l-Tyroxin zeigen sich bei den betroffenen Kindern meist Gang- und Sprachstörungen, eine Ataxie und eine gestörte Feinmotorik, eine allgemeine Antriebsschwäche (Hypodynamie) sowie eine insgesamt reduzierte kognitive Entwicklung (vgl. Zabransky, 1999).

Fallbeispiel

Die langfristigen neuropsychologischen Folgen pränataler metabolischer Veränderungen illustriert auch das folgende Fallbeispiel. Bei Tim war kurz nach der Geburt eine Agenesie der Schilddrüse diagnostiziert worden, nachdem er in den ersten drei Monaten überhaupt nicht wuchs. Tim wurde seither medikamentös durch eine l-Thyroxin-Substitution behandelt. Im sechsten Lebensjahr wurde festgestellt, daß Tim auf dem rechten Auge nahezu kein Sehvermögen besitzt; durch die damit verbundene Störung des stereoskopischen (räumlichen) Sehens war der Junge bei vielen motorischen Tätigkeiten wie z. B. beim Fahrradfahren oder Fußballspielen behindert. Die körperliche Entwicklung verlief altersgerecht, allerdings war Tims Sprachentwicklung von Beginn an verzögert und durch eine undeutlich-verwaschene Aussprache gekennzeichnet. Als besonders ausgeprägtes Handicap wurde eine extreme *Antriebsschwäche* und *psychomotorische Verlangsamung* beschrieben, die dazu führte, daß Tim seine Hausaufgaben zwar mit Ehrgeiz, Ausdauer und Willensstärke, aber mit einem erschreckend langsamen Arbeitstempo erledigte.

Die im Alter von 10 1/2 Jahren durchgeführte neuropsychologische Untersuchung erbrachte ein Syndrommuster, das eine eindeutige Abhängigkeit der Leistungsfähigkeit von der jeweils besonders beanspruchten Sinnesmodalität belegte. In den meisten sprach- und kenntnisgebundenen Teilleistungen erzielte Tim ein knapp altersgerechtes Resultat, während die visuellen und die handlungsgebundenen Anforderungen durchweg nur noch weit unterdurchschnittlich bewältigt wurden. Erhebliche Beeinträchtigungen zeigten sich im Bereich der optischen Informationsverarbeitung, in der visuellen Merkfähigkeit, im visuomotorischen Tempo bei gefordertem *Eigenantrieb* sowie in der Zuverlässigkeit der optischen Wahrnehmung bei gleichzeitiger akustischer Ablenkung („geteilte Aufmerksamkeit"). Unter tempogebundenen Anforderungen erreichte Tim bei starker *Fremdanregung* ein deutlich schnelleres, knapp altersentsprechendes Ergebnis.

Die Befunde werfen ein differenzierteres Licht auf die bekannten, oft jedoch sehr allgemein beschriebenen Folgen einer verminderten Thyroidproduktion. Weniger bekannt ist beispielsweise, daß auch eine früh erkannte und medikamentös substituierte Hypothyreose zu *modalitätsspezifischen* Funktionsstörungen führen kann, die über die erwartbare allgemeine Antriebsschwäche hinausgehen. In Tims Fall sind hiervon visuelle, visuell-mnestische, visuomotorische und räumlich-konstruktive Funktionen betroffen. Dies hängt möglicherweise mit dem frühen Verlust des räumlichen Sehens zusammen. Beides könnten gemeinsame Folgen einer pränatalen cerebralen Reifungsstörung sein, da die Schilddrüse prä- und postnatal eine wichtige Rolle für das Wachstum und die Reifung des ZNS wahrnimmt.

4.4 Fehlbildungen des ZNS

4.4.1 Überblick über Fehlbildungs-Syndrome

Zu meist schwerwiegenden Fehlbildungen des ZNS kommt es, wenn das genetische Programm der Entwicklung und Ausdifferenzierung der neuronalen Struktur gestört wird. Als Ursachen hierfür kommen besonders häufig genetische Veränderungen, aber auch durch Erkrankungen der Mutter, durch Infektionen oder neurotoxische Einflüsse sowie durch Ischämien, Hirnblutungen oder andere Hirntraumen hervorgerufene Noxen in Frage (siehe Tab. 14). Die verschiedenen resultierenden Fehlbildungs-Syndrome können die Größe des Gehirns oder auch seine Struktur betreffen; manchmal sind mehrere strukturelle Veränderungen miteinander assoziiert (z. B. Agenesie des Corpus callosum, Lissencephalie oder Dandy-Walker-Syndrom; vgl. O'Rahilly & Müller, 1999). Die neuronale Entwicklungsstörung führt zu einer Unterbrechung der Zellmigration, zu Veränderungen der axonalen und dendritischen Verbindungen, zu einer Unterentwicklung der synaptischen Verschaltungen oder zu einer verzögerten oder mangelnden Myelinisierung mit jeweils weitreichenden Konsequenzen für die gesamte kognitive und emotionale Entwicklung der betroffenen Kinder (siehe Abb. 11).

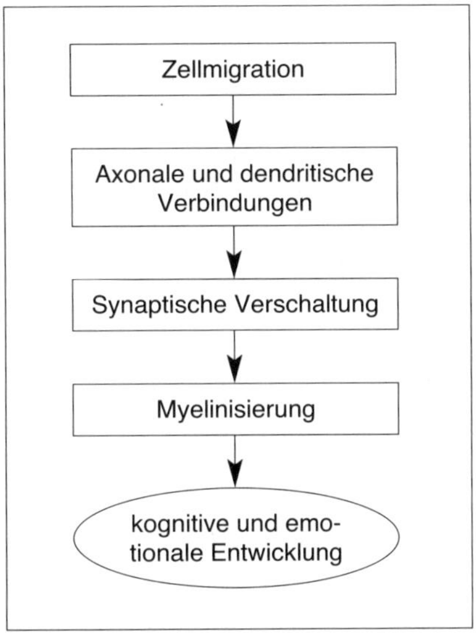

Abbildung 11:
Phasen der neuronalen Entwicklung.

Fehlbildungen können ein einzelnes Organ (Einzeldefekte) oder auch mehrere Organe gleichzeitig (multiple Fehlbildungen) betreffen. Beispiele für *multiple Fehlbildungen* infolge von Chromosomenaberrationen sind etwa

- das Edwards-Syndrom (Trisomie 18) mit einer Deformation des Schädels (Dolichocephalie), ZNS-Fehlbildungen, Herzfehlern (meist Ventrikelseptumdefekt, VSD), Fehlbildungen des Urogenitalsystems und Entwicklung eines Klumpfußes, oder
- das Pätau-Syndrom (Trisomie 13) mit einer Holoprosencephalie und einer Hypoplasie des Kleinhirns, Herzfehlern (wiederum zumeist ein VSD), Nierenfehlbildungen und einer Polydaktylie (Buselmaier & Tariverdian, 1999; O'Rahilly & Müller, 1999; Sarimski, 1997, S. 294ff.).

Schwere Fehlbildungen führen häufig zu einem intrauterinen Absterben des Embryos oder zu Todgeburten. Bei ca. 15 % spontan abortierter Feten des er-

Tabelle 14:
Fehlbildungen des ZNS
(modifiziert nach Hynd & Willis, 1988, S. 73–77; Teeter & Semrud-Clikeman, 1997, S. 45).

Fehlbildung	Beschreibung	Mögliche Ursachen
Anencephalie	Hemisphären, Diencephalon und Mittelhirn sind nicht entwickelt	Genetische Ursachen
Holoprosencephalie	Hemisphären sind nicht entwickelt; der Cortex wird in Form einer einzelnen Hemisphäre oder eines einzelnen Ventrikels gebildet	Genetische Ursachen (Trisomie 13–15), neurotoxische Einflüsse
Lissencephalie	Gehirn bildet keine Gyri und Sulci und entspricht dem eines etwa zwölf Wochen alten Embryos; oft in Verbindung mit Agenesie des Corpus callosum	Unbekannt
Mikropolygyrie (Polymicrogyrie)	viele kleine und unterentwickelte Gyri	Intrauterine Infektionen
Makrogyrie	viele breiter angelegte Gyri	
Porencephalie	bilaterale zystische Veränderungen anstelle corticaler und weißer Hirnsubstanz; Agenesie der Temporallappen	Ischämien oder perinatale Hirnblutungen
Mikrocephalie (Mikroencephalie)	unterentwickeltes, kleines Gehirn	Genetische Ursachen, Mangelernährung, Entzündungen, Vergiftung der Mutter
Megaloencephalie (Makrocephalie)	überentwickeltes, größeres Gehirn	Mutation in einem FGFR-Gen[1]
Heterotopie	fehlplazierte Inseln grauer Hirnsubstanz an den Ventrikelwänden oder inmitten weißer Substanz	Störung oder Unterbrechung der Zellmigration
Hydroanencephalie	Hemisphären nicht entwickelt, stattdessen Zysten mit cerebrospinaler Flüssigkeit	Nabelschnurumschlingung, Blockade der Gefäßversorgung, Ischämie
Agenesie des Corpus callosum (Balkenagenesie)	nicht oder nicht vollständig entwickeltes Corpus callosum; oft in Verbindung mit Hydrocephalus und Spaltbildungs-Syndromen (z. B. Spina bifida)	Genetische Ursachen
cerebelläre Agenesie	Kleinhirn, Basalganglien oder Rückemark fehlen oder sind unvollständig entwickelt	Genetische Ursachen
Spina bifida	Spaltbildungs-Syndrom durch nicht-geschlossenes Neuralrohr, ausgestülpte Hirn- und Rückenmarkshaut (Dura mater)	virale Infektionen, fieberhafte Erkrankungen der Mutter, hormonelle Störung, Folsäuremangel
Dandy-Walker-Syndrom	Fehlbildung des Kleinhirns mit Erweiterung des vierten Ventrikels; oft in Verbindung mit Agenesie des Corpus callosum	Genetische Ursachen

1 FGFR-Gen = Fibroblast-Growth-Faktor-Rezeptor-Gen (vgl. Buselmaier & Tariverdian, 1999, S. 263ff.).

sten Schwangerschaftsdrittels finden sich schwere Fehlbildungen, für die in mehr als der Hälfte der Fälle eine Chromosomenaberration verantwortlich ist. Bei etwa 3 % der Lebendgeburten zeigt sich eine ausgeprägte Einzelfehlbildung, bei 0,7 % kommt es zu multiplen Fehlbildungen (Buselmaier & Tariverdian, 1999, S. 259).

Zur Beschreibung der verschiedenen *Einzeldefekte* lassen sich
- *Fehlbildungen* (auch: Malformationen), bei denen es zu einem genetisch bedingten morphologischen Defekt kommt,
- *Disruptionen*, bei denen äußere Ursachen (z. B. Intoxikationen) zu einem nachträglichen Defekt eines sich zunächst ungestört entwickelnden Organs führen,
- *Deformationen* als Form- und Lageanomalien eines Körperteils durch mechanische Einflüsse und
- *Dysplasien*, bei denen – wiederum meist genetisch bedingt – eine gestörte Organisation oder Funktion von Gewebe vorliegt, die morphologische Fehlentwicklungen nach sich ziehen,

unterscheiden (Buselmaier & Tariverdian, 1999; O'Rahilly & Müller, 1999).

Die häufigsten Fehlbildungen des ZNS bei überlebenden Neugeborenen sind die *Mikrocephalie* und die *Makrocephalie* (Hill & Dean, 1998). Eine *Mikrocephalie* wird diagnostiziert, wenn der Kopfumfang mehr als zwei Standardabweichungen unter den Normwerten liegt. Es wird eine primäre und eine sekundäre Mikrocephalie unterschieden. Die primäre Mikrocephalie entsteht durch Hirnreifungsstörungen während der ersten sieben Schwangerschaftsmonate, die sekundäre Mikrocephalie resultiert aus Hirnschädigungen (Infektionen, Schädel-Hirn-Traumen oder Sauerstoffmangel) während der letzten beiden Schwangerschaftsmonate einschließlich der Geburt. Nicht selten führt eine sekundäre Mikrocephalie neben einem zu geringen Gehirnvolumen auch zu Zystenbildungen, die das Risiko weiterer Komplikationen, etwa in Form epileptischer Anfallsleiden, erhöhen können. In Abhängigkeit vom Ausmaß der Mikrocephalie kann es im späteren Entwicklungsverlauf zu einer geistigen Behinderung, autistischen Syndromen, hypermotorischen oder feinmotorischen Störungen kommen (Dolk, 1991).

Eine *Makrocephalie* wird diagnostiziert, wenn der Kopfumfang mehr als zwei Standardabweichungen über den Normwerten liegt. Auch für diese Fehlbildungen können verschiedene Ursachen verantwortlich sein, wobei ein genetisch bedingtes überproportionales Wachstum des Gehirns (Megaloencephalie) und ein Hydrocephalus („Wasserkopf") zu den häufigsten Ursachen gehören. Beim Hydrocephalus kommt es zu einer Ansammlung cerebrospinaler Flüssigkeit im Gehirn mit der Folge eines erhöhten Hirndrucks. Dieser führt wiederum zu einer Erweiterung der inneren cerebralen Hohlräume (Ventrikel) und zu einer Atrophie von Hirngewebe. Vor allem ein angeborener

Hydrocephalus hat häufig schwerwiegende Entwicklungsverzögerungen oder eine geistige Behinderung zur Folge, während die neuropsychologischen Störungen eines milder ausgeprägten oder medizinisch gut kontrollierbaren Hydrocephalus im Gefolge anderer Grunderkrankungen geringer sein können (siehe unten: Agenesie des Corpus callosum).

Hinweis

Die Kenntnis über Fehlbildungen des ZNS ist für die Klinische Kinderneuropsychologie von besonderer Bedeutung, weil
- Einzeldefekte oder multiple Dysmorphien auf spezifische genetische Syndrome hinweisen können und
- bestimmte, oft schwer einzuschätzende kognitive Störungen und Verhaltensauffälligkeiten bei Kindern erst vor dem Hintergrund einer möglichen Fehlbildung des ZNS zutreffend beurteilt und behandelt werden können.

Dies trifft besonders auf die nicht seltenen Agenesien oder Dysgenesien des Corpus callosum zu, die auch aus entwicklungsneuropsychologischer Sicht von herausragendem Interesse sind.

4.4.2 Agenesie des Corpus callosum (Balkenagensie)

Das Corpus callosum oder der Balken gehört zu den wichtigsten Gehirnstrukturen, da es mit seinen mehreren Millionen Nervenfasern die bedeutendste Verbindung (Kommissur) zwischen den beiden Hirnhemisphären darstellt und somit – neben kleineren Kommissuren – für einen ständigen Austausch der Informationen zwischen den Hirnhälften sorgt. Der bekannte Satz, daß „eine Hand nicht weiß, was die andere tut“, charakterisiert daher treffend die Situation von Menschen, deren wichtigste Verbindung zwischen den Hemisphären unterbrochen ist (*split brain*). Erkenntnisse an Tieren, denen das Corpus callosum experimentell durchtrennt wurde (Sperry, 1964), sowie an Menschen, die sich aufgrund einer sonst unbehandelbaren Epilepsie mit interhemisphärischem Wechsel des epileptischen Focus einer chirurgischen Durchtrennung des Balken („Commissurotomie“) unterziehen mußten (Zaidel, 1979), haben deshalb einen wesentlichen Beitrag zum Verständnis der funktionellen Spezialisierung beider Hirnhälften geleistet, da in diesen Fällen beide Gehirnhälften wie zwei verschiedene und unabhängige Gehirne funktionieren (Sperry, 1974; vgl. zusammenfassend Gaddes & Edgell, 1994).

Ein ebenso großes Interesse fanden Untersuchungen an Kindern und Jugendlichen, die an einem angeborenen Balkenmangel, einer *Agenesie des Corpus cal-*

losum, leiden, da bei ihnen gewissermaßen eine naturgegebene, nicht experimentell oder iatrogen induzierte *Split-brain-Situation* vorliegt (vgl. Cornett & Laurent, 1998; Lassonde & Jeeves, 1994). Bei den Balkenmangel-Syndromen lassen sich fünf unterschiedliche Krankheitsbilder unterscheiden (Cornett & Laurent, 1998: siehe Tab. 15).

Tabelle 15:
Syndrome mit Agenesie des Corpus callosum (nach Cornett& Laurent, 1998).

Syndrom	Klinische Merkmale
Aicardi-Syndrom	vollständige oder teilweise Agenesie des Corpus callosum, dekolorierte Stellen in der Retina („chorioretinale Lakunen"), Neugeborenen-Krämpfe; tritt nur bei Mädchen auf und führt zu geistiger Behinderung;
Andermann-Syndrom	autosomal-rezessive Erkrankung, führt zu geistiger Behinderung und sensomotorischer Degeneration; charakteristischer Phänotyp mit rechteckiger Gesichtsform, ferner Reflex-Ausfall und muskuläre Hypotonie;
Acrocallosie-Syndrom	autosomal-rezessive Erkrankung mit Agenesie des Corpus callosum, Makrocephalie, Gesichtsanomalien und überzähligen Fingern oder Zehen (Polydaktylie) und geistiger Behinderung;
Shapiro-Syndrom	seltene Erkrankung mit zentraler Störung der Thermoregulation als Folge einer Dysfunktion des Hypothalamus; ausgeprägtes Schwitzen, Lethargie und Müdigkeit, Gedächtnisstörungen, Mutismus und progressive Muskelschwäche;
Morbus Menke	X-chromosomale Erbkrankheit, kommt nur bei Jungen vor, Ausmaß der kognitiven Folgen hängt vom Ausmaß der Dysgenesie des Corpus callosum ab.

Ein angeborener Balkenmangel geht in der Regel auf eine sehr frühe, vor der zehnten Schwangerschaftswoche wirksam werdende Schädigung des sich entwickelnden embryonalen Nervensystems zurück, für die eine genetische Ursache angenommen wird und die sich in einer umfassenden cerebralen Reifungssstörung ausdrückt. Oft kommt es hierbei auch zu einer unvollständigen Ausbildung des Neuralrohrs, das sich nicht schließen kann, sondern einen Spalt bildet. Als klinische Folgen kommt es zu „Spaltbildungs-Syndromen" unterschiedlichen Schweregrades, bei denen die das Rückenmark umgebenden Häute zum Zeitpunkt der Geburt freiliegen oder sich sackartig vorwölben (*Spina bifida*). In besonders schweren Fällen, mit einer Inzidenzrate zwischen 1 und 5 : 1.000 Lebendgeburten (Shurtleff & Lemire, 1995), entwickelt sich eine *Meningomyelocele* mit weiteren cerebralen Deformationen, die vor allem den Hirnstamm und das Cerebellum betreffen (*Chiari II-Deformation*; vgl. McCullough, 1990). Eine mildere Form stellt die *Meningocele* dar.

Spaltbildungs-Syndrome und Balkenagenesien sind fast immer mit einem *Hydrocephalus* (früher: „Wasserkopf") verbunden, bei dem sich die Hirnkammern (*Ventrikel*) erweitern, weil die Rückenmarkflüssigkeit (*Liquor*) nicht mehr abfließen kann, sich hierdurch der Hirndruck erhöht und das die Ventrikel umgebende Gewebe, also auch das Corpus callosum, bedrängen und schädigen. Häufig kommt es hierbei zu einer Dehnung der Nervenfasern und zu einer verzögerten Myelinisierung des Corpus callosum (vgl. Zeiner & Prigatano, 1982). Die mit bis zu 70 % der Fälle häufigsten Ursachen für die Entwicklung eines Hydrocephalus sind die Spina bifida, Aquäduktstenosen und sonstige embryonale Reifungsverzögerungen. Bei der Spina bifida kommt es in wiederum 70 % der Fälle zu einem nicht-kommunizierenden Hydrocephalus, bei dem der Liquorfluß innerhalb des Ventrikelsystems behindert wird. Bis auf mildere Formen einer Meningocele ist bei Spaltbildungs-Syndromen mit einem Hydrocephalus fast immer eine Ableitung des gestauten Liquors durch ein Shunt-System mit Ventil erforderlich. Auch bei der *Aquäduktstenose*, die für 20 % der Fälle eines kongenitalen Hydrocephalus verantwortlich ist, führt eine Störung des Sylvischen Aquäduktes zu einer Blockade der Liquorzirkulation, in deren Folge es durch den steigenden Hirndruck wiederum oft zu Hypoplasien des Corpus callosum kommt.

Auch perinatale Schädigungen können zu einem Hydrocephalus führen. Vor allem bei der Geburt unreifer Neugeborener mit einem zu geringen Geburtsgewicht kommt es häufig zu intraventrikulären Massenblutungen in die Seitenventrikel und in umliegendes Gehirngewebe, wodurch ebenfalls die Absorption des Liquors behindert wird. Der sich dabei entwickelnde zunehmende Hirndruck führt häufig zu multiplen cerebralen Läsionen, von denen auch das Corpus callosum betroffen sein kann.

Glücklicherweise scheinen die *neuropsychologischen Folgen* bei angeborenen Balkenmangel-Syndromen in vielen Fällen weniger dramatisch zu sein als es die spektakulären Befunde an Split-Brain-Patienten, bei denen es zu einer später erworbenen Trennung der Hemisphären gekommen ist, befürchten lassen (Cornett & Laurent, 1998). Eine ausführliche Befunddiskussion der neuropsychologischen Untersuchung eines neun Jahre und zehn Monate alten Mädchen liefern Rourke, Bakker, Fisk und Strang (1983, S. 272ff.). Bei der Patientin führten eine auffällige emotionale Labilität mit schnellen Stimmungswechseln und geringer emotionaler Kontrolle sowie offenkundige Teilleistungsstörungen vor allem im Bereich der visuell-perzeptiven Funktionen zu einer eingehenden Untersuchung, ohne daß zu diesem Zeitpunkt die später gesicherte Diagnose eines angeborenen Balkenmangels bekannt war. In der Verhaltensbeobachtung fiel das Mädchen lediglich durch eine *Abneigung gegen sprachbezogene Testverfahren* und durch eine etwas erhöhte motorische Aktivität auf. Die psychometrische Untersuchung zeigte durchweg unterdurchschnittliche Intelligenztestwerte mit einem geringfügig besseren Abschneiden im Verbalteil der amerikanischen Form des HAWIK (siehe Tab. 16).

Tabelle 16:
Ergebnisse des WISC[1] bei einem neunjährigen Mädchen mit einer angeborenen Agenesie des Corpus callosum (nach Rourke et al., 1983, S. 272ff.).

Testteil	IQ
Gesamt-IQ	70
Verbal-IQ	74
Handlungs-IQ	71
Untertests	**Wertpunkte**
Allgemeinwissen	7
Allgemeines Verständnis	2
Rechnerisches Denken	8
Gemeinsamkeiten finden	6
Wortschatz	6
Zahlen nachsprechen	6
Bilder ergänzen	6
Bilder ordnen	5
Mosaiktest	6
Figuren legen	5
Zahlen-Symbol-Test	7

1 WISC = Wechsler Intelligence Scale for Children

Mit Ausnahme des Untertests „Allgemeines Verständnis“ zeigte das Mädchen eine ausgesprochen homogene Verteilung der Teilleistungsergebnisse, die insgesamt zu einer unterdurchschnittlichen Gesamtleistung führte und mit dem Ergebnis eines weiteren Intelligenztests, dem Peabody Picture Vocabulary Test (PPVT) korrespondierte (IQ = 68); dieser Test ist auch in der deutschsprachigen „Testbatterie für geistigbehinderte Kinder“ (TBGB) enthalten und erfordert das Benennen von einfachen Abbildungen. Auffallend war jedoch, daß dem Mädchen das *Lesen*, das *Schreiben* und ebenso auch das *Buchstabieren* sehr schwer fiel, wobei es zu Auslassungen, Einfügungen und Vertauschungen kam. Neben Hinweisen auf eine auditiv-verbale Agnosie, eine bilaterale Fingeragnosie, Benennungsstörungen und eine leichte bilaterale Hörschwäche im unteren Frequenzbereich zeigten sich deutliche Auffälligkeiten bei doppelt-simultaner haptischer Stimulation. Während sie unilaterale taktile Reize wahrnehmen konnte, fiel ihr dieses bei simultaner bilateraler Stimulation deutlich schwerer. Die Lateralität des Mädchen war linkshändig. Weitere Probleme zeigten sich in Form eines bilateralen Bewegungstremors, eines rechtshändigen Ruhetremors und einer verminderten Auge-Hand-Koordination. Ausgeprägte Minderleistungen zeigten sich bei räumlich-konstruktiven Anforderungen und im visuell-räumlichen Gedächtnis; des weiteren fanden sich Hinweise auf ein uncharakteristisches *Neglect*-Phänomen, bei dem Reize in der Peripherie *beider* Gesichtsfelder vernachlässigt wurden.

Erst die daraufhin veranlaßte eingehende neurologische und neurophysiologische Untersuchung zeigte die zugrundeliegenden cerebralen Veränderungen, wobei das EEG eine links-temporale Funktionsstörung mit einem möglichen epileptogenen Focus und die Pneumoencephalographie (PEG) eine Erweiterung des dritten und beider Seitenventrikel sowie eine Balkenagenesie offenbarten.

Über ein visuelles Neglect-Syndrom bei einem Vierzehnjährigen mit Balkenagenesie berichten auch Temple und Ilsley (1994). Im Unterschied zu gesunden Kindern, die bei einer Linienhalbierungs-Aufgabe die Linie ein wenig zu weit links teilen („Pseudo-Neglect nach rechts"; vgl. Temple, 1997, S. 121ff.), trat bei dem Kind mit Balkenagenesie ein Neglect nach links auf, der stärker ausgeprägt war, wenn die Stimuli in der rechten Hirnhälfte verarbeitet werden mußten, da für gezielte Aufmerksamkeitsprozesse normalerweise eine rechtshemisphärische Dominanz besteht, während das Neglect-Phänomen bei linkshemisphärischer Verarbeitung abnahm. Die Autoren interpretieren diesen Befund dahingehend, daß sich bei einer Stimuluspräsentation zur rechten Hirnhälfte die Balkenagenesie stärker auswirkt, da das rechtshemisphärische Aufmerksamkeits-System von den übrigen kognitiven Funktionen getrennt ist und seine Überwachungsaufgaben nicht wahrnehmen kann.

Fallbeispiel

Die 10;9 Jahre alte Dagmar wurde aufgrund ausgeprägter psychischer Auffälligkeiten neuropsychologisch untersucht. Aus der Vorgeschichte sind eine familiäre Vorbelastung mt einer Trisomie 21 und Schwangerschafts- und Geburtskomplikationen erwähnenswert. Unmittelbar nach der Geburt wurde ein Hydrocephalus internus, ein Sichelfuß und eine Fehlbildung des Herzens festgestellt. In der vierten Woche konnte der Verdacht auf eine vollständige Balkenagenesie computertomographisch gesichert und im sechsten Lebensjahr im NMR erneut bestätigt werden.

Die aktuelle Situation war durch zahlreiche plötzliche Wutausbrüche und ebenso plötzliche Stimmungsschwankungen gepägt. In der Schule hatte Dagmar inzwischen eine ausgeprägte Verweigerungshaltung eingenommen; sie meldete sich im Unterricht konsequent nicht ein einziges Mal und antwortete auch nicht auf direkt an sie gerichtete Fragen. Ihre Leistungen fluktuierten stark. In Mathematik löste sie manchmal alle Aufgaben fehlerlos, kurze Zeit später bewältigte sie keine Aufgabe mehr. Dagegen verfügte Dagmar über ein geradezu photographisches Gedächtnis und sie konnte sich auch nach langer Zeit detailgetreu an einzelne Ereignisse erinnern.

Die neuropsychologische Untersuchung erbrachte zahlreiche Auffälligkeiten: Dagmars Lateralität war beidhändig, die Rechts-Links-Unterscheidung gelang ihr nur am eigenen Körper, nicht aber am Gegenüber. Eine Schreibprobe ergab ein unregelmäßiges Schriftbild, hier vergaß Dagmar sogar den letzten Buchstaben ihres eigenen Namens. Weniger geläufige Wörter konnte Dagmar nur lesen, wenn sie vorher das Wort durchbuchstabiert hatte. Das Umsetzen verbaler Aufforderungen in Bewegungen gelang Dagmar kaum. Dagmars Überforderung bei allen komplexeren und insbesondere allen *multimodalen* Anforderungen drückte sich sehr anschaulich in ihren eigenen Kommentaren und in manchmal bizarr wirkenden Handlungen aus. So brach Dagmar bei einzelnen Aufgaben *plötzlich* in heftiges Lachen aus und berichtete auf Nachfrage, daß ihr soeben etwas Witziges gesagt worden sei. Einige Male unterbrach Dagmar den Untersucher und forderte absolute Ruhe, sie schien dann in sich selbst hineinzuhören und erklärte dann, daß sie mit jemandem in ihrem Kopf geredet hätte. Auch kommentierte sie oft, daß sie in ihrem Kopf „aufräumen" müsse, um sich konzentrieren zu können. Nach einigen Aufgaben schließlich behauptete Dagmar, daß nicht sie selbst, sondern ihre Hand das Ergebnis produziert hätte. Manchmal drückte Dagmar Sätze aus, die in keinem erkennbaren Zusammenhang zur Aufgabe oder Situation standen. Sie selbst konnte diese „Gedankensprünge" nicht erklären. Eine deutliche Dissoziation zwischen Teilen ihres Körpers äußerte sich in Kommentaren wie „Hand, hör' auf oder ich verbrüh' dich gleich", „mein Finger macht immer 'was anderes" oder „die Hand zieht immer weg". Auffallend war auch eine Abneigung gegen sprachgebundene Testverfahren, die Dagmar generell zu vermeiden suchte.

Interessant sind in diesem Zusammenhang auch jüngere Untersuchungen zu den Aufmerksamkeitsleistungen von Kindern mit einer *Myelomeningocele*, die häufig im Kontext mit einer Balkenagenesie auftritt (Gilbert et al., 1986). So konnten Fletcher et al. (1996) zeigen, daß Kinder mit einem shunt-versorgten Hydrocephalus gegenüber solchen ohne die Notwendigkeit einer Ventilableitung deutlich größere Probleme in der gezielten Aufmerksamkeitszuwendung hatten, welche die Autoren auf zusätzliche sekundäre Schädigungen der hinteren Hirnabschnitte zurückführen. Auch Loss, Yeates und Enrile (1998) konnten kürzlich zeigen, daß Kinder im Alter von acht bis 15 Jahren mit einer Myelomeningocele in *allen* geprüften Aufmerksamkeitsparametern signifikant schlechter abschnitten als ihre gesunden Geschwister, und daß die schwerer beeinträchtigten Patienten mit shunt-pflichtigem Hydrocephalus größere Aufmerksamkeitsdefizite hatten als diejenigen Kinder ohne Liquorableitung.

Besonders bemerkenswert ist, daß als weitere Variable neben notwendig gewordenen Shuntrevisionen und zusätzlich zum Hydrocephalus auftretenden Störungen der Augenbewegungen eine *Balkenagenesie* die Aufmerksamkeitsleistungen der Kinder mit einem Hydrocephalus weiter ungünstig beeinflußte. Kinder mit Hydrocephalus schneiden in der Regel besser in den sprachbezogenen Leistungen gegenüber deutlicher eingeschränkten *visuo-perzeptiven* und *visuo-konstruktiven* Leistungen ab (vgl. Donders, Rourke & Canady, 1991; Fletcher et al., 1992; Thompson et al., 1991; Wills et al., 1990), wobei sich diese Profildiskrepanzen in Langzeituntersuchungen als zeitstabil erwiesen (Brookshire et al., 1995). Hier könnte eine Rolle spielen, daß zur Liquorableitung der Shunt in der Regel in der rechten Hirnhemisphäre plaziert wird.

Das Ausmaß des Syndroms *nicht-sprachlicher Lernstörungen* bei Kindern mit einem Hydrocephalus scheint jedoch auch mit spezifischen neuroanatomischen Veränderungen zu korrelieren; besonders kritische Veränderungen sind eine starke Erweiterung der Seitenventrikel und wiederum eine Mitbeteiligung des *Corpus callosum* (Fletcher et al., 1992). Bemerkenswerterweise scheint sich eine Hypoplasie des Balken generell stärker auf die nicht-sprachlichen als auf die sprachbezogenen Leistungen auszuwirken (Fletcher et al., 1992).

Aus der klinischen Erfahrung ist bekannt, daß Kinder und Jugendliche mit einer Spina bifida häufig über gute sprachlich-kommunikative Fähigkeiten verfügen. Bei näherer Betrachtung fallen jedoch auch einige Besonderheiten des Sprachverhaltens auf; so neigen die betroffenen Kinder und Jugendlichen zum Gebrauch oft wiederkehrender sozialer Phrasen, zu Perseverationen, zu inhaltsarmen Äußerungen und zu einem starken Ich-Bezug ihrer kommunikativen Umgangsformen („Cocktailparty-Sprache"; vgl. Hagberg, 1962).

Brookshire et al. (1995) haben die sprachlichen Besonderheiten von Kindern mit einem Hydrocephalus unterschiedlicher Genese (Spina bifida, Frühgeburt, Aquäduktstenose) eingehender untersucht und fanden zum Teil deutliche Beeinträchtigungen in der phonologischen Analyse, im Sprachverständnis (Semantik), in der Wortflüssigkeit und in der Wortfindung. Auch hier erwies sich die Gruppe der durch eine Spina bifida mit shunt-pflichtigem Hydrocephalus stärker behinderten Kinder deutlicher beeinträchtigt. Da es in dieser Gruppe besonders häufig auch zu weiteren assoziierten Schädigungen des ZNS, unter anderem auch zu *Balkenagenesien* kommt (vgl. Gilbert et al., 1986), muß auch bei Kindern mit einer Agenesie des Corpus callosum mit spezifischen Beeinträchtigungen *sprachlicher* Funktionen gerechnet werden. Holler et al. (1995) konnten zudem zeigen, daß bei Kindern mit einem Hydrocephalus auch das sprachliche Langzeitgedächtnis beeinträchtigt ist.

Die bei Kindern mit einer Balkenagenesie häufig berichteten Probleme des Schreibens und Lesens (Entwicklungsdyslexie), die bei oberflächlicher Betrachtung in einem auffälligen Kontrast zu den sonst eher besser ausfallenden sprachlichen Teilleistungen stehen, wurden insbesondere als Folge einer spezifischen *Einschränkung der phonologischen Analyse* erklärt (Jeeves & Temple, 1987; Temple, 1997; Temple et al., 1989). Da die Fähigkeit, das Lesen flüssig zu erlernen, von einer schnellen phonematischen Analyse abhängt, und da beim Schreiben zusätzlich eine schnelle Analyse und Synthese von Graphem-Phonem-Verbindungen erforderlich ist, wirken sich selektive Beeinträchtigungen der phonologischen Leistungen *immer* auf diese beiden wichtigen Bereiche aus. Dies zeigt sich bei Kindern und Jugendlichen mit einer Balkenagenesie oft darin, daß sie im Erkennen von Reimen große Schwierigkeiten haben, und daß ihnen die *Verbindung* von Lautanalyse und Schriftsprache nur schlecht gelingt (Temple, Jeeves & Villaroya 1990). Diese vergleichsweise unscheinbaren Beeinträchtigungen, die sich oft nur in differenzierten neuropsychologischen Untersuchungen nachweisen lassen, führen jedoch in der Schule zu erheblichen Lese-Rechtschreibstörungen und stellen für die betroffenen Kinder ein beträchtliches Handicap dar, das sie von Beginn der Schulzeit an begleitet. Folgerichtig hat sich im Hinblick auf die längerfristige Entwicklung von Kindern mit einem Hydrocephalus gezeigt, daß soziale Anpassungsprobleme und Lernstörungen mit dem Alter der Kinder ebenfalls zunehmen (Holler et al., 1995).

Hinweis

Für die *neuropsychologische Diagnostik* ergibt sich daraus die Konsequenz, bei bekanntem oder aus der Anamnese anzunehmendem Hydrocephalus

- die Kinder und Jugendlichen sehr differenziert zu untersuchen und hierbei auch Hemianopsien und (untypische) Neglect-Phänomene zu berücksichtigen,
- Teilleistungsstörungen nicht bereits auf der Ebene einer Intelligenzprofil-Analyse, sondern vor allem in einer Gegenüberstellung der Ergebnisse bei unimodalen vs. multimodalen Anforderungen zu erwarten,
- auch bei vordergründig gut erhaltenen und sogar altersnormgerechten sprachlich-linguistischen Leistungen eine gründliche Sprachstandsanalyse einschließlich phonologischer Überprüfungen vorzunehmen und
- selbst bizarr und ungewöhnlich erscheinende Kommentare und Äußerungen nicht vorschnell als psychotisch zu deuten, sondern sie als Folge der interhemisphärischen Diskonnektion („zwei Gehirne“) anzusehen.

5 Perinatale Hirnschädigungen

5.1 Frühgeburt

Unreif geborene Kinder lassen sich in zwei Gruppen unterteilen:
- Eine *Frühgeburt* liegt vor, wenn die Dauer der Schwangerschaft 37 Wochen unterschreitet, die Neugeborenen jedoch ein für diesen Zeitpunkt angemessenes Geburtsgewicht erreicht haben, das meist unter 2 500 g liegt.
- Von einem *zu geringen Geburtsgewicht* wird dann gesprochen, wenn die Kinder das für ihr Gestationsalter erwartbare Gewicht unterschreiten.

Generell kann davon ausgegangen werden, daß in beiden Fällen die weitere Entwicklung der Kinder ungünstig beeinflußt wird. Eine Frühgeburt kann sehr verschiedene Ursachen haben, wobei einige, beispielsweise genetische Syndrome und Embryopathien, bereits ausführlich besprochen wurden. Als weitere Ursachen einer Frühgeburt, deren Prävalenzrate in Europa bei etwa 7 % liegt, kommen eine Schwangerschaftsgestose oder ein Diabetes sowie Infektionskrankheiten der Mutter in Frage (Fenner & Möller, 1998; Lösslein & Deike-Beth, 1997, S. 28).

Bei der *Schwangerschaftsgestose* kommt es zu einer unzureichenden Anpassung des mütterlichen Organismus an die Schwangerschaft, in deren Folge die Plazenta nicht genügend durchblutet wird, so daß es hierdurch auch zu einer Minderversorgung des Embryos kommen kann. Ein *Diabetes* der Mutter kann zu einer erhöhten Glukosezufuhr durch die Plazenta führen, deren Folgen wiederum eine gesteigerte pränatale Wachstumsrate sowie postnatale Anpassungsstörungen des Kindes sein können.

Unter den *Infektionskrankheiten* stellt die Rötelninfektion während der ersten drei Schwangerschaftsmonate ein besonders hohes Risiko dar, da es hier überproportional häufig zu Fehlbildungen kommt, die wiederum die Wahrscheinlichkeit weiterer Komplikationen wie etwa einer Frühgeburt drastisch steigern. Auch ein vorzeitiger Blasensprung, der für ca. 30 % aller Frühgeburten verantwortlich ist, erhöht die bakterielle Infektionsgefahr erheblich. In 20 % der Fälle kommt es hierbei zu einem Amnioninfektions-Syndrom (AIS), das heißt zur Entzündung der die Fruchtblase umschließenden inneren Haut, mit dem Risiko einer Vergiftung des Fetus („*fetale Sepsis*"; Fenner & Möller, 1998).

Das gemeinsame Problem von Frühgeburten unterschiedlicher Ursache ist die *Unreife* des kindlichen Organismus. Diese Unreife betrifft

- zum einen die unzureichende Blutgerinnungsfähigkeit, die ihrerseits bei bis zu 50 % der Frühgeborenen zu prä- oder perinatalen *Hirnblutungen* führt (Lösslein & Deike-Beth, 1997, S. 28) sowie auch
- die eingeschränkte Funktionsfähigkeit des bronchopulmonalen Systems („bronchopulmonale Dysplasie"), die eine künstliche Beatmung des Neugeborenen erforderlich macht und ebenfalls zu Komplikationen wie Bindegewebswucherungen in den Augen („retrolentale Fibroplasie") führen kann.

Zu den häufigeren neonatalen Komplikationen frühgeborener Kinder gehören

- neben Atemnot-Syndromen und
- intraventrikulären Hirnblutungen auch
- die periventrikuläre Leukomalazie als arterieller Infarkt mit cerebralen Läsionen insbesondere der Marklager,
- die Sepsis und
- schwere Darmentzündungen (nekrotisierende *Enterocolitiden*; vgl. Fenner & Möller, 1998; Miller et al., 1995, S. 227; Sarimski, 2000; siehe auch Tab. 17).

Tabelle 17:
Auftreten medizinischer Komplikationen bei Frühgeborenen mit unterschiedlichem Geburtsgewicht (modifiziert nach Sarimski, 2000, S. 17).

Komplikation	< 1000 g	< 1500 g
Hirnblutung	12,0 %	2,7 %
Periventrikuläre Leukomalazie	5,9 %	3,0 %
Sepsis	31,4 %	10,2 %
Kampfanfälle	8,7 %	4,8 %
Apnoen/Bradykardien	34,2 %	35,5 %
Bronchopulmonale Dysplasie	24,6 %	8,0 %
Retinopathie	19,9 %	7,7 %
Operationen	21,0 %	12,5 %

Die Fortschritte der Intensiv-Neonatologie in den vergangenen Jahren haben allerdings dazu geführt, daß nun auch Frühgeborene mit sehr kurzen Schwangerschaftszeiten (< 32 Schwangerschaftswochen), mit extrem geringem Geburtsgewicht (< 750g) und nach erheblichen medizinischen Komplikationen überleben. Zahlreiche klinische Beobachtungen haben jedoch zeigen können, daß diese Kinder in den nachfolgenden Jahren einem erhöhten Risiko, unter kognitiven, psychosozialen oder verhaltensbezogenen Problemen sowie unter Wachstumsstörungen zu leiden, ausgesetzt sind, so daß neuropsychologische Verlaufsuntersuchungen dieser *Risikokinder* auch im Hinblick auf Präventions- und Fördermaßnahmen zunehmend an Bedeutung gewonnen haben (vgl. Sticker, Brandt & Höcky, 1998).

Als Parameter für entwicklungsneuropsychologische Untersuchungen frühgeborener Kinder wird in der Regel nicht die Dauer der Schwangerschaft, sondern das *Geburtsgewicht* herangezogen, wobei ein Gewicht unter 750 g als besonders kritisch gilt. Frühere Langzeitstudien haben ergeben, daß beispielsweise in einer Stichprobe von 294 Neugeborenen mit zu geringem Geburtsgewicht immerhin 179 Kinder überlebten, von denen jedoch 30 Kinder schwerwiegende neurologische Störungen wie Erblindung, Taubheit, Mikrocephalie und eine geistige Behinderung davontrugen (Sagal et al., 1982). In einer weiteren Stichprobe zeigten frühgeborene Kinder in Nachuntersuchungen bis zu zwei Jahren nach der Geburt gravierende Beeinträchtigungen, deren Häufigkeit mit dem Geburtsgewicht korrelierte: 26 % der Neugeborenen mit einem Geburtsgewicht unter 800 g, 17 % der Kinder mit einem Gewicht zwischen 800 g und 1 000 g und 11 % der zwischen 1 000 g und 1 500 g wiegenden Kinder wiesen zwei Jahre nach der Geburt erhebliche körperliche und kognitive Behinderungen auf (Ehrenhaft et al., 1989). Allerdings konnte eine weitere Studie zeigen, daß aus einer Stichprobe von Kindern mit einem Geburtsgewicht zwischen 500 g und 900 g 72 % im Alter von fünf Jahren keinerlei Beeinträchtigungen und nur 19 % schwerwiegendere Einschränkungen aufwiesen (Kitchen et al., 1987).

In einer Längsschnittuntersuchung an 108 Frühgeborenen, die in regelmäßigen Abständen bis ins Erwachsenenalter überprüft wurden („Bonner Longitudinalstudie"), konnte gezeigt werden, daß das zweite Lebensjahr für die sehr kleinen Frühgeborenen eine besonders kritische Phase darstellt. Bei Frühgeborenen mit einem sehr geringen Geburtsgewicht können sich in dieser Zeit die Funktionsstörungen in einzelnen Bereichen gegenseitig verstärken, so daß dann eine ungünstige Kombination von mangelnden Aufmerksamkeitsfunktionen, eingeschränktem Sprachverständnis und Defiziten im sinnvollen Umgang mit Spielzeug die weitere Entwicklung dieser Kinder negativ beeinflußt (Sticker et al., 1998).

In jüngerer Zeit wurde aufgrund der widersprüchlichen Befunde früherer Untersuchungen über die langfristigen Auswirkungen frühgeburtlicher Komplikationen das Methodeninventar wesentlich verfeinert, um auch zunächst unscheinbare *neuropsychologische* Funktionsstörungen in Verlaufsuntersuchungen zuverlässig beurteilen zu können.

Gerade die Beobachtung, daß frühgeborene Kinder in den ersten zwei Jahren einen überproportional großen Rückstand gegenüber ihren zeitgerecht geborenen Altersgenossen aufwiesen, der sich in einigen Untersuchungen wenige Jahre später nicht mehr so deutlich nachweisen ließ, hat zu lebhaften Debatten über den *Entwicklungsverlauf* von Risikokindern geführt. *„Verzögerungs"*-Theorien gingen davon aus, daß die frühen Entwicklungsrückstände von betroffenen Kindern nahezu vollständig aufgeholt werden können (vgl.

Sameroff & Chandler, 1975), während *„Defizit"*-Theorien betonten, daß die anfänglichen Beeinträchtigungen überdauernd bestehenbleiben und die betroffenen Kinder als alltags- und schulbezogene Handicaps weiterhin begleiten und behindern (vgl. Fletcher & Taylor, 1984). Die Abbildung langfristiger Entwicklungsverläufe stellt natürlich auch ein methodologisches Problem dar. Um frühe Entwicklungsdefizite später aufzuholen, müssen die betroffenen Kinder zumindest zeitweise eine im Vergleich zur Altersnorm *schnellere* Akzeleration ihrer motorischen und kognitiven Fähigkeiten aufweisen. Diese läßt sich wiederum nur in einem Untersuchungsdesign nachweisen, das mehrere engmaschige Untersuchungszeitpunkte vorsieht. Für die Verzögerungs-Theorie würden demnach Verlaufsmuster sprechen, die zu Beginn große und mit der Zeit immer geringer werdende Abstände zwischen den altersbezogenen Erwartungswerten und den empirischen Werten aufzeigen (vgl. Abb. 12).

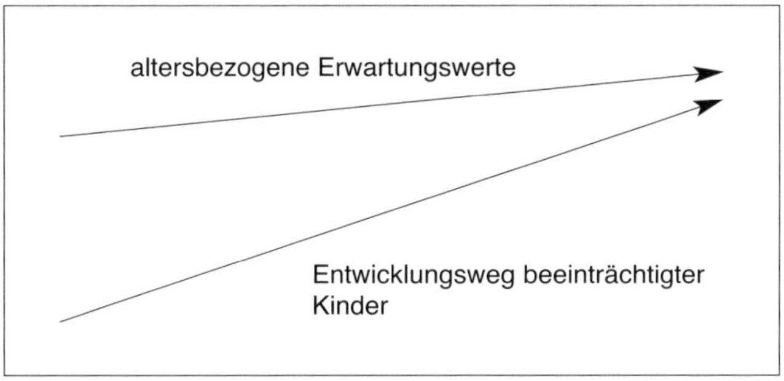

Abbildung 12:
Schematische Darstellung eines Entwicklungsverlaufs nach der „Verzögerungs"-Theorie.

Umgekehrt müßten sich konstante Entwicklungsdefizite als gleichbleibender oder unter Umständen sogar auch zunehmender Abstand zwischen der realen und der altersbedingt zu erwartenden Leistungsfähigkeit im Zeitverlauf widerspiegeln (vgl. Abb. 13).

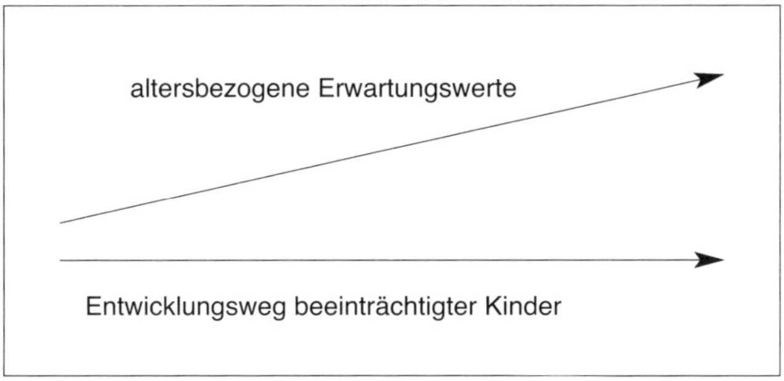

Abbildung 13:
Schematische Darstellung eines Entwicklungsverlaufs nach der „Defizit"-Theorie.

Da in beiden Fällen ein *dynamischer* Entwicklungsverlauf mit Phasen gleichmäßiger und ungleichmäßiger Entwicklungs*tempi* und mit variablen Zuwachs*größen* zu erwarten ist, der darüber hinaus für verschiedene Parameter, zum Beispiel Körperwachstum, Intelligenz, psychomotorisches Tempo oder Gedächtnisleistung, diskontinuierlich und zeitverschoben fortschreiten wird, kommen hierfür ausschließlich Längsschnittstudien in Frage, die Veränderungen des (Leistungs-)Niveaus und der Entwicklung abbilden können (vgl. hierzu Waldmann & Petermann, 1998).

Eine derartige Untersuchung haben kürzlich Miller et al. (1995) vorgelegt, in der Leistungsvariablen für kognitive, motorische, rezeptiv-sprachliche, expressiv-sprachliche und neurologische Funktionen von zeitgerecht geborenen Kindern mit denjenigen frühgeborener und extrem geringgewichtiger Kinder verglichen wurden, wobei die Risikokinder wiederum in zwei Gruppen mit hohem und geringem medizinischen Risiko unterteilt wurden und alle Kinder zu drei verschiedenen Zeitpunkten (6, 12 und 24 Monate nach der Geburt) untersucht wurden. Die Ergebnisse zeigen, daß

- *frühgeborene Kinder* mit zu geringem Geburtsgewicht gegenüber zeitgerecht geborenen Kindern im gesamten Entwicklungsverlauf in allen Parametern generell schlechter abschneiden, wobei die erreichbare Leistungsfähigkeit vom Ausmaß der bei der Geburt bestehenden medizinischen Komplikationen (hohes vs. geringes Risiko) abhängt;
- selbst frühgeborene Kinder mit *geringen* medizinischen Komplikationen im Entwicklungsverlauf zwar ihre motorischen Defizite, nicht jedoch ihre von Beginn an bestehenden kognitiven Beeinträchtigungen vollständig aufholen können;
- frühgeborene *Hochrisiko*kinder ein diskontinuierliches Entwicklungspotential unterschiedlicher Ausprägung im Bereich neurologischer Parameter, der motorischen Entwicklung und der rezeptiven Sprache aufweisen, hinsichtlich der expressiven Sprache und der kognitiven Leistungsfähigkeit jedoch im Vergleich zu den anderen Gruppen ein kontinuierlich niedrigeres Reifungstempo aufweisen; und
- die frühgeborenen *Hochrisiko*kinder somit ihre von Beginn an bestehenden Defizite, vor allem ihre expressiv-sprachlichen und ihre kognitiven Beeinträchtigungen, zumindest in den ersten Lebensjahren nicht kompensieren können.

Hierbei scheinen nicht nur primäre cerebrale Läsionen wie intraventrikuläre Blutungen oder eine periventrikuläre Leukomalazie, sondern auch Atemnot-Syndrome ein erhöhtes Risiko bleibender neuropsychologischer Funktionsstörungen mit sich zu bringen. Miller et al. (1995) vermuten, daß schwere Atemnot-Syndrome auch sekundär zu Hypoxien, Ernährungsstörungen und Stoffwechselveränderungen und somit zu cerebralen Funktionsstörungen führen, und daß selbst weniger schwere Komplikationen wie eine passagere

Hypoglykämie oder Infektionen bei frühgeborenen Kindern cerebrale Dysfunktionen hervorrufen können. Eine nicht seltene Komplikation bei Frühgeborenen stellt auch die *Hypothyroxinämie* dar, bei der es fast ausschließlich bei künstlich beatmeten, schwerkranken Frühgeborenen zu einer Hypothyreose kommt. Die Ursache hierfür liegt in der Unreife des Hypothalamus-Hypophysen-Thyreoidea-Systems, die es dem Frühgeborenen unmöglich macht, auf zusätzliche Belastungen des Schilddrüsenhormon-Stoffwechsels, zum Beispiel durch ein Atemnot-Syndrom oder eine Sepsis, mit einer hinreichenden Mehrproduktion an Schilddrüsenhormon zu reagieren (Schönberger, 1999).

Als Fazit aus dieser und aus anderen Untersuchungen an Frühgeborenen (vgl. Landry et al., 1993; Lewis & Bendersky, 1989; Sostek, 1992; Vohr et al., 1989) bleibt festzuhalten, daß bei diesen Kindern grundsätzlich mit späteren Hirnfunktionsstörungen zu rechnen ist, und daß eine frühe Beurteilung ausschließlich auf der Grundlage motorischer und grobneurologischer Parameter keine sichere Prognose über die langfristige neuropsychologische Entwicklung der betroffenen Kinder erlaubt. Diese Einschätzung wird auch durch eine erst vor kurzem vorgelegte empirische Studie unterstützt, in der die neuropsychologische *Langzeitentwicklung* frühgeborener Kinder, die in einem Sozialpädiatrischen Zentrum betreut worden waren, bis in das zwölfte Lebensjahr hinein differenziert untersucht wurde (Müller, 1998). Von den 596 frühgeborenen Kindern dieser Altersgruppe hatten 324 Kinder ein Gestationsalter zwischen 32 und 36 Wochen und 272 Kinder ein Gestationsalter < 32 Wochen (vgl. Tab. 18)

Tabelle 18:
Prozentuale Verteilung kognitiver Funktionsstörungen früh geborener und sehr früh geborener Kinder im Entwicklungsverlauf (nach Müller, 1998).

Alter	kognitive Funktionsstörungen FG[1]	SFG[2]
< 3 Jahre	–	–
3–5 Jahre	18,1	9,5
6–8 Jahre	47.7	26,0
9–11 Jahre	55,5	65,5

1 FG = frühgeborene Kinder (32–26 Wochen)
2 SFG = sehr frühgeborene Kinder (< 32 Wochen)

Die Ergebnisse zeigen, daß die kognitiven Funktionsstörungen, die unter anderem Einschränkungen der Aufmerksamkeit und Konzentration, der Vigilanz und der mnestischen, sprachlichen, perzeptiven Funktionen sowie des abstrakt-logischen Denkens umfassen, mit zunehmendem Alter überproportional ansteigen. So erhöht sich der prozentuale Anteil der Kinder mit kognitiven

Funktionsstörungen vom dritten bis zum zwölften Lebensjahr bei den früh Geborenen um das Dreifache und bei den sehr früh Geborenen sogar um das Siebenfache. Im Vergleich hierzu bleibt der Anteil der Kinder mit cerebralen Funktionsstörungen (Störungen der sensorischen Integration und der Tonusregulation und andere cerebrale Bewegungsstörungen) und mit einer allgemeinen Retardierung (homogene Entwicklungsverzögerung) im Altersverlauf relativ stabil.

Früh Geborene weisen bis zum neunten Lebensjahr sogar mehr kognitive Funktionsstörungen auf als sehr frühgeborene Kinder. Dieses Verhältnis kehrt sich erst nach dem neunten Lebensjahr um. Dieses zunächst erwartungswidrige Ergebnis wird von Müller (1998) damit erklärt, daß die sehr früh geborenen Kinder als besondere Risikogruppe meist eine rasch einsetzende und intensive ärztliche Betreuung erfahren und so zunächst eine vergleichsweise gute Kompensationsfähigkeit entwickeln können. Erst mit zunehmendem Alter, wenn die Therapien beendet werden, und mit nachlassender Rücksichtnahme in der Schulzeit treten dann die bisher gut kompensierten Hirnfunktionsstörungen der sehr frühgeborenen Kinder deutlicher in den Vordergrund. Demgegenüber scheinen frühgeborene Kinder mit einem Gestationsalter von mehr als 32 Wochen nicht mehr als besondere Risikogruppe zu gelten. Hierdurch erfahren sie möglicherweise auch eine geringere ärztliche Betreuung, so daß ihre neuropsychologischen Beeinträchtigungen ohne besondere Rücksichtnahme früher erkennbar werden. Zusammenfassend folgert Müller (1998) aus diesen Ergebnissen, daß sich die neuropsychologischen Folgen einer Frühgeburt oftmals erst in späteren Lebensjahren offenbaren und dann eine Ursache für Lern- und Leistungsstörungen sowie auch für nachfolgende emotionale und Verhaltensstörungen darstellen.

Insgesamt scheint das Geburtsgewicht ein geeigneter Prädiktor für die Wahrscheinlichkeit späterer Entwicklungsstörungen zu sein, das heißt die Wahrscheinlichkeit kognitiver und verhaltensbezogener Spätfolgen steigt sukzessive mit sinkendem Geburtsgewicht (Breslau, 1995; Breslau et al., 1996; Hack et al., 1994; Karch, 1994; Klebanov, Brooks-Gunn & McCormick, 1994; Saigal et al., 1991).

Fallbeispiel

Susanne war in der 28. Schwangerschaftswoche als erstes Kind gesunder Eltern mit einem Geburtsgewicht von 450 g zur Welt gekommen, nachdem es bei der Mutter während der Schwangerschaft zu einer Eklampsie gekommen war. Die unmittelbare postnatale Entwicklung war durch ein hochgradiges *Atemnot-Syndrom*, mehrere Sepsen, eine Hyperbilirubinämie, eine vorübergehende Hyperglykämie, einen Ventrikelseptum-Defekt und erhebliche *bronchopulmonale Komplikationen* geprägt. Eine Angiokardiopathie (offener Ductus arteriosus Botalli) wurde vier

Wochen nach der Geburt ligiert, eine operative Durchtrennung war jedoch nicht möglich. Insgesamt blieb Susanne über fünf Monate ununterbrochen in stationärer Behandlung. Susanne erwies sich in der Folgezeit als außerordentlich schreckhaft und hyperirritabel. Später zeigte sich ein Minderwuchs, eine ausgeprägte muskuläre Hypotonie und eine deutliche statomotorische Retardierung. Sorge bereitete den Eltern vor allem der extreme Minderwuchs; im Alter von 4;9 Jahren war Susanne nur 91 cm groß. Eine endokrinologische Untersuchung ergab keinen Befund, ihre prospektive Endgröße wurde mit 150,7 cm berechnet. Eine augenärztliche Untersuchung erbrachte eine erhebliche Kurzsichtigkeit von –14,5 bzw. 16,5 Dioptrien.

Susanne wurde im Alter von fast acht Jahren erstmalig neuropsychologisch untersucht, da den Eltern ihre erheblich *reduzierte Aufmerksamkeitsspanne* Sorge bereitete. In der Untersuchung zeigte Susanne eine extrem geminderte Aufmerksamkeit und ein ausgeprägtes Vermeidungsverhalten; das Schreiben ihres eigenen Namens gelang ihr nur in unregelmäßiger Druckschrift, einfache unbekannte Sätze wurden stockend, lautierend und fehlerhaft gelesen. Die psychometrische Untersuchung erbrachte Totalausfälle im Verständnis für Alltagssituationen, im rechnerischen Denken, in der Oberbegriffsbildung und vor allem bei sämtlichen räumlich-konstruktiven Anforderungen. Hier gelang Susanne die Reproduktion von Vorlagen auch nicht annähernd.

Zur weiteren Schullaufbahnberatung wurde Susanne im Alter von neun Jahren und sieben Monaten erneut neuropsychologisch untersucht. Zu diesem Zeitpunkt hatten sich hinsichtlich ihres Leistungsniveaus und -profils kaum Veränderungen ergeben. Susannes reale Entwicklungsgeschwindigkeit hatte nicht mit dem altersabhängigen Entwicklungstempo Schritt halten können. Dies zeigte sich darin, daß viele Testergebnisse zwar einen geringfügigen numerischen Zugewinn aufwiesen, sie fielen aber im absoluten Altersvergleich sogar schlechter aus. Erneut zeigten sich auch drastische Einbußen in Susannes Vigilanz und in ihren Aufmerksamkeits- und Konzentrationsfunktionen.

Zu den häufig beschriebenen Folgen eines zu geringen Geburtsgewichts gehören spätere Verhaltensstörungen, intellektuelle Minderleistungen und soziale Anpassungsschwierigkeiten, die wiederum die Folge einer physiologischen Hypersensibilität darstellen (Ross, Lipper & Auld, 1990; Szatmari et al., 1993). In der klinischen Erfahrung hat sich immer wieder gezeigt, daß frühgeborene Kinder überproportional häufig Veränderungen der sensorischen und taktilen Reizschwelle aufweisen, also etwa auf Berührungsreize oder Geräusche hyper- oder hyposensibel reagieren. Zu den ebenfalls aus der klinischen Erfahrung gut bekannten Phänomenen gehört auch, daß früh geborene Kinder und solche mit Schwangerschafts- oder Geburtskomplikationen spätestens im Vorschul- und Schulalter besonders häufig unter *Aufmerksamkeitsstörungen* leiden. In der Tat kann man aufgrund des Vorliegens einer Aufmerksamkeitsstörung sogar retrospektiv zuverlässig zwischen frühgeborenen und zeitgerecht geborenen Kindern unterscheiden (vgl. Hack et al., 1992; Klein, 1988; Rose et al., 1992; Teplin et al., 1991). Auch Verhaltensstörungen sind ein besonders charakteristisches Merkmal frühgeborener Kinder mit einem zu geringen Geburtsgewicht (Szatmari et al., 1990; 1993).

Bei frühgeborenen Kindern scheint insbesondere die *Daueraufmerksamkeit*, das heißt das Aufrechterhalten einer gleichbleibenden Konzentrationsfähigkeit, beeinträchtigt zu sein (Breslau et al., 1996; Robson & Pederson, 1997), wobei das Ausmaß der Beeinträchtigung wiederum mit den peri- und postnatalen Komplikationen korreliert. Da die untersuchten Kinder jedoch in der Regel auch in anderen, nicht primär aufmerksamkeitsbezogenen kognitiven Fähigkeiten gegenüber normalgeborenen Kindern Minderleistungen aufwiesen (Breslau et al., 1996; Hack et al., 1994; Taylor et al., 1995), hätten die nachgewiesenen Aufmerksamkeitsstörungen frühgeborener Kinder auch die Folge einer *allgemein* reduzierten kognitiven Leistungsfähigkeit sein können. Vereinzelt ließen sich sogar keine Unterschiede in den Aufmerksamkeitsleistungen zwischen den Gruppen finden (Herrgard et al., 1993). Daher blieb die differentialdiagnostische und prognostische Bedeutung von Aufmerksamkeitsstörungen lange Zeit unklar.

Diese Frage wurde kürzlich von Taylor, Hack und Klein (1998) eingehender untersucht, indem frühgeborene Kinder mit unterschiedlichem Geburtsgewicht hinsichtlich ihrer allgemeinen kognitiven Leistungsfähigkeit parallelisiert und unter Berücksichtigung verschiedener Aufmerksamkeitsparameter mit einer Kontrollgruppe normalgeborener Kinder verglichen wurden. Tatsächlich konnten die Autoren zeigen, daß die Gruppe der Kinder mit dem geringsten Geburtsgewicht (< 750 g) unabhängig vom generellen kognitiven Fähigkeitsniveau signifikant schlechter in verschiedenen psychometrischen Aufmerksamkeitstests abschnitten, und diese Beeinträchtigungen mit Verhaltensratings von Eltern und Lehrern korrelierten. Zudem zeigten sich Zusammenhänge zwischen den Aufmerksamkeitsstörungen und daraus resultierenden Schulleistungsbeeinträchtigungen auch unabhängig von der allgemeinen kognitiven Leistungsfähigkeit, das heißt die objektivierbaren Minderleistungen in Mathematik und in der Rechtschreibung waren eine Folge der Aufmerksamkeitsstörungen, nicht jedoch Ergebnis einer allgemein geminderten Intelligenz (vgl. Abb. 14).

Als gute Prädiktoren für den (geringeren) Schulerfolg in der Gruppe der geringgewichtigen Frühgeborenen erwiesen sich die Benennungsgeschwindigkeit, die Umstellungsfähigkeit, die Daueraufmerksamkeit und das visuomotorische Scanning als Parameter unterschiedlicher Aufmerksamkeitsanforderungen.

Taylor, Hack und Klein (1998) diskutieren ihre Befunde auch hinsichtlich der zugrundeliegenden pathophysiologischen Prozesse. Sie vermuten, daß das *Striatum* und damit verbundene cortico-striato-thalamocortikale Rückmeldeschleifen, denen eine große Bedeutung für Aufmerksamkeitsprozesse zukommt, für prä- und perinatale Sauerstoffmangel-Zustände besonders vul-

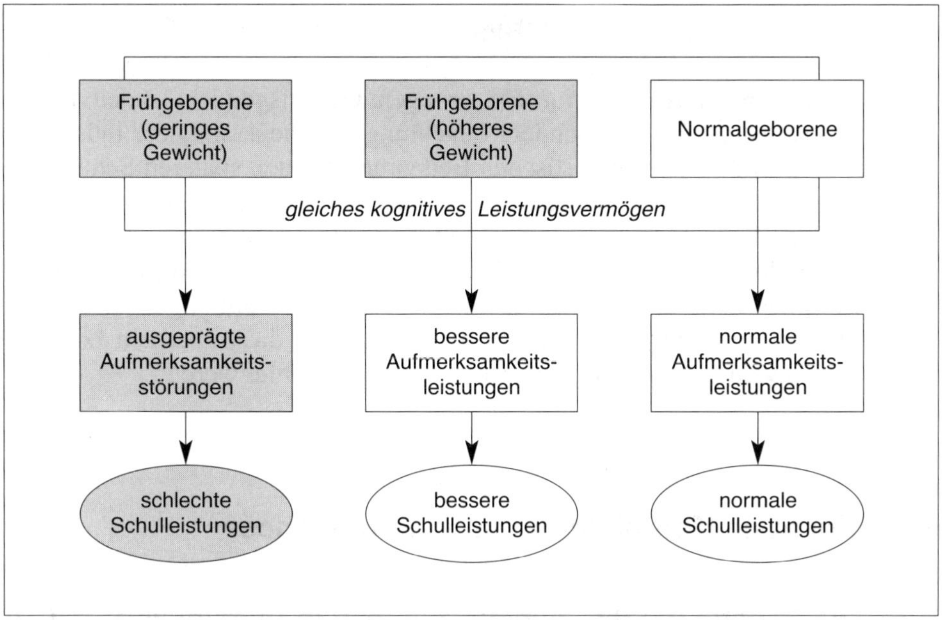

Abbildung 14:
Der Einfluß von Aufmerksamkeitsstörungen auf die Schulleistungen bei frühgeborenen Kindern mit geringem Geburtsgewicht.

nerabel sind, die wiederum gehäuft bei frühgeborenen Kindern mit sehr geringem Geburtsgewicht vorkommen (vgl. auch Lou, 1996). Demnach kann angenommen werden, daß

– eine zu geringe arterielle Sauerstoffzufuhr (arterielle Hypoxie),
– ein Blutdruckabfall (systemische Hypotonie) der Mutter oder
– eine Vergiftung durch eine erhöhte Freisetzung erregender Neurotransmitter,

selektiv zu Reifungs- und Funktionsstörungen des Striatum führen, die sich neuropsychologisch als Aufmerksamkeitsstörungen auswirken. Hierfür sprechen auch die Befunde aus Untersuchungen mit bildgebenden Verfahren. Bei Kindern und Jugendlichen, die mit einem zu geringen Geburtsgewicht geboren worden waren, fanden sich in neuropathologischer Hinsicht gehäuft ein Hydrocephalus, Ventrikelerweiterungen und eine Atrophie des Corpus callosum und in neuropsychologischer Hinsicht Aufmerksamkeitsstörungen (Stewart & Kirkbride, 1996). Da die Kerne des Striatum (Schalen-, Linsen- und Schweifkern) zusammen mit dem Pallidum (blasser Kern) das *extrapyramidale System* bilden, das wiederum den Muskeltonus und die Muskelbwegungen reguliert, ließe sich somit auch erklären, warum frühgeborene Kinder und Kinder mit anderen prä- und perinatalen Komplikationen zum einen besonders häufig durch Dysregulationen des Muskeltonus (muskuläre Hypo- oder Hypertonie) und später durch Aufmerksamkeits- und Konzentrationsstörungen auffallen.

Hinweis

Bei frühgeborenen Kindern mit sehr geringem Geburtsgewicht ist den *Aufmerksamkeitsfunktionen* besondere Beachtung zu schenken. Diese müssen daher aufgrund ihrer prognostischen Bedeutung für den späteren Schulerfolg frühestmöglich differentialdiagnostisch erfaßt werden. Da der Schulerfolg der betroffenen Kinder auch unabhängig von ihrer allgemeinen intellektuellen Leistungsfähigkeit bereits durch spezifische Aufmerksamkeitsstörungen erheblich beeinträchtigt werden kann, sollten gezielte therapeutische Maßnahmen primär auf eine Förderung dieser basalen Funktionen und weniger auf ein kognitives Training gerichtet werden.

5.2 Perinatale Komplikationen anderer Genese

5.2.1 Die Debatte um die „Minimale cerebrale Dysfunktion" (MCD)

Die wohl heftigste Debatte um die Bedeutung tatsächlicher oder vermuteter perinataler Komplikationen ist mit dem Konzept der *„minimalen cerebralen Dysfunktion"* (MCD) verbunden. Dieses Konzept, das hierzulande auch unter den Bezeichnungen „frühkindliches exogenes Psychosyndrom" oder allgemein als „frühkindliche Hirnschädigung" und im anglo-amerikanischen Sprachraum als „minimal brain damage" (MBD) bekannt wurde, geht auf Beobachtungen in den 60er Jahren zurück, die bei Kindern mit verschiedenen Lern-, Leistungs- und Verhaltensstörungen *retrospektiv* eine hohe Anzahl perinataler Komplikationen entdeckten (Schmidt, 1992). Gestützt wurde das MCD-Konzept zunächst durch weitere Untersuchungen, in denen Kinder mit Lernstörungen häufig auch geringfügige neurologische Auffälligkeiten, sogenannte *soft signs*, aufwiesen, zu denen unter anderem leichte ataktische, spastische, choreatoforme oder feinmotorische Bewegungsstörungen, ein Nystagmus, Sensibilitätsstörungen und Reflexanomalien zählen, die oft im Entwicklungsverlauf bestehen bleiben (Spreen, 1988, 1989; vgl. Tab. 19).

In diese Zeit fallen auch Untersuchungen, die geringfügige IQ-Unterschiede in Abhängigkeit von der Geburtslage und der Kopfposition des Kindes oder von der Beckengröße der Mutter selbst bei Kindern ohne jede perinatale Komplikation und mit vollkommen altersgerechter Intelligenz fanden (Rosenbaum, 1970; Willerman, 1970a, 1970b; zit. nach Boll & Barth, 1981, S. 442). Diese und viele andere Studien spiegeln den frühen Versuch wider, für zahlreiche Lern-, Leistungs- und Verhaltensstörungen und *-unterschiede* bei Kindern, die durch sozioökonomische und psychosoziale Umgebungsvariablen nicht zu erklären

Tabelle 19:
Neurologische soft signs (modifiziert nach Lösslein & Deike-Beth, 1997, S. 58).

Neurologische soft signs sind Verhaltensbesonderheiten und Befunde, die recht unspezifisch sind, fluktuierend und situationsabhängig auftreten können und nur eine geringfügige lokalisatorische Aussagefähigkeit besitzen. Anders als neurologische Symptome, sind soft signs selten eindeutig und nicht immer reproduzierbar zu erheben, so daß sie für die Diagnostik zwar wichtige Hinweise geben, jedoch allein eine Diagnose nicht absichern können. Es werden altersunabhängige und altersabhängige soft signs unterschieden.

Altersunabhängige soft signs

- Pathologische Reflexe (gesteigert oder vermindert)
- Reflexasymmetrien
- Tonusanomalien (muskuläre Hypo- oder Hypertonie)
- Astereognosie (Unfähigkeit, Gegenstände durch Betasten zu erkennen)
- Wortfindungsstörungen
- Dysarthrie (Koordinationsstörung beim Sprechen, meist mit undeutlicher Aussprache)
- Dysgraphästhesie (Unfähigkeit, auf die Haut geschriebene Buchstaben oder Zahlen zu erkennen)
- Bewegungsstörungen (z. B. choreatoforme Bewegungsmuster mit unwillkürlichen schnellen Bewegungen oder Tremor)
- Nystagmus (unwillkürliche, zuckende Augenbewegungen)
- Speichelfluß
- mundmotorische Apraxie (Störung der Mundbewegungen)
- psychomotorische Koordinationsstörungen
- fehlende Mitbewegung der Arme beim Gehen

Altersabhängige soft signs

- Motorische Ungeschicklichkeit
- Synkinesien bzw. assoziierte Reaktionen (unwillkürliche Mitbewegungen anderer als der geforderten Körperteile, z. B. Spiegelbewegungen der anderen Körperseite oder des Mundes bei konzentrierter Anstrengung)
- Probleme beim Greifen und Fangen
- verspätete Rückbildung der Primitivreflexe (z. B. Babinski-Zeichen, Fluchtreflex)
- motorische Impersistenz (Unfähigkeit, motorische Handlungen über eine längere Zeit aufrechtzuhalten)
- Gang-, Stand-, Haltungs- und Artikulationsunsicherheiten
- taktile Extinktion (Nichtwahrnehmen eines von zwei Berührungsreizen bei simultaner Hautstimulation)

waren und für die „harte“ Anzeichen einer neurologischen Störung nicht nachweisbar waren, dennoch eine *Ursache* zu finden, die zudem möglichst *meßbar* sein sollte. Das daraus resultierende Konzept der MCD verschob den Fokus der Aufmerksamkeit weg von ausschließlich psychogenen und soziogenen Ursachen für Entwicklungsstörungen bei Kindern hin zu neurogenen Ursachen.

In der Tradition des „Hirnschadens-Konzeptes“ stehen im übrigen auch psychometrische Testverfahren, die bis heute einen Platz in der psychologischen Diagnostik haben. Testverfahren wie der Benton-Test (BT) oder der Göttinger Formreproduktions-Test (GFT) wurden seinerzeit explizit mit der Intention konstruiert, im Sinne eines vorgeschalteten Screening-Verfahrens die Möglichkeit einer Hirnschädigung als Ursache für psychische Störungen zu erfassen. Die Wahl *visuell-figuralen* Stimulusmaterials in diesen und anderen „Hirnschaden-Screenings" geht auf frühe Beobachtungen zurück, daß Kinder mit Lernstörungen häufig Schwierigkeiten in der visuellen Wahrnehmung, in der Rechts-Links-Unterscheidung, in der Auge-Hand-Koordination und im Abzeichnen einfacher geometrischer Muster zeigten und hier oft durch räumliche Drehungen, Klappungen, Vertauschungen und Auslassungen auffielen (vgl. Gaddes & Edgell, 1994, S. 13ff.; siehe Abb. 15).

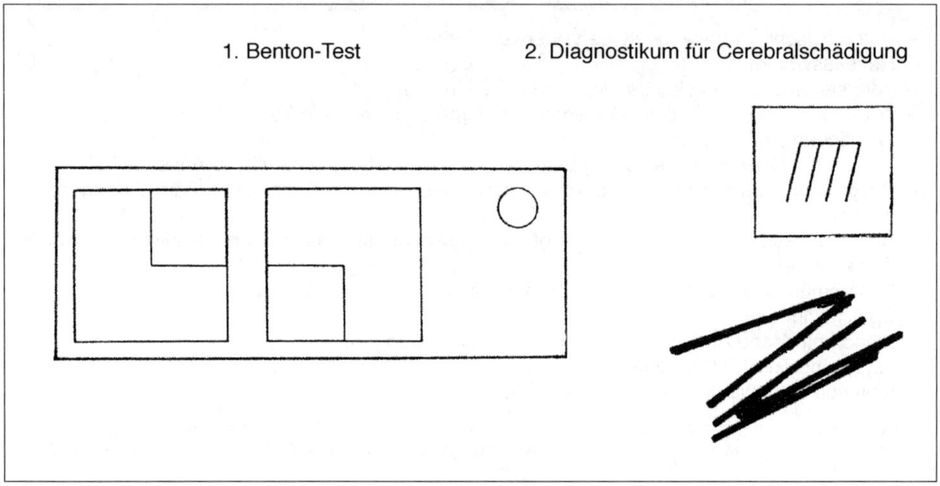

Abbildung 15:
Beispiel-Items aus verschiedenen „Hirnschaden-Screening-Verfahren".

Im Zuge des MCD-Konzeptes wurden derartige visuo-konstruktive Fehlleistungen gewissermaßen als *neuropsychologische soft signs* gedeutet und in psychometrisch operationalisierter Form zur „Hirnschadens-Diagnostik" herangezogen. Die zunächst plausibel erscheinenden Vorteile des MCD-Konzeptes, für zuvor unerklärliche Lern-, Leistungs- und Verhaltensstörungen bei Kindern meßbare Ursachen identifizierbar und damit auch pädagogisch und therapeutisch zugänglich zu machen, wurden jedoch in der Folgezeit durch eine Fülle neuer empirischer Untersuchungen in Frage gestellt. So konnte in entwicklungspsychologischen Studien gezeigt werden, daß visuo-konstruktive „Fehlleistungen" wie Rechts-Links-Verwechslungen, ungenaue zeichnerische Reproduktionen oder unkorrekte Wiedergaben von Größen- und Entfernungsverhältnissen auch zu Beginn der Grundschulzeit auftreten „dürfen", ohne auf eine Hirnschädigung hinzuweisen. Tatsächlich konnte am Beispiel des *Spiegelbild-Schreibens* sogar gezeigt werden, daß Kinder mit einer neurogen verursachten Legasthenie diese Fähigkeit in geringerem Ausmaß beherrschen als etwa familiäre Linkshänder ohne Hinweise auf Hirnfunktionsstörungen (Hécaen & de Ajuriaguerra, 1964), so daß dieses lange Zeit als pathologisches soft sign geltende Merkmal eher ein

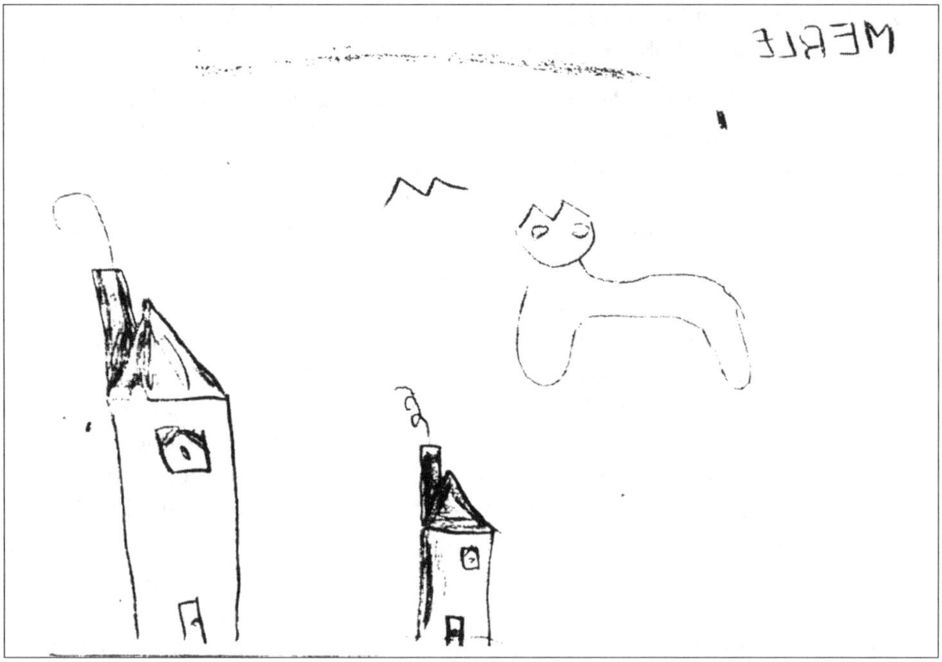

Abbildung 16:
Zeichnung eines sechsjährigen linkshändigen Mädchens ohne Hirnfunktionsstörung.

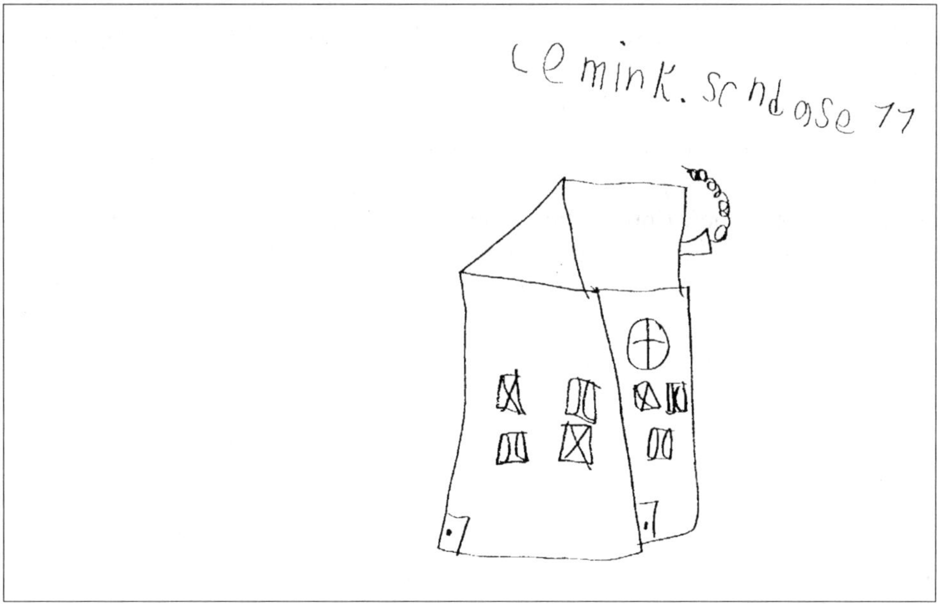

Abbildung 17:
Zeichnung eines sechsjährigen linkshändigen Mädchens mit Hirnfunktionsstörung.

Anzeichen für cerebrale Reife darstellt (vgl. hierzu auch Gaddes & Edgell, 1994, S. 228ff.; siehe auch Abb. 16 und 17).

Trotz der heftigen Kritik, der das MCD-Konzept ausgesetzt war, hat es sich in der klinischen Praxis bis heute in Ansätzen halten können. Sowohl die Diagnose „Verdacht auf frühkindliche Hirnschädigung“ als auch die Anwendung des Benton-Tests oder anderer Screening-Verfahren zur „Hirnschadens-Diagnostik“ lassen sich in zahlreichen aktuellen Befundberichten immer noch finden, obwohl neuere testkritische Untersuchungen nachweisen konnten, daß die genannten Testverfahren dieser Aufgabe nicht gerecht werden (Steck et al., 1990). Tatsächlich hat die oft voreilige und auf ungeeigneten Untersuchungsmethoden beruhende Diagnose einer MCD Eltern, Lehrer, Ärzte, Psychologen und Therapeuten verunsichert. Eine weitere Konsequenz aus der bis heute noch nicht abgeschlossenen MCD-Debatte und ihren Folgen für die klinische Praxis besteht darin, daß die hochkomplexen Zusammenhänge zwischen genetischen, biologischen und psychosozialen Faktoren hinter zu stark vereinfachenden Erklärungsmodellen optimaler und gestörter kindlicher *Entwicklung* zurücktreten. Hierdurch unterbleibt besonders in grenzwertigen Einzelfällen die unbedingt erforderliche sorgfältige Analyse. Liegen keine „harten“ neurologischen Symptome vor, bedeutet dieses nicht den Ausschluß einer Hirnfunktionsstörung. Auch heute lassen sich noch nicht alle Hirn*funktions*störungen mit EEG-Ableitungen oder mit den neuen bildgebenden Diagnoseverfahren (CCT, NMR, PET, SPECT) zweifelsfrei nachweisen (vgl. Wilson, 1990). Hinzu kommt, daß eine eindeutige Zuordnung von hirnorganischen Befunden zu Verhaltensstörungen nicht möglich ist. So lassen sich schwere Verhaltens- und Lernstörungen auch bei Kindern ohne Hirnschädigungen finden und umgekehrt können Kinder mit schwerwiegenden Hirnfunktionsstörungen ein normales Verhalten zeigen.

Diese methodologischen Probleme erschweren eine Beurteilung der langfristigen Auswirkungen *perinataler Komplikationen*. Auch wenn sich nach Geburtskomplikationen Entwicklungsrückstände zunächst unspezifisch („allgemein“) zeigen, sollte heute nicht mehr von einer MCD gesprochen werden. Vielmehr sollten so früh wie möglich die betroffenen Funktionen benannt und als neuropsychologische Störungen oder als Hirnfunktionsstörungen bezeichnet werden (Neuhäuser & Heubrock, 2000).

5.2.2 Neuropsychologische Befunde zu den Auswirkungen perinataler Komplikationen

Bereits die Diskussion um den Entwicklungsverlauf frühgeborener Kinder, die schließlich in so unterschiedliche Konzepte wie die Verzögerungs- und die Defizit-Theorie einmündete, sowie die Vielzahl zum Teil widersprüchlicher Einzelbefunde macht deutlich, daß man perinatale Komplikationen langfristig schlecht beurteilen kann. Während für unreif geborene Kinder mit extrem geringem Geburtsgewicht aufgrund der zahlreichen medizinischen Komplikationen ein hohes Risiko für spätere Entwicklungsstörungen inzwischen allgemein akzeptiert wird, werden die Folgen weiterer perinataler Komplikationen dagegen auch heute noch kontrovers eingeschätzt. Zu den in der Neonatologie häufig diskutierten perinatalen Komplikationen gehören unter anderem:

- *Sauerstoffmangel-Syndrome* (der auch heute noch häufig verwendete Begriff der „Asphyxie“ meint eine perinatale Hypoxie), die beispielsweise durch eine Nabelschnurumschlingung (NSU) oder andere Nabelschnurkomplikationen, bei Mehrlingsschwangerschaften, bei Blutgruppenunverträglichkeiten oder durch ein langes Verweilen im Geburtskanal hervorgerufen werden können. Eine perinatale Hypoxie wird hierzulande diagnostiziert, wenn der 5-Minuten-APGAR-Wert weniger als 7 oder der Nabelarterien-pH weniger als 7,15 beträgt (Fenner & Möller, 1998, S. 114ff.; siehe auch Kasten 10).

Kasten 10:
APGAR-Score (modifiziert nach Fenner & Möller, 1998, S. 119)[1]

Klinische Parameter	Punktwert je Parameter		
	0	1	2
1. Herzfrequenz	fehlt	<100/Minute	>100/Minute
2. Atmung	fehlt	langsam, unregelmäßig, schwacher Schrei	regelmäßig, kräftiger Schrei
3. Muskeltonus	fehlt	reduziert, schwache Beugung der Extremitäten	normal aktive Bewegungen, deutliche Beugung der Extremitäten
4. Reflexantwort auf Stimulation	fehlt	Grimassieren	Schreien
5. Hautfarbe	zyanotisch (blau), blaß	rosige Körperfarbe, Extremitäten zyanotisch	ganzer Körper zeigt rosige Hautfarbe

1 Der APGAR-Score wird zu drei Zeitpunkten, jeweils 1 Minute, 5 Minuten und 10 Minuten nach der Geburt erhoben und erlaubt eine Beurteilung der postnatalen Anpassung des Neugeborenen sowie notwendiger neonatologischer Interventionen (vgl. hierzu Fenner & Möller, 1998, S. 52f.). Der Wert kann zwischen null und 10 schwanken; ein niedriger Wert zeigt ein erhöhtes Gesundheitsrisiko oder sogar eine akute Lebensbedrohung an, ein hoher Wert bedeutet einen guten Gesundheitszustand des Neugeborenen.

- Eine vorzeitige *Ablösung der Plazenta* („Plazenta praevia“) kann ebenfalls zu einem Sauerstoffmangel führen, da der „Mutterkuchen“ als verbindendes Organ zwischen Mutter und Ungeborenem unter anderem auch für die Ernährung und die Sauerstoffversorgung des Kindes zuständig ist. Eine vorzeitige Plazentaablösung zeigt sich meist in Form heftiger Blutungen während der Schwangerschaft und bringt daher für die Mutter das Risiko eines hohen Blutverlustes sowie für das Ungeborene neben der Gefahr einer intrauterinen Hypoxie zusätzlich das Risiko einer Frühgeburt mit sich.

- Die *Bilirubinencephalopathie* („Kernikterus"), bei der es zu einer Ablagerung des cytotoxischen Bilirubin zumeist in den Ganglienzellen des Stammhirns kommt, stellt die schwerste Komplikation der Neugeborenengelbsucht dar.
- *Hämatome* und *Läsionen* durch geburtsunterstützende Maßnahmen, etwa infolge einer Saugglocken- oder Zangengeburt, beispielsweise in Form einer Facialisläsion, des „Kephalhämatoms" oder nach anderen Komplikationen, zum Beispiel durch eine Beckenendlage, intrauterine Druckzustände oder durch eine Hirndrucksteigerung nach ischämischem Hirnödem (vgl. Fenner & Möller, 1998, S. 54f.).

Sauerstoffmangel-Syndrome und perinatale Hirnblutungen können bei Lebendgeborenen im schlimmsten Falle zum Behinderungsbild der *infantilen Cerebralparese* führen, bei der die betroffenen Kinder unter einer spastischen Lähmung aller vier Extremitäten (*Tetraspastik*) oder unter einer anderen Form schwerer Lähmungserscheinungen und unter einer mentalen Retardierung unterschiedlichen Ausmaßes leiden (vgl. hierzu Nelson et al., 1994; Teeter & Semrud-Clikeman, 1997, S. 189ff.). Die motorischen und mentalen Auswirkungen perinataler Komplikationen sind ausgesprochen variabel und können das gesamte Kontinuum von der infantilen Cerebralparese, über hemiparetische Zustände, diskrete psychomotorische Koordinationsstörungen und minimale Reflexanomalien oder andere neurologische soft signs bis hin zu völliger Folgenlosigkeit abdecken. Daher ist

- sowohl eine *retrospektive* diagnostische Zuordnung bei später auftretenden Entwicklungsstörungen
- als auch eine *prospektive* Aussage über zukünftige Entwicklungschancen und -risiken

im Einzelfall fast unmöglich.

Hinzu kommt, daß eine neurogene Noxe durch perinatale Geburtskomplikationen zwar ein wesentlicher, aber nicht der einzige Einflußfaktor für die weitere Entwicklung des Kindes darstellt. Eine ebenso große Bedeutung kommt den *psychosozialen* Umgebungsvariablen, das heißt der Eltern-Kind-Beziehung, pädagogisch-therapeutischer (Früh-)Förderung oder auch der Wohnumwelt und den allgemeinen Lebensumständen zu, so daß die isolierte Betrachtung eines einzigen Faktors allein weder eine sichere diagnostische noch eine valide prognostische Aussage erlaubt.

Um die mit der Frage *langfristiger* Auswirkungen perinataler Komplikationen verbundenen methodologischen Schwierigkeiten gering zu halten, sind insbesondere solche Befunde von Interesse,

- die zum einen die Art und das Ausmaß der perinatalen Komplikation genau angeben und
- zum anderen auf einen möglichst langen Beobachtungszeitraum zurückgreifen.

- Des weiteren sollten nicht nur motorische und grobneurologische Parameter, sondern auch neuropsychologische Meßgrößen berücksichtigt werden und
- es sollte sich um Befunde handeln, die aus Verlaufsstudien gewonnen wurden, um das Problem einer nachträglichen Beurteilung der Schwere perinataler Komplikationen zu umgehen.

Ein derartiger Versuch, die langfristigen Folgen perinataler Komplikationen an einer großen Stichprobe von Risikokindern im Vergleich zu einer gesunden Kontrollgruppe zu erfassen, wurde in Deutschland in der *Gießener Längsschnittstudie* unternommen (siehe unten), deren Ergebnisse verschiedentlich publiziert wurden und viel Beachtung gefunden haben (vgl. Bäcker, 1991; Bäcker et al., 1992; Legner, Pauli-Pott & Beckmann, 1997; Pauli-Pott & Neuhäuser, 1992). Eine weitere deutsche Studie, die den genannten methodologischen Kriterien zwar genügt, sich jedoch ausschließlich auf Frühgeborene beschränkt und alle Kinder mit cerebralen Fehlbildungen, Chromosomenaberrationen und pränatalen Infektionen und somit wichtige und häufige Risikoursachen ausgeschlossen hat, ist die bereits erwähnte *Bonner Longitudinalstudie* (vgl. Brandt, Sticker & Höcky, 1997; Sticker et al., 1998).

In der Gießener Längsschnittstudie wurden 97 reif- *und* frühgeborene Kinder mit unterschiedlichen prä- und perinatalen Komplikationen untersucht, von denen zum letzten Untersuchungszeitpunkt im fünften Lebensjahr noch 58 Kinder nachuntersucht werden konnten. Die Beurteilung der Schwangerschafts- und Geburtskomplikationen erfolgte nicht im Hinblick auf ätiologiespezifische Differenzierungskriterien, sondern auf der Grundlage des auf Prechtl (1965) zurückgehenden *Optimalitätsprinzips*, dem eine Berechnung von Unterschiedswerten zwischen aktuell erhobenen und optimalen Funktionen zugrundeliegt. Als besonders häufige neonatale Komplikationen mit geringen Optimalitätsscores erwiesen sich von 52 möglichen Geburtskomplikationen (vgl. Michaelis et al., 1979) – wiederum unabhängig von der Ätiologie – in der Gießener Stichprobe:

1. eine künstliche Beatmung oder Intubation unmittelbar nach der Geburt,
2. ein Gestationsalter zwischen 38 und 41 Wochen,
3. ein (medikamentös oder apparativ) behandlungspflichtiger Herz- oder Atemstillstand, eine Hypoxie oder eine Azidose sowie ein Atemnot-Syndrom,
4. eine perinatale Medikation,
5. Anzeichen einer drohenden Frühgeburt,
6. eine Berufstätigkeit der Mutter,
7. die postnatale Gesamtbilirubinkonzentration,
8. eine Spontangeburt oder Saugglocken-/Zangengeburt,
9. auffällige APGAR-Werte und
10. frühere Schwangerschafts- oder Geburtskomplikationen.

Diese Liste der häufigsten Schwangerschafts- und Geburtskomplikationen macht deutlich, daß frühe Entwicklungs*risiken* primär durch medizinische Komplikationen und nicht durch psychosoziale Randbedingungen entstehen. Allerdings lassen die einzelnen Risikofaktoren im Einzelfall keine genauen prognostischen Aussagen über den Langzeitverlauf zu, da die *spätere* Entwicklung auch von psychosozialen Faktoren, also etwa von der Art und dem Ausmaß der familiären Unterstützung und Förderung, abhängt (vgl. Largo, 1991).

Aus diesem Grund wurde in der Gießener Studie der Entwicklungsverlauf von Kindern mit prä- und perinatalen Komplikationen bis in das fünfte Lebensjahr hinein untersucht und mit einer Kontrollgruppe perinatal gesunder Kinder verglichen (Legner, Pauli-Pott & Beckmann, 1997). Um den Einfluß des neuro*motorischen* Status, das heißt der Bewegungsfähigkeit der betroffenen Kinder, auf die kognitive Entwicklung zu kontrollieren, erfolgte eine Einteilung verschiedener Subgruppen perinatal beeinträchtigter Kinder hinsichtlich ihrer motorischen Entwicklung bei sonst parallelisierten Randbedingungen (vgl. Bäcker et al., 1992). Ein Vergleich von Untergruppen mit günstigem neuromotorischem Entwicklungsverlauf mit perinatal gesunden Kindern erlaubte sodann die selektive Beurteilung der *kognitiven* Leistungsfähigkeit ohne den Einfluß motorischer Beeinträchtigungen. Hierbei zeigte sich, daß sowohl die Gruppe der Kinder mit schwerwiegenden Komplikationen als auch die Gruppe der Kinder mit gering ausgeprägten Komplikationen im Vergleich zu gesunden Altersgleichen vermehrt *Konzentrationsstörungen* und die Gruppe der neurologisch beeinträchtigten Kinder eine signifikant schlechtere Leistung in den *sprachbezogenen* Fähigkeiten aufwies. Dagegen zeigten die risikogeborenen Kinder keine abweichenden Leistungen in den räumlich-konstruktiven Funktionen, wie dies beispielsweise das MCD-Konzept nahelegen würde. Da visuomotorische und räumlich-konstruktive Teilleistungsstörungen jedoch häufig bei *frühgeborenen* Kindern mit neurologischen Komplikationen nachgewiesen werden konnten (vgl. Largo, 1990; Largo & Duc, 1990), scheint es sich hierbei um ein charakteristisches Merkmal dieser speziellen Risikogruppe zu handeln und nicht generell um ein Entwicklungsdefizit nach ätiologieunspezifischen prä- und perinatalen Komplikationen. Da sich in der Gießener Studie auch die *sprachbezogenen* Leistungsunterschiede zwischen risikolos- und risikogeborenen Kindern lediglich in bezug auf die *neurologisch schwerer beeinträchtigte* Gruppe zeigte (Legner, Pauli-Pott & Beckmann, 1997), kann aus den Ergebnissen der Studie insgesamt geschlossen werden, daß Art und Ausmaß kognitiver Spätfolgen von prä- und perinatalen Komplikationen entscheidend vom *neurologischen* Status abhängt.

Auch dieser Befund spricht somit für eine sehr genaue *neuropsychologische Analyse* der *verschiedenen* prä- und perinatalen Komplikationen und damit gegen die Annahme eines einheitlichen MCD-Konzeptes mit homogener Symptomatik. Bereits zuvor hatte sich im Rahmen der Gießener Längsschnittstudie gezeigt, daß das Ausmaß an prä- und perinatalen Komplikationen zwar mit dem späteren neurologischen Status im Alter von drei und zwölf Monaten korreliert, daß jedoch die in der Neuropädiatrie üblichen Optimalitätsmaße keine prognostische Aussage über die weitere Entwicklung und über Kinder mit leichteren neurologischen Funktionsstörungen erlauben (Pauli-Pott & Neuhäuser, 1992). Die Autoren empfehlen daher ausdrücklich den Einsatz *entwicklungspsychologischer Testverfahren* bei Risikokindern mit *gering ausgeprägter* neurologischer und neuromotorischer Symptomatik, da auf diese Weise auch basale kognitive Funktionen frühzeitig abgebildet werden können, die als Grundlagen für die spätere Entwicklung komplexerer kognitiver Leistungen entscheidend sind und im Falle von zunächst diskreten Störungen im weiteren Entwicklungsverlauf in neuropsychologischen Teilleistungsstörungen resultieren können.

In diesem Zusammenhang sind ergänzend die Ergebnisse aus der *Bonner Longitudinalstudie* instruktiv, da hier die Entwicklung von *Teilleistungsstörungen* frühgeborener Kinder

- in Abhängigkeit vom Ausmaß der (als Aufholwachstum des Kopfumfanges operationalisierten) neurologischen Beeinträchtigung und
- prospektiv bis in das Erwachsenenalter hinein

untersucht werden konnte (Sticker et al., 1998). Auch hier zeigen die Ergebnisse, daß das Ausmaß der Spätfolgen einer Frühgeburt mit sehr geringem Geburtsgewicht von den damit verbundenen *neurologischen Komplikationen* abhängt. So zeigte die Gruppe der frühgeborenen Kinder mit intrauteriner Mangelentwicklung *und* schwerwiegenderen neurologischen Beeinträchtigungen

- häufiger *Formwahrnehmungsstörungen*, die bis in das Erwachsenenalter hinein andauern,
- eine verminderte *kognitive Leistungsgeschwindigkeit*,
- im Vergleich zu allen anderen Gruppen die höchste Rate an *geistiger Retardierung*, die sich unabhängig von der sozialen Schichtzugehörigkeit ebenfalls bis in das Erwachsenenalter als reduzierter IQ abbildet,
- eine deutlich erhöhte *Behindertenquote* im Erwachsenenalter und
- *schlechtere Schulabschlüsse* mit einer deutlich höheren Rate an Sonderschulabschlüssen.

Dagegen fand sich bei den frühgeborenen Kindern mit intrauteriner Mangelentwicklung und schwerwiegenderen neurologischen Beeinträchtigungen weder eine signifikant häufigere *Lese-Rechtschreibschwäche* noch eine *Dyskalkulie*. Bei den *Formwahrnehmungsstörungen*, die im engeren Sinne als neuropsychologische Teilleistungsstörungen zu werten sind, ist bemerkenswert, daß ein Teil der neurologisch beeinträchtigten ehemaligen Frühgeborenen diese im Laufe der Zeit durch gezielte Trainingsmaßnahmen überwinden konnte. Bei einigen Kindern dieser Gruppe konnte eine räumlich-konstruktive Störung sogar überhaupt *erstmalig* im Schulalter diagnostiziert werden.

Dieser letzte Befund stimmt mit klinischen Beobachtungen überein, denen zufolge zunächst vergleichsweise unscheinbare raumanalytische und räumlich-konstruktive Störungen bei Kindern mit perinatalen Komplikationen zu Beginn der *Grundschulzeit* erstmals manifest werden, weil diese neuropsychologischen Teilleistungen kognitive Lernprozesse (Schreiben, Lesen, Geometrie) beeinträchtigungen und nun oft überhaupt erst auffallen. Allerdings verstreichen nach eigenen klinischen Erfahrungen häufig zwei bis drei Jahre, bis eine zutreffende diagnostische Einordnung dieser Teilleistungsstörungen erfolgt, die ihrerseits eine Voraussetzung für spezifische und gezielte Therapiemaßnahmen bildet (vgl. Heubrock & Petermann, 1997a, 1998a).

Auch Sticker et al. (1998) folgern aus den Ergebnissen der Bonner Longitudinalstudie, daß der aufgezeigte Entwicklungsverlauf einzelner Funktionsbereiche dafür spricht, „Frühgeborene auch nach dem Schuleintritt weiterzuuntersuchen" (a.a.O., S. 150) und im Zuge einer längsschnittartigen Betreuung der Risikokinder zu verschiedenen Zeitpunkten Interventionsprogramme und eine intensive Elternberatung bereitzuhalten. Hierfür sprechen auch die Ergebnisse amerikanischer Studien, die für die besonders schwer von prä- und perinatalen Komplikationen betroffene Gruppe cerebralparetischer Kinder zeigen konnten, daß die neuropsychologische Funktionsfähigkeit dieser Kinder im weiteren Verlauf sogar *abnehmen* kann, da einzelne Leistungsstörungen unter komplexer werdenden Alltagsbedingungen zu schwerwiegenden Handicaps kumulieren und sich daraus oft eine verhängnisvolle wechselseitige Verstärkung motorischer, neuropsychologischer und psychosozialer Faktoren ergibt (Majinemer et al., 1994; Pimm, 1992).

Hinweis

Zum Entwicklungsverlauf *neuropsychologischer Teilleistungsstörungen* nach prä- und perinatalen Komplikationen läßt sich festhalten:

- Zu frühgeborene Kinder weisen aufgrund der assoziierten medizinischen Komplikationen generell ein erhöhtes Risiko auf, im weiteren Verlauf unter Hirnfunktionsstörungen zu leiden, wobei das Geburtsgewicht ein guter Prädiktor für spätere neuropsychologische Teilleistungsstörungen zu sein scheint.
- Frühgeborene holen häufig ihre motorischen Defizite, nicht jedoch ihre kognitiven Beeinträchtigungen im weiteren Entwicklungsverlauf auf und

- leiden später häufig unter Aufmerksamkeitsstörungen, wobei die Daueraufmerksamkeit ein besonders vulnerabler Parameter zu sein scheint.
- Bei Kindern mit anderen perinatalen Komplikationen hängt der weitere Verlauf der neuropsychologischen Funktionsfähigkeit primär von der Schwere der initialen neurologischen Komplikationen ab, wobei vor allem mit visuell-analytischen und räumlich-konstruktiven Störungen sowie mit einer Verzögerung der kognitiven Leistungsgeschwindigkeit, aber auch mit einer insgesamt reduzierten intellektuellen Leistungsfähigkeit zu rechnen ist.
- Die langfristige Entwicklung prä- und perinatal beeinträchtigter Kinder hängt entscheidend von frühzeitigen und gezielten Interventionsmaßnahmen und einer begleitenden Elternberatung ab, wobei regelmäßige entwicklungsneuropsychologische Untersuchungen vor allem in vulnerablen Phasen, etwa im zweiten Lebensjahr und während der Grundschulzeit, zukünftige Entwicklungsrisiken zuverlässig identifizieren und hierdurch auch minimieren können.

6 Postnatale Hirnschädigungen

6.1 Epilepsie

6.1.1 Epilepsien im Kindes- und Jugendalter

Epilepsien gehören zu den häufigsten neurologischen Erkrankungen des Kindes- und Jugendalters (Black & Hynd, 1995; Ho-Turner & Bennett, 1999). Epidemiologischen Studien zufolge erleiden etwa 2 % aller Menschen im Laufe ihres Lebens mindestens einen epileptischen Krampfanfall, weltweit leiden 0,5 bis 1 % der Bevölkerung, in Deutschland also ca. 400 000 bis 800 000 Menschen, an einer Epilepsie. In Deutschland muß mit einer jährlichen Neuerkrankungsrate von etwa 30 000 Patienten gerechnet werden. Epilepsien sind für die Klinische Kinderneuropsychologie von besonderer Bedeutung, weil die Erkrankung bei der Hälfte der Betroffenen *vor dem zehnten Lebensjahr* und bei insgesamt zwei Dritteln aller Patienten vor dem 20. Lebensjahr manifest wird (Schneble, 1996). Jungen scheinen hierbei geringfügig häufiger als Mädchen betroffen zu sein (5,2 : 4,8).

Im Grunde handelt es sich bei der Epilepsie nicht um *eine* Krankheit, sondern um eine sehr vielfältige Gruppe von neurologischen Störungen, denen eine besondere motorische Aktivität, oft der bekannte Krampfanfall, eine Veränderung des Bewußtseins bis hin zur Bewußtlosigkeit und sensorische Veränderungen gemeinsam sind. Der häufig synonym für alle Epilepsien sogenannte Krampfanfall ist das häufigste klinische Symptom, das wiederum in äußerst variabler Erscheinungsform auftreten kann. Kommt es wiederholt zu Krampfanfällen, wird eine Epilepsie diagnostiziert.

Während des epileptischen Krampfanfalls kommt es zu einer pathologisch veränderten cerebralen Reizübertragung. Die Aktivität des menschlichen Gehirns basiert auf neuronaler Erregung, die von Neuron zu Neuron weitergegeben wird. Der Reiz gelangt vom Axon der einen Nervenzelle über eine Kontaktstelle, die Synapse, zum Dendriten der nächsten Nervenzelle, wobei ein chemischer Botenstoff, der Transmitter, die Aufnahme der Erregung an der empfangenden Nervenzelle vorbereitet. Der Transmitter beeinflußt die Ionenkanäle der postsynaptischen Membran des empfangenden Neuron und führt, da er eine erregende (exzitatorische) *oder* hemmende (inhibitorische) Funktion haben kann, entweder zu einer Depolarisation oder zu einer Hyperpolarisation. Diese physiologischen Erregungsvorgänge sind bei einer epileptischen Nervenzelle pathologisch verändert: Die bei einer erregenden Reizübertragung ausgelöste Depolarisation ist zum einen besonders *intensiv* und löst eine *hochfrequente Serie von Aktionspotentialen* aus (Schneble, 1996). Zusammen mit der anschließenden Hyper- und Repolarisation der epileptischen Nervenzelle wird dieser Vorgang bei der „feuernden epileptischen Nervenzelle" als *paroxysmale Depolarisation* bezeichnet. Kommt es zu einem gleichzeitigen „Feuern" größerer Nervenzellverbände, spricht man von einer *synchronen paroxysmalen Depolarisation*, die sich klinisch als epileptischer Anfall manifestieren kann (siehe auch Abb. 18).

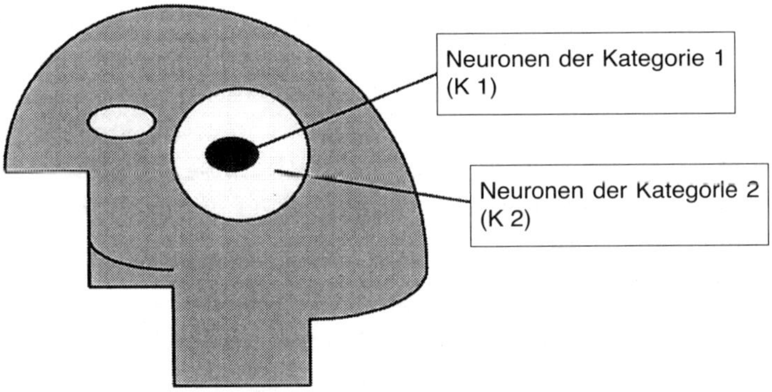

Nach dem Modell von Lockard (1980) entladen sich die stark geschädigten, durch umgebendes Hirngewebe nicht beeinflußbaren K1-Neuronen dauerhaft. Die K2-Neuronen, die weniger stark geschädigt sind und teilweise epileptisch und teilweise normal reagieren, sind sowohl durch K1-Neuronen als auch durch umgebende Hirnstrukturen beeinflußbar. Ein fokaler epileptischer Anfall entsteht, wenn K2-Neuronen von K1-Neuronen rekrutiert, das heißt in das epileptische Geschehen aktiv einbezogen werden. Ein Umschalten in den „epileptischen Modus" geschieht in bestimmten Schlafphasen und in Zuständen verminderter Aufmerksamkeit wesentlich leichter. Einige Therapieansätze, beispielsweise EEG-Biofeedback, versuchen, die Rekrutierung der K2-Neuronen durch K1-Neuronen gezielt zu beeinflussen, um die Entwicklung eines epileptischen Anfalls gezielt zu verhindern.

Abbildung 18:
Das Lockard-Modell der Entstehung fokaler epileptischer Anfälle.

Über lange Zeit hat sich die Klassifikation der Epilepsien an der klinischen Erscheinungsform der Krampfanfälle orientiert. Hierbei wurde zunächst zwischen *großen* und *kleinen* Anfällen unterschieden, die auch als *Grand mal*- oder als *Petit mal*-Anfälle bezeichnet werden. Beim *Grand mal* stürzt der

Betroffene meist plötzlich zu Boden, wobei es oft zu einem Schrei und anschließend zur *tonischen Phase* kommt. Dabei ist der Körper des Gestürzten vollkommen steif, der Kopf häufig in den Nacken überstreckt und die Fäuste sind fest geschlossen. Im Anschluß an diese tonische Phase, die bis zu 30 Sekunden andauern kann, beginnt die *klonische Phase* des Grand mal-Anfalls. Über zunächst unmerkliche muskuläre Vibrationen kommt es zu rhythmischen Zuckungen (Kloni) aller vier Extremitäten und des Gesichts, die insgesamt bis zu 90 Sekunden andauern können. Während der tonischen Phase kann es zu einem Atemstillstand kommen, der in der klonischen Phase durch stoßweises Ein- und Ausatmen unterbrochen wird. Meist sind die Patienten im Anschluß an die klonische Phase bewußtlos und nach dem Erwachen oft über mehrere Stunden hinweg müde und abgeschlagen. Für das Anfallsgeschehen selbst besteht in der Regel eine Amnesie.

Alle übrigen Anfallsarten, die nicht dem Erscheinungsbild des Grand mal entsprechen, werden als *Petit mal* bezeichnet. Hierzu gehören Absencen (kurze Abwesenheitszustände mit Bewußtseinsstörung), psychomotorische Anfälle (meist im Zusammenhang mit Temporallappen-Epilepsien), sogenannte Jackson-Anfälle (fokal-epileptische Anfälle ohne Bewußtseinsverlust mit meist halbseitigen Zuckungen) und Impulsiv-Petit mal-Anfälle (mit blitzartigen Zuckungen meist der Arme).

Inzwischen hat sich eine Klassifikation der Epilepsien durchgesetzt, die sich nicht ausschließlich an den klinischen Erscheinungsbildern orientiert, sondern auch pathogenetische und hirnphysiologische Befunde berücksichtigt (ILAE, 1989; vgl. Tab. 20).

Von *generalisierten* Krampfanfällen wird gesprochen, wenn die epileptische Aktivität gleichzeitig in *beiden* Hirnhemisphären beginnt, unabhängig davon, ob das Krampfgeschehen das ganze Gehirn oder nur einzelne Gehirnabschnitte (z. B. die Frontallappen) betrifft. Bei *fokalen* Krampfanfällen geht die epileptische Aktivität meist herdförmig von *einer* Hirnhemisphäre aus, wobei die klinische Manifestation des Krampfgeschehens dann auf die kontralaterale Körperseite beschränkt bleibt. Sowohl die generalisierten als auch die fokalen Epilepsien werden darüber hinaus weiter hinsichtlich der vermutlichen Pathogenese unterschieden:

- Bei den *idiopathischen* Epilepsien wird vorrangig eine genetische Disposition angenommen;
- bei den *symptomatischen* Epilepsien stellt das Anfallsgeschehen ein weiteres Symptom einer Grunderkrankung, beispielsweise nach Schädel-Hirn-Traumen, Tumoren oder Stoffwechselstörungen, dar;
- bei den *kryptogenen* Epilepsien wird vermutet, daß es sich um symptomatische Epilepsien handelt, deren Ursachen bis heute (noch) nicht bekannt sind.

Tabelle 20:
Einteilung der Epilepsien des Kindes- und Jugendalters
in Anlehnung an die Internationale Liga gegen die Epilepsie
(ILAE, 1989).

Generalisierte Epilepsien	
symptomatisch:	– benigne myoklonische Epilepsie des Kindesalters
idiopathisch:	– benigne hereditäre Neugeborenenkrämpfe – benigne Neugeborenenkrämpfe – Pyknolepsie – Impulsive-Petit mal-Epilepsie – Aufwach-Grand mal-Epilepsie
kryptogen:	– Blick-Nick-Salaam (BNS)-Epilepsie – Lennox-Gastaut-Epilepsie – myoklonisch-astatische Epilepsie
Fokale Epilepsien	
symptomatisch:	– Temporallappen-Epilepsie – Frontallappen-Epilepsie – Parietallappen-Epilepsie
idiopathisch:	– Rolando-Epilepsie – primäre Leseepilepsie

Für die Klinische Kinderneuropsychologie ist von Bedeutung, daß es eine *altersbezogene Präferenz* für das Vorkommen bestimmter Epilepsien bei Kindern und Jugendlichen gibt (vgl. Tab. 21).

Über lange Zeit umstritten war die Frage nach den *neuropsychologischen* Folgen epileptischer Anfallsleiden bei Kindern und Jugendlichen. Im Zuge des Bemühens, weitverbreiteten Vorurteilen gegenüber Epilepsiekranken entgegenzuwirken, wurden vereinzelt kognitive Einbußen als unmittelbare Folge der Epilepsie weitgehend bestritten (vgl. Kasten 11).

Inzwischen ist jedoch bekannt, daß mindestens etwa ein Viertel der anfallskranken Kinder unter deutlichen kognitiven Leistungsminderungen leiden, zu denen vor allem reduzierte Intelligenztestwerte, Aufmerksamkeits- und Konzentrationsstörungen, eine psychomotorische Verlangsamung und Merkfähigkeitsstörungen gehören (Curley, 1992; Neuhäuser, 2000). Natürlich muß hierbei beachtet werden, ob es sich bei empirisch nachweisbaren Minderleistungen um die Folgen der Epilepsie selbst, die Folgen einer gemeinsamen neurologischen Grunderkrankung, um Medikationseffekte, um die Auswirkungen psychosozialer Belastungen oder um eine Kombination aus all diesen möglichen Einflußfaktoren handelt.

Tabelle 21:
Entwicklungsbezogenes Vorkommen der Epilepsien im Kindes- und Jugendalter (die Prozentangaben beziehen sich auf die Häufigkeit des Auftretens unter allen Epilepsieformen).

Epilepsie	Alter bei Erstmanifestation	klinische Symptomatik
Neugeborenenkrämpfe	Neugeborenenalter	meist wenig charakteristische (amorphe) Symptome, aber auch generalisierte tonisch-klonische Anfälle, oft nach Fieber mit schnellem Temperaturanstieg
Blitz-, Nick-Salaam (BNS)-Krämpfe (früher: West-Syndrom)	in den ersten beiden Lebensjahren (17 %)	plötzliche nach vorne gerichtete (propulsive) Zuckungen mit anschließendem Hochschleudern des Oberkörpers und der Arme
Lennox-Gastaut-Syndrom (Myoklonisch-astatische Anfälle)	Vorschulalter (13 %)	Muskelzuckungen (Myoklonien) und plötzliche Stürze
Grand mal-Epilepsien und Absencen	Grundschulalter (zusammen 34 %)	Stürze mit tonisch-klonischer Phase und Bewußtseinsverlust (Grand mal) und kurze Abwesenheitszustände, manchmal mit Verdrehen der Augen nach oben (Absencen)
Impulsiv-Petit mal-Epilepsie (früher: Janz-Syndrom), aber auch psychomotorische Anfälle	Jugendalter (13 %)	heftige, meist morgens auftretende Zuckungen oder Schleuderbewegungen (Impulsiv-Petit mal) oder Schluck-, Schmatz- und Leckbewegungen (psychomotorische Anfälle)
Impulsiv-Petit mal-Epilepsie, Grand mal-Epilepsie und psychomotorische Anfälle	frühes Erwachsenenalter (16 %)	siehe oben

Es scheint jedoch einen unmittelbaren Zusammenhang zwischen der Schwere der Epilepsie und dem Ausmaß der neuropsychologischen Störungen zu geben: So weisen Kinder mit einer hohen Anfallsfrequenz und mit einer frühen Erstmanifestation der Epilepsie deutlich schwerere kognitive Defizite auf (Aldenkamp, 1999; Aldenkamp, Gutter & Beun, 1992; Aldenkamp, Overweg-Plandsoen & Diepman, 1999). Auch konnten neuere elektrophysiologische, histologische, bildgebende und neuropsychologische Studien zeigen, daß eine chronische Epilepsie zu irreversiblen morphologischen Veränderungen und zu nur geringfügig beeinflußbaren neuropsychologischen Störungen führt (vgl. zusammenfassend Jokeit & Ebner, 1999). Interessant sind in diesem Zusammenhang auch erste Ergebnisse neuropsychologischer Verlaufsuntersuchungen nach epilepsiechirurgischen Eingriffen bei Kindern. Hier konnte die Bonner Arbeitsgruppe (Lendt, Helmstaedter & Elger, 1999) für Patienten

Kasten 11:
Fragen und Anworten zur Intelligenz epilepsiekranker Kinder in Angehörigenratgebern.

1. Haben Epilepsiekranke eine geringere Intelligenz?[1]
Epilepsiekranke ohne eine zugrundliegende Erkrankung des Gehirns haben eine normale Intelligenz. Ist die Epilepsie Folge einer schweren Grunderkrankung des Gehirns, so verursacht die Grunderkrankung die Intelligenzminderung und nicht die Epilepsie selbst. Es ist mittlerweile belegt, daß epileptische Anfälle selbst bei ausreichender Behandlung nicht zu einer Abnahme der Intelligenz im Vergleich etwa zu Geschwistern dieser Kranken führen. (...)
2. Haben Epilepsien Einfluß auf Intelligenz, Lern- und Leistungsfähigkeit?[2]
Epilepsien beeinflussen weder die Intelligenz noch die Lern- und Leistungsfähigkeit allgemein und bleibend. Anfälle und Medikamente können aber die Lern- und Leistungsfähigkeit vorübergehend beeinträchtigen.
3. Ist eine reduzierte Leistungsfähigkeit die Folge der Anfälle?[2]
Dies ist möglich, aber nicht zwingend, hängt vor allem von der Anfallsart ab und muß im Einzelfall geklärt werden. Außer in der Anfallsphase selbst ist eine reduzierte Leistungsfähigkeit auch kurz vorher und insbesondere nachher denkbar. Eine anfallsbedingte Reduktion der Leistungsfähigkeit ist jedoch immer eine vorübergehende Erscheinung. Ist die Leistungsfähigkeit längerfristig beeinträchtigt, müssen die Ursachen in der Grunderkrankung, in Teilleistungsschwächen und/oder in der medikamentösen Behandlung gesucht werden.

1 aus Schmidt (1988)
2 aus Schweizerische Vereinigung der Eltern epilepsiekranker Kinder SVEEK (o.J.).

mit fokalen Epilepsien zeigen, daß bei postoperativer Anfallsfreiheit die kognitive Leistungsfähigkeit im Vergleich zur präoperativen Situation konstant bleibt, während postoperativ fortbestehende Krampfanfälle sich ungünstig auf den späteren neuropsychologischen Entwicklungsverlauf auswirkten.

Während sich bei den symptomatischen Epilepsien in der Regel eine verursachende neurogene Noxe nachweisen läßt, kommen im Kindesalter häufig auch Epilepsien vor, deren genaue Ursache bis heute nicht bekannt ist. Da sich jedoch in den meisten Fällen
- eine familiäre Häufung,
- konkordante pathologische Veränderungen bei eineiigen Zwillingen und
- oft auch vergleichbare EEG-Veränderungen bei anfallsfreien Geschwistern gefunden haben,

wird eine genetische Disposition mit vermutlich autosomal-dominantem Erbgang angenommen, die zu einer Hirnreifungsstörung führt (*hereditary impairment of brain maturation* oder HIBM; Doose & Neuhäuser, 1997). Diese Gruppe der im Kindesalter auftretenden fokalen Epilepsien besitzt eine gute Prognose, da die Anfallsaktivität zumeist vor oder während der Pubertät wieder verschwindet. Diese Epilepsieformen werden daher als *benigne* (gutartige) *Partialepilepsien* bezeichnet (siehe Tab. 22).

Tabelle 22:
„Gutartige“ Epilepsieformen des Kindesalters und assoziierte Hirnfunktionsstörungen (nach Doose & Neuhäuser, 1997; Gross-Selbeck, 1993, S. 11).

Epilepsieform	EEG-Befunde	Neuropsychologische Störungen
Rolando-Epilepsie	zentro-temporale sharp waves	visuomotorische Störungen, Lese-Rechtschreibstörungen, Dyskalkulie, Aufmerksamkeits- und Konzentrationsstörungen
Pseudo-Lennox-Syndrom	langsame und diffuse spike/wave-Komplexe, häufig frontal lokalisiert	Störungen der visuomotorischen Koordination, Regression des Wortschatzes, orale Dyspraxie, Dysarthrie, Wortfindungs- und Sprachverständnisstörungen, Schwächen in der zeitlichen und vor allem räumlichen Orientierung
Bioelektrischer Status epilepticus im Schlaf (ESES)	frontale sharp slow wave-Foci mit Generalisierungstendenz, massive Aktivierungstendenz im Schlaf bis hin zum Status epilepticus im nonREM-Schlaf	allgemeine Entwicklungsverzögerung, Sprachentwicklungsstörung, zum Teil komplexe Retardierung
Landau-Kleffner-Syndrom	multifokale sharp waves, meist temporal oder temporo-parietal; synchrone Aktivierung oft erst im Schlaf	auditiv-verbale Agnosie, manchmal auch Geräuschagnosie, Regression der expressiven Sprache, Paraphasien, Wortverstümmelungen, später auch globale Aphasie, bisweilen Dysarthrie und orale Dyspraxie
Benigne Partialepilepsie mit affektiver Symptomatik („terror fits“)	inkonstante fronto-temporale oder temporo-parietale sharp waves	nächtliche Panikattacken („terror fits“), später auch tagsüber; Verhaltensstörungen
Benigne Partialepilepsie mit okzipitalen Foci	okzipital lokalisierte, gut strukturierte, meist amplitudenhohe sharp slow waves	Migräne-Symptomatik

Leider kommt es bei den benignen Partialepilepsien zu zum Teil erheblichen Hirnfunktionsstörungen, die häufig auch nach dem Abklingen der klinisch manifesten Anfallsaktivität fortbestehen. Das Spektrum der neuropsychologischen Beeinträchtigungen reicht von umschriebenen Teilleistungsstörungen (z. B. epileptische Aphasie oder Lautagnosie beim Landau-Kleffner-Syndrom) bis hin zur umfassenden Entwicklungsretardierung (z. B. beim Pseudo-Lennox-Syndrom und in manchen Fällen auch beim ESES).

Für die Neuropsychologie der Epilepsien des Kindesalters ergeben sich hieraus zwei Folgerungen: Zum einen wird eine allein an der klinischen Symptomatik orientierte Klassifikation den benignen Partialepilepsien nicht gerecht, da hierbei die anzunehmende gemeinsame Pathogenese, das heißt die erbliche

Hirnreifungsstörung, nicht berücksichtigt. Zum anderen können die mit der Epilepsie verbundenen Hirnfunktionsstörungen für die Langzeitprognose ein wesentlich größeres Problem darstellen als die Krampfaktivität selbst, so daß den neuropsychologischen Folgen der benignen Fokalepilespien zukünftig mehr Beachtung geschenkt werden sollte (vgl. hierzu Doose & Neuhäuser, 1997; siehe auch Abb. 19).

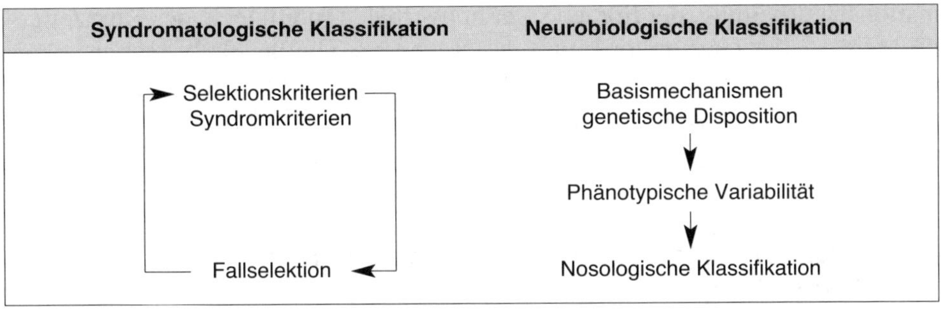

Abbildung 19:
Gegenüberstellung epilepsiebezogener Klassifikationssysteme
(modifiziert nach Doose, 1993, S. 29f.).

Für ein Verständnis der kindlichen Epilepsien ist es daher entscheidend, die ihnen zugrundeliegenden neurobiologischen Ursachen zum Ausgangspunkt einer sinnvollen Einteilung zu machen. Diese könnten dann auch die neuropsychologischen Störungen besser einbeziehen und erklären, warum es in Abhängigkeit von *unterschiedlichen* Risikofaktoren zu einer *unterschiedlichen* phänotypischen Ausgestaltung derselben Epilepsieform kommen kann (neurobiologische Klassifikation). Derartige individuelle Unterschiede lassen sich nicht erklären, wenn epileptische Syndrome ausschließlich aufgrund ihrer elektrophysiologischen Syndromkriterien definiert werden (syndromatologische Klassifikation). In der Praxis kann dies zur Folge haben, daß epileptische Krankheitsbilder überhaupt nicht als solche diagnostiziert werden, weil sie den a priori gesetzten Selektionskriterien nicht gerecht werden. Dies kann im Einzelfall, vor allem bei differentialdiagnostisch schwer abgrenzbaren Störungen, durchaus zu Fehldiagnosen führen.

Besonders kontrovers eingeschätzt werden bis heute die Bedeutung und die möglichen Spätfolgen sogenannter *Fieberkrämpfe* bei Säuglingen und Kleinkindern. Diese Krampfanfälle treten mit einer Inzidenz von etwa zwei bis fünf Prozent in der Folge schnell ansteigenden Fiebers auf und sind die häufigste Anfallsform bei sehr jungen Kindern (Aicardi, 1993; Doose, 1995). Für die Beurteilung der neuropsychologischen Folgen spielt die Häufigkeit und Schwere des Fieberkrampfes eine entscheidende Rolle. Während ein einmaliger Fieberkrampf keine Spätfolgen nach sich zieht und daher als gutartig gelten kann, scheinen wiederholte und länger andauernde (komplizierte) Fieberkrämpfe, die sich im Einzelfall über 20 Minuten und mehr erstrecken können, die spätere kognitive Leistungsfähigkeit der Kinder ungünstig zu beeinflussen. In einer empirischen Untersuchung konnten Kölfen, Pehle und Lüchrath (1999) zeigen, daß Kinder, die einen komplizierten oder aber mehrere Fieberkrämpfe erlitten hatten, signifikant schlechtere Ergebnisse in verschiedenen neuropsychologischen Testverfahren aufwiesen. So zeigten diese Kinder Einschränkungen der Informationsverarbeitung, der Sprache, der nonverbalen Intelligenz, des Kurzzeitgedächtnisses, der Grobmotorik und des Rechnens. Unklar bleibt jedoch, ob es sich hierbei um eine unmittelbare Folge des Krampfgeschehens handelt oder ob sowohl die Fieberkrämpfe als auch die neuropsychologischen Funktionsstörungen Folgen einer zugrundeliegenden Hirnschädigung sind.

6.1.2 Frühkindliche Epilepsien nach hereditären Hirnreifungsstörungen

6.1.2.1 Landau-Kleffner-Syndrom (LKS)

Diese hereditäre Epilepsieform ist aus neuropsychologischer Sicht besonders interessant, weil sie mit zum Teil erheblichen Sprachstörungen einhergeht und daher auch als „epileptische Aphasie“ (Doose & Neuhäuser, 1997) und im ICD-10 als „erworbene Aphasie mit Epilepsie“ (F80.3) bezeichnet wird. Die heute gebräuchlichere Bezeichnung als Landau-Kleffner-Syndrom geht auf eine Fallbeschreibung von sechs Kindern durch die Autoren Landau und Kleffner (1957) zurück, bei denen es nach bis dahin unauffälliger Sprachentwicklung innerhalb von wenigen Wochen bis Monaten zu einer Aphasie und zu charakteristischen EEG-Veränderungen kam. Beim Landau-Kleffner-Syndrom zeigen sich im EEG multifokale sharp-slow-waves insbesondere im Bereich des Temporallappens, wobei diese zumeist im Schlaf aktiviert werden und in etwa 70 % bis 80 % der Fälle zu epileptischen Anfällen führen, die sehr variabel sein können (Baur, 1996; Beaumanoir, 1992; Deonna, 1991; Doose & Neuhäuser, 1997; Esser & Wyschkon, 2000; siehe Abb. 20). Bei etwa der Hälfte der Kinder mit einem LKS treten epileptische Anfälle vor den charakteristischen aphasischen Symptomen auf oder sie zeigen sich parallel mit ihnen (Eslava-Cobos & Mejia, 1997; Paquier, van Dongen & Loonen, 1992; Tharpe & Olson, 1994).

Ein pathologisches EEG läßt sich bei der großen Mehrheit der Fälle bereits zu Beginn der Erkrankung ableiten. Der epileptische Fokus ist nicht unbedingt an die sprachdominante Hemisphäre gebunden, sondern fluktuiert häufig innerhalb einer Hirnhälfte und zwischen den Hemisphären (Martins da Silva & Nunes, 1995). Beschrieben wurden generalisierte fokale, komplex-fokale, atonisch-astatische, (hemi-)klonische und atypische absenceartige Anfälle mit unterschiedlicher Häufigkeit, so daß eine differentialdiagnostische

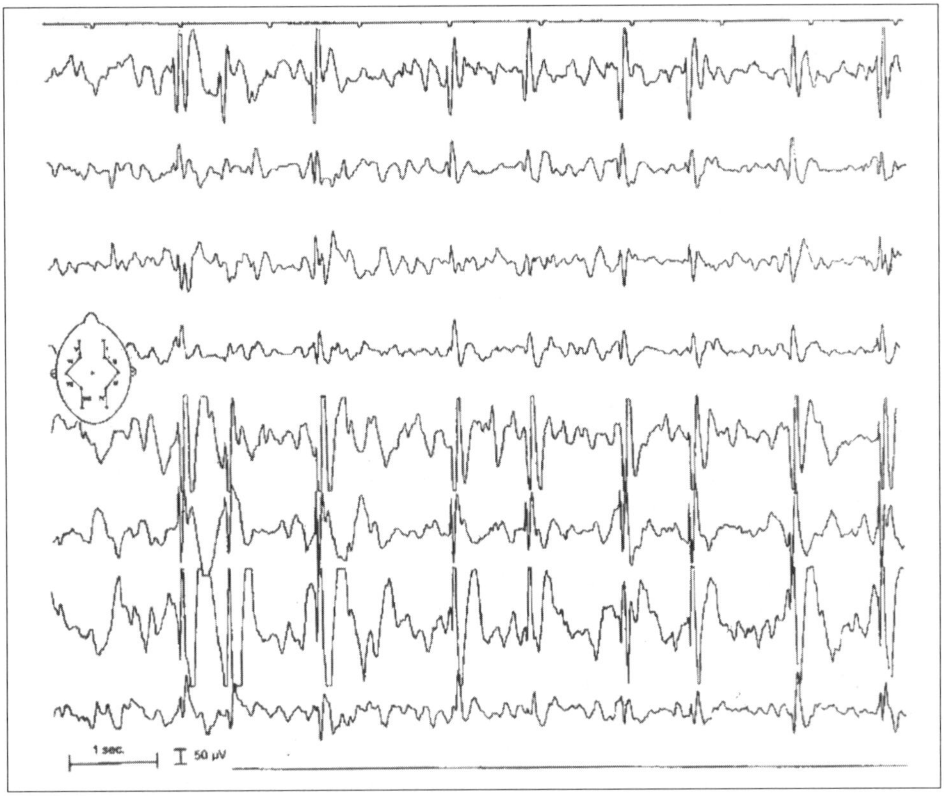

Abbildung 20:
EEG-Muster eines siebenjährigen Mädchen mit Landau-Kleffner-Syndrom.
Erkennbar ist ein hochaktiver sharp-slow-wave-Fokus über der linken Hirnhemisphäre (aus Doose & Neuhäuser, 1997, S. 54).

Abgrenzung zu anderen Epilepsie-Syndromen des Kindesalters, so etwa zur Rolando-Epilepsie, dem Pseudo-Lennox-Syndrom oder dem bioelektrischen Status epilepticus im Schlaf (ESES), oft schwer zu treffen ist (vgl. Doose & Neuhäuser, 1997).

Zuverlässige epidemiologische Angaben zum Landau-Kleffner-Syndrom liegen derzeit nicht vor. Bis zum Jahr 1990 waren weltweit erst ca. 140 Fälle bekannt, bis 1992 waren es erst 200 (Baur, 1996; Beaumanoir, 1992). Insgesamt gilt diese Epilepsieform auch unter Berücksichtigung einer höheren Dunkelziffer als ausgesprochen selten. Die hohe Dunkelziffer ergibt sich daraus, daß viele Kinder mit einem LKS als schwerhörig oder sogar taub fehldiagnostiziert werden, obwohl audiometrische Untersuchungen ohne Befund sind (Szliwowski, 1991). Betroffen sind Kinder im Alter von zwei bis sieben Jahren, wobei Jungen häufiger als Mädchen erkranken. In etwa 70 % der Fälle manifestiert sich die Erkrankung vor dem sechsten Lebensjahr, in seltenen Fällen aber auch bereits mit 18 Monaten oder erst spät im Schulalter (Chevri-Muller et al., 1990). Bei etwa 10 % bis 15 % findet sich eine Sprachentwicklungsverzögerung in der Vorgeschichte (Baur, 1996; Doose & Neuhäuser, 1997; Elliger et al., 1990).

Untersuchungen mit bildgebenden Verfahren (PET, SPECT) konnten keine gravierenden Hirnläsionen nachweisen, es zeigten sich jedoch Störungen des Hirnstoffwechsels in den Temporallappen und eine verminderte Stoffwechselrate in den Thalamuskernen (Beaumanoir, 1992; Maquet et al., 1995; Mouridsen et al., 1993).

Leitsymptom, insbesondere bei klinisch anfallsfreiem Verlauf, ist zunächst eine *Lautagnosie*, die im Alltag als Sprachverständnisstörung auffällt. Die betroffenen Kinder *verstehen* Texte, Sätze, Wörter und Laute nicht mehr, obwohl sie sie hören können. Selektiv gestört ist also die *Sinnentnahme*, obwohl die erkrankten Kinder häufig als schwerhörig erscheinen. Später kann auch eine *Geräuschagnosie* hinzutreten, bei der selbst Alltagsgeräusche nicht mehr in ihrer Bedeutung erfaßt werden können und die Kinder auf auditive Reize generell nicht mehr reagieren. Da die zugrundeliegende neuropsychologische Symptomatik schwer erkennbar ist, fallen die betroffenen Kinder oft erst durch ihr verändertes Verhalten auf. Obwohl es sich beim Landau-Kleffner-Syndrom um eine *rezeptive* Sprachstörung handelt, ist auch die Sprachproduktion betroffen. Die Kinder sprechen immer weniger; oft kommt es auch zu weiteren qualitativen Auffälligkeiten wie Wortfindungsstörungen, semantischen und phonematischen Paraphasien, Neologismen, Dysgrammatismus, Echolalien, Dyslalien und Einschränkungen des Wortschatzes und der auditiven Merkfähigkeit (vgl. Baur, 1996). Differentialdiagnostisch bedeutsam ist, daß das Verständnis für *Symbolsprache* erhalten bleibt. Angesichts der erheblichen rezeptiven Sprach- und Kommunikationsstörungen ist es leicht nachvollziehbar, daß ein Großteil der erkrankten Kinder zum Teil massive *Verhaltensauffälligkeiten* zeigt, die sich vor allem in Aggressivität, Wutausbrüchen, emotionaler Labilität und geringer Frustrationstoleranz äußern, während depressive Störungen nicht auftreten.

Der weitere *Verlauf* des Landau-Kleffner-Syndroms kann in den einzelnen Fällen sehr variabel sein und von vollständiger Remission (bei einem Drittel der Kinder) bis zu irreversiblen neuropsychologischen Beeinträchtigungen (bei etwa zwei Fünftel) reichen. Als wichtigster prognostischer Faktor hat sich insgesamt das *Alter* zum Zeitpunkt der Erstmanifestation erwiesen, wobei die kritische Grenze bei fünf Jahren zu liegen scheint (Baur, 1996). Erkranken sechsjährige und ältere Kinder, besteht eine wesentlich günstigere Prognose im Vergleich zu einem Erkrankungsalter mit vier Jahren und bei noch jüngeren Kindern. Das Landau-Kleffner-Syndrom wird den sogenannten *benignen* Epilepsien des Kindesalters zugerechnet, da die epileptische Aktivität und die

Fallbeispiel

Detlef wurde im Alter von 9;10 Jahren erstmalig neuropsychologisch untersucht. Aus der Anamnese waren Schwangerschaftskomplikationen (vorzeitige Wehen im vierten und fünften Monat und das Fehlen von Kindsbewegungen in der 29. Woche), eine auffallende Geburtslänge (57 cm), „Kletterfüße" und unstillbares Schreien bemerkenswert. Im dritten und vierten Lebensmonat war es zu mehreren Ereignissen gekommen, bei denen Detlef nach heftigem Schreien plötzlich blau anlief und dann ohnmächtig wurde. Das Untersuchungsheft für Kinder vermerkte später eine hypermotorische Unruhe und eine *Einschränkung des Hörvermögens.* Mit drei Jahren fiel eine undeutliche Aussprache auf, die kurzzeitig logopädisch behandelt wurde. Detlef wurde mit sechs Jahren eingeschult, nach nur sechs Wochen aber aufgrund seines ständigen Bewegungsdrangs und teilweise auch *aggressiver Handlungen* gegen Mitschüler in die Vorschule zurückverwiesen. Auch nach der Wiedereinschulung kam es fortwährend zu Verhaltensproblemen.

Eine Familienhelferin, die der alleinerziehenden Mutter zeitweise zur Seite gestellt wurde, bestätigte den Eindruck der Mutter, daß Detlef sich um ein angemessenes Verhalten bemühe, zur Selbststeuerung aber nicht in der Lage sei. Detlef sprach viel zu hastig und undeutlich und war daher oft vollkommen unverständlich. Er befühlte und betastete alles, bevor er von Gegenständen überzeugt war und oft schien er überhaupt nicht zu *verstehen*, was man von ihm wollte. Es kam vor, daß er völlig ernsthaft und ungeduldig fragte, ob man denn nicht mit ihm *„deutsch sprechen*" könne. Zur Familienanamnese war zu erheben, daß der leibliche Vater des Jungen an einer nicht näher bekannten neurologischen Erkrankung gelitten haben soll, die unter anderem zu einer *„zunehmenden Ertaubung"* und zu unkontrollierten Verhaltensausbrüchen geführt hatte.

In der neuropsychologischen Untersuchung fielen sofort gravierende *Sprachverständnisstörungen* auf. Detlef orientierte sich kaum an den verbalen Testinstruktionen, sondern versuchte, aus *visuellen Hinweisreizen* und Vermutungen den Sinn der einzelnen Aufgaben zu erschließen. Gesprochene Anweisungen und Fragen wurden oft überhaupt nicht oder völlig falsch verstanden, obwohl akustische Orientierungsreaktionen vorhanden waren. Im HAWIK-R schnitt Detlef im Verbalteil deutlich schlechter ab als es seine insgesamt *durchschnittliche* Leistungsfähigkeit vermuten ließ. Die Untersuchung der Sprache zeigte erhebliche *Beeinträchtigungen des Sprachverständnisses* auf Laut-, Wort-, Satz- und Textebene. Dagegen gelang Detlef die Orthographie und das Beherrschen grundsätzlicher Wortbedeutungen *ohne phonematische Komponente* gut. Bei *auditiver* sprachlicher Information produzierte Detlef oft grobe Abweichungen, er fragte häufig nach, war sichtlich angestrengt, schnell ermüdbar und zum Teil vollkommen überfordert.

Die daraufhin gestellte Verdachtsdiagnose eines Landau-Kleffner-Syndroms konnte kurze Zeit später gesichert werden. Die HNO-ärztliche Untersuchung einschließlich BERA[1] erbrachte keinen Befund. Das Schlafentzugs-EEG mit Schlafphase erbrachte bei geöffneten Augen zunächst eine altersentsprechende Grundaktivität; während des Einschlafstadiums und des Leichtschlafes zeigte sich dann jedoch das Auftreten von rechts-fronto-präzentralen und *temporalen sharp-waves und sharp-slow-waves* mit Überleitung zur Gegenseite und Neigung zur Generalisation. Eine spätere 24-Stunden-EEG-Ableitung bestätigte ebenfalls einen ausgeprägten sharp-wave-Fokus rechts-temporal bereits im Müdigkeitsstadium.

Der Fokus aktivierte im Schlaf deutlich und mündete in meist über 20 sec. dauernde Paroxysmen mit Generalisierung. Nach einer antikonvulsiven Medikation zunächst mit Sultiam (Ospolot®), später mit Valproinsäure (Valproat®) erbrachte nach zwei Monaten eine deutliche Besserung des EEG-Befundes. Eine dritte 24-Stunden-EEG-Ableitung nach einem weiteren Monat zeigte eine weitere Befundbesserung mit altersphysiologischer Grundaktivität und nur noch vereinzelten unspezifischen spannungsaktivierten Gruppenbildungen ohne Herdhinweis in Phasen leichter Ermüdung.

1 BERA = (Brain) Electric Response Audiometry, Methode zur Hörmessung durch Ableitung akustisch evozierter Hirnstammpotentiale (Hirnstammaudiometrie)

EEG-Veränderungen zumeist vor oder während der Pubertät eine vollständige Remission erfahren (Doose & Neuhäuser, 1997). Leider sieht die Prognose hinsichtlich der neuropsychologischen Beeinträchtigungen weniger günstig aus; so scheinen sowohl die aphasischen und die auditorisch-agnostischen als auch die darüber hinausgehenden kognitiven Beeinträchtigungen selbst nach erfolgreicher epileptologischer Behandlung in vielen Fällen anzudauern (Deonna, 1991; Doose & Neuhäuser, 1997). Als *Therapiemaßnahmen* kommen in erster Linie eine antikonvulsive medikamentöse Behandlung, in vielen Fällen auch eine Behandlung mit Corticosteroiden (Adenocorticotropes Hormon [ACTH] oder Cortison), eine flankierende logopädische und gegebenenfalls auch neuropsychologische Therapie sowie in Einzelfällen eine hirnchirurgische (*stereotaktische*) Operation in Frage.

Hinweis

Zusammengefaßt sollte die Verdachtsdiagnose eines Landau-Kleffner-Syndroms erwogen werden, wenn
- sich bei sprachgestörten Kindern als Leitsymptom Sprachverständnisstörungen, bei ungünstigem und unbehandeltem Verlauf auch eine Lautagnosie manifestiert,
- die betroffenen Kinder als hörgeschädigt erscheinen,
- die Symptomatik bis zur Stummheit führen kann,
- semantische und phonematische Probleme vorkommen,
- Verhaltensauffälligkeiten im Sinne aggressiver Ausbrüche, fehlender Selbstkontrolle, eines Verlustes von Eigensteuerungsfunktionen, einer geringen Frustrationstoleranz mit Wutausbrüchen, emotionaler Labilität, regressiven Tendenzen und stereotypem Verhalten bestehen,
- das Verhalten durch eine eingeschränkte Aufmerksamkeitsspanne und eine typische Rastlosigkeit gekennzeichnet ist und
- die intellektuellen Funktionen unbeeinträchtigt sind.

6.1.2.2 Benigne Partialepilepsie mit affektiver Symptomatik („terror fits")

Auch die benigne Partialepilepsie mit affektiver Symptomatik, die auch als benigne psychomotorische Epilepsie bekannt ist, gehört zu den hereditären frühkindlichen Epilepsieformen (Dalla Bernardina et al., 1992; Doose & Neuhäuser, 1997). Aufgrund der im Vordergrund stehenden klinischen Symptomatik mit plötzlichen *Angst- und Panikattacken* ohne Bewußtseinsverlust werden die epileptischen Anfälle zumeist prägnant als „terror fits" (*Panikanfälle)* bezeichnet. Hierbei handelt es sich um komplexe Partialanfälle, bei denen sich im EEG inkonstante fronto-temporale oder temporo-parietale sharp waves zeigen. Aus epileptologischer Sicht ist eine Abgrenzung gegenüber der Rolando-Epilepsie und gegenüber Epilepsien nach cerebralen Läsionen vorzunehmen, die zu vergleichbaren EEG-Befunden führen können (Doose & Neuhäuser, 1997). Für die Annahme einer eigenständigen Epilepsieform im Zusammenhang der benignen Anfallssyndrome sprechen das häufige Vorkommen von Anfallsleiden in der Familie, das gehäufte Auftreten von Fieberkrämpfen bei den betroffenen Kindern, die aus epileptologischer Sicht gute Prognose und die EEG-Befunde. Betroffen sind Kinder im Alter zwischen zwei und neun Jahren, die definitionsgemäß bis zur Erstmanifestation des epileptischen Geschehens eine altersgerechte motorische und kognitive Entwicklung durchlaufen haben müssen. Die benigne Partialepilepsie mit affektiver Symptomatik äußert sich in *plötzlich* auftretenden Angst- und *Panikattacken*, bei denen das betroffene Kind seine Tätigkeit abrupt unterbricht, ohne erkennbaren äußeren Anlaß weinend und schreiend davonläuft und entweder bei Erwachsenen Schutz sucht oder sich beispielsweise unter Tischen und Stühlen oder hinter Schränken und in der Zimmerecke versteckt. Das Kind wirkt hierbei wie in äußerster Panik und ist kaum zu beruhigen; die Angstattacke endet oft genauso plötzlich wie sie begonnen hat. Häufig zeigen sich diese „terror fits" erstmalig in der Nacht. Die Kinder wachen dabei schreiend auf, sind durch die herbeieilenden Eltern *über lange Zeit*, manchmal bis zu 20 Minuten oder auch länger nicht zu beruhigen, erkennen ihre Eltern oftmals nicht und wehren sich gegen Berührungen und Zuspruch.

Eigene klinische Beobachtungen haben ergeben, daß die „terror fits" über längere Zeiträume, zumeist etwa sechs Monate, *regelmäßig*, oft zunächst nachts und später auch am Tage auftreten und in vielen Fällen von *Einnässen* begleitet werden. Aufgrund der meist plötzlichen Beendigung der Panikattacken, der phänomenologischen Ähnlichkeit mit Angst- und Alpträumen und des vollständigen Bewußtseinserhaltes ohne weitere Anfallssymptome (klonische Zuckungen, tonische Verkrampfungen oder astatische Schlaffheit) werden die beobachteten Panikattacken von Eltern, Erziehern und Lehrern zumeist als vorübergehende psychische Belastung interpretiert und nicht als möglicher

Ausdruck eines epileptischen Geschehens gedeutet. Nicht selten erfolgt eine erstmalige diagnostische Zuordnung *retrospektiv*, wenn die betroffenen Kinder durch Leistungs- und Verhaltensstörungen zunehmend auffällig werden und wenn in diesem Zusammenhang routinemäßig ein EEG abgeleitet wird. Da bei vielen Kindern mit „terror fits“ Verhaltensauffälligkeiten mit vollständigem Kontrollverlust und heftigen aggressiven Ausbrüchen beobachtet werden, wird eine *frontale* Lokalisation des epileptischen Fokus vermutet (vgl. Doose & Neuhäuser, 1997).

Fallbeispiel

Ines wurde im Alter von 4;1 Jahren neuropsychologisch untersucht, nachdem es in jüngerer Zeit immer wieder und zunehmend häufiger zu plötzlichen Panikattacken gekommen war, in deren Verlauf sie aus heiterem Himmel laut geschrien, „Mama, Mama“ gerufen und eine „fürchterliche Panik im Blick“ gehabt hatte. Derartige Panikattacken waren erstmalig in Ines erstem Lebensjahr aufgetreten; bisher war dies erst zwei Mal tagsüber vorgekommen, sonst ausschließlich nachts. Die Angstattacken waren in letzter Zeit auch mehrfach in einer Nacht vorgekommen und seit ihrem erstmaligen Auftreten stets von Einnässen begleitet worden. Die Mutter hatte außerdem beobachtet, daß ihre Tochter sich gelegentlich plötzlich stark verkrampft hatte, wobei sie einmal sogar einen schweren Holztisch kraftvoll hochgestemmt hatte. Außerdem war der Mutter aufgefallen, daß Ines manchmal plötzlich schmatzte und sehr oft unerklärliche Bißwunden und Blut im Mund hatte.

Ines klagte häufig über Kopfschmerzen, hatte eine geradezu panische Angst vor Wasser und war sehr geräuschempfindlich. Sie verhielt sich oft sehr aggresiv, trat und schlug ihre Mutter ohne erkennbaren Anlaß oder schrie sie an. Häufig war es auch zu plötzlichen Stürzen gekommen, bei denen Ines plötzlich auf dem Boden lag und bisweilen an Armen und Beinen völlig verkrampft war.

Die neuropsychologische Untersuchung erbrachte eine nicht-familiäre *Linkshändigkeit*, eine *geringe Aufmerksamkeitsspanne*, überschießende motorische Reaktionen, eine *orale Dyspraxie*, große Probleme beim gegenständlichen Malen, Unsicherheiten in der Ganzkörperkoordination und in der Grobmotorik sowie ein ausgeprägtes Imitationsverhalten, jedoch auch ein gutes Sprachverständnis bei reduziertem Wortschatz.

Eine daraufhin veranlaßte Langzeit-EEG-Ableitung erbrachte ein *pathologisches Schlaf-EEG* mit fokalen Anzeichen einer cerebralen Anfallsbereitschaft; in der Einschlafphase waren *links-frontale sharp-waves* nachweisbar, die zur Ausbreitung in umgebende Gehirnregionen tendierten. Daraufhin wurde die Diagnose einer Frontallappen-Epilepsie mit „terror fits“ gestellt und eine Carbamazepin-Medikation mit Timonil® eingeleitet. Eine Kernspin-Untersuchung ergab bis auf einen anamnestisch bekannten Microcephalus keinen pathologischen Befund.

Dieser Fallbericht verdeutlicht zwei grundsätzliche Probleme der Neuropsychologie frühkindlicher Epilepsien. Zum einen wird die Bedeutung einer *gründlichen Exploration* als wichtiger und unverzichtbarer Bestandteil jeder neuropsychologischen Diagnostik hervorgehoben, da die erhobenen Befunde allein das Anfallsleiden nicht demaskiert hätten. Vor allem bei einer vorbestehenden positiven Anamnese, beispielsweise bei bekannter Alkoholembryopathie oder einer früh aufgetretenen Entwicklungsverzögerung, ist die Gefahr gegeben, die erhaltenen Befunde und klinischen Beobachtungen primär mit der bekannten Vorgeschichte zu korrelieren und weiterführende Hypothesen zu vernachlässigen (vgl. hierzu auch Heubrock, 1990). Zum anderen wird auch deutlich, daß gerade bei den frühkindlich auftretenden Epilepsieformen mit einer erheblichen *Variabilität der klinischen Symptomatik* zu rechnen ist, die eine differentialdiagnostische Eingrenzung oft erschwert.

Hinweis

Die benigne Partialepilepsie mit „terror fits“ ist vor allem von einem Pavor nocturnus oder von Alpträumen abzugrenzen. Gegen einen Pavor nocturnus und gegen Alpträume spricht, wenn die Aufwachattacken
- zunehmend auch tagsüber auftreten,
- mehrfach in einer Nacht vorkommen,
- einen stereotypen Verlauf nehmen,
- plötzlich beginnen und auch oft genauso plötzlich wieder aufhören,
- über lange Zeit anhalten und
- von regelmäßigem Einnässen begleitet werden.

Die differentialdiagnostische Einordnung der Epilepsieform ist oft nicht ganz einfach, wenn es sowohl Gemeinsamkeiten wie auch Unterschiede zur *charakteristischen* Manifestation der benignen Partialepilepsie mit affektiver Symptomatik gibt. Neben den „terror fits“ selbst spricht auch die *frontale* Lokalisation eines sharp wave-Fokus im EEG für diese hereditäre Epilepsieform (vgl. Dalla Bernardina et al., 1992; Doose & Neuhäuser, 1997). Auch Schreien und Weinen sowie Wutausbrüche mit aggressiven Verhaltensweisen korrespondieren mit der frontalen Lokalisation der epileptischen Aktivität. Als zusätzliches Charakteristikum findet sich oft auch der Erhalt des Bewußtseins während des Anfalls und das Fehlen einer postiktalen Verwirrtheit. Nach Doose und Neuhäuser (1997) sind jedoch von der *benignen* Verlaufsform dieser Partialepilepsie mit affektiver Symptomatik *kognitiv und motorisch normal entwickelte* Kinder betroffen, wobei das Auftreten von Panikattacken typischerweise das *einzige Anfallssymptom* bildet und andere Anfallsmanifestationen fehlen. Beides trifft aber nicht für alle Kinder zu, wenn sich beispielsweise aufgrund einer Alkoholembryopathie oder einer perinatalen Hirnblutung sehr früh eine Entwicklungsretardierung gezeigt hat und auch Anfallsereignisse mit Hinstürzen und möglicherweise tonischen Phasen vorkommen. Darüber hinaus deuten Doose und Neuhäuser (1997) an, daß die für „terror fits" typischen EEG-Muster mit inkonstanten fronto-temporalen oder temporo-parietalen sharp wave-Foci auch bei Epilepsien hirnorganischer Genese vorkommen können und von diesen abzugrenzen seien. Möglicherweise ist dieses diagnostische Kriterium der „terror fits" jedoch nicht zu halten, zumal der Ausschluß einer cerebralen Läsion bei gleichzeitiger familiärer Vorbelastung auf eine selegierte Population zurückgeht (Dalla Bernardina et al., 1992), so daß „die nosologische Stellung dieser Epilepsieform [...] noch nicht exakt bestimmt [ist]" (Doose & Neuhäuser, 1997, S. 55).

Eigene klinische Beobachtungen deuten darauf hin, daß es sich bei epileptogenen „terror fits" um die gemeinsame Endstrecke sowohl der hereditären Partialepilepsie mit affektiver Symptomatik im Sinne der Klassifikation von Doose (1995) als auch eines epileptischen Anfallsgeschehens nach prä- oder perinatalen Komplikationen handeln könnte, deren gemeinsame Verbindung die resultierende *cerebrale Reifungsstörung* darstellt (vgl. Abb. 21).

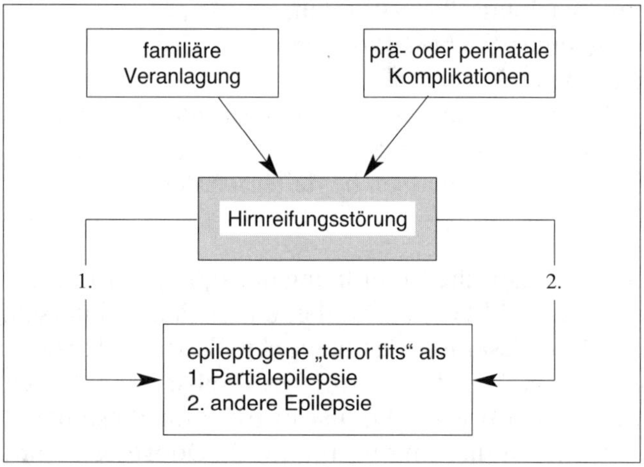

Abbildung 21:
Hypothese zur Entstehung epileptogener „terror fits".

Im Zusammenhang mit den verhaltensbezogenen Folgen von Epilepsien bei Kindern und Erwachsenen ist über lange Zeit die Frage nach einer charakteristischen *epileptischen Wesensänderung* kontrovers diskutiert worden. In jüngerer Zeit hat sich zunehmend die Erkenntnis durchgesetzt, daß es eine einheitlich ausgeprägte Verhaltensausformung als unmittelbare Begleiterscheinung der Epilepsie nicht gibt (vgl. hierzu Diener & Mayer, 1996, S. 193ff.). Demgegenüber wird heute von *interiktalen Verhaltensstörungen* gesprochen. Damit sind diejenigen Verhaltensstörungen gemeint, die nicht den unmittelbaren Auswirkungen des Anfallsgeschehens selbst zuzurechnen sind, sondern sich zwischen den einzelnen Krampfanfällen (*interiktal*) zeigen. Umstritten ist hierbei derzeit noch, ob es eine Häufung *aggressiver Verhaltensweisen* als besonders bedeutende epileptogene interiktale Verhaltensstörung gibt (vgl. Berrouschot, Ettrich & Schier, 1995). Auch in Ines Fall wird die Frage eines Zusammenhanges zwischen ihrer epileptischen Erkrankung und den beobachteten aggressiven Verhaltensweisen aufgeworfen. Empirische Studien haben übereinstimmend eine besondere Häufung aggressiver Verhaltensweisen *nicht* bestätigen können (Berrouschot, Ettrich & Schier, 1995; Diener & Mayer, 1996). Auch unter Berücksichtigung objektivierbarer, unterschiedlich stark ausgeprägter kognitiver Beeinträchtigungen kommen die Autoren zu dem Ergebnis, daß weder die Epilepsiediagnose selbst noch die mit dem epileptischen Geschehen verbundenen neuropsychologischen Störungen das Auftreten aggressiver Verhaltensstörungen begünstigen. Da auch eine epilepsieformspezifische Häufung aggressiven Verhaltens nicht nachweisbar war, lassen sich aggressive Verhaltensmerkmale nicht als Folge einer benignen frühkindlichen Epilepsie deuten. Vielmehr muß davon ausgegangen werden, daß aggressive Verhaltensausbrüche im Zusammenhang mit der *frontalen Lokalisation* eines epileptischen Focus stehen können. Hierfür spricht zum einen, daß „terror fits“ den Frontallappen-Syndromen zugeordnet werden können, die sich ihrerseits weiter differenzieren lassen (Salanova et al., 1995). Des weiteren gehören aggressive Verhaltensweisen als Folge einer ungenügenden cerebralen Impulshemmung zu den charakteristischen Merkmalen von Frontalhirn-Syndromen auch bei Kindern und Jugendlichen (vgl. Heubrock, 1994).

6.2. Schädel-Hirn-Traumen (SHT) im Kindesalter

6.2.1 Ursachen und Neuropathologie des SHT

In Deutschland verunglücken jährlich insgesamt 2 Millionen Kinder im Alter bis zu 15 Jahren. Etwa die Hälfte von ihnen müssen ärztlich behandelt werden und circa 220 000 Kinder werden so schwer verletzt, daß sie stationär in einer Klinik aufgenommen werden müssen. 1 000 Kinder sterben bei Unfällen und weitere 1 000 Kinder bleiben – meist infolge von Schädel-Hirn-Traumen – dauerhaft behindert (Limbourg, 1997). Von diesen Kindern verunglücken etwa 50 000 Kinder allein bei *Verkehrsunfällen*, wobei drei Viertel der Opfer leicht und etwa 12 000 Kinder schwer verletzt werden (siehe Kasten 12).

Kasten 12:
Zeitungsnotiz über Verkehrsunfälle bei Kindern
(aus *Frankfurter Rundschau*, 21. 06. 1995)

431 Kinder wurden bei Verkehrsunfällen getötet

WIESBADEN, 20 Juni (dpa). Auf Deutschlands Straßen sind im vergangenen Jahr durch Verkehrsunfälle 431 Kinder unter 15 Jahren ums Leben gekommen. Das ist die niedrigste Zahl seit Beginn der statistischen Erhebungen vor 42 Jahren. 1993 – als der bislang niedrigste Stand erreicht worden war – waren 445 Kinder getötet worden. Die Zahl der insgesamt verunglückten Kinder ist 1994 jedoch erneut gestiegen: um 1,1 Prozent auf 51 635, teilte das Statistische Bundesamt am Dienstag in Wiesbaden mit. Dreiviertel der Opfer wurden leicht, ein Viertel schwer verletzt.

Als einen Grund für den Rückgang der Todesfälle nannten die Statistiker bessere Kindersitze. Dem größten Lebensrisiko sind Kinder im Auto ausgesetzt: 164 starben in Fahrzeugen (minus 7,3 Prozent), 138 als Fußgänger (plus 4,5 Prozent) und 105 auf dem Fahrrad (minus zehn Prozent).

Weitere Ursachen für *Unfälle* im Kindesalter sind
- *Stürze* im Haushalt, im elterlichen oder nachbarlichen (Handwerks- oder Landwirtschafts-) Betrieb oder auf dem Spielplatz,
- *Ertrinken* mit anschließender Reanimation beim Baden, in Garten-, Fisch- oder Feuerlöschteichen oder durch Eiseinbrüche im Winter und
- Verletzungen durch versehentlich ausgelöste *Schüsse* oder *Explosionen* (z. B. beim Hantieren mit Waffen, nach Sprengmittelfunden oder beim Experimentieren mit Chemikalien zu Silvester; vgl. Tab. 23).

Tabelle 23:
Unfallarten und ihre Häufigkeit im Kindesalter (nach Limbourg, 1997).

Unfallart	Häufigkeit
– Stürze	50 %
– Einwirkung von Gegenständen und Maschinen	15 %
– Zusammenstöße mit Gegenständen	12 %
– Einwirkungen von Menschen und Tieren	7 %
– Verbrennungen und Verbrühungen	3 %
– andere Ursachen (z. B. Ertrinken)	zwischen 0,1 und 2,0 %

Außer Unfällen kommen als Ursachen für SHT bei Kindern und Jugendlichen ferner
- willentlich herbeigeführte *Mißhandlungen* durch Eltern, Verwandte und Bekannte, die nach neueren amerikanischen Angaben die häufigste Ursache von SHT im *Kleinkind*alter darstellen (Robinson & Haskett, 1998; Silver, Hales & Yudowsky, 1992; vgl. Kasten 13), oder
- bei älteren Kindern und Jugendlichen auch *suizidale Handlungen*

in Frage.

Kasten 13:
Das „Münchhausen-Syndrom“ (aus *Nordwest-Zeitung*, 1999)

Beim „Münchhausen-Syndrom“ handelt es sich um eine seltene Form der Mißhandlung von Kindern, bei der Eltern, meistens Mütter, ihre eigenen Kinder zum Teil lebensgefährlich verletzen, um sich bei der häufig mehrfach wiederholten Krankenhauseinweisung als besonders fürsorglich zu zeigen. Als Motive für dieses Mißhandlungs-Syndrom werden schwere Persönlichkeitsstörungen und unbewußte Rachewünsche vermutet; viele Mütter mit einem „Münchhausen-Syndrom“ haben medizinische Vorkenntnisse oder sind in einem medizinischen Heilberuf tätig.

Vor Geburt das Sorgerecht fürs Kind entzogen
Mutter leidet an „Münchhausen-Syndrom“

Zwei Kinder wurden der Frau weggenommen. Gegen den OLG-Beschluß gibt es keine Rechtsmittel mehr.

von Franz-Josef Hoffmann

Osnabrück/Oldenburg. Das Oberlandesgericht in Oldenburg (OLG) hat einer Mutter aus Wallenhorst endgültig das Sorgerecht für ihre kleine Tochter entzogen. Es bestätigte einen Beschluß des Familiengerichtes in Osnabrück. Die Richter sind der Überzeugung, daß die Mutter „eine Gefahr für den Säugling darstellt“.

Die heute dreieinhalb Monate alte Tochter ist das zweite Kinder, das der Frau weggenommen wird. Sie soll schon ihr erstes Kind schwer mißhandelt haben. Sachverständige waren damals zu der Auffassung gekommen, daß die Frau an einem „Münchhausen-Syndrom“ leidet. Menschen mit dieser Erkrankung neigen dazu, Krankheiten vorzutäuschen, um ärztliche Hilfe in Anspruch nehmen zu können. Sie sollen aber auch ihren eigenen Kindern Verletzungen zufügen, um sich dann, wenn der Arzt gerufen wird, als fürsorgliche Eltern darstellen zu können.

Die Gutachter schlossen nicht aus, daß nicht nur für das erste Kind der Frau, sondern auch für alle weiteren Kinder, die sie zur Welt bringt, eine erhöhte Gefahr besteht. Diese Aussage hatte für die Frau die Konsequenz, daß ihr das erste Kind weggenommen wurde. Als sie erneut schwanger war, wurde noch vor der Geburt beschlossen, ihr auch das Sorgerecht für dieses Kind zu entziehen.

Kurz nach der Geburt hatten sich dramatische Szenen abgespielt: Weil sie ihr Kind behalten wollte, hatte sich die Frau für eine Hausgeburt entschieden. Doch wenig später erfuhr das Jugendamt davon. Am Tag, als Vertreter des Amtes den Säugling abholten, hatten sich die Eltern mit dem Baby in das Zimmer zurückgezogen, in dem das Kind das Licht der Welt erblickt hatte. Der fünf Tage alte Säugling sei der Mutter aus den Armen gerissen und ins Heim gebracht worden. „Die haben unsere Familie kaputtgemacht“, empörte sich die Schwiegermutter der Frau. Auch ihrem Sohn, dem Vater des Kindes, wurde das Sorgerecht entzogen.

Die Familie will dennoch weiterkämpfen, doch dürfte sie dabei auf verlorenem Posten stehen: Gibt es doch gegen den Beschluß des OLG keine Rechtsmittel mehr.

Diese Angaben verdeutlichen, daß bei Kindern und Jugendlichen mit einer hohen Inzidenz neurogener Noxen und daraus resultierender neuropsychologischer Störungen unterschiedlicher Genese zu rechnen ist, die allein für *erworbene* neurologische Behinderungen mit 180 bis 185 pro 100 000 Kinder angegeben wird (Kraus, 1995; Lipinski, 1996).

Insgesamt muß davon ausgegangen werden, daß Verletzungen durch *Verkehrsunfälle* die größte Risikoquelle für *Schädel-Hirn-Traumen* bei Kindern und Jugendlichen darstellen. Hierbei handelt es sich meist um Folgen von Unfällen, bei denen Kinder beim Spiel oder auf dem Weg zur Schule von Kraftfahrzeugen erfaßt werden oder als Beifahrer in Kraftfahrzeugen verunglücken. In der Gruppe der Jugendlichen und jungen Erwachsenen steigt die Anzahl der Kraftfahrzeugunfälle, bei denen die Verunglückten aktiv am Geschehen beiteiligt waren und als Kleinkraftradfahrer oder auf dem Heimweg im eigenen Auto („Disco-Unfälle") verunglücken, drastisch an (vgl. auch Cook & Leventhal, 1992; vgl. Tab. 24).

Tabelle 24:
Häufigkeit von Kopfverletzungen bei Unfällen im Kindesalter (nach Limbourg, 1997).

Ursachen für Kopfverletzungen	Häufigkeit von SHT (bezogen auf alle Kinderunfälle)
alle Kinderunfälle zusammen	40 %
Heim- und Freizeitunfälle	46 %
– Spielplatzunfälle	51 %
– Unfälle beim Laufenlernen	82 %
Säuglings- und Kleinkindunfälle	
– im ersten Lebensjahr	66 %
– im zweiten Lebensjahr	58 %
– im dritten bis fünften Lebensjahr	52 %
Verkehrsunfälle	
– als Fußgänger	54 %
– als Radfahrer	40 %
– als PKW-Mitfahrer	30–36 %
Skisportunfälle	12 %

Auch eine statistische Analyse der Patientenstichprobe einer neurologischen Rehabilitationseinrichtung für Kinder, Jugendliche und junge Erwachsene im Alter von zwei bis 25 Jahren erbrachte, daß

- ein meist unfallbedingtes SHT mit 65 % in dieser Altersgruppe die häufigste Einweisungsdiagnose darstellt, und
- 50,1 % der aufgenommenen Patienten älter als 15 Jahre sind (zum Vergleich: <10 Jahre: 22,3 %; 10–15 Jahre: 27,6 %; siehe Ritz, 1993).

Nach neueren epidemiologischen Untersuchungen muß für das Kindesalter weiterhin ein für Jungen im Vergleich zu Mädchen höheres Unfallrisiko (3:2) angenommen werden muß (Limbourg, 1997). Zudem scheint das Risiko, als Kind einen Unfall zu erleiden, auch von spezifischen Risiken abhängig zu sein. Sowohl aus der eigenen klinischen Erfahrung als auch aus der Literatur ist bekannt, daß insbesondere Kinder mit hyperaktiven Verhaltensweisen häufig in eine Vielzahl kleinerer Unfälle verwickelt werden, von denen ein schwerwiegenderes Ereignis, etwa ein Sturz von einem Baum oder eine unvorsichtige Straßenüberquerung, schließlich zu einem schweren SHT führen kann (vgl. Goldstein & Levin, 1990).

Die Gruppe der *traumatisch* erworbenen Hirnschädigungen bei Kindern und Jugendlichen ist nicht nur hinsichtlich der Trauma-Ursache, sondern auch hinsichtlich der Art und des Ausmaßes der damit verbundenen neurologischen Folgen äußerst heterogen. Unterschieden werden

- *offene SHT*, bei denen es durch die Einwirkung der physikalischen Gewalt zu einer Fraktur des Schädels kommt und Gegenstände oder Knochensplitter in das Gehirn eindringen sowie
- *geschlossene SHT*, bei denen das Hirngewebe unter der intakt bleibenden Schädeldecke verletzt wird, wobei es zu Kontusionen („Hirnquetschungen"), Zerreißungen oder Scherungen (Reibungsverletzungen) kommen kann.

Offene SHT bringen als zusätzliche Komplikation die Gefahr bakterieller Infektionen mit sich, während beim geschlossenen SHT eine sich gerade bei Kindern und Jugendlichen rasch entwickelnde Hirndrucksteigerung mit der Gefahr sekundärer Stammhirnläsionen zu den besonders gefürchteten Komplikationen zählt. Auch die Art der physikalischen Gewalteinwirkung läßt sich beim SHT weiter differenzieren:

- Zu einer plötzlichen Beschleunigung (Akzeleration) kommt es, wenn ein bewegter Gegenstand mit hoher Geschwindigkeit auf die Schädeldecke auftrifft; hierbei kommt es häufig zu Prellungen (Kontusionen) des Stammhirns, des Kleinhirns oder occipitaler Hirnareale und zu weiteren Kontusionen auf der dem eigentlichen Aufprallort entgegengesetzten Schädelseite („Coup-/Contré coup-Symptomatik") mit der Folge multifokaler cerebraler Läsionen nicht nur durch den Coup und den Contré coup, sondern auch durch die zwischen beiden entstehenden Druckwellen.
- Zu einem plötzlichen Bewegungsstop (Dezeleration) kommt es, wenn der sich schnell bewegende Schädel auf einen unbewegten Gegenstand, etwa das Armaturenbrett eines Kraftfahrzeugs oder die Straßendecke, aufprallt; auch hier findet sich häufig eine Coup-/Contré coup-Symptomatik mit multiplen cerebralen Läsionen.
- Zu einer gleichzeitigen Akzeleration und Dezeleration kann es durch schnelle Rotationsbewegungen von Kopf und Nacken, beispielsweise nach heftigen Schlägen kommen, die auch ohne Kontusionsblutungen zu Axonscherungen, das heißt zu Reibungsverletzungen von Nervenzellverbindungen, und somit zu multiplen Mikroläsionen führen können.

In Abhängigkeit von der Art und dem Ausmaß der primären Hirnschädigungen und der sekundären Komplikationen, etwa in Form eines Hirnödems mit rascher Hirndrucksteigerung und gegebenenfalls erforderlicher Trepanation (Öffnung des Schädels zur Druckentlastung oder zur operativen Ausräumung von Blutungen), kommt es nach traumatischen Schädel-Hirnverletzungen bei Kindern und Jugendlichen zu

- *körperlichen Beeinträchtigungen* (z. B. Lähmungen, Ataxien, Gleichgewichtsstörungen oder Schmerzsyndrome),
- *neurologischen Funktionsstörungen* (z. B. posttraumatisches epileptisches Anfallsleiden, Sinnesbehinderungen oder Koordinationsstörungen, in schweren Fällen auch zum Koma, zum apallischen Syndrom oder zum „Locked-in-Syndrom"; siehe Kasten 14),

Kasten 14:
Bewußtseinsstörungen nach einem Schädel-Hirn-Trauma.

Schwere Bewußtseins- und Bewegungsstörungen nach einem Schädel-Hirn-Trauma können direkte Folge von Schädigungen des Stamm- und Mittelhirns oder Folge sekundär einsetzender Hirndrucksteigerung nach Hirnblutungen und -ödemen sein.

- Beim Koma handelt es sich um eine tiefe Bewußtlosigkeit, aus welcher der Patient auch durch äußere Reize nicht erweckt werden kann.
- Von einem apallischen Syndrom spricht man nach einer anatomischen oder funktionellen Trennung von Hirnstamm und Hirnrinde (Cortex). Die Patienten liegen wach und mit geöffneten Augen im Bett, sie sind jedoch zu einer Kontaktaufnahme nicht in der Lage (Coma vigile).
- Das „Locked-in"-Syndrom („Eingeschlossen-Sein") kennzeichnet einen Zustand, bei dem der Patient wach und bei vollem Bewußtsein ist, sich jedoch weder bewegen noch sprechen kann. Nur Bewegungen der Augenlider (Blinzeln) und vertikale Blickbewegungen sind möglich, über die unter Umständen ein Verständigungscode mit der Umwelt entwickelt werden kann.

- *neuropsychologischen Funktionsstörungen* (z. B. Antriebs-, Gedächtnis-, Konzentrations-, Sprech-, Sprach-, Handlungs-, Planungs- und Denkstörungen),
- *psychischen Störungen* (z. B. posttraumatische Psychosen oder Belastungsstörungen, sogenannte hirnorganische Durchgangssyndrome mit Verwirrtheit, gesteigerter Agitiertheit und Orientierungsverlust, depressive Reaktionen, Verhaltensstörungen) und
- *psychosozialen Beeinträchtigungen* (z. B. soziale Isolation, Kommunikationsstörungen, Verluste von Freundschaften und Ausgliederung aus Kindergarten, Schule oder Ausbildung).

Schädel-Hirn-Traumen im Kindes- und Jugendalter stellen somit eine besonders umfassende und tiefgreifende Bedrohung und Einschränkung der Lebensqualität der betroffenen Patienten und ihrer Angehörigen dar (vgl. Brooks, 1991; Haus-Herrmann & Heubrock, 1996). Folgt man einem Vorschlag der Weltgesundheitsorganisation (WHO, 1980), die Ursachen und die Auswirkungen von Erkrankungen als Impairment, Disability und Handicap zu differenzie-

ren und zu klassifizieren (vgl. Tab. 25), so bedeutet dies für traumatische Hirnschädigungen bei Kindern und Jugendlichen genauso wie bei Erwachsenen eine Unterscheidung
- der *neurogenen Noxe* (z. B. SHT mit links-temporaler Kontusionsblutung),
- der körperlichen, neurologischen und neuropsychologischen *Krankheitsfolgen* (z. B. armbetonte rechtsseitige Hemiparese mit Aphasie und auditiv-verbaler Merkfähigkeitsstörung) und
- der alltagsbezogenen psychosozialen *Auswirkungen* (z. B. Verlust der Kommunikationsfähigkeit mit sozialer Isolation und reaktiver Depression).

Tabelle 25:
Zuordnung der Ursachen und Folgen eines SHT nach der WHO-Klassifikation.

Klassifikation	Bedeutung	Beschreibungsebene
Impairment	Neurogene Noxe	Ursache des SHT
Disability	Krankheitsfolgen	Symptome der Hirnschädigung
Handicap	Auswirkungen	psychosoziale Konsequenzen

Unter rehabilitativen Gesichtspunkten sind es weit häufiger die Einschränkungen auf der Ebene des Handicap, die eine langfristige Genesung und Reintegration der betroffenen Kinder und Jugendlichen schwierig gestalten. Langzeituntersuchungen an Kindern mit unterschiedlich schweren SHT haben gezeigt, daß
- einerseits *neuropsychologische Störungen*, insbesondere Einschränkungen der Konzentration, des Gedächtnisses und der Merkfähigkeit, und
- andererseits *psychische* und *Verhaltensstörungen*, hier vor allem eine gesteigerte Impulsivität und andere Anpassungsstörungen,

die gravierendsten Wiedereingliederungsbarrieren darstellen (vgl. Emanuelson et al., 1998; Heubrock & Petermann, 1997c, 1997d; Johnson & Roethig-Johnston, 1989; Lehmkuhl & Thoma, 1987; Rujis, Keyser & Gabreels, 1990; Vandermeulen & Ansink, 1995).

Wie auch bei den anderen neuropädiatrischen Erkrankungen, haben vor allem die *langfristigen* Auswirkungen von SHT bei Kindern und Jugendlichen seit etwa zwei Jahrzehnten das besondere Interesse von Klinikern und Forschern gefunden. Im Unterschied zu den angeborenen Hirnschädigungen galt hier die Aufmerksamkeit aber gleichzeitig auch der grundlegenden Frage nach der *Plastizität* des kindlichen Gehirns, das heißt der Frage, inwieweit es dem Gehirn gelingt, sich nach einer erworbenen strukturellen Schädigung neu zu organisieren und sich der prätraumatischen Leistungsfähigkeit wieder anzunähern. Heute muß man realistisch davon ausgehen, daß der Plastizität des Gehirns nach früh erworbenen Hirnschädigungen doch engere Grenzen gesetzt sind als dies lange Zeit angenommen wurde (siehe Kasten 15).

Demnach wirken sich SHT vor dem ersten Lebensjahr besonders negativ aus. Läsionen zwischen dem ersten und dem fünften Lebensjahr können dagegen besser kompensiert werden und führen hier auch zu einer günstigeren Remission sprachlicher Funktionen. Schädigungen nach dem fünften Lebensjahr haben wiederum gravierendere Funktionsstörungen zur Folge (Kolb & Whishaw, 1996). Diese und andere sorgfältige klinische Beobachtungen haben entscheidend dazu beigetragen, daß aus der „Neuropsychologie des Kindesalters" zunehmend eine *Klinische Entwicklungsneuropsychologie* geworden ist, in der erworbene Hirnschädigungen nicht mehr nur als einmalige kritische Ereignisse mit Auswirkungen zu verschiedenen Untersuchungszeitpunkten, sondern auch in ihren Folgen für das sich *entwickelnde* kindliche Gehirn unter *gleichzeitiger* Betrachtung *aller* neuropsychologischen Funktionen gesehen werden.

Kasten 15:
Die Annahme einer weitreichenden Plastizität des kindlichen Gehirns.

Die Vorstellung einer weitgehenden Plastizität des kindlichen Gehirns geht auf Untersuchungen aus der Aphasieforschung zurück, denenzufolge in früher Kindheit erworbene zentrale Sprachstörungen bei erneuter Testung einige Jahre später nicht mehr oder zumindest nicht mehr so ausgeprägt nachweisbar waren, während später erworbene Hirnschädigungen bleibende Residualstörungen hervorriefen (Rasmussen & Milner, 1977; Rourke et al., 1983, S. 81ff.). Bei nachträglicher Betrachtung lassen sich die damaligen Befunde durchaus als methodologisches Artefakt deuten, da zwar der Verlauf der Aphasie, nicht jedoch mit gleicher Aufmerksamkeit auch die (veränderte) Entwicklung anderer Funktionsbereiche, und damit die Veränderungen innerhalb des gesamten funktionellen Systems untersucht wurden. Neuere Studien deuten dagegen darauf hin, daß

- im frühen Lebensalter erworbene Hirnschädigungen langfristig sogar schwerwiegendere Folgen für höhere kognitive Funktionen nach sich ziehen (Teeter, 1986), da das sich noch entwickelnde kindliche Gehirn für Störungen vulnerabler zu sein scheint, und
- es darüber hinaus kritische Wachstumsperioden gibt, in denen Hirnschädigungen besonders ungünstige Konsequenzen haben.

In einem auch heute, fast 20 Jahre nach seinem Erscheinen, noch lesenswerten Beitrag haben Levin, Benton und Grossman (1982) zahlreiche Befunde zusammengetragen, welche die vor allem auf tierexperimentellen Studien und auf methodologisch unzureichenden humanpsychologischen Arbeiten beruhenden Annahmen einer weitgehenden neuronalen Plastizität des kindlichen Gehirns nach frühen Schädigungen in ihrer oft zitierten Allgemeinheit in Frage stellen. So konnte bereits in den 70er Jahren gezeigt werden, daß eine Kompensation sprachlicher Einbußen nach peri- und postnatalen linkshemisphärischen Schädigungen offenbar nur zu Lasten der Entwicklung rechtshemisphärischer Funktionen möglich war. Umgekehrt führten rechtshemispärische Läsionen immer zu charakteristischen räumlich-konstruktiven Störungen ohne Kompensationsmöglichkeiten durch eine verstärkte Aktivität linkshemisphärisch lokalisierter sprachlicher Funktionen.

Auch nach nicht fokal lokalisierbaren, sondern multifokalen und vor allem diffusen Hirnschädigungen, wie sie typischerweise nach infektiösen Erkrankungen des ZNS (Encephalitiden und Meningitiden) vorkommen, sind die neuropsychologischen Dauerfolgen ausgeprägter, wenn die Krankheit früh in der Kindheit auftrat.

Für die bei Kindern und Jugendlichen unfallbedingt besonders häufig auftretenden geschlossenen SHT zeigen Levin, Benton und Grossman (1982) auf, daß diese zwar im Vergleich zu Erwachsenen eine geringere Mortalitätsrate mit sich bringen, jedoch aufgrund derselben anatomischen Besonderheiten besonders oft zu diffusen Läsionen der weißen Hirnsubstanz, das heißt der Faserverbindungen zwischen den einzelnen Nervenzellen, führen. Bemerkenswerterweise zeigte eine Mehrzahl der von einem geschlossenen SHT betroffenen Kinder im Unterschied zu den meisten Erwachsenen unmittelbar nach dem kritischen Ereignis keine vollständige Bewußtlosigkeit, sondern Benommenheit, Verwirrtheit oder gesteigerte Irritierbarkeit; ebenso wurden anterograde und retrograde Amnesien bei jüngeren Kindern seltener erhoben als bei älteren Kindern und Erwachsenen.

Oft kam es bei jüngeren Kindern jedoch zu einem verzögerten Eintrüben des Bewußtseins im Sinne eines „Einschlafsyndroms", bei dem die Betroffenen nach anfänglich erhaltener Bewußtseinslage nach zwei oder drei Stunden zunehmend müder werden, sich hinlegen und dann einzuschlafen oder sich auszuruhen scheinen. Möglicherweise liegt hierin auch ein Grund dafür, warum Kinder mit scheinbar leichteren SHT oft nicht gründlich neurologisch und neuropsychologisch untersucht werden, so daß in vielen Fällen Spätfolgen nicht erkannt oder nicht dem erlittenen SHT zugeschrieben werden: Bei der Erstvorstellung im Krankenhaus wirken die betroffenen Kinder zunächst unbeeinträchtigt und werden bei negativem grobneurologischem und Röntgenbefund nach Hause entlassen. Zeigt sich einige Stunden später das „Einschlafsyndrom", wird es von den Eltern meist als aufregungsbedingte Erschöpfung und als Ruhebedürfnis gedeutet, ohne daß das Kind dann erneut ärztlich untersucht wird. Levin, Benton und Grossman (1982) gehen davon aus, daß diese Phase des posttraumatischen Geschehens neuroanatomisch durch eine vorübergehende Gehirnschwellung hervorgerufen wird, die sich zu diesem Zeitpunkt im Computertomogramm als Kompression der Ventrikel und der Zisternen und im EEG als allgemeine Verlangsamung objektivieren ließe. Da es jedoch zumeist zu einer schnellen Erholung der neurologischen Situation kommt, so daß spätestens am zweiten Tag nach einem leichteren SHT bei den meisten Kindern kein pathologischer EEG-Befund mehr zu erheben ist, wird der kritische Zeitpunkt zum Nachweis einer zumindest transienten substantiellen Hirnfunktionsstörung in der klinischen Praxis vermutlich häufig ungewollt verpaßt.

Auch aus diesem Grunde kommt *neuropsychologischen Parametern*, das heißt Veränderungen des Verhaltens und der kognitiven Leistungsfähigkeit, zur Beurteilung der *langfristigen* Folgen von SHT unterschiedlichen Schweregrades eine besondere Bedeutung zu, zumal von dieser Beurteilung auch eine Entscheidung über die *Rehabilitationsbedürftigkeit* eines Kindes nach erlittenem SHT abhängt (vgl. hierzu Ritz, 1993; siehe auch Kasten 16).

Kasten 16:
Indikationen für eine Rehabilitationmaßnahme für Kinder mit einem SHT.

Derzeit gelten zur Beurteilung der Rehabilitationsbedürftigkeit Richtlinien der gesetzlichen Unfallversicherungsträger. Eine Indikation für eine Rehabilitationsmaßnahme liegt dann vor, wenn

- es zu einer Hirnquetschung (Kontusion) mit einer länger als 24 Stunden andauernden Bewußtlosigkeit gekommen ist,
- eine offene Hirnverletzung vorliegt, auch wenn keine Bewußtlosigkeit eingetreten ist,
- das SHT zu epiduralen, subduralen oder intrazerebralen Blutungen geführt hat, sowie
- bei Hirnkontusionen mit einer unter 24stündigen posttraumatischen Bewußtseinsstörung, sofern es *im weiteren Verlauf zu bleibenden Ausfallerscheinungen kommt.*

Vor allem bei zunächst scheinbar leichteren SHT ohne die gravierenden Merkmale der drei erstgenannten Indikationskriterien hängt die Beurteilung der Rehabilitationsbedürftigkeit daher vom weiteren *Verlauf* der Remission und von der *Persistenz nachweisbarer Defizite* ab. Auch hierbei spielen *neuropsychologische Störungen* eine entscheidende Rolle. Ein besonderes Problem der Beurteilung neuropsychologischer Folgen nach leichteren SHT stellt die *zeitliche Verzögerung* dar, mit der diese offenkundig werden. Häufig treten neuropsychologische Residualsymptome erst mehrere Wochen oder Monate nach dem kritischen Ereignis deutlicher zu Tage, wenn das betroffene Kind angesichts stetig steigender Leistungsanforderungen in der Schule nicht mehr mitkommt und hinter den Leistungserwartungen und auch hinter seiner früheren Leistungsfähigkeit immer weiter zurückbleibt. Oft kommt es dann zu einer Entwicklung, bei der sich das Verhältnis von *aktueller Leistungsfähigkeit* und *schulischen Leistungserwartungen* sukzessive verschlechtert (vgl. Abb. 22). Da die betroffenen Kinder zunächst in der Regel versuchen, ihr zunehmendes Schulversagen durch vermehrte Anstrengung auszugleichen, tritt häufig nach einigen Monaten eine sekundäre Erschöpfung und bei einem Ausbleiben der erwarteten Erfolge später auch oft eine sekundäre depressive Reaktion hinzu.

Dieser Entwicklungsverlauf, der sich häufig über viele Monate und manchmal sogar einige Jahre erstreckt, erschwert eine Beurteilung der Ursachen des

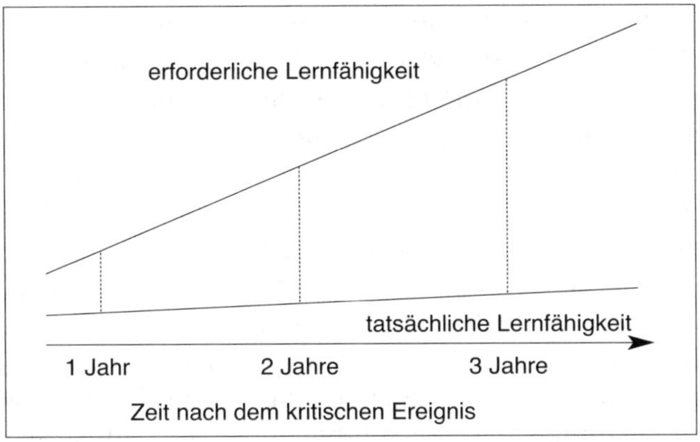

Abbildung 22:
Zeitliche Dynamik des Verhältnisses von aktueller Leistungsfähigkeit und Leistungserwartungen nach einem SHT.

Schulversagens als bleibende Spätfolge eines SHT zusätzlich, da das erlittene SHT inzwischen lange Zeit zurückliegt und die dem Schulversagen zugrundeliegenden neuropsychologischen Funktionsstörungen nunmehr auch durch psychoreaktive Störungen überlagert werden.

6.2.2 Neuropsychologische Befunde zum SHT

Die bei einer Betrachtung von Langzeitverläufen nach kindlichen SHT schwierige Abgrenzung zwischen genuinen neuropsychologischen Traumafolgen und psychoreaktiven Störungen hat über eine lange Zeit zu völlig konträren Einschätzungen der langfristigen Folgen erlittener SHT geführt. So gehen Casey, Ludwig und McCormick (1986) pauschal davon aus, daß es sich bei den psychischen Folgen leichterer SHT bei Kindern generell um unzutreffende Befürchtungen überbehütender Eltern und um psychoreaktive Phänomene handelt. Andere Autoren führen posttraumatisch erhobene kognitive Minderleistungen auf bereits prätraumatisch vorhandene Defizite zurück (Chadwick et al., 1981c). Dagegen sprechen methodologisch differenziertere und an größeren Fallzahlen erhobene Befunde sogar für eine zunehmende Verschlechterung der neuropsychologischen Funktionsfähigkeit.

Eine kritische Sichtung früherer Studien (vgl. Benz & Ritz, 1996) zeigt, daß die lange Zeit gültige Annahme einer fast vollständigen Remission neuropsychologischer Traumafolgen nicht bestätigt werden konnte. So ist eine vielzitierte prospektive Verlaufsuntersuchung an 58 schädelhirntraumatisierten Kindern und einer Kontrollgruppe von 29 Kindern ohne SHT, die über gut zwei Jahre hinweg zu verschiedenen Zeitpunkten mit unterschiedlichen Methoden untersucht wurden (Brown et al., 1981; Chadwick et al., 1981a, 1981b, 1981c), mit gravierenden methodischen Mängeln behaftet. Diejenigen Kinder mit einem leichten SHT, deren Meßergebnis erwartungswidrig schlecht ausfielen, wurden von der weiteren Auswertung ausgeschlossen. Darüber hinaus wurde diese zudem nicht parallelisierte Gruppe mit einer undifferenzierteren Testbatterie untersucht (vgl. hierzu Beers, 1992; Benz & Ritz, 1996). Umgekehrt lassen sich diese Befunde sogar so deuten, daß entgegen der anfänglichen Annahme einer weitgehenden Remission posttraumatischer Störungen eine überraschend hohe Anzahl an Kindern mit leichtem SHT langandauernde neuropsychologische Beeinträchtigungen aufwiesen. In diese Richtung weisen auch übereinstimmend weitere großangelegte Studien an Kindern mit SHT unterschiedlichen Schweregrades.

So konnte Kleinpeter (1993) in einer langfristig konzipierten Verlaufsuntersuchung an zunächst 214 Kindern aufzeigen, daß etwa ein Viertel der *vor der Einschulung* mittelschwer bis schwer traumatisierten Kinder eine schwerwiegende und bleibende intellektuelle Beeinträchtigung davontrugen, wobei das Intelligenzdefizit mit der Schwere des Traumas korrelierte. Auch bei den *im Schulalter* traumatisierten Kindern zeigten sich deutliche neuropsychologische Funktionsstörungen, die jedoch weniger als globale Intelligenzminderung auffielen. Hier fanden sich in Abhängigkeit von der Schwere und der *Lokalisation* der cerebralen Läsionen „hirnlokale Psychosyndrome" mit negativen Folgen für die Schullaufbahn (Kleinpeter, 1971, 1979, 1993; vgl. zusammenfassend Benz & Ritz, 1996).

Ähnlich gravierende Spätfolgen zeigten sich auch in einer Untersuchung an einer vergleichbar großen Stichprobe amerikanischer Kinder mit vornehmlich leichteren SHT (Klonoff et al., 1993). Im Verlauf von fünf Jahren hatte etwa ein Viertel der jüngeren und ein Drittel der älteren Schulkinder eine Klasse wiederholen oder eine zusätzliche Förderung in Anspruch nehmen müssen. Es handelte sich hierbei um Auswirkungen der *neuropsychologischen* Traumafolgen, da ein überproportional hoher Anteil dieser scheinbar leicht traumatisierten Kinder zu verschiedenen Untersuchungszeitpunkten pathologisch reduzierte Ergebnisse in einschlägigen neuropsychologischen Testverfahren aufwies. Besonders erschreckend waren jedoch die Ergebnisse einer Nachuntersuchung eines Großteils der nun erwachsenen Patienten (23 Jahre nach dem erlittenen leichten SHT). Bei den meisten Betroffenen zeigten sich alltagsrelevante kognitive Einbußen wie Lernstörungen, Gedächtnis- und Konzentrationsstörungen, Einschränkungen der intellektuellen Leistungsfähigkeit und des mentalen Tempos sowie massive psychische Störungen mit depressiven und Angstsymptomen. Da das Ausmaß der kognitiven und emotionalen Spätfolgen mit den unmittelbar nach dem SHT erhobenen neuropsychologischen Befunden korrelierte, läßt sich hieraus umgekehrt der Schluß ziehen, daß initial ermittelten *neuropsychologischen* Befunden ein hoher *Prädiktionswert* für langfristig wirksame Einbußen auf der Ebene der Disability und des Handicap auch und gerade nach scheinbar leichten SHT im Kindesalter zukommt.

Ein in der Klinischen Kinderneuropsychologie bekanntes Phänomen ist das *zeitverzögerte* Auftreten von *Verhaltensstörungen* nach einem SHT und die Beobachtung, daß vormals hochintelligente Kinder nach einem SHT überproportional häufig psychische Störungen zeigen. Diese seit längerem bekannten Zusammenhänge konnten in jüngeren Untersuchungen nicht nur empirisch nachgewiesen, sondern auch hinsichtlich ihrer Pathogenese nachvollzogen werden. So zeigten sich in einer Studie von Lehmkuhl und Thoma (1987) an 45 schädel-hirn-verletzten Kindern, die in drei Altersgruppen (3–6, 8–10 und 12–14 Jahre) unterteilt und in bezug auf bekannte konfundierende Variablen (Dauer der Bewußtlosigkeit, Untersuchungsalter, Geschlecht und psychosoziale Belastung) parallelisiert und mit einer Kontrollgruppe cerebral gesunder Kinder verglichen wurden, bei 68 % der traumatisierten Kinder gegenüber 13 % in der Kontrollgruppe psychopathologisch relevante Symptome. Hierbei spielte das Alter, in dem das SHT erworben wurde, keine Rolle; die psychische Symptomatik war jedoch bei den Kindern, deren Trauma erst kurze Zeit zurücklag, deutlicher ausgeprägt und nahm mit zunehmendem zeitlichem Abstand vom Unfallzeitpunkt ebenfalls ab. Die Autoren werten diesen Befund dahingehend, daß ein SHT zunächst zu einem „postkontusionellen Syndrom" mit deutlich ausgeprägten psychischen Störungen (Orientierungsverlust, Verwirrtheitszuständen) führt. Erst später verändert sich das Befundbild in Richtung einer variableren psychischen Symptomatik mit individuell unterschiedlichen emotionalen, neurotischen und sozialen Störungen.

Das Ausmaß der späteren psychischen Störungen korrelierte zwar signifikant mit der Schwere der initialen neurologischen Störung, es zeigten sich jedoch keine lokalisationsspezifischen Häufungen späterer psychischer Auffälligkeiten. Auch das Auftreten einer posttraumatischen Epilepsie wirkte sich nicht negativ auf die spätere psychiatrische Symptomatik aus, dagegen spielen psychosoziale Faktoren (sowohl als Schutz- wie auch als Risikofaktoren) eine wichtige Rolle bei der Entwicklung psychiatrischer Spätfolgen nach erlittenem SHT. Die Autoren sehen einen deutlichen Zusammenhang zwischen der Häufigkeit psychopathologischer Störungen und den ebenfalls detailliert erhobenen *neuropsychologischen* Beeinträchtigungen. Generell korreliert das Ausmaß der neuropsychologischen Funktionsstörungen wiederum nicht mit dem Alter zum Zeitpunkt des SHT oder mit dem Auftreten einer posttraumatischen Epilepsie, wohl aber mit der Schwere der neurologischen Schädigung, wobei sich die verbalen Fähigkeiten als vergleichsweise schädigungsresistent und *visuelle, mnestische und komplexe Leistungen unter Zeitdruck* als vulnerabler erwiesen haben.

Hinweis

Zusammenfassend kann festgehalten werden, daß *unabhängig vom Alter* zum Zeitpunkt eines SHT die *Schwere der initialen neurologischen Störung* sowohl das Ausmaß der neuropsychologischen Funktionsstörungen als auch die Häufigkeit psychischer Störungen bestimmt, wobei psychosozialen Faktoren für die langfristige kognitive und psychische Entwicklung der betroffenen Kinder eine wichtige Rolle zukommt.

Bemerkenswerterweise bestehen psychische Auffälligkeiten bei Kindern mit erlittenem SHT auch dann noch, wenn sich die meßbaren neuropsychologischen Störungen bereits weitgehend zurückgebildet haben. Dieser immer wieder berichtete Befund (vgl. Emanuelson et al., 1998; Ruijs, Keyser & Gabreels, 1990) wird durch Untersuchungen plausibel, in denen auch nach sehr leichten und nur kurzfristig wirksamen Hirnfunktionsstörungen noch im Abstand von bis zu mehreren Jahren in hinreichend sensitiven Untersuchungsverfahren eine *gesteigerte Streßreagibilität* nachgewiesen werden konnte, die sich vor allem als pathologische Veränderung von psychophysiologischen Orientierungs- und Habituationsprozessen objektivieren ließ (Costeff et al., 1988; vgl. zusammenfassend Benz & Ritz, 1996).

Auch von anderen Autoren ist darauf hingewiesen worden, daß vergleichsweise unscheinbare neuropsychologische Beeinträchtigungen von den betroffenen Kindern durch eine erhöhte Anstrengung kompensiert werden, um den ehemaligen Leistungsstand wieder zu erreichen (Benz & Ritz, 1996; Heubrock, 1996). Auf diese Weise können sowohl die vermehrte psychophysische Beanspruchung selbst als auch das letztendliche Scheitern dieser Bemühung bei Kindern nach leichten SHT langfristig zu psychischen Störungen führen. Ebenso wäre auch erklärlich, warum gerade vormals *hochbegabte* Kinder nach einem SHT einem besonders hohen Risiko ausgesetzt sind, später psychische und Verhaltensstörungen zu entwickeln. Diese Kinder müssen im Vergleich zu durchschnittlich intelligenten Kindern deutlich höhere Anstrengungen zur Kompensation selbst geringfügiger Leistungsunterschiede erbringen, um ihr ehemaliges Niveau wieder zu erreichen, zu erhalten und weiterzuentwickeln, was ihnen häufig nur um den Preis restloser Verausgabung und unter dem ständigen Risiko, dennoch zu versagen, gelingen kann.

Auf die entwicklungsbedingte Besonderheit, daß Kinder nach einem SHT – anders als Erwachsene – nicht nur ihr früheres Leistungsniveau wieder erreichen müssen, sondern ihre kognitive Leistungsfähigkeit zusätzlich parallel zum Entwicklungstempo und -niveau der Altersnorm *weiterentwickeln* müssen, ist daher immer wieder eindringlich hingewiesen worden (vgl. Heubrock,

1996; Kleinpeter, 1979; Ritz & Benz, 1993). In diesem Zusammenhang wird auch plausibel, daß ein stagnierendes Leistungsniveau bereits eine *relative Verschlechterung* und daher in der neuropsychologischen Langzeitbeurteilung schädel-hirn-traumatisierter Kinder ein unfallbedingtes Entwicklungsrisiko darstellt. Dies gilt unter Umständen selbst dann, wenn psychometrisch erfaßbare Parameter keinerlei unfallbedingte Beeinträchtigungen mehr aufzeigen können.

Als besonders entwicklungssensibel haben sich Läsionen im Bereich der Frontallappen („Frontalhirn-Syndrom") erwiesen (vgl. Kleinpeter, 1979, 1993). Da das Frontalhirn als relativ eigenständiges funktionelles System eine bedeutende Rolle für die Analyse, Planung, Ausführung und Kontrolle aller komplexeren Tätigkeiten eines Menschen spielt (Koch, 1994; Luria, 1970, 1992), führen Läsionen dieser Gehirnstruktur zu schweren Beeinträchtigungen des Handelns, auch wenn sich in der psychometrischen Untersuchung bei der Verwendung standardisierter Intelligenz- und Leistungstests häufig keine oder nur geringfügige Defizite nachweisen lassen (vgl. Heubrock, 1994, 1995; Heubrock & Petermann, 1997c). Bei Kindern und Jugendlichen kommt erschwerend hinzu, daß die ontogenetische Reifung und Differenzierung des Frontalhirns bis in das Jugendalter hinein anhält, so daß Funktionsstörungen durch frühe Läsionen sich oft erst dann zeigen, wenn höhere kognitive, affektive und soziale Anforderungen an die selbständige Organisation des Alltags gestellt werden und die im Kindesalter noch vorherrschende Fremdsteuerung wegfällt (vgl. Benz & Ritz, 1996, S. 205).

Auf diese Weise ist auch eine *lokalisations-* bzw. *syndromspezifische* Bestimmung der Remissionsverläufe nach SHT im Kindesalter außerordentlich schwierig. Für jeweils sehr kleine Fallzahlen haben Benz und Ritz (1996) versucht, die Entwicklung verschiedener Leistungsbereiche von Kindern mit traumatisch bedingten rechtshemisphärischen (n=10) und mit linkshemisphärischen (n=19) Funktionsstörungen miteinander zu vergleichen. In beiden Fällen konnte im Langzeitverlauf mit jeweils drei Meßzeitpunkten gezeigt werden, daß es zu einer deutlichen und vor allem *zunehmenden* Dissoziation der durch die Hirnfunktionsstörung beeinträchtigten und der hierdurch nicht beeinflußten Testergebnisse kommt: Der Abstand zwischen denjenigen Testergebnissen, die durch die Läsion lokalisationstypisch gemindert sind und solchen, die sich nahezu unbeeinträchtigt altersgemäß weiterentwickeln, nimmt im Langzeitverlauf zu (siehe Abb. 23).

Als zusätzlichen Befund konnten Benz und Ritz (1996) für die rechtshemisphärisch geschädigten Kinder auch erheben, daß bei ihnen eine stagnierend niedrige Reaktionsgeschwindigkeit auf bleibende basale Antriebs- und Aufmerksamkeitsstörungen hindeutet, die in der Folgezeit zu weiteren Lernstörungen führen. Diese orientierenden Befunde sind auch deswegen von großem Interesse, weil sie verdeutlichen, daß die lokalisationsspezifisch aufzeigbaren Verlaufsmuster nivelliert worden wären, wenn beide Gruppen zu einer einzigen Patientengruppe zusammengefaßt worden wären: „... die Daten solcher ‚Durchschnittsverläufe' vermitteln den Eindruck langanhaltender, kontinuierlicher Fortschritte. Wie die diskrepanten Befunde für die beiden Teilstichproben gezeigt haben, sind diese 'Fortschritte' jedoch ausschließlich auf die Weiterentwicklung der jeweils unbeeinträchtigten Leistungsbereiche zurückzuführen" (Benz & Ritz, 1996, S. 206).

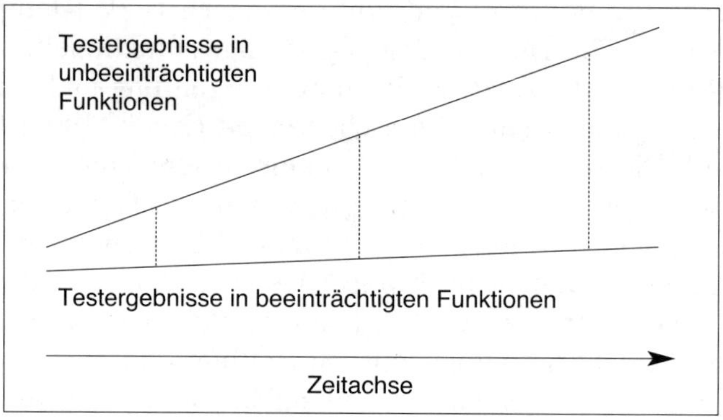

Abbildung 23:
Dissoziation von Testergebnissen nach einem SHT.

Eine Beschreibung lokalisationsspezifischer Verlaufsmuster hat auch Heubrock (1995a, 1998b) in bezug auf die auditiv-verbale Lernfähigkeit jugendlicher neurologischer Patienten vorgelegt. Die Analyse der Lernverlaufsmuster konnte zeigen, daß

- hirngeschädigte Kinder in Abhängigkeit von der Lokalisation der Läsion *unterschiedlich* hohe Lernniveaus mit unterschiedlichen Verläufen erreichen,
- in *unterschiedlichem* Ausmaß zu spontaner Organisation auditiv-verbalen Lernens in der Lage sind und
- *unterschiedliche* Fehler in der Bewältigung dieser Lernanforderungen aufweisen.

Auf diese Weise konnten nicht nur im gesamten Langzeitverlauf, sondern zum Teil bereits im Verlauf einzelner kognitiver Prozesse subgruppenspezifische Lerntypen aufgezeigt werden, für die auch *unterschiedliche* Therapiestrategien entwickelt werden müssen. Wie in der Untersuchung von Benz und Ritz (1996) hat sich auch hier gezeigt, daß Remissions- und Lernverläufe bei Kindern und Jugendlichen nach einem SHT *subgruppenspezifisch* und neuropsychologisch begründbar unterschieden werden können, die bei einer Gesamtbetrachtung nivelliert worden wären. Folgerichtig lassen sich die langfristigen neuropsychologischen Auswirkungen erlittener SHT im Kindes- und Jugendalter nur durch hinreichend *sensitive* Meßverfahren erfassen und von anderen Entwicklungsvariablen abgrenzen.

Die abschließende Betrachtung derjenigen neuropsychologischen Funktionen, die sich im Langzeitverlauf als besonders *remissionsresistent* erweisen, wird durch eine Vielzahl äußerst heterogener methodologischer Operationalisierungen erschwert. So wurden in den verschiedenen Studien die
- Schwere des erlittenen SHT,
- Anzahl und Abstände der Meßzeitpunkte,
- angewandten Untersuchungsverfahren und
- Kriterien für die Zuordnung zu einzelnen klinischen Gruppen

völlig unterschiedlich operationalisiert und gehandhabt (vgl. hierzu den umfassenden Literaturüberblick von Vandermeulen & Ansink, 1995).

Der zuvor erwähnte Befund, daß das *Ausmaß* neuropsychologischer Langzeitfolgen hoch mit der Schwere des Traumas, die zumeist als Dauer des Komas oder der posttraumatischen Amnesie (PTA) erfaßt wurde, korreliert, hat sich in zahlreichen Studien gezeigt, in denen nach *schweren* SHT gravierende Einbußen der allgemeinen *Intelligenz* meßbar waren (Chadwick et al., 1981b; Levin & Eisenberg, 1979a, 1979b; Tremont, Mittenberg & Miller, 1999). Nach *leichten* und *sehr leichten* SHT hat sich jedoch immer wieder gezeigt, daß es hier gerade nicht zu reduzierten IQ-Werten, sondern zu diskreten neuropsychologischen Funktionsstörungen kommt, die sich oft erst im Langzeitverlauf deutlicher herauskristallisieren (Klonoff et al., 1993; Winogron, Knights & Bawden, 1984). Als besonders „anfällig" erweisen sich Antriebs-, Vigilanz- und Aufmerksamkeitsfunktionen, visuell-räumliche und mnestische Teilleistungen sowie Anforderungen an eine schnelle Reaktionsfähigkeit unter Zeitdruck (Benz & Ritz, 1996; Gulbrandsen, 1984; Heubrock, 1995a, 1998b; Johnson & Roethig-Johnston, 1989; Levin, Benton & Grossman, 1982; Tremont, Mittenberg & Miller, 1999). Deutlich wird auch, daß die *Variabilität* der im Langzeitverlauf persistierenden Syndrommuster zunimmt, je leichter die initial vorhandene neurologische Schädigung war (vgl. Winogron, Knights & Bawden, 1984).

Auch dieser Befund unterstützt die mehrfach erhobene Forderung, gerade nach leichteren SHT differenzierte neuropsychologische Untersuchungen durchzuführen, die weit über die Erfassung von Intelligenztestwerten hinausgehen und computergestützte Erhebungsverfahren einbeziehen (vgl. Benz & Ritz, 1996).

Fallbeispiel

Christian wurde im Alter von 14 Jahren als Fußgänger von einem Auto angefahren und erlitt hierbei eine Schädelbasisfraktur, eine Schädelfraktur, eine Keilbeinhöhlenfraktur und ein rechts-occipitales epidurales Hämatom und eine Blutung im Bereich des rechten Kleinhirns. Neurologische Untersuchungen zeigten zunächst eine Allgemeinveränderung im EEG sowie eine Schalleitungsstörung und Anzeichen einer Hirnstammschädigung, später einen δ-Herd rechts-temporo-occipital. Der weitere Remissionsverlauf gestaltete sich aus neurochirurgischer Sicht positiv. Eine Rehabilitationsbedürftigkeit wurde *nicht* gesehen, so daß eine ambulante neuropädiatrische Weiterbehandlung erfolgte.

Zu diesem Zeitpunkt bestanden bei Christian noch immer ein verlangsamtes und breitbeiniges Gehen, diskrete Koordinationsstörungen, eine leichte Ataxie, eine psychomotorische Verlangsamung, eine Verminderung von Antrieb und emotionaler Resonanz und eine leichte Beeinträchtigung der Konzentration und der mnestischen Funktionen.

Da von Christians Eltern Zweifel an der Folgenlosigkeit des erlittenen Unfalls geäußert wurden, erfolgte eine ambulante neuropsychologische Untersuchung, die 14 Monate nach dem Ereignis erfolgte. Hier klagte Christian über Kopfschmerzen, ein eingeschränktes Hörvermögen rechts und über Ohrgeräusche; nach dem Unfall hatte er „vergessen", wie man sich die Schuhe anzieht, Messer und Gabel benutzt oder in Schreibschrift schreibt. Den Eltern war aufgefallen, daß Christian kaum noch spontan sprach, aggressiver geworden war und schnell hektisch und gestreßt wirkte. Es zeigte wenig Ausdauer, war vergeßlich und mußte sich enorm anstrengen, um seinen schulischen Stand zu halten. Nach jedem Schultag war Christian regelrecht müde und erschöpft.

Die neuropsychologische Untersuchung ergab eine ausgeprägte Dyskalkulie, Hinweise auf eine leichte Dyspraxie, eine räumlich-konstruktive Störung und eine visuell-figurale Merkfähigkeitsstörung.

Eine weitere neuropsychologische Untersuchung erfolgte ein Jahr später und somit zweieinhalb Jahre nach dem SHT. Christian klagte weiterhin über Kopf- und Ohrenschmerzen und Ohrgeräusche. Er war noch immer schnell ermüdbar und hatte sich auf das Schreiben in Druckbuchstaben umgestellt, da er nicht in Schreibschrift schreiben konnte. Die psychometrische Diagnostik bestätigte ein Fortbestehen der Dyskalkulie und der Dyspraxie sowie auch der räumlich-konstruktiven Störung. Bemerkenswert war, daß es im Bereich des visuomotorischen Tempos im Vergleich zur Voruntersuchung trotz einer numerischen Leistungssteigerung zu einem *relativen Abfall* des altersbezogenen Wertes gekommen war. Dieses Ergebnis zeigte, daß Christians Leistungszugewinn hier nicht dem alterstypischen Leistungsanstieg entsprach, so daß hier eine relative *Verschlechterung* der visuomotorischen Funktionen vorlag.

6.3 Neurologische Erkrankungen

6.3.1 Cerebrale Neoplasien (Hirntumoren) und akute lymphatische Leukämie (ALL) im Kindesalter

Hirntumore stellen nach der akuten lymphatischen Leukämie (ALL) die zweithäufigste bösartige (maligne) Erkrankung im Kindesalter dar. Nach einer Berechnung von Haaf, Kaatsch und Michaels (1993) ist bei einer Inzidenzrate von 2.2/100 000 Kindern in Deutschland mit einer jährlichen Anzahl an 300 bis 350 Neuerkrankungen zu rechnen. Für alle Hirntumore zusammengenommen liegt die Altersspanne der häufigsten Erstdiagnosen zwischen dem dritten und dem neunten Lebensjahr (Carpentieri & Mulhern, 1993), wobei sich deutliche Unterschiede für die einzelnen *Tumorarten* ergeben (Gutjahr, 1999; Teeter & Semrud-Clikeman, 1997, S. 209ff.):

- Am häufigsten kommen *Astrocytome* vor, die in einer epidemiologischen Studie von Duffner et al. (1986) bei 57 % der Kinder mit einer bösartigen Geschwulst diagnostiziert wurden und durch ein langsames Wachstum und ein bevorzugtes Auftreten im Kleinhirn (cerebelläres Astrocytom) und im Stammhirn charakterisiert sind.
- Die in der Altersgruppe der unter 15jährigen Kinder mit 23 % zweithäufigste Tumorart sind die *Medulloblastome,* die bei den unter zweijährigen Kindern sogar zu den häufigsten Neoplasien zählen; diese hochgradig bösartigen Tumoren finden sich bevorzugt im medullären Teil des Stammhirns und in der Mittellinie des Kleinhirns und wachsen schnell in Richtung des vierten Ventrikels (Delank, 1994, S. 140).
- Die mit 8 % dritthäufigste Tumorart bei bis zu 15jährigen Kindern stellen *Ependymome* dar, die zu den Rückenmarkstumoren zählen.

Zu den weiteren, ebenfalls im Kindesalter vorkommenden Tumoren gehören die auch bei der Neurofibromatose (vgl. Kap. 4.1.4) auftretenden *Neurinome*, von den Hirnhäuten ausgehende *Meningeome*, an der Schädelbasis lokalisierte *Kraniopharyngeome*, häufig zu endokrinen Störungen führende *Hypophysenadenome* sowie *Pinealis-Tumore*.

Die Gruppe der fünf- bis neunjährigen Kinder zeigt die höchste, die Gruppe der bis vierjährigen Kinder die zweithöchste und die Gruppe der zehn- bis 14jährigen Kinder die dritthöchste Inzidenzrate an Hirntumoren insgesamt (Duffner et el. 1986). Differenziert nach einzelnen Tumorarten ergibt sich eine altersbezogene Häufigkeitsverteilung

- mit einem bevorzugten Auftreten von Medulloblastomen, geringgradig malignen Astrocytomen und Ependymomen bei den unter zweijährigen Kindern und
- einem besonders häufigen Vorkommen von geringgradig malignen Astrocytomen, Medulloblastomen, hochgradig malignen Astrocytomen und cerebellären Astrocytomen bei den fünf- bis neunjährigen Kindern (Cohen & Duffner, 1984).

Angesichts der unterschiedlich ausgeprägten Bösartigkeit der genannten Tumorarten bestehen auch unterschiedlich hohe Mortalitätsraten, wobei die höchsten Überlebensraten bei den cerebellären Astrocytomen und die niedrigsten Überlebensraten bei den Stammhirngliomen berichtet werden (Duffner et al., 1988).

Da die medizinischen Behandlungsansätze bei Hirntumorerkrankungen – insbesondere Operationen, radioaktive Bestrahlungen und eine Zytostatika-Medikation, oft auch in Kombination miteinander – in den vergangenen Jahren große Fortschritte gezeigt haben, sind heute etwa 60 % der behandelten Kinder nach fünf Jahren rezidivfrei (Gutjahr, 1999). Die erzielten medizinischen Behandlungserfolge haben jedoch zunehmend die Frage nach den kognitiven, affektiven und psychosozialen *Langzeitfolgen* sowie die neuropsychologischen Auswirkungen der invasiven und oft besonders aggressiven *Behandlungsmethoden* von Hirntumoren im Kindesalter in den Mittelpunkt des Interesses gerückt (Anderson et al., 1997; Buono et al., 1998; Hürter, 1996; Konrad, Gauggel & Jansen, 1998).

Die *neuropsychologische Beurteilung* des Krankheitsgeschehens ist gerade bei Tumoren außerordentlich schwierig,

- da es sich um einen mit wechselndem Tempo *progredienten* Prozeß handelt,
- dessen neurologische und neuropsychologische Auswirkungen von der *Größe, Lokalisation und Art des Tumors* abhängt,
- wobei die Art und die Kombination verschiedener *Behandlungsformen* weitere und insbesondere unterschiedliche kognitive Folgen zeigt,
- spätere *Tumorrezidive* zusätzliche Komplikationen und weitere Interventionen nach sich ziehen können
- und die Spätfolgen bei den langfristig überlebenden Kindern erst nach mehreren Jahren sichtbar werden.

Gerade bei langsam wachsenden Tumoren äußert sich die neurologische Symptomatik oft wenig spezifisch und diffus. Die Kinder können über Kopfschmerzen, Sehstörungen und allgemeine Befindlichkeitsstörungen klagen, Gleichgewichts- und Koordinationsstörungen aufweisen, antriebsarm und leicht ermüdbar wirken, in Einzelfällen aber auch umschriebene neuropsychologische Funktionsstörungen wie aphasische Symptome, Hemianopsien, Merkfähigkeits- oder Aufmerksamkeitsstörungen zeigen sowie epileptische Krampfanfälle erleiden. Konrad, Gauggel und Jansen (1998) weisen in ihrer Übersicht unter Berufung auf amerikanische Studien (Ellenberg et al., 1987; Mulhern, Crisco & Kun, 1983) zusammenfassend darauf hin, daß unterhalb des Kleinhirns lokalisierte Tumore besonders schwerwiegende Beeinträchtigungen nach sich ziehen. Des weiteren kommt es nach cortikalen Tumoren häufiger zu fokalen Defiziten, wohingegen Tumore des vierten Ventrikels primär zu mnestischen und motorischen Beeinträchtigungen und solche des dritten Ventrikels zu visuomotorischen, mnestischen und behavioralen Störungen führen. Insgesamt wird geschätzt, daß zwischen 40 % und 100 % aller überlebenden Kinder neuropsychologische Beeinträchtigungen aufweisen (Buono et al., 1998), wobei Art und Ausmaß der Hirnfunktionsstörungen von den obengenannten Faktoren abhängen und die Beeinträchtigungen umso ausgeprägter sind, je jünger die Kinder zum Zeitpunkt der Diagnosestellung sind (Ellenberg et al., 1987).

Unter den medizinischen Behandlungsansätzen hat sich vor allem für die *radioaktive Bestrahlung* (Radiatio) eine zusätzliche Verschlechterung der kognitiven Leistungsfähigkeit nachweisen lassen, die bei jüngeren Kindern mit einer Bestrahlung des gesamten Gehirns zu besonders drastischen Leistungsminderungen um bis zu 30 IQ-Punkte führt, während eine *chemotherapeutische Behandlung* kein oder nur ein geringfügiges zusätzliches neuropsychologisches Schädigungspotential aufzuweisen scheint (Anderson et al., 1997; Ellenberg et al., 1987; Duffner, Cohen & Parker, 1988; Garcia-Peréz et al., 1993; Packer et al., 1989, zit. nach Konrad, Gauggel & Jansen, 1998, S. 155).

Ein im Zusammenhang mit operativen Tumorresektionen bei Kindern und Jugendlichen vereinzelt auftretendes klinisches Syndrom ist der *cerebelläre Mutismus*, bei dem die Betroffenen nach einer kurzen postoperativen Phase unbeeinträchtigter Sprachfunktionen einen *vorübergehenden Sprachverlust* erleiden, der sich in den meisten Fällen nach einigen Tagen oder auch mehreren Monaten zurückbildet (Dailey, McKhann & Berger, 1995; Vandeinse & Hornyak, 1997). Dieses meist bei Kindern unter 15 Jahren auftretende Syndrom war zunächst als eine konversionsneurotische Reaktion auf die Erkrankung und die nachfolgende Tumorresektion gedeutet worden (D'Avanzo et al., 1993; Ferrante et al., 1990; Humphreys, 1989), bis in weiteren Fallberichten übereinstimmend das Leiden der Betroffenen unter ihrem *verzögert* einsetzenden Sprachverlust und ihr ausgeprägtes Kommunikationsbedürfnis beschrieben wurde. Heute wird das Syndrom des cerebellären Mutismus als neuropsychologische Folge einer schwerwiegenden Funktionsstörung des Kleinhirns verstanden, zumal dieses Phänomen vereinzelt auch nach Mißbildungen der Blutgefäße des Kleinhirns berichtet wurde (Dietze & Mickle, 1990/91). Derzeit ist die exakte Pathogenese des cerebellären Mutismus jedoch noch unklar. Gegen die Vermutung einer aphasischen Störung oder einer verbalen Apraxie (vgl. Ferrante et al., 1990) spricht die Konstanz neuropsychologischer Störungen wie Wortfindungsstörungen, sprachliche Modulationsstörungen, Dysarthrie, Verzögerung der Informationsverarbeitungsgeschwindigkeit und Störungen des komplexen Problemlösens nach der Remission des Mutismus (Vandeinse & Hornyak, 1997). Diese stützen eher die Hypothese einer Beteiligung des Cerebellum an komplexeren linguistischen und kognitiven Prozessen (Leiner, Leiner & Dow, 1991, 1993; Middleton & Strick, 1994).

In einigen neueren empirischen Studien an größeren Patientenkollektiven haben sich durchweg vielfältige, stark ausgeprägte und langandauernde neuropsychologische und behaviorale Folgen von Hirntumorerkrankungen im Kindesalter nachweisen lassen. Konrad, Gauggel und Jansen (1998) fanden bei Kindern und Jugendlichen mit einer mindestens ein Jahr und im Durchschnitt vier Jahre zurückliegenden Diagnosestellung bei 56 % der Betroffenen *unterdurchschnittliche Intelligenztestwerte*, die bei 15,4 % sogar unter einem IQ von 70 lagen. 68 % der an einem Hirntumor erkrankten Kinder und Jugendlichen waren zum Untersuchungszeitpunkt meßbar *psychomotorisch verlangsamt*, die Hälfte wies *mnestische Beeinträchtigungen* auf und bei 59 % ließen sich Störungen der *Problemlösefähigkeit* objektivieren. Ein Vergleich der bestrahlten und nicht-bestrahlten Kinder dieser Stichprobe ergab ein doppelt so häufiges Auftreten von mnestischen und Aufmerksamkeitsstörungen bei den radiotherapeutisch behandelten Kindern.

Auch die Verteilung auf die einzelnen *Schulformen* hatte sich durch die Hirntumorerkrankung drastisch verändert. Während vor der Erkrankung die meisten Kinder die Grundschule und lediglich 5 % der Kinder die Sonderschule besuchten, waren im Durchschnitt vier Jahre nach der Diagnosestellung 25,6 % der Kinder nicht mehr zum Besuch der Regelschule in der Lage und wurden in einer Sonderschulform beschult. Die schulbezogenen Veränderungen durch die Tumorerkrankung werden sogar noch deutlicher, wenn berücksichtigt wird, daß fast alle untersuchten Kinder eine Schulklasse wiederholen mußten und bei den vorher noch nicht schulpflichtigen Kindern in der Regel eine weitere Zurückstellung von der Einschulung erforderlich war. Bei den psychosozialen Folgen bestand eine bemerkenswerte Diskrepanz zwischen Selbst- und Fremdbeurteilung. Die meisten der untersuchten Kinder schätzten ihre eigene Stimmung als gut und wenig depressiv ein, während die Eltern bei etwa der Hälfte der Kinder deutliche *Verhaltensauffälligkeiten* mit sowohl internalisierenden als auch externalisierenden Merkmalen feststellten.

Generell fand sich bei den *bestrahlten* Kindern eine geringere Lebenszufriedenheit. Diese Selbsteinschätzung war hierbei nicht als die noch nachwirkende Folge des belastenden Behandlungsregimes zu werten, da die Lebenszufriedenheit der radiotherapierten Kinder mit zunehmendem Zeitabstand von der Behandlung sogar weiter abnahm. Deutlich wurde auch eine hohe *psychosoziale Belastung* der betroffenen Familien, die wiederum bei Eltern radioaktiv bestrahlter Kinder stärker ausgeprägt war. Hier stand die Angst vor einem Tumorrezidiv im Mittelpunkt der elterlichen Sorge, wobei die psychische Belastung der Eltern auch mit zunehmendem zeitlichen Abstand von der Behandlung nicht abnahm, sondern lange bestehen bleibt.

Konrad, Gauggel und Jansen (1998) konnten sehr deutlich aufzeigen, daß die kognitiven Langzeitfolgen einer Hirntumorerkrankung bei Kindern zentrale neuropsychologische Funktionen (psychomotorisches Tempo, Intelligenz, Aufmerksamkeit und Merkfähigkeit) einschließen, bei den meisten Kindern auch nach durchschnittlich vier Jahren weiterhin bestehen bleiben und in vielen Fällen zu einem „Bruch“ in der Schullaufbahn der Betroffenen führen. Auch das häufige Auftreten von Verhaltensstörungen und psychischen Belastungen, die in einer Studie von Hürter (1996) bei 30 % der onkologisch erkrankten Kinder und in der Arbeit von Konrad, Gauggel und Jansen (1998) bei der Hälfte der Hirntumor-Patienten nachweisbar waren, sowie die über lange Zeit unverminderte Sorge der Eltern um die Gesundheit und Zukunft ihrer Kinder verdeutlicht, daß die Gruppe der an Hirntumoren erkrankten Kinder langfristige Beeinträchtigungen aufweist.

Die *neuropsychologischen Folgen* von Hirntumoren bei Kindern werden derzeit noch uneinheitlich beurteilt. Konrad, Gauggel und Jansen (1998) gehen davon aus, daß sich in der Gruppe der an einem Hirntumor erkrankten Kinder ein charakteristisches neuropsychologisches Profil mit einerseits spezifischen Teilleistungsstörungen und andererseits vergleichsweise resistenten Hirnfunktionen *nicht* nachweisen läßt. Dagegen resümmieren Buono et al. (1998) die angloamerikanische Literatur dahingehend, daß sich vor allem Beeinträchtigungen *nichtsprachlicher Funktionen* objektivieren lassen. Demnach kommt es besonders häufig zu Störungen der nicht-sprachlichen Informationsverarbeitung, der visuoperzeptiven und der räumlich-konstruktiven Leistungen, der visuomotorischen Integration und des visuell-figuralen Gedächtnisses sowie zu Beeinträchtigungen des Problemlösens, der Aufmerksamkeit und der Konzentrationsfähigkeit, mathematischer Operationen und feinmotorischer Fähigkeiten.

Aufgrund zahlreicher Überschneidungen zwischen diesem Profilmuster und dem Modell nichtsprachlicher Lernstörungen (*Nonverbal Learning Disabilities*, NLD; vgl. auch Kap. 6.5.4) von Rourke (1989, 1991, 1995) gehen Buono et al. (1998) der Frage nach, inwieweit das entwicklungsneuropsychologische NLD-Modell einschließlich seiner Aussagen über neuroanatomische Zusammenhänge geeignet sein kann, die neuropsychologischen Beeinträchtigungen hirntumorkranker Kinder zu erklären. In einer detaillierten Analyse untersuchten die Autoren 123 Kinder mit Hirntumoren und fanden bei 75 % der Betroffenen *spezifische Lernstörungen*, wobei *Rechenstörungen* besonders häufig vorkamen. Ein Gruppenvergleich zwischen Kindern mit einer Rechenstörung, einer Lesestörung und einer Kontrollgruppe ohne spezifische Syndromausprägung zeigte, daß die Kinder mit einer erkrankungs- und/oder bestrahlungsbedingten Rechenstörung insgesamt größere Intelligenzeinbußen aufwiesen. Darüber hinaus hatten sie auch andere neuropsychologische Beeinträchtigungen, die einigen, jedoch nicht allen Merkmalen des Syndroms der nichtsprachlichen Lernstörung entsprachen. Umgekehrt zeigten die Kinder mit einer spezifischen *Lesestörung* vor allem sprachbezogene Defizite. Unter neuroanatomischen Gesichtspunkten war bemerkenswert, daß die rechengestörten Kinder etwas häufiger subkortikale Tumore hatten und mit einer Bestrahlung behandelt worden waren. Auch wenn der anfangs vermutete enge Zusammenhang zwischen einem bei hirntumorkranken Kindern häufig vorzufindenden neuropsychologischen Profilmuster und dem kognitiven Phänotyp der nichtsprachlichen Lernstörung nicht zu bestehen scheint, so haben die Ergebnisse von Buono et al. (1998) doch zeigen können, daß die mit einer Tumorerkrankung verbundenen Hirnfunktionsstörungen erhebliche und langandauernde Auswirkungen auf die schulische Leistungsfähigkeit der betroffenen Kinder haben und ihre psychosoziale Integration auf lange Sicht gefährden.

Ein eindrucksvoller Fallbericht von Rourke, Bakker, Fisk und Strang (1983) zeigt, daß auch neuroanatomisch eng lokalisierbare Tumore bei Kindern zu umfassenden Hirnfunktionsstörungen und in der Folge zu erheblichen Schulleistungsdefiziten führen können. Die Autoren untersuchten einen achtjährigen Jungen im Verlauf, bei dem nach mehrmonatiger Krankengeschichte mit frontal lokalisierten Kopfschmerzen und Erbrechen, einer rechtsseitigen Fazialis-Parese, Nackensteife, verminderter Kraft im rechten Arm und Bein ein *Ependymom des linken Seitenventrikels* diagnostiziert und operativ entfernt worden war. Zwei Monate nach der Operation zeigte der Junge eine insgesamt reduzierte allgemeine Intelligenz, von der die *sprachlichen* Leistungen deutlich stärker betroffen waren. Neben ausgeprägten linguistischen Beeinträchtigungen, unter anderem im Bereich der Wortflüssigkeit, der auditiv-verbalen Merkspanne und der phonematischen Lautdifferenzierung fanden sich in der neuropsychologischen Untersuchung jedoch auch Hinweise auf eine *räumlich-konstruktive Störung* und verminderte *bilaterale psychomotorische Fähigkeiten.* Auch zwei Monate nach der Operation waren Kraft und Geschicklichkeit der rechten oberen Extremität noch deutlich reduziert. Eine neuropsychologische Verlaufsuntersuchung nach weiteren sieben Monaten ergab nun eine insgesamt gebesserte Intelligenzleistung, die allerdings auf eine Remission der zuvor festgestellten visuell-handlungsgebundenen Funktionsstörungen zurückzuführen war, während die sprachlichen Leistungen noch immer erheblich reduziert waren (siehe Tab. 26).

Tabelle 26:
Ergebnisse des WISC[1] bei einem achtjährigen Jungen mit einem operativ entfernten Ependymom des linken Seitenventrikels zu drei postoperativen Untersuchungszeitpunkten (nach Rourke et al., 1983; S. 266ff.).

	Untersuchung 1 (Alter: 8;0 Jahre)	**Untersuchung 2** (Alter: 8;7 Jahre)	**Untersuchung 3** (Alter: 10;0 Jahre)
Testteil	**IQ**		
Gesamt-IQ	81	93	77
Verbal-IQ	79	84	79
Handlungs-IQ	87	104	80
Untertests	**Wertpunkte**		
Allgemeinwissen	7	8	5
Allgemeines Verständnis	7	7	10
Rechnerisches Denken	9	6	5
Gemeinsamkeiten finden	6	7	8
Wortschatz	4	9	7
Zahlen nachsprechen	6	7	5
Bilder ergänzen	8	11	8
Bilder ordnen	6	11	6
Mosaiktest	11	10	9
Figuren legen	8	12	7
Zahlen-Symbol-Test	7	9	6

1 WISC = Wechsler Intelligence Scale for Children

Ergänzend wurde zu diesem Zeitpunkt auch eine Verminderung der Hörschärfe des linken Ohres im höheren Frequenzbereich (4 000 und 8 000 Hz) und eine rechtsseitige Halbseiten-Symptomatik mit einer Einwärtsdrehung des rechten Fußes und einer spastischen Krümmung der letzten beiden Finger der rechten Hand festgestellt. Die handmotorischen Einschränkungen hatten dazu geführt, daß der Junge eine funktionelle Linkshändigkeit für viele alltagspraktische Tätigkeiten herausgebildet hatte. Als besonders gravierend stellten sich jedoch die noch bestehenden Einschränkungen der *schulbezogenen* Leistungsfähigkeit dar. Das Kind hatte erhebliche Beeinträchtigungen im Lesen, Buchstabieren und Rechnen, so daß eine Sonderbeschulung empfohlen wurde. Eine nach weiteren 17 Monaten erneut durchgeführte neuropsychologische Verlaufsuntersuchung zeigte bei dem jetzt zehnjährigen Jungen einen erschreckenden *Abfall* der gesamten Leistungsfähigkeit, von der nun auch die visuell-analytischen und die räumlich-konstruktiven Funktionen betroffen waren (siehe Tab. 10). Zudem war auch ein weiterer Rückgang der motorischen und sensiblen Handfunktionen rechts sowie ein Fortbestehen der auditiv-verbalen Leistungseinbußen zu verzeichnen. Der Verdacht eines Tumorrezidivs bestätigte sich jedoch in den nachfolgenden Untersuchungen nicht, so daß die Ursache dieses erneuten Einbruchs in die Leistungsfähigkeit des Jungen ungeklärt blieb. Die Autoren diskutieren diesen Befund vor dem Hintergrund zusätzlicher *psychosozialer Belastungen*, zumal die empfohlene Sonderbeschulung durch die Eltern des Kindes nicht mitgetragen wurde und angesichts der drohenden schulischen Überforderung Anzeichen einer sekundären psychischen Störung des Jungen erkennbar waren.

Hinweis

Zusammengefaßt läßt sich für die Gruppe der Hirntumore im Kindes- und Jugendalter festhalten, daß bei den Betroffenen mit erheblichen und langfristig wirksamen kognitiven, affektiven und psychosozialen Spätfolgen zu rechnen ist, die durch eine Bestrahlung verstärkt werden können und bei jüngeren Kindern generell zu schwerwiegenderen Beeinträchtigungen führen.

Umstritten ist zum gegenwärtigen Zeitpunkt jedoch noch, ob sich bei den an einem Hirntumor erkrankten Kindern ein spezifisches neuropsychologisches Profil objektivieren läßt. Die bisher vorliegenden Befunde scheinen eher dafür zu sprechen, daß die neuropsychologischen Funktionsstörungen eine größere *Variabilität* aufweisen, als dies bei fokalen Hirnläsionen im allgemeinen zu erwarten wäre. Insbesondere bei den mit einer *Radiotherapie* behandelten Kindern läßt sich das häufige Auftreten basaler mnestischer und Aufmerksamkeitsstörungen vermutlich nicht allein durch eine Funktionsstörung im Bereich der subkortikalen weißen Hirnsubstanz erklären (Rourke, 1989), sondern eher durch eine zusätzliche Beeinträchtigung von limbischen Strukturen, der Basalganglien, orbitofrontaler und thalamischer Regionen sowie der Verbindungen zwischen diesen Strukturen (Dennis et al., 1991a, 1991b). Ergänzend nehmen García-Peréz et al. (1993) einen zusätzlichen Interferenzeinfluß der Bestrahlung auf die Myelinsynthese oder eine Demyelinisierung subkortikaler Strukturen und ihrer Projektionsbahnen an. Nicht zuletzt diese Befunde könnten auch ungünstige Langzeitverläufe wie das von Rourke et al. (1983) beschriebene Fallbeispiel erklären und sprechen gerade bei dieser Patientengruppe für engmaschige neuropsychologische Verlaufsuntersuchungen.

Im Hinblick auf prognostische Faktoren und Behandlungsmethoden gibt es zwischen Hirntumoren und der akuten lymphatischen Leukämie (ALL) viele Gemeinsamkeiten. Diese Form des „Blutkrebses" ist mit 80 % bis 85 % aller Leukämiearten die häufigste und zugleich auch die häufigste Krebsart im Kindesalter überhaupt; bei etwa 600 Kindern wird in jedem Jahr eine Leukämie diagnostiziert, von denen 480 an ALL leiden (Gutjahr, 1999). Die ALL weist einen Höhepunkt ihrer Erstmanifestation zwischen dem dritten und dem fünften Lebensjahr auf und äußert sich symptomatisch in häufigen Blutungen, Fieber, erhöhter Irritierbarkeit, Antriebsschwäche und Müdigkeit sowie in Knochenschmerzen.

Die Prognose hängt vor allem vom Erstmanifestationsalter der Erkrankung und von der Anzahl der weißen Blutzellen im Frühstadium der ALL ab, wobei ein hoher Anteil an weißen Blutkörperchen und ein Alter unter zwei und über zehn Jahren insgesamt eine schlechtere Prognose aufweisen (Robinson et al., 1980, zit. nach Teeter & Semrud-Clikeman, 1977, S. 211). Als weitere prognostische Faktoren haben sich die Notwendigkeit und die Art einer meist *radiotherapeutischen ZNS-Prophylaxe*, das Ausmaß der Lymphknotenschwellung, der Hämoglobinanteil im Blut und die Anzahl der Blutplättchen zum Zeitpunkt der initialen Diagnostik erwiesen (Robinson et al., 1980, zit. nach Teeter & Semrud-Clikeman, 1997, S. 211). Da zum einen eine mögliche spätere Beteiligung des ZNS am Erkrankungsgeschehen durch eine zum Teil äußerst aggressive Therapie verhindert werden kann und zum anderen die Überlebensrate hierdurch inzwischen bei 95 % liegt und 55 % bis 75 % der betroffenen Kinder auch nach fünf Jahren rezidivfrei sind (Burnett & Eden, 1997; Diamond & Matthay, 1988; Gutjahr, 1999), gilt das Interesse der klinischen Kinderneuropsychologie zunehmend den *langfristigen Auswirkungen* der Erkrankung und der verschiedenen Behandlungsmethoden.

Hierbei haben – wie auch bei den Neoplasien im Kindes- und Jugendalter – die Auswirkungen der Chemotherapie und der Bestrahlung die größte Aufmerksamkeit gefunden, die in Abhängigkeit vom Erkrankungsgrad einzeln oder in Kombination als Therapie der Wahl durchgeführt werden. Für Aufsehen haben auch Befunde gesorgt, die zeigen konnten, daß die Wahrscheinlichkeit später auftretender Hirntumore bei *chemotherapeutisch* behandelten ALL-kranken Kindern erhöht ist. Als besonderes Risiko späterer neuropsychologischer Beeinträchtigungen gilt jedoch – wiederum vergleichbar mit den Hirntumorerkrankungen – eine Bestrahlung des Kopfes zur ZNS-Prophylaxe. Selbst geringe Bestrahlungsdosen haben hier zu neuropsychologischen Funktionsstörungen geführt, wobei die schwerwiegendsten Auswirkungen bei jüngeren und prämorbid intelligenten Kindern nachgewiesen werden konnten (Teeter & Semrud-Clikeman, 1997, S. 211). Zu den häufig nach einer Radiatio beschriebenen neuropsychologischen Folgen gehören eine Minderung des Verbal-IQ, Aufmerksamkeits- und Konzentrationsstörungen, mnestische Beeinträchtigungen und schulbezogene Leistungsminderungen, vor allem im Lesen, Buchstabieren und Rechnen (Anderson et al., 1994; Christie et al., 1995). Vereinzelt wurde auch über die Entwicklung eines epileptischen Anfallsleidens als Folge einer ZNS-Bestrahlung berichtet (Misufuji et al., 1996; Spencer, 1998).

Zu den besonders schwerwiegenden cerebralen Folgen einer Bestrahlung gehört die *Leukoencephalopathie*, bei der es zu einer fortschreitenden Demyelinisierung der axonalen Verbindungen und zu Nekrosen der Hirnsubstanz kommt (Spencer, 1998), die sich auch einige Jahre nach Beendigung der Therapie fortsetzen und zu dysarthrischen, ataktischen, dementiellen und komatösen Zuständen führen können. Obwohl die zugrundeliegenden neuropathologischen Prozesse derzeit noch nicht völlig geklärt sind, vermutet Spencer (1998) eine fortschreitende Verminderung der cerebralen Durchblutung und eine zunehmende Kalziumeinlagerung in den Gefäßwänden (*mineralisierende Mikroangiopathie*), wie sie auch als Therapieform zur stereotaktischen Behandlung von cerebralen Gefäßmißbildungen eingesetzt wird (Kenny et al., 1992).

Anhand eines Fallberichtes über einen Jungen, bei dem im Alter von drei Jahren eine ALL-Diagnose gestellt wurde und der nach einer prophylaktischen ZNS-Bestrahlung zunächst mit sieben Jahren erhebliche Schulleistungsstörungen und erste neurologische Symptome und später im Alter von neun Jahren ein im weiteren Verlauf therapieresistentes epileptisches Anfallsleiden entwickelte, diskutiert Spencer (1998) die mögliche Pathogenese einer bestrahlungsbedingten Leukoencephalopathie (siehe Abb. 24).

Dieses Modell von Spencer (1998) könnte sowohl die *zeitliche Verzögerung* als auch den *progredienten Verlauf* erklären, mit der sich die neuropsychologischen Spätfolgen einer Radiatio bei ALL manifestieren. Demnach führt die Bestrahlung zu einer verringerten cerebralen Gefäßbildung, die bei dem sich

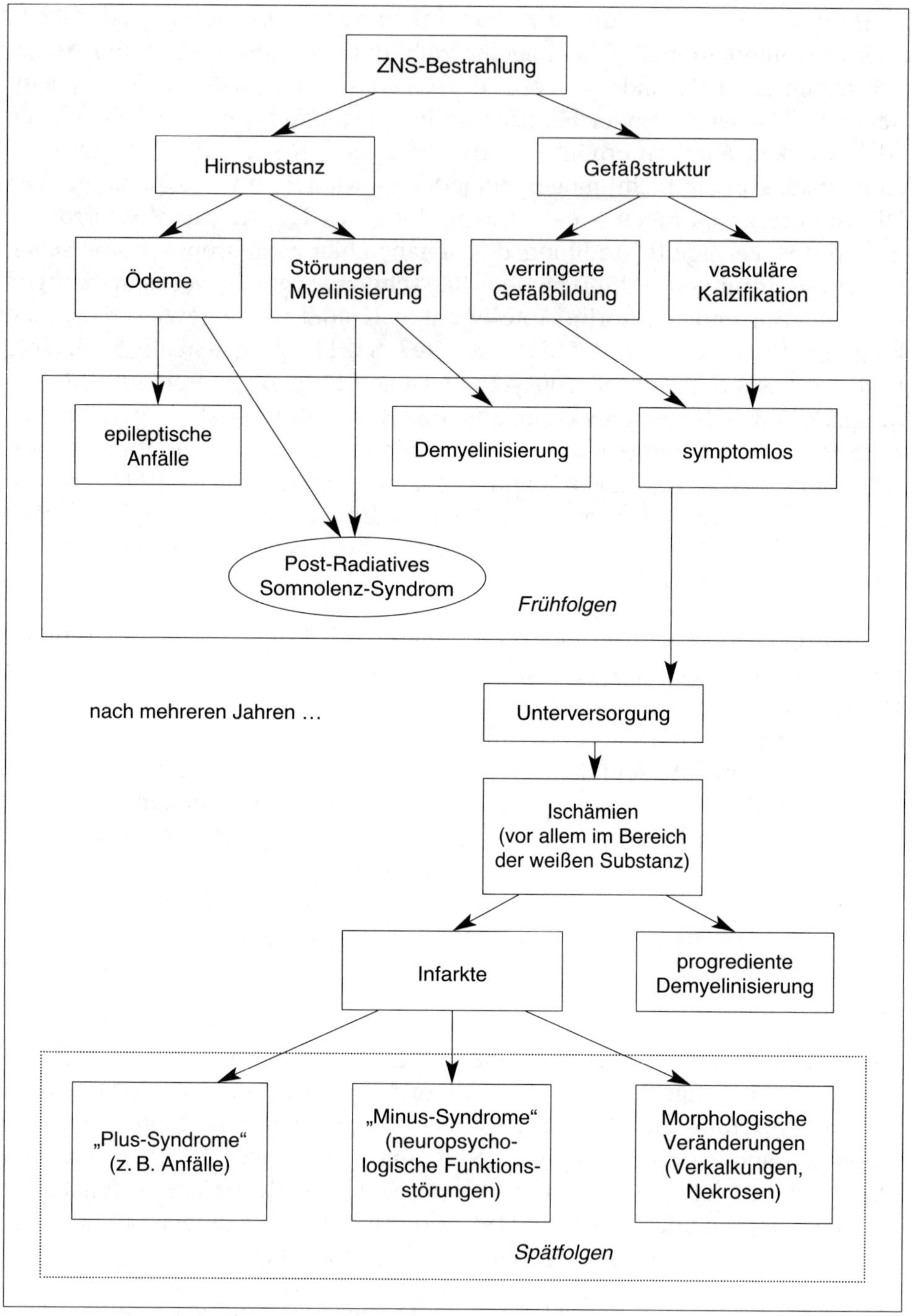

Abbildung 24:
Annahmen zur Pathogenese einer Leukoencephalopathie nach prophylaktischer ZNS-Bestrahlung bei ALL (nach Spencer, 1998, S. 38).

entwickelnden Gehirn zu einer zunehmenden Unterversorgung mit der Gefahr von Ischämien, Verkalkungen und Nekrosen führt. Hiervon wären vorzugsweise Gebiete der frontal-subkortikalen weißen Hirnsubstanz im Bereich der vorderen und mittleren Hirnarterien betroffen, in denen es nach einer gravierenden Hypotonie auch gehäuft zu Infarkten kommen kann. Sowohl die Infarkte als auch die progrediente Demyelinisierung der axonalen Verbindungen („weiße Substanz") können sodann im Langzeitverlauf epileptische Anfälle als „Plus-Symptomatik" bzw. neuropsychologische Minderleistungen im Bereich der Aufmerksamkeits- und der mnestischen Funktionen als „Minus-Symptomatik" verursachen (siehe Kasten 17).

Kasten 17:
„Plus-und Minus-Symptome" in der Klinischen Neuropsychologie.

„Plus-Symptome" kennzeichnen eine im Vergleich zur normalen Gehirnfunktion zusätzliche oder überschießende Aktivität, etwa epileptische Krampfanfälle, psychomotorische Unruhe oder hyperkinetische Verhaltensweisen. Unter „Minus-Symptomen" wird dagegen eine verminderte Aktivität verstanden, beispielsweise Antriebsarmut oder Aufmerksamkeitsdefizite.

Das pathogenetische Leukoencephalopathie-Modell von Spencer (1998) stimmt auch mit früheren neuropsychologischen Befunden überein, in denen als Spätfolgen einer ALL-Bestrahlung bei Kindern insbesondere eine erhebliche *Verzögerung der Reaktionszeiten* und *Einbußen im Bereich der Aufmerksamkeit* mit negativen Auswirkungen auf das Neulernen gefunden wurden (Brouwers et al., 1987; Brouwers & Poplack, 1990), die bei einer progredienten Demyelinisierung axonaler Verbindungen auch primär zu erwarten wären.

Hinweis

Für das Langzeitmanagement ALL-erkrankter Kinder ergibt sich hieraus die zwingende Folgerung,
- auch nach langen rezidivfreien Intervallen regelmäßige neuropsychologische Verlaufsuntersuchungen einzuplanen, um *verzögert* einsetzende Hirnfunktionsstörungen rechtzeitig zu erkennen und
- hierbei auf psychometrische Untersuchungsverfahren zu rekurrieren, die auch *subtile Veränderungen* der cerebralen Informationsverarbeitungsgeschwindigkeit und basaler Aufmerksamkeitsleistungen abbilden können.

6.3.3 Tuberöse Sklerose (TS)

Wie die Neurofibromatose NF1 (vgl. 4.1.4) und das Sturge-Weber-Syndrom, eine angeborene, aber nicht genetische Erkrankung mit charakteristischer portwein-farbiger Gesichtspigmentierung und epileptischen Anfällen (Cody & Hynd, 1998), gehört auch die tuberöse Sklerose (TS), die früher auch Morbus Bourneveille-Pringle genannt wurde, zu den hereditären, genetisch heterogenen neurologischen Erkrankungen mit einer Beteiligung weiterer Organsysteme (*neurokutane Syndrome;* vgl. Buselmaier & Tariverdian, 1999, S. 227f.; Delank, 1994; Riccio & Harrison, 1998; Teeter & Semrud-Clikeman, 1997, S. 178f.). Bei der einen Hälfte der TS-Patienten ist das Gen auf dem Chromosom 9 (9q34), bei der anderen Hälfte auf dem Chromosom 16 (16p13) lokalisiert. Das auf dem Chromosom 16 lokalisierte (TSC2-)Gen ist an der Zellteilung maßgeblich beteiligt und inzwischen als Tumorsuppressor-Gen bekannt, dessen Mutation zur Tumorbildung führt. Etwa ein Drittel der Erkrankungen geht auf eine autosomal-dominante Vererbung zurück, bei den übrigen zwei Dritteln handelt es sich um Spontanmutationen (Hunt & Shepherd, 1993; Webb & Osborne, 1995).

Die mit einer Häufigkeit von 1:12000 Kinder (Sampson et al., 1989) auftretende TS ist durch tumorartige Wucherungen von Gliagewebe (Tuberome) und riesenhaft vergrößerte Astrocytome gekennzeichnet, die durch eine pathologische Proliferation von Nerven- und Gliazellen in der Phase der Embryonalentwicklung, vermutlich zwischen der achten und 20. Schwangerschaftswoche (Hynd & Willis, 1988), hervorgerufen werden und sich im Cortex und in den Ventrikelwänden ansiedeln und dort häufig zu Verkalkungsherden führen. Vereinzelt kommt es auch zu einer Mitbeteiligung subkortikaler Strukturen. Als kutane Manifestation finden sich bei etwa der Hälfte der Kinder frühzeitig auch akneähnliche Pusteln im Gesicht (Adenoma sebaceum) sowie häufig auch helle Hautflecken (amelanotische Naevi) im Gesicht, am Körper oder an den Gliedmaßen. Weitere Erscheinungsformen der TS können Gliombildungen an der Netzhaut und Neurofibrome und Hämangiome an den inneren Organen sein.

Von neuropsychologischer Bedeutung sind die multiplen cortikalen und periventrikulären Verkalkungsherde, die in der überwiegenden Mehrzahl der Fälle zu einem epileptischen Anfallsleiden und zu erheblichen kognitiven Beeinträchtigungen führen (Curatolo et al., 1991; Smalley, Burger & Smith, 1994). Etwa die Hälfte der an TS Erkrankten weist eine geistige Behinderung auf, in den übrigen Fällen kommt es meist zu Lernbehinderungen (Roach, 1992; Shepherd et al., 1991). Ein charakteristisches neuropsychologisches Profilmuster hat sich nicht nachweisen lassen. Vielmehr kann die TS zu einer Vielzahl an unterschiedlich ausgeprägten motorischen, sensorischen und kognitiven Störungen führen, die von der Lokalisation und Verteilung der tuberösen Herde im ZNS abhängen (Miller & Bigler, 1982).

Vor allem für die Angehörigen der an TS erkrankten Kinder sind die zum Teil schweren Verhaltensstörungen von Bedeutung. Als charakteristische Verhaltensstörungen treten hyperkinetische Syndrome und zwanghaftes Verhalten, aggressive Ausbrüche und Wutanfälle sowie autistische Verhaltensweisen auf (Cook & Leventhal, 1992). Autistisches Verhalten kommt bei mindestens einem Viertel der Betroffenen vor, wobei die Häufigkeit mit dem gleichzeitigen Auftreten von schweren kognitiven Defiziten deutlich zunimmt und in diesen Fällen die Hälfte der Kinder mit TS betrifft (Hunt & Shepherd, 1993). Auch ein manifestes epileptisches Anfallsleiden erhöht die Auftretenshäufigkeit autistischer Verhaltensweisen erheblich (Jambaque et al., 1991).

Aus der eigenen klinischen Erfahrung ist der Fall eines 16jährigen Mädchen bekannt, bei dem es infolge der TS mit beidseits-subkortikalen Gliosen und Verkalkungsherden im links-parietalen Marklager zu insgesamt vier Grand-mal-Anfällen und zwischenzeitlich auch zu einer Parese der linken oberen Extremität gekommen war. Die behandelnde Kinderklinik hatte um eine ambulante neuropsychologische Mitbetreuung gebeten, nachdem die antikonvulsive Medikation zwar zu Anfallsfreiheit geführt hatte, in der Schule jedoch zunehmend Konzentrationsstörungen und transiente Ausfallerscheinungen („Black-outs") aufgetreten waren und nachdem das Mädchen vor allem unter Streß über Gefühlsstörungen in der rechten Hand und unwillkürliche Zuckungen beider Hände und Arme klagte. Durch eine neuropsychologische Untersuchung sollte geklärt werden, ob es sich hierbei um ein Residualsymptom des cerebralen Anfallsleidens, um Nebenwirkungen der antikonvulsiven Medikation oder um eine psychogene Störung handelt.

Bei einer weiteren Jugendlichen mit TS traten autistische Verhaltensweisen erstmalig im Anschluß an eine neurochirurgische Operation auf. Das 17jährige Mädchen, das zuvor die Sonderschule besuchte und unter epileptischen Anfällen litt, mußte nun in einem Heim betreut werden. Die bereits vor der Operation aufgetretenen plötzlichen Wutausbrüche hatten sich deutlich verstärkt, wobei es sogar zu Angriffen auf Familienangehörige kam. In diesem Fall hatte die neuropsychologische Mitbetreuung das Ziel, ein Interventionsprogramm zur Modifikation der autistischen Verhaltensweisen und der aggressiven Ausbrüche zu entwickeln.

Auch hier wird – wie zuvor bereits bei der NF1 – deutlich, daß die Gruppe der neurokutanen Erkrankungen des Kindes- und Jugendalters aufgrund der Variabilität ihrer Symptomatik für die Klinische Kinderneuropsychologie eine große Herausforderung darstellen, zumal über die Wirksamkeit spezifischer

Interventionsverfahren derzeit keinerlei Erfahrungen vorliegen (Teeter & Semrud-Clikeman, 1997, S. 179). Bei schwer beeinträchtigten Kindern mit TS stehen vor allem Interventionen zur Verbesserung der Compliance bei der Einnahme antiepileptischer Medikamente und zur Verringerung hypermotorischer, zwanghafter, aggressiver und autistischer Verhaltensweisen im Vordergrund. Dagegen kommen bei Kindern mit geringer ausgeprägter Symptomatik kognitiv orientierte Interventionen in Frage (Riccio & Harrison, 1998).

6.3.4 Multiple Sklerose (MS)

Bei der Multiplen Sklerose (MS) oder Encephalomyelitis disseminata handelt es sich um eine recht häufige und chronisch verlaufende neurologische Erkrankung, bei der es zu entzündlichen Prozessen mit einer zunehmenden Demyelinisierung des ZNS kommt (Delank, 1994; Petermann, Krischke & Beese, 1996). Obwohl das Erstmanifestationsalter meist zwischen dem 20. und 45. Lebensjahr liegt, wird immer wieder auch bereits bei älteren Kindern und Jugendlichen eine MS diagnostiziert, so daß die Betroffenen dann auch kinderneuropsychologisch mitbetreut werden. Die Häufigkeit einer Ersterkrankung im Kindesalter wird derzeit mit 0,3 bis 2 % (Sanchez-Calderon et al., 1998; Kesselring, 1997) bzw. mit über 4 % (Ghezzi et al., 1997) aller MS-Erkrankungen angegeben.

Die Neuropathologie der MS ist durch eine zunehmende Anzahl an Demyelinisierungsherden charakterisiert, die insbesondere in der weißen Hirnsubstanz, periventrikulär, im Hirnstamm, im Kleinhirn und im Rückenmark sowie in den Stammganglien und auch kortikal lokalisiert sind und später durch Gliagewebe ersetzt werden (Delank, 1994). Die zunehmende „Entmarkung" an den Myelinscheiden der betroffenen Nervenzellen führt zu einer Störung oder Unterbrechung motorischer, sensibler oder koordinativer Impulse und verursacht vielfältige neurologische Symptome, die zunächst unspezifisch sind. Klinische Erfahrungen mit Patienten, deren Erstmanifestationsalter unter 18 Jahren lag, haben gezeigt, daß von den Betroffenen zunächst oft Kribbelparästhesien in Händen und Füßen, Gleichgewichts- und Sehstörungen sowie vereinzelt auch ein grippeähnliches Unwohlsein beschrieben werden. Aufgrund dieses diffusen Symptombildes vergehen häufig mehrere Monate zwischen der Erstmanifestation und der endgültigen Diagnose einer MS. Zu den charakteristischen Symptomen gehören Visus- und Augenbewegungsstörungen, ein später deutlich sichtbarer Nystagmus, dysarthrische und ataktische Störungen sowie Blasen-, Gleichgewichts- und Sensibilitätsstörungen. Für den Krankheitsverlauf der MS ist das Auftreten von Schüben mit nachfolgenden Remissionsphasen kennzeichnend, wobei sich hinsichtlich der Schubfrequenz, Chronizität und Progredienz mehrere Verlaufsformen unterscheiden lassen (Kesselring, 1997). Die Pathogenese der MS ist bis heute noch nicht endgültig geklärt; auch die Angaben über eine genetische Disposition, die aus Beobachtungen einer familiären Häufung abgeleitet wurden, sind widersprüchlich. Zur Ätiologie werden sowohl eine „slow-virus-Infektion" im Kindesalter als auch eine Autoimmunreaktion sowie eine Störung des Myelinstoffwechsels diskutiert (vgl. Delank, 1994, S. 181ff.). Obwohl der differentialdiagnostische Nachweis einer MS ausschließlich über eine Liquoruntersuchung möglich ist, haben sich auch die Ableitung visuell evozierter Potentiale (VEP) und kernspintomographische Untersuchungen als nützlich erwiesen, um die neuropsychologischen Funktionsstörungen genauer abschätzen zu können und um die differentialdiagnostische Abgrenzung zu weiteren Autoimmunerkrankungen abzusichern (Bigler, Porter & Lowry, 1997, S. 173f.; Menor, 1997).

Aufgrund einer verhältnismäßig seltenen Erstmanifestation im Kindes- und Jugendalter liegen bislang nur wenige empirische Daten über möglicherweise spezifische Verläufe dieser Untergruppe MS-Betroffener vor. Bachmann und Kesselring (1998) konnten kürzlich in einer retrospektiven Untersuchung an gut 600 erwachsenen Schweizer MS-Patienten zeigen, daß bei ihnen einige Infektionskrankeiten des Kindesalters im Vergleich zu einer gesunden Kontrollgruppe *verspätet* aufgetreten waren; so kam es zu verzögerten Erkrankungen an Masern (7.5 vs. 6.4 Jahre) und zu einer Verschiebung des Erkrankungsalters für Mumps, Röteln und Windpocken, jedoch auch zu einem früheren Auftreten von Keuchhusten. Ghezzi et al. (1997) fanden in einer ebenfalls retrospektiven Studie an insgesamt 3.375 MS-Patienten bei 4,4 % eine Erstmanifestation vor dem sechzehnten Lebensjahr und in dieser Gruppe auch eine häufigere Erkrankung von Mädchen und Frauen als dies bei MS-Patienten mit einer Ersterkrankung im Erwachsenenalter der Fall war (Geschlechterverhältnis 2.2 vs. 1.6/1 zuungunsten der Mädchen und Frauen gegenüber Jungen und Männern). In der Gruppe der vor dem 16. Lebensjahr erkrankten MS-Patienten zeigten sich besonders häufig Anzeichen einer Dysfunktion des Stammhirns als initiale Symptomatik (vgl. auch Kesselring, 1997), wohingegen sich hinsichtlich des weiteren Verlaufs der Erkrankung keine wesentlichen Unterschiede fanden. Sanchez-Calderon et al. (1998) beschreiben sieben Patienten mit einer MS-Erkrankung zwischen dem 13. und 16. Lebensjahr. Bei den vier Jungen und drei Mädchen lag lediglich in einem Fall eine familiäre Vorbelastung vor. Als initiale Symptomatik wurde am häufigsten über eine Hemiparese berichtet, als nächsthäufige Symptome kamen eine Augenmuskelparese und cerebelläre Symptome vor. Hinsichtlich der diagnostischen Methoden bei den ersten Erkrankungsanzeichen zeigten sich in drei Fällen charakteristische Liquorbefunde, bei sechs der sieben Patienten waren veränderte VEPs nachweisbar und bei ebenfalls sechs Kindern zeigten sich diagnoseleitende Hinweise in der Kernspintomographie.

Hinweis

Angesichts der bei jungen MS-Patienten besonders häufig als Initialsymptomatik auftretenden hemiparetischen Störungen kann eine akute Hemiparese auch im Kindesalter als diagnostischer Hinweis auf eine beginnende MS zu werten sein kann.

6.3.5 Infektionen (Encephalitis, Meningitis und HIV-1)

6.3.5.1 Neuropsychologische Folgen von Encephalitiden

Entzündungen des Gehirns (Encephalitis) und der Hirnhäute (Meningitis) kommen auch bei Kindern und Jugendlichen häufig vor und können durch Viren, Bakterien oder Pilze hervorgerufen werden (Hall, 1998). Vor allem in Süddeutschland und in einigen anderen waldreichen Gegenden ist die Frühsommer-Meningoencephalitis (FSME) gefürchtet, durch die es jährlich immer wieder zu Todesfällen und schweren Erkrankungen bei Kindern und Jugendlichen kommt.

Die *Encephalitis* wird in der Regel durch Viren übertragen, die über Nase, Nasennebenhöhlen, Ohren und Mund in das Gehirn eindringen und dort zu einer *akuten* oder *chronischen* Gehirnentzündung führen können. Bekannte Übertragungswege sind das in das Gehirn gelangende Herpes-simplex- oder Masern-Virus oder der Biß einer virusinfizierten Zecke. Da in vielen Fällen, vor allem bei einem chronischen Verlauf der Erkrankung, eine exakte serologische Bestimmung des auslösenden Virus in der durch eine Lumbalpunktion gewonnenen cerebrospinalen Flüssigkeit nicht möglich ist, wird vermutet, daß weitere Viren potentiell eine Encephalitis verursachen können. Die Symptomatik ist häufig recht unspezifisch und diffus und äußert sich in Fieber, Mattigkeit, Kopfschmerzen bis hin zu erhöhter Irritierbarkeit, depressiven Zuständen, Verwirrtheit und zunehmendem Orientierungsverlust; vereinzelt können auch aphasische und paretische Phasen sowie epileptische Krampfanfälle und eine Bewußtseinseintrübung vorkommen.

Die *neuropsychologischen Folgen* einer Encephalitis hängen vom Alter des Kindes zum Zeitpunkt der Infektion, von der (oft multiplen) Lokalisation der durch die Entzündung verursachten cerebralen Läsionen und von den möglicherweise im weiteren Krankheitsverlauf auftretenden Komplikationen (z. B. einem cerebralen Anfallsleiden) ab. Aus der klinischen Erfahrung ist bekannt, daß es nach Encephalitiden im Kindesalter besonders häufig zu Aufmerksamkeits- und Konzentrationsstörungen, zu einer psychomotorischen Verlangsamung und zu mnestischen Störungen sowie zu auffallenden

Persönlichkeitsveränderungen mit einem oft gesteigerten Erregungs- und Aktivitätsniveau kommen kann (Alderman & Burgess, 1994; Hall, 1998). Die Plus-Variante des neuropsychologischen Syndrommusters scheint hierbei vor allem bei einer (nicht seltenen) Mitbeteiligung des Frontalhirns und der Basalganglien am Krankheitsgeschehens aufzutreten. Im Unterschied zu anderen neurologischen Erkrankungen des Kindes- und Jugendalters ist über die langfristigen neuropsychologischen Folgen von Encephalitiden bisher wenig bekannt. Zumeist wird die Auffassung vertreten, daß es in weniger schweren Fällen lediglich zu geringfügigen, in der Regel jedoch zu keinerlei Spätfolgen komme (vgl. Ho & Hirsch, 1985). Leider widersprechen klinische Erfahrungen dieser oft vertretenen Meinung. Inzwischen ist auch bekannt, daß in etwa 60 % der Fälle mit Spätfolgen zu rechnen ist (Bale, 1993; siehe auch das nachfolgende Fallbeispiel).

Fallbeispiel

Katharina hatte im Alter von drei Jahren infolge einer Masern-Infektion eine Encephalitis erlitten und entwickelte daraufhin ein medikamentös gut eingestelltes epileptisches Anfallsleiden mit gelegentlich auftretenden Grand-mal-Anfällen. Im Rahmen einer späteren Mumps-Erkrankung im Alter von 18 Jahren kam es zu einem nächtlichen Status epilepticus mit einer nachfolgenden rechtsseitigen Hemiparese. Die zwei Jahre nach diesem Ereignis durchgeführte neuropsychologische Untersuchung ergab schwerwiegende Hirnfunktionsstörungen, die laut Anamnese *seit der Encephalitis* bestanden hatten. Die bis zu diesem Zeitpunkt erreichten langsamen Entwicklungsfortschritte waren durch den Status epilepticus gestoppt worden.

Katharina erwies sich in der neuropsychologischen Untersuchung als nur sehr gering belastbar. Nach etwa 30 Minuten war ein schnelles Absinken der Konzentrationsfähigkeit mit anschließenden völligen Blockaden und Gefühlen allgemeinen Unwohlseins erkennbar. Sämtliche Entscheidungsprozesse, auch einfachster Art, waren stark verzögert. Ihre Gesprächsführung war sprunghaft und assoziativ und oft auch vollkommen zusammenhangslos.

In der Untersuchung war Katharinas allgemeine persönliche und örtliche Orientierung gegeben, das Tagesdatum konnte sie aber nur zögernd nennen; die Bestimmung des Wochentages war nur mit Hilfe möglich. Die Rechts-Links-Unterscheidung war bereits am eigenen Körper stark verzögert und fehlerhaft. Eine Schreibprobe zeigte ein angestrengt-verkrampftes Schriftbild mit unbemerkten Auslassungen selbst bei der eigenen Anschrift. Zunächst hatte sie auf die Bitte, ihren Namen und ihre Anschrift aufzuschreiben, „Katharina Müller, Anschrift" notiert. Das Kopfrechnen wurde nicht beherrscht, Wörter und einfache Sätze konnten dagegen fehlerfrei gelesen werden. Unter sämtlichen Untersuchungsbedingungen wurde eine gravierende Verlangsamung deutlich. Katharina hatte eine ausgeprägte Merkfähigkeitsstörung, von der selbst das unmittelbare Wiedererkennen einfacher Muster betroffen war; auch das kurzfristige Behalten von Zahlen, Wortpaaren oder räumlichen Anordnungen und das Behalten von Wörtern nach mehrfacher Wiederholung gelang kaum. Bei vielen mnestischen Anforderungen wurden Erinnerungslücken konfabulatorisch ausgefüllt und es kam immer wieder zu Perseverationen (siehe unten).

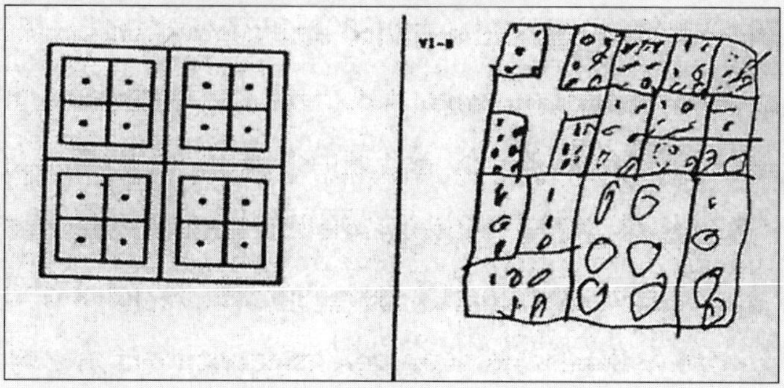

6.3.5.2 Neuropsychologische Folgen von Meningitiden

Im Unterschied zur viralen Entzündungsursache der Encephalitis entsteht eine Meningitis zumeist durch eine *bakterielle* Infektion, wobei diese bei Kleinkindern am häufigsten durch das Bakterium *Escherichia (E.) coli* und bei älteren Kindern oft durch die Bakterien *Hemophilus (H) influenza – Typ B (Hib), Streptococcus pneumoniae* und *Neisseria meningitides* verursacht werden (siehe Tab. 27).

Tabelle 27:
Häufigkeit bakterieller Infektionen bei Kindern mit Meningitis (nach Hall, 1998).

Bakterielle Infektion	Häufigkeit
Haemophilus influenza B	67,0 %
Neisseria meningitis	20,7 %
Streptococcus pneumonia	12,0 %
Gesamt	99,7 %

Meningitiden treten besonders häufig zwischen dem ersten und dem fünften Lebensjahr auf und weisen, wie im Falle der Hib-Meningitis, eine Inzidenzrate von bis zu 30 bis 70 pro 100 000 Kindern auf (Snyder, 1994). Als Übertragungswege kommen bei Neugeborenen die perinatale Infektion durch den mütterlichen Geburtskanal und bei Kindern bakterielle Infektionen im Verlauf von Entzündungen des Mittelohres (Otitis media) oder der Nasennebenhöhlen (Sinusitis) sowie durch Abszesse in Frage; auch durch neurochirurgische Eingriffe kann es in Einzelfällen zu einer bakteriellen Infektion der Hirnhäute kommen (Hall, 1998).

Ähnlich wie auch bei der Encephalitis sind die medizinische Symptome oft unspezifisch und können sich bei Kleinkindern in Fieber, Appetitlosigkeit, Übelkeit, Gelbsucht, erhöhter Irritierbarkeit, Atemstörungen und einer Wölbung der Fontanelle sowie bei älteren Kindern zusätzlich in epileptischen Krampfanfällen, Nackensteife und einer (zunehmenden) Bewußtseinseintrübung äußern (Hall, 1998; Snyder, 1994). Vereinzelt kann es im weiteren Krankheitsverlauf auch zu gravierenderen neurologischen Ausfällen wie Hemianopsien und anderen visuellen Störungen, Ataxien oder Paresen des Gesichts und der Gliedmaßen kommen. Insbesondere die *Nackensteife* (Meningismus) gilt als eines der differentialdiagnostischen Merkmale im Vorfeld serologischer Untersuchungen, bei denen wiederum in der durch eine Lumbalpunktion erhaltenen cerebrospinalen Flüssigkeit ein Erregernachweis unternommen wird.

Die neurologischen und neuropsychologischen Folgen einer Meningitis hängen insbesondere vom Erkrankungsalter, dem Intervall zwischen der erstmaligen Symptommanifestation und der Diagnose bzw. Therapie, der Art der bakteriellen Infektion und dem Behandlungsregime ab (Weil, 1985). Aus der klinischen Erfahrung ist bekannt, daß gerade aufgrund der zunächst unspezifischen klinischen Symptomatik, die oft mit einem grippalen Infekt verwechselt werden kann, mehrere Tage und manchmal bis zu zwei Wochen vergehen können, bis die Verdachtsdiagnose einer Meningitis gestellt und nachfolgend differentialdiagnostisch abgeklärt wird. Nicht selten ist es zu diesem Zeitpunkt bei den betroffenen Kindern und Jugendlichen bereits zu einer Bewußtseinseintrübung oder auch einer komatösen Bewußtseinslage gekommen, die dann eine Notfall-Behandlung erfordert. Als ungünstige prognostische Faktoren haben sich ein sehr junges Erkrankungsalter mit einer hohen Mortalitätsrate bei Neugeborenen sowie eine frühe epileptische Anfallsaktivität erwiesen (Klein et al., 1986). Bei etwa 15 % bis 25 % der von einer Meningitis betroffenen Kinder kommt es zu generalisierten oder fokalen epileptischen Anfällen (Turner & Sande, 1990). Zu den besonders häufigen neuropsychologischen Langzeitfolgen einer überstandenen Meningitis gehören Sprachentwicklungsverzögerungen und (bei älteren Kindern) aphasische Symptome, eine allgemeine Verlangsamung der weiteren kognitiven und motorischen Entwicklung und Sinnesbeeinträchtigungen, die bei etwa der Hälfte der betroffenen Kinder auftreten (Sell, 1983).

Fallbeispiel

Die 15jährige Dorothee wurde neuropsychologisch untersucht, nachdem sie im Alter von 2;6 Jahren in der Folge einer Mittelohrentzündung eine Meningitis erlitten hatte und ihre nachfolgende Entwicklung stark verzögert verlaufen war. Dorothee hatte die Sonderschule für Lernbehinderte absolviert und ihre Eltern waren sich hinsichtlich ihrer zukünftigen beruflichen Entwicklung unsicher.

Bereits in der untersuchungsbegleitenden Verhaltensbeobachtung wurden beträchtliche Einschränkungen in Dorothees konzentrativer Belastbarkeit deutlich; bereits nach etwa 40 Minuten ließ ihre Konzentrationsfähigkeit schnell nach, so daß es von diesem Zeitpunkt an unabhängig von den jeweiligen kognitiven Anforderungen zu einer deutlichen Zunahme der Fehlerquote kam. Qualitativ auffällig waren auch Antwortperseverationen (Beispiel: *Frage*: „Wo ist Deine linke Hand?" *Antwort:* „Hier, hier, hier, hier.").

Die psychometrische Untersuchung zeigte, daß Dorothee unter klar strukturierten Rahmenbedingungen mit starker Außenanregung vergleichbare Aufgaben wesentlich besser bearbeiten konnte als ohne Strukturierungshilfen, da sie hier ihren Antriebsmangel und die Konzentrationsschwäche teilweise überwinden konnte. Unter konkret-anschaulichen Bedingungen war Dorothee deutlich besser in der Lage, Aufgaben und Probleme zu bewältigen als unter abstrakt-sprachgebundenen Bedingungen. Dorothee hatte erhebliche Probleme in der visuellen Diskrimination und wies eine deutliche Verzögerung der visuellen Informationsverarbeitung auf. Ihr Allgemeinwissen und ihre sprachlichen Leistungen waren insgesamt sehr gering.

Aufgund dieses Leistungsbildes kam für Dorothee eine Ausbildung nicht in Frage. Da sie jedoch hauswirtschaftliche Interessen zeigte und sich auch im Alltag als sozial sehr kompetent, freundlich und hilfsbereit zeigte, wurde eine Einarbeitung als Küchenhilfe empfohlen und später auch realisiert.

6.3.5.3 Neuropsychologische Folgen der HIV-1-Infektion bei Kindern

Seit einigen Jahren werden auch die neuropathologischen und die neuropsychologischen Folgen des durch das *Human Immunodeficiency Virus (HIV-1)* ausgelösten Erkrankungsbildes (*Acquired Immune Deficiency Syndrome, AIDS*) bei Kindern intensiv untersucht. Obwohl viele der hiervon betroffenen Kinder bereits in der *Pränatalzeit* durch ihre HIV-kranke Mutter infiziert worden sind, treten die charakteristischen Krankheitsfolgen erst später auf, so daß dieses Syndrom unter den infektiös *erworbenen* Hirnschädigungen besprochen werden kann. Die für Deutschland vorliegenden epidemiologischen Daten, die auf Angaben aus dem AIDS-Fallregister und Meldungen über HIV-Infektionen nach der Laborberichtspflicht beruhen, weisen sowohl für die „vertikale Transmission" von Müttern auf ihre Kinder als auch für die Übertragung durch Bluttransfusionen mit jeweils < 1 % aller bekanntgewordenen HIV-Infektionen (Borelli, Engst & Ring, 1995) eine nur minimale Prävalenzrate auf und stellen daher für die Klinische Kinderneuropsychologie hierzulande lediglich ein Randproblem dar.

Untersuchungen aus den USA haben ergeben, daß in 90 % der pädiatrischen Fälle die Infektion pränatal durch die HIV-infizierte Mutter erfolgte und 10 %

der betroffenen Kinder durch infizierte Blutkonserven angesteckt wurden (Mangione, Landau & Pryor, 1998). Durch strenge Kontrollen konnte die iatrogene Verursachung einer HIV-Infektion von Kindern inzwischen drastisch gesenkt werden. Als weiterer, vermutlich sehr seltener Übertragungsweg für eine HIV-Infektion bei Kindern kann in Einzelfällen auch ein sexueller Mißbrauch durch HIV-infizierte Erwachsene in Frage kommen (Gutman et al., 1991).

Die motorischen, kognitiven und behavioralen Folgen der kindlichen HIV-Infektion, die auch unter den diagnostischen Termini *HIV-Encephalopathie* (vgl. Calabrese, 2000; Epstein et al., 1987, 1988; Mintz et al., 1989; Sharer et al., 1986) oder *symptomatische HIV-Infektion* (vgl. Brouwers et al., 1992, 1995a, 1995b; Butler et al., 1991; Civitello, Brouwers & Pizzo, 1993) bekannt sind, lassen sich hinsichtlich ihrer neuropathologischen Spezifität weiter differenzieren. Bei der *HIV-1-Encephalitis* finden sich vor allem multiple Mikroglia-Herde, Makrophagen und Riesenzellen in der weißen und der grauen Hirnsubstanz sowie auch im Kortex. Die *HIV-1-Leukoencephalopathie* ist insbesondere durch diffuse Zerstörungen der weißen Hirnsubstanz infolge einer Demyelinisierung und einer reaktiven Astrogliose sowie ebenfalls durch das Auftreten von Makrophagen und Riesenzellen charakterisiert (Lipton, Yeh & Dreyer, 1994).

Obwohl der exakte *Zeitpunkt des ZNS-Befalls* durch die virale Infektion bisher noch nicht genau bekannt ist, hat sich in empirischen Untersuchungen gezeigt, daß zwischen 78 % und 93 % der an HIV-1 erkrankten Kinder im Verlauf der Erkrankung eine cerebrale Beteiligung aufweisen, die bisweilen prägnant als „Neuro-AIDS“ bezeichnet wird (Belman, 1986a, 1986b; Ultmann et al., 1985, 1987). Zu den häufigen Folgen der HIV-1-Infektion bei Kindern zählen embryonale und fetale Mißbildungen (Berk, 1989), Gesichtsdysplasien und eine Mikrocephalie (Minkoff et al., 1987) sowie unterschiedlich ausgeprägte und kombinierte motorische, kognitive und affektive Funktionsstörungen einschließlich depressiver und autistischer Reaktionen (Brouwers et al., 1995a; 1995b; Moss et al., 1994).

Erste Langzeituntersuchungen zu den *neuropsychologischen Folgen* der HIV-1-Infektion bei Kindern haben besonders häufig raumanalytische und räumlich-konstruktive Störungen und Beeinträchtigungen des problemlösenden Denkens (Diamond et al., 1987) sowie visuomotorische Beeinträchtigungen (Brouwers et al., 1992) und Sprachentwicklungsverzögerungen (Wolters et al., 1994, 1995) aufzeigen können. Da sich in dieser Symptomkonstellation – ähnlich wie für die Hirntumore im Kindesalter (vgl. Kap. 6.3.1) – phänomenologische Überschneidungen mit dem Syndrom der „Nonverbal Learning Disabilities“ (NLD) nach Rourke (1989, 1991, 1995) wiederfinden lassen, wurden auch die neuropsychologischen Folgen der symptomatischen HIV-Infektion bei Kindern vor dem Hintergrund einer gemeinsamen *Pathogenese* diskutiert. Tatsächlich zeigte sich in Autopsien, daß mehr als 80 % der an einer HIV-Infektion verstorbenen Kinder pathologische Veränderungen der *weißen Hirnsubstanz*, das heißt der verschiedenen axonalen Faserzüge, mit Demyelinisierungserscheinungen aufwiesen (Budka, 1991).

Computertomographische Studien an Kindern mit symptomatischer HIV-Infektion konnten bei etwa einem Viertel konsekutiv untersuchter Kinder eine charakteristische kortikale Atrophie infolge einer pathologischen Veränderung der weißen Substanz, vor allem im Bereich der Hörner beider Seitenventrikel, nachweisen (DeCarli et al., 1993). Da die axonalen Faserzüge, die in ihrer Gesamtheit die weiße Hirnsubstanz bilden, Projektions-, Assoziations- und Kommissurenbahnen sein können, ist als Folge einer Degeneration dieser wichtigen Verbindungsbahnen zwischen den Zellkörperschichten („graue Substanz") mit vielfältigen, diffusen und nicht immer völlig homogenen neuropsychologischen Profilmustern zu rechnen, wie sie auch für die motorischen, kognitiven und affektiven Folgen von HIV-Infektionen bei Kindern beschrieben wurden. Hinzu kommt, daß die Myelinisierung der axonalen Verbindungen zwischen den Neuronen in entwicklungsneuropsychologischer Hinsicht ein zwischen den verschiedenen Hirnregionen *ungleichzeitiger* Prozeß mit prä- und postnataler Erstreckung ist, so daß hier ohnehin mit einer großen Variabilität der Symptomatik einer *White Matter Disease* in Abhängigkeit vom Zeitpunkt der Noxe, in diesem Fall der ZNS-Infektion durch den HIV-Virus des betroffenen Kindes, zu rechnen ist.

Erwartungsgemäß konnten Brouwers et al. (1995b) in einem Gruppenvergleich an HIV-infizierten vierjährigen Kindern zeigen, daß die Patienten mit pathologischen Veränderungen der weißen Substanz stärker ausgeprägte *allgemeine kognitive Minderleistungen* zeigten als HIV-infizierte Kinder mit einer vergleichbaren cortikalen Atrophie, jedoch ohne Beteiligung der weißen Substanz. Zudem zeigte sich eine direkte Abhängigkeit der kognitiven Beeinträchtigungen vom Ausmaß der Läsionen im Bereich der axonalen Faserbündel. Im einzelnen zeigten die Kinder mit pathologischen Veränderungen der weißen Hirnsubstanz signifikant häufiger *Aufmerksamkeitsstörungen*, *hyperkinetische Verhaltensweisen* und *autistische Symptome* sowie Defizite in ihren Aktivitäten des täglichen Lebens. Im Unterschied zu anderen Studien konnten Brouwers et al. (1995b) jedoch keine signifikanten Gruppenunterschiede hinsichtlich der sprachbezogenen und der visuell-räumlichen Teilleistungen nachweisen, was möglicherweise an dem geringen Altersdurchschnitt dieser sehr jungen Untersuchungsstichprobe liegen könnte. Bei HIV-infizierten Kindern *im Schulalter* konnten Brouwers et al. (1992) dagegen eine Gruppe mit vor allem visuell-räumlichen Teilleistungsstörungen sowie Loveland et al. (1994) und Whitt et al. (1993) eine Gruppe mit einer visuomotorischen Verlangsamung identifizieren. Bei den Kindern dieser Studien lag allerdings auch eine durch *Bluttransfusionen* übertragene HIV-Infektion vor, so daß die postnatale ZNS-Beteiligung mit geringerer Wahrscheinlichkeit zu sprachrelevanten Eingriffen in die Entwicklung der hierzu notwendigen neuronalen Strukturen geführt haben dürfte. Demgegenüber konnten Wolters et al. (1995) bei *vertikal HIV-infizierten* Kindern mit früher ZNS-Beteiligung in einer besonders sensiblen neuronalen Entwicklungsphase eine deutliche Sprachentwicklungsverzögerung nachweisen, von der expressiv-sprachliche Funktionen stärker betroffen waren als rezeptiv-sprachliche Leistungen.

Hinweis

Zusammengefaßt deuten die bisher vorliegenden Befunde über neuropsychologische Folgen einer HIV-Infektion bei Kindern darauf hin, daß sowohl das Ausmaß als auch das Verteilungsmuster der Hirnfunktionsstörungen vom Übertragungsweg der viralen Infektion („vertikal“ von der Mutter auf das ungeborene Kind oder durch Bluttransfusionen) und somit vom vermutlichen Zeitpunkt der ZNS-Beteiligung abhängt. Eine *pränatale* Infektion führt eher zu Beeinträchtigungen der Myelinisierung in einer Phase schnell fortschreitender neuronalen *Entwicklung* und kann daher Projektions-, Assoziations- und Kommissurenbahnen gleichermaßen betreffen und somit umfassendere Hirnfunktionsstörungen bewirken. Eine spätere *postnatale* HIV-Infektion führt eher zu Beeinträchtigungen der sich langsamer entwickelnden Kommissurenbahnen sowie der temporalen und der frontalen Verbindungsfasern und somit primär zu Hirnfunktionsstörungen der *intermodalen Integration*, in deren Folge das neuropsychologische Syndrommuster einer Nonverbal Learning Disability (NLD) einschließlich der hiermit verbundenen Verhaltensbesonderheiten auftritt.

6.3.6 Encephalopathien unterschiedlicher Genese (Blei-, Quecksilber- und Kohlenmonoxyd-Intoxikationen)

Die neuropsychologischen Folgen chronischer Intoxikationen durch eine *pränatale* Exposition von Schwermetallen und anderen teratogenen Substanzen wurden im Zusammenhang mit den *Embryopathien* bereits ausführlich besprochen (vgl. Kap. 4.2.2). *Postnatale* Intoxikationen, die zu *Encephalopathien* führen können, sind aus älteren Wohnungen bekannt, in denen beispielsweise bleihaltige Farben oder andere Schwermetall-kontaminierte Baustoffe und Materialen verarbeitet worden sind (vgl. Gaddes & Edgell, 1994, S. 24f.). Chronische Bleivergiftungen bei jüngeren Kindern konnten entstehen, wenn Tapeten-

und Farbreste von den Wänden gekratzt und verzehrt wurden. Im Rahmen der „Edinburgher Blei-Studie", die sich explizit auf ein hochindustrialisiertes Wohngebiet bezog, wurde auch der Bleigehalt des Trinkwassers und der Luft in den Haushalten von 500 Kindern im Alter zwischen sechs und neun Jahren untersucht und mit der Bleikonzentration im Blut und in den Zähnen sowie mit verschiedenen psychomotorischen und kognitiven Outcome-Parametern korreliert. Dabei fanden sich deutliche Zusammenhänge zwischen der Blei-Exposition und den kognitiven Leistungen der untersuchten Kinder, wobei sich die *Lesefähigkeit* als ein besonders sensibler Parameter für eine Blei-Intoxikation herausstellte (Fulton et al., 1987; Raab et al., 1985; 1990; Thomson et al., 1989).

Diese Befunde konnten in späteren Untersuchungen an anderen Populationen sowohl für Blei-Intoxikationen (Davis, 1990; Yule, 1992) als auch für Quecksilber-Intoxikationen (Marsh et al., 1987; McKeown-Eyssen, Reudy & Neims, 1983) repliziert werden. Hier zeigte sich, daß der Zeitpunkt der Exposition für die späteren verhaltensbezogenen und kognitiven Folgen entscheidend ist. Eine *pränatale* Exposition stellt hierbei das größte Risiko für eine spätere schwerwiegende Beeinträchtigung *verschiedener* kognitiver Funktionen dar; generell konnte gezeigt werden, daß Schwermetall-Expositionen sich bei Kindern wesentlich gravierender auswirken als bei Erwachsenen (White et al., 1993; Yeates & Mortensen, 1994), so daß bei ihnen bereits geringere Schadstoffkonzentrationen einen neurotoxischen Effekt bewirken können.

Als neuropsychologische Folgen chronischer Schwermetall-Intoxikationen sind verschiedene psychomotorische Störungen, Antriebsstörungen und leichte Ermüdbarkeit, Konzentrations- und Merkfähigkeitsstörungen sowie räumlich-konstruktive Störungen und intellektuelle Minderleistungen beschrieben worden. Bemerkenswerterweise scheinen sich die sprachlichen Funktionen und das Langzeitgedächtnis als weitgehend intoxikationsresistent erwiesen zu haben, wohingegen es nahezu durchweg zu schulbezogenen Leistungsstörungen und zu schweren Verhaltensstörungen kommt (vgl. Anger, 1990).

Diamond et al. (1995) beschreiben den Fall eines Jugendlichen, der im Alter zwischen vier und neun Jahren einer chronischen *Quecksilber*-Intoxikation im häuslichen Umfeld ausgesetzt war. Die Mutter des Jungen hatte in dieser Zeit in einer Fabrik gearbeitet, in der Präzisionsinstrumente hergestellt wurden, und die Quecksilber-Kontamination unbeabsichtigt hervorgerufen, indem sie das Quecksilber über ihre Arbeitskleidung in den familiären Haushalt brachte. Im Alter von 14 bis 15 Jahren wurde der Junge mehrfach stationär behandelt, nachdem es zu dauerhaften Kopfschmerzen, Nacken- und Rückenschmerzen, Gefühlsstörungen (Parästhesien) der Gliedmaßen und einige Zeit später auch zu einer Lähmung der beiden unteren Extremitäten ohne Hinweise auf neurologische Symptome gekommen war; auch ein CCT und eine Lumbalpunktion erbrachten keinerlei auffällige Befunde. Die zunächst unbekannte Ursache der klinischen Symptomatik wurde eher zufällig einige Zeit später durch eine Untersuchung des Gesundheitsamtes entdeckt, in der mögliche Kontaminationen in den Haushalten der in der Fabrik arbeitenden Angestellten abgeklärt werden sollten. Hierbei wurde in einer Urinprobe des Jungen die 4,5fache Quecksilber-Konzentration gefunden, obwohl seine Mutter zu diesem Zeitpunkt bereits seit einigen Jahren in einem weniger kontaminierten Arbeitsbereich der Fabrik tätig war. Auch zu diesem Zeitpunkt fanden sich bis auf einen grenzwertigen EEG-Befund keine weiteren neurologischen Auffälligkeiten.

Im Rahmen der etwa ein Jahr später durchgeführten neuropsychologischen Untersuchung berichtete der inzwischen 19jährige junge Mann über seit seinem fünften Lebensjahr durchgehend bestehende Kopfschmerzen, Schlaf- und Appetitlosigkeit, intermittierende Parästhesien, einen Tinnitus, eine leichte Erregbarkeit und eine ängstlich-gereizte Stimmungslage. Als neuropsychologische Beeinträchtigungen wurden Merkfähigkeits-, Sprachverständnis- und Wortfindungsstörungen beschrieben, die in der Vergangenheit zu gravierenden Schulleistungsproblemen geführt hatten. Die psychometrische Untersuchung konnte diese Beobachtungen bestätigen und erbrachte weiterhin räumlich-konstruktive Teilleistungsstörungen, ein eingeschränktes Sprechtempo, Paraphasien, eine mäßiggradige Perseverationsneigung, Einschränkungen der kognitiven Flexibilität, insgesamt reduzierte exekutive Funktionen, Aufmerksamkeitsstörungen, feinmotorische Einschränkungen und Minderleistungen im Lesen, Buchstabieren und Rechnen. Diese Beeinträchtigungen stimmten mit dem Bild einer diffusen kortikalen und subkortikalen Hirnfunktionsstörung überein und sind als charakteristisches Syndrom-Muster nach einer chronischen Schwermetall-Exposition bekannt (Feldman & White, 1992).

Auch im Fall dieses Jungen mit einer Encephalopathie infolge einer langjährigen Quecksilber-Intoxikation wird deutlich, daß die neuropsychologischen Beeinträchtigungen auch zu einem Zeitpunkt unverändert fortbestanden, zu dem die Expositionsursache bereits seit einigen Jahren eliminiert worden war. In Übereinstimmung mit anderen Befunden zu Schwermetall-Intoxikationen bei Kindern hat sich auch hier die Lesefähigkeit als sensibler Parameter erwiesen, anders als in vielen Fällen zeigten sich die sprachbezogenen Leistungen des Patienten jedoch nicht als vergleichsweise störungsresistent.

In der Kinder- und Jugendpsychiatrie sind auch Fälle bekannt, in denen es im Zusammenhang einer depressiven Erkrankung zu einem Suizidversuch mit *Kohlenmonoxyd (CO)*, zumeist durch das Inhalieren von KFZ-Abgasen, gekommen ist. In den USA erleiden jährlich etwa 19.200 Menschen eine CO-Intoxikation, von denen knapp die Hälfte unter 19 Jahren sind und und von denen bei ca. 2 % eine suizidale Absicht vorliegt (Litoritz et al., 1996, zit. nach Ultmann et al., 1998). Eine akute CO-Vergiftung stellt eine lebensbedrohliche Situation dar, die zu einem komatösen Zustand, zu einem Atemversagen und schlimmstenfalls zum Tode führt. Bei überlebenden Patienten reicht die neurologische Symptomatik von schweren Kopfschmerzen, Übelkeit und Verwirrtheit über stuporöse Zustände mit epileptischen Krampfanfällen bis hin zu einem tonischen Verharren (akinetischer Mutismus; vgl. zusammenfassend Ultmann et al., 1998).

Nicht selten wird ein *zweiphasiger* Verlauf der neurologischen Symptomatik beobachtet. Zunächst kommt es zu verminderter Ansprechbarkeit und Lethargie, epileptischen Krampfanfällen, Kopfschmerzen und Verwirrtheit und später zu einer graduellen Besserung und einer scheinbar vollständigen Remission der Symptomatik. In einigen Fällen folgt darauf ein *verzögerter* motorischer und kognitiver Abbau mit apathischen Zuständen, Orientierungslosigkeit, Verhaltensstörungen, Antriebsarmut, Apraxie oder einer extrapyramidalen Bewegungsstörung (Athethose), welche eine Spastik verdecken kann (*Intervall-Encephalopathie*). In bildgebenden Verfahren findet sich in diesen Fällen neben einem ischämischen Infarkt im Bereich der Basalganglien häufig zusätzlich auch eine Demyelinisierung der weißen Substanz im Bereich der Frontallappen. Diese letzteren Läsionen erklären auch das klinische Erscheinungsbild einer *subkortikalen Demenz*, das Ähnlichkeiten mit dem Morbus Parkinson aufweist und durch eine Verzögerung der psychomotorischen Reaktionen, Aufmerksamkeits- und Kurzzeitgedächtnisstörungen sowie eine motivationale Gleichgültigkeit charakterisiert ist (*Parkinson-Syndrom* oder *Pseudo-Parkinson-Syndrom*). Im Unterschied zu cortikalen Demenzen kommt es seltener zu Agnosien, Aphasien und Apraxien, jedoch häufig zu depressiven Zuständen, die – vergleichbar mit dem Morbus Parkinson – auf einen Dopaminmangel zurückgeführt werden, der durch die toxische Einwirkung des CO auf die frontalen Projektionsbahnen hervorgerufen wird.

In dem bisher einzigen ausführlichen Fallbericht einer Intervall-Encephalopathie nach CO-Intoxikation beschreiben Ultmann et al. (1998) einen 13jährigen Jungen, der nach vorausgegangener zweijähriger Depression einen Suizidversuch durch das Einatmen von Autoabgasen unternommen hatte. Der Junge wurde in einem komatösen Zustand aufgefunden und konnte gerettet werden. Im CCT fanden sich bilaterale Läsionen im Bereich der Basalganglien und bifrontale und beidseits parietale Läsionen der weißen Hirnsubstanz sowie des Kleinhirns als Folge einer hypoxisch-ischämischen Encephalopathie. Zweieinhalb Wochen nach dem Suizidversuch wurde der Junge in ein Rehabilitationszentrum überwiesen; zu diesem Zeitpunkt reagierte er ausschließlich auf extrem intensive Stimuli und zeigte ein akinetisch-mutistisches Bild. Ein zusätzliches Parkinson-Syndrom manifestierte sich in einer motorischen Rigidität aller vier Extremitäten und in einem rechtshändigen Tremor. Zu diesem Zeitpunkt zeigten sich im NMR multiple Infarkte im Bereich der Basalganglien mit einer diffusen cerebralen Atrophie. Unter der medikamentösen Behandlung besserte sich der Zustand des Jungen zunächst; er wurde wacher, erkannte seine Mutter, reagierte auf seine Umgebung und konnte kurzen Anweisungen folgen. Eineinhalb Monate nach der CO-Intoxikation äußerte der Junge dann Suizidgedanken und zog sich zunehmend zurück. Daraufhin kam es zu agitierten Phasen mit emotionaler Erregtheit, motorischen Stereotypien, selbstverletzenden Verhaltensweisen und einer perseverierenden, echolalischen Sprache, die eine engmaschige Betreuung erforderlich machten. Diese von häufigen Suizidäußerungen begleitete Phase besserte sich sukzessive unter einer antidepressiven Medikation, so daß später auch psychometrische Untersuchungen möglich waren. Hierbei zeigten sich trotz wöchentlicher Leistungssteigerungen weiterhin fortbestehende schwerwiegende neuropsychologische Funktionsstörungen mit Beeinträchtigungen der allgemeinen Orientierung und der Merkfähigkeit. Zum Zeitpunkt der Entlassung zeigte sich neben den beträchtlichen kognitiven Defiziten eine linksseitige Hemiparese mit einer Spastik des linken Armes und einer Starrheit des linken Beines. Auch sechs Monate nach der Entlassung bestanden die Hemiparese und die erheblichen neuropsychologischen Beeinträchtigungen weiter fort.

Dieser Fallbericht verdeutlicht den charakteristischen Phasenverlauf der neurologischen und neuropsychologischen Symptomatik einer im Zusammenhang mit suizidalen Handlungen vermutlich nicht allzu seltenen Intervall-Encephalopathie nach CO-Intoxikation. Der dementielle Verlauf einer akuten Intoxikations-Encephalopathie stellt allerdings nur ein Extrembeispiel auf dem Kontinuum der verschiedenen, zumeist chronischen Intoxikationen im Kindes- und Jugendalter dar. Diese sind in ihrer Gesamtheit durch besonders vielfältige, gravierende und langandauernde kognitive Beeinträchtigungen gekennzeichnet, die in der Klinischen Kinderneuropsychologie jedoch bisher noch wenig beachtet werden.

6.3.7 Schlaganfälle bei Kindern und Jugendlichen

Der sogenannte Schlaganfall, Hirninfarkt oder *apoplektische Insult* ist eine akute cerebrovaskuläre Erkrankung mit unterschiedlichen Ursachen und Erscheinungsformen (Weinstein & Swenson, 1998; siehe Tab. 28) und gilt als eine typische Krankheit des fortgeschrittenen Erwachsenenalters.

Hierbei kommt es entweder durch einen Gefäßverschluß oder durch cerebrale Blutungen zu meist fokalen Hirnschädigungen, die in Abhängigkeit vom Ausmaß und von der Lokalisation der Schädigung Lähmungen, Aphasien, Wahrnehmungsstörungen und andere neuropsychologische Beeinträchtigungen zur Folge haben können (siehe Tab. 29).

Insgesamt stellt der Schlaganfall bei Erwachsenen nach den Krebserkrankungen und dem Herzinfarkt die dritthäufigste Todesursache dar (Quandt, 1989).

Tabelle 28:
Ursachen und Erscheinungsformen des Schlaganfalls.

Ischämien (85 %)
• Thrombose (arteriosklerotische Plaques) • Embolie (Gefäßblockade durch Blutpfropfen, Fettgewebeteile oder Luftansammlungen) • Cerebrale Arteriosklerose (Verengung der Blutgefäße durch Ablagerungen) • Cerebrale Vaskulitis (Entzündung oder Gefäßspasmen)
Blutungen (10–15 %)
• Intracranielle Blutung nach Ruptur eines Aneurysmas (Bluthochdruck, angeborene Gefäßmißbildung) • Intracranielle Blutung durch eine arteriovenöse Gefäßanomalie (Veränderungen des Blutflusses, Brüchigkeit der Gefässe) • Subarachnoidalblutung (Druck auf unter der Hirnhaut liegendes Hirngewebe)

Allein in Deutschland erleiden jedes Jahr etwa 240 000 Menschen einen Schlaganfall; die Inzidenz wird in Europa auf jährlich 110 bis 290/100 000 Einwohner und die Mortalität auf ca. 110/100 000 geschätzt (Dommel, 1996).

Es ist dagegen kaum bekannt, daß Schlaganfälle bereits bei Jugendlichen und sogar bei Kindern vorkommen können. Die jährliche Inzidenzrate von Schlaganfällen im Kindesalter wird mit etwa 2,5 bis 2,7/100 000 angegeben (Broderick et al., 1993). Im Unterschied zum Erwachsenenalter werden Schlaganfälle bei Kindern und Jugendlichen häufiger durch akute Hirnblutungen ausgelöst (Arbuckle, Harris & Goldacre, 1982), dennoch ist die Überlebensrate nach apoplektischen Insulten bei Kindern höher als bei Erwachsenen (Higgins, Kammerman & Fitz, 1991; Kappelle et al., 1989).

Unterschiede zu Kindern und Jugendlichen betreffen auch die Ursachen apoplektischer Insulte. Während bei Erwachsenen eine arteriosklerotische Grunderkrankung, eine vorbestehende Herzerkrankung, ein Diabetes mellitus, Bluthochdruck, ein Alkoholabusus und das Rauchen, bei jüngeren Frauen auch in Verbindung mit der Einnahme von oralen Kontrazeptiva, als Risikofaktoren bekannt sind (Dommel, 1996; Mielke, Hufnagl & Hacke, 1996), bleibt bei Kindern die Ursache des Insultes in etwa einem Drittel aller Fälle ungeklärt (Riela & Roach, 1993). Als Auslöser und Risikofaktoren von Schlaganfällen werden in der Pädiatrie genetische Syndrome, Lipoprotein-Stoffwechselstörungen und angeborene Gefäßmißbildungen diskutiert (Golden, 1985; Trescher, 1992; Humphreys, 1992).

Kürzlich haben Hurvitz et al. (1999) die Ursachen, die Symptome und die alltagspraktischen Auswirkungen von Schlaganfällen bei 50 Kindern mit einem durchschnittlichen Erkrankungsalter von acht Jahren genauer untersucht. Sie stellten fest, daß es bei knapp der Hälfte der Fälle zu einer thrombotischen oder embolischen Ischämie und bei etwa einem Drittel zu einer Hirnblutung gekommen war; auch hier konnten bei einem Viertel der Betroffenen die Ursachen des Schlaganfalles nicht ermittelt werden. Als Spezifität des Kindesalters konnte in einigen Fällen ein Moya-Moya-Syndrom diagnostiziert werden; hierbei handelt es sich um eine vorwiegend in Japan auftretende progrediente Erkrankung, die zu Gefäßverschlüssen mit wiederholten Schlaganfällen und zu epileptischen Krampfanfällen führt (Delank, 1994, S. 209). Die klinischen Symptome der von Hurvitz et al. (1999) untersuchten Kinder sind in Tabelle 30 dargestellt.

Tabelle 29:
Zusammenhang von cerebraler Gefäßversorgung, anatomisch-funktioneller Struktur und neuropsychologischen Störungen
(modifiziert nach Weinstein & Swenson, 1998, S. 387f.).

Neuropsychologische Funktion	Neuropsychologische Störung	Hirnstruktur	Cerebrale Gefäßversorgung
Sensomotorik	Lähmung der kontralateralen Körperhälfte	Primärer motorischer Cortex, Gyrus präcentralis	Mittlere und vordere Cerebralarterie
	Sensibilitätsstörungen der kontralateralen Körperhälfte	Primärer sensorischer Cortex, Gyrus postcentralis	
Sprache	Broca- (motorische) Aphasie	unterer Frontallappen der sprachdominanten Hemisphäre	Mittlere Cerebralarterie
	Wernicke- (sensorische) Aphasie	oberer Temporallappen der sprachdominanten Hemisphäre	
Visuell-räumliche Wahrnehmung	homonyme Hemianopsie	Tractus opticus	Mittlere und hintere Cerebralarterie
	visuelle Synthese, visueller Neglect, visuelle Agnosie	Parieto-occipitaler Cortex der nicht sprachdominanten Hemisphäre	Mittlere Cerebralarterie
	räumlich-konstruktive Störung; Ankleide-Apraxie	Parietallappen der nicht sprachdominanten Hemisphäre	
	Agraphie, Akalkulie, Alexie, Fingeragnosie und Rechts-Links-Differenzierungsstörung („Gerstmann-Syndrom“)[1]	Gyrus angularis der sprachdominanten Hemisphäre	
Bewegung	Ideomotorische und ideatorische Apraxie	links-temporaler, parietaler und occipitaler Cortex	Mittlere und hintere Cerebralarterie
Gedächtnis / Merkfähigkeit	Störungen des Kurz- und Langzeitgedächtnisses	Hippocampus, mittlerer Temporallappen, Frontallappen, Basalganglien, medialer Thalamus	Mittlere und hintere Cerebralarterie, vordere choroidale und hintere kommunizierende Arterien
	Störung des Arbeitsgedächtnisses	dorsolateraler frontaler Cortex	Vordere Cerebralarterie

Fortsetzung nächste Seite

Neuropsychologische Funktion	Neuropsychologische Störung	Hirnstruktur	Cerebrale Gefäßversorgung
Exekutive Funktionen	Störungen der Verhaltenskonstanz, des Denkens und Planens, der Selbstkontrolle und der Verhaltensmodulation	dorsolateraler frontaler Cortex	Mittlere Cerebralarterie
	Enthemmung und Störung der emotionalen Regulation	orbito-frontaler Cortex	Vordere Cerebralarterie
	Störungen der Bewegungsmodulation (Akinesie, Bradykinesie, Dyskinesie)	Basalganglien, Putamen, Globus pallidum, Nucleus caudatis, Amygdala	Vordere choroidale und mittlere Cerebralarterie

1 Obwohl sogar vereinzelt das Auftreten eines „Gerstmann-Syndroms“ im Kindesalter beschrieben und im angloamerikanischen Sprachraum auch als „Developmental Gerstmann Syndrome“ bezeichnet worden ist (PeBenito, Fish & Fish, 1988), wird in der deutschen Neuropsychologie die Existenz des „Gerstmann-Syndroms“ als klinische Entität zunehmend generell bestritten (vgl. Ebert, Wendt & Herrmann, 1999).

Tabelle 30:
Klinische Symptome von 50 Kindern mit einem Zustand nach Schlaganfall (nach Hurvitz et al., 1999).

Symptome		
Halbseitenlähmungen		84 %
Kopfschmerzen		48 %
Sprach- und Sprechstörungen		34 %
epileptische Krampfanfälle		26 %
Sehstörungen		22 %
Koma		16 %
Neurologische Zeichen		
Halbseitenlähmung	links	48 %
	rechts	34 %
	quadriplegisch	8 %
	ohne fokale Zeichen	10 %
Sprachstörungen		
Sprachstörungen	expressive Aphasie	12 %
	rezeptive Aphasie	6 %
	rezeptiv und expressiv	20 %
	Sprechstörung ohne Aphasie	12 %

In bezug auf die alltagsbezogenen Langzeitfolgen ist interessant, daß hier das Geschlecht und das Alter des Kindes, bestimmte Vorerkrankungen, die Ursache des Hirninfarkts und die klinische Symptomatik eine prognostische Bedeutung haben können. Zwar erreichten die meisten Betroffenen nach der Behandlung motorische Mobilität und viele Kinder auch eine weitgehende alltagspraktische Selbständigkeit, es zeigte sich jedoch auch, daß

- ein *jüngeres Lebensalter* zum Zeitpunkt des Hirninfarktes,
- eine vorbestehende *Herzerkrankung*,
- eine *ischämische Verursachung* des Schlaganfalls und
- das Auftreten einer *Halbseitenlähmung*

häufiger mit alltagspraktischer Abhängigkeit, also einem insgesamt schlechteren Langzeitverlauf verbunden war. Auch blieben Mädchen in ihren „Aktivitäten des täglichen Lebens“ (*activities of daily living,* ADL) geringfügig häufiger beeinträchtigt als Jungen.

Hinsichtlich der *kognitiven* Folgen ist bemerkenswert, daß die Hälfte derjenigen Kinder, die unmittelbar im Anschluß nach dem Klinikaufenthalt wieder in die Schule entlassenen werden konnten, eine sonderpädagogische Förderung benötigten. Die übrigen Kinder mußten vor ihrer schulischen Reintegration zunächst intensiv ambulant weiterbehandelt werden. Die Autoren weisen ausdrücklich darauf hin, daß eine *neuropsychologische Diagnostik* unverzichtbar ist, um auch vergleichsweise subtile Hirnfunktionsstörung bereits frühzeitig zu erfassen und ein späteres Scheitern der Kinder in der Schule zu vermeiden.

Zu einem ähnlichen Ergebnis kommt auch eine Studie von Block, Nanson und Lowry (1999). Die Autoren fanden in einer Gruppe von Kindern mit Schlaganfällen im Alter zwischen sechs Monaten und 16 Jahren relativ subtile, jedoch langandauernde Störungen der Merkfähigkeit und eine Verlangsamung der allgemeinen Informationsgeschwindigkeit. Zudem zeigten sich deutliche Einschränkungen in der geteilten Aufmerksamkeit, das heißt der Fähigkeit, Informationen in mindestens zwei Sinnesmodalitäten gleichzeitig wahrzunehmen und zu verarbeiten. Bemerkenswert war, daß die Art und das Ausmaß der Hirnfunktionsstörungen nicht wesentlich von der Lokalisation des Hirninfarktes abhingen. Demnach scheint es bei Kindern mit unilateralen Läsionen – anders als bei Erwachsenen – eher zu diffuseren Hirnschädigungen zu kommen. Hierfür spricht auch der Befund, daß Kinder, die den Schlaganfall vor ihrem zweiten Lebensjahr erlitten hatten, später generell einen geringeren IQ aufwiesen. Da Schlaganfälle bei Kindern zu Beeinträchtigungen in basalen Funktionen, also Aufmerksamkeit, Merkfähigkeit und Verarbeitungstempo führen, ist im weiteren Verlauf sogar noch mit zunehmenden Lernstörungen zu rechnen. Auch diese Befunde zeigen die Grenzen der neuronalen Plastizität nach früh erworbenen

Hinweis

Kinder mit einem Schlaganfall in der frühen Kindheit oder im Vorschulalter sollten besonders eingehend und später engmaschig bis in das Schulalter hinein neuropsychologisch untersucht und gegebenenfalls behandelt werden. Oft zeigen sich diskrete Residualstörungen höherer kognitiver Funktionen erst dann, wenn diese Leistungen, bei gleichzeitig schnell steigenden Anforderungen, in der Grundschule gefordert werden.

Hirnschädigungen auf und unterstreichen die Bedeutung von langfristigen Verlaufsuntersuchungen bei Kindern mit Schlaganfällen.

Aufgrund der insgesamt eher geringen Bedeutung des Schlaganfalls in der Kinderheilkunde liegen bislang nur wenige gesicherte Ergebnisse über die *Langzeitfolgen* vor. Bereits hinsichtlich der Mortalität kindlicher Hirninfarkte divergieren die Aussagen erheblich. So konnten Broderick et al. (1993) eine gleich hohe Überlebensrate von 80 % sowohl für ischämische als auch für blutungsbedingte Schlaganfälle ermitteln, während Eeg-Olofsson und Ringhein (1983) eine doppelt so hohe Mortalität bei Hirnblutungen im Vergleich zu Ischämien fanden. In der Studie von Broderick et al. (1993) zeigten 85 % der Kinder (meist mittelschwere) Residualsymptome, wohingegen Higgins et al. (1991) lediglich bei der Hälfte der von ihnen untersuchten 95 Kinder neurologische Spätfolgen fanden. Einige Autoren berichten über häufigere und stärker ausgeprägte neuropsychologische Folgen nach ischämischen Hirninfarkten, zumeist Hemiparesen, Lernstörungen, epileptische Anfälle oder Wahrnehmungsstörungen (Mazza et al., 1985). Andere Autoren wiederum beschreiben bei dieser Patientengruppe seltenere und geringer ausgeprägte Hirnfunktionsstörungen im Vergleich zu blutungsbedingten Schlaganfällen (Blennow et al., 1984; Humphreys, 1992; Isler, 1984; Wanifuchi et al., 1988). Zwar wird in manchen Studien das Ausmaß der Spätfolgen grob klassifiziert (gering, mittel, stark), es finden sich aber nur selten genauere Angaben über die Art der neuropsychologischen Residualstörungen oder Befunde aus standardisierten neuropsychologischen Testbatterien dargestellt.

Fallbeispiel

Klaus hatte einen Schlaganfall durch einen Verschluß der linken mittleren Hirnarterie (Media-Infarkt) erlitten, als er sechs Jahre alt war. Anschließend war es zu einer rechtsseitigen Hemiparese und zu einer Aphasie gekommen. Aus der Vorgeschichte war ein Legasthenie-Verdacht und schweres Asthma erwähnenswert, das seit der sechsten Lebenswoche bestand. Aus der Sicht der Mutter standen nach dem Hirninfarkt die Sprachprobleme im Vordergrund. Klaus könne alles verstehen, sich jedoch selbst kaum ausdrücken.

Die neuropsychologische Untersuchung erfolgte einige Wochen nach der Entlassung aus einer stationären neurologischen Rehabilitationsbehandlung. Klaus war trotz erheblicher aphasischer Einschränkungen hochmotiviert und verfügte über eine schnelle Auffassungsgabe und eine gute Konzentrationsfähigkeit.

Klaus konnte sich nur mit wenigen Worten verständlich machen („Dingsbums", „hier", „das da") und mußte vieles durch Gesten ausdrücken. Bei der Prüfung der Rechts-Links-Unterscheidung ergaben sich auch Hinweise auf Sprachverständnisstörungen, da Klaus Hand und Fuß sowie Auge und Ohr verwechselte. Die Rechts-Links-Differenzierung selbst gelang recht sicher. Das Schreiben von Buchstaben, Wörtern und Zahlen wurde kaum beherrscht, hier zeigten sich bei Abschreibversuchen auch Hinweise auf apraktische Probleme. Aufgrund der Aphasie konnten sprachbezogene Testverfahren nicht durchgeführt werden; sprachfreie Intelligenztests erbrachten übereinstimmend überdurchschnittlich gute Ergebnisse. Im psychomotorischen Bereich zeigten sich Beeinträchtigungen unterschiedlicher Ursache: Die einfachen Reaktionslatenzen waren extrem verzögert, komplexere psychomotorische Koordinationsaufgaben wurden von Klaus trotz der rechtsseitigen Hemiparese ausschließlich rechtshändig durchgeführt und strengten ihn sehr an. Das visuomotorische Tempo beim Zahlenverbinden war aufgrund der Aphasie (Lesen der Zahlen) erheblich verlangsamt. Räumlich-konstruktive Anforderungen gelangen Klaus, ebenso wie auch alle visuell-figuralen Lerntests, ausgesprochen gut.

Die in der Untersuchung gefundenen Hinweise auf eine apraktische Störung bestätigten sich auch im Alltag. So hatte Klaus große Schwierigkeiten im Einhalten der Reihenfolge beim Anziehen oder in der Koordination mentaler Suchbewegungen beim lauten Sprechen. Trotz intensiver mehrmonatiger Therapie, in der es zu einem deutlichen Zugewinn an Wortschatz, Lese- und Schreibkompetenz und zu einer weitgehenden Rückbildung der Apraxie kam, blieben aphasische Beeinträchtigungen weiterhin bestehen. Vor allem das Lösen komplexerer kognitiver und Alltagsprobleme, zu denen eine „innere Versprachlichung" erforderlich ist, gelang nur langsam und oft nur fehlerhaft. Klaus wurde daher nach Abschluß der Rehabilitationsmaßnahmen in eine Sprachheilschule übernommen und dort weiter gezielt gefördert.

6.3.8 Neuromuskuläre Erkrankungen (Muskeldystrophie Duchenne)

Die Gruppe der neuromuskulären Erkrankungen läßt sich zunächst grob in primäre Myopathien und in neurogene Atrophien unterteilen. Bei den primären *Myopathien* liegen Funktionsstörungen der Muskelzelle oder -funktion selbst vor, die neurogenen *Atrophien* gehen auf eine Funktionsstörung der peripheren Nerven zurück, welche die Vorderhornzelle, den peripheren Nerv oder die neuromuskuläre Synapse betreffen kann (siehe Abb. 25).

Zu den neuromuskulären Erkrankungen, die für die Klinische Kinderneuropsychologie eine besondere Bedeutung haben, gehören die *progressiven Muskeldystrophien*. Hierbei handelt es sich um hereditäre Erkrankungen, bei denen es zu einer fortschreitenden Degeneration der quergestreiften (Skelett-) Muskulatur kommt und die zu Muskelschwäche und letztendlich zu Lähmungen führen. In dieser pathogenetisch sehr heterogenen Gruppe der progressiven Muskeldystrophien manifestieren sich einige Erkrankungen primär im Kindesalter (siehe Tab. 31).

Die häufigste und leider auch bösartigste progressive Muskeldystrophie des Kindesalters ist die Muskeldystrophie Duchenne (MDD). Diese X-chromosomal-rezessive Erkrankung tritt mit einer Häufigkeit von etwa 1:3 000 (Buselmaier & Tariverdian, 1999) bis 1:5 000 (Cochrane, 1997) auf und manifestiert sich meist im zweiten Lebensjahr. Das Gen für die MDD ist auf dem kurzen

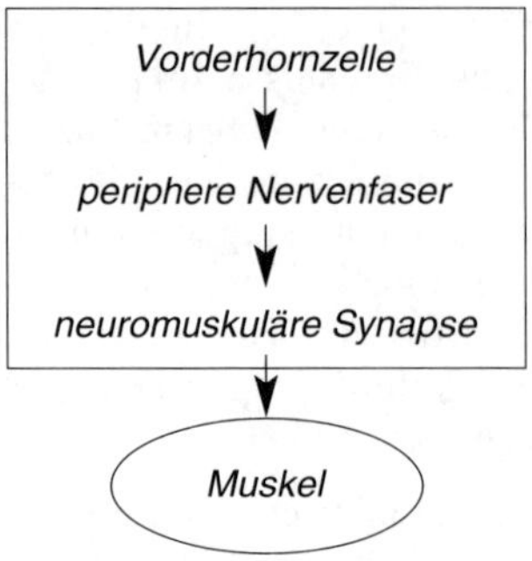

Neurogene Muskelatrophien
- progressive spinale Muskelatrophie
- Poliomyelitis

- entzündliche Polyradiculoneuropathie
- hereditäre motorische und sensible Neuropathien

- Myasthenia gravis

Primäre Myopathien
- progressive Muskeldystrophien
- mitochondriale Myopathien
- symptomatische Myopathien (durch endokrine oder toxische Störungen verursacht)
- durch Glykogen-Stoffwechselerkrankungen verursachte Myopathien
- durch Lipidspeicherstörungen verursachte Myopathien

Abbildung 25:
Etappen der neuromuskulären Übertragung und ihre Störungen
(modifiziert nach Delank, 1994; Cochrane, 1997).

Tabelle 31:
Progressive Muskeldystrophien des Kindesalters
(modifiziert nach Delank, 1994; Cochrane, 1997).

Erkrankung	Vererbung	Geschlecht	Manifestationsalter (Jahre)	Klinik
Muskeldystrophie Typ Duchenne	X-chromosomal-rezessiv	Jungen	0–3	Beginn im Beckengürtelbereich, rasche Progredienz, Patienten sterben meist vor dem 25. Lebensjahr
Muskeldystrophie Typ Becker-Klener	X-chromosomal-rezessiv	Jungen	5–15	Beginn im Beckengürtelbereich, langsame Progredienz
Muskeldystrophie Gliedergürtel-Typ	autosomal-rezessiv	Jungen und Mädchen	ab 1. Lebensjahr (Vorkommen eines infantilen und juvenilen Typs)	Beginn im Becken- oder Schultergürtelbereich, auch generalisiert, meist langsame Progredienz
Fazio-skapulo-humerale Muskeldystrophie	autosomal-dominant	Jungen und Mädchen	ab 3. Lebensjahr	Beginn im Gesichts- und Schultergürtel- sowie Oberarmbereich
Okuläre und okulopharyngeale Muskeldystrophie	autosomal-dominant	Jungen und Mädchen	ab früher Kindheit	Beginn mit Ptosis, Ophthalmoplegie und Schluckstörungen

Arm des X-Chromosoms (Xp21) lokalisiert und bewirkt ein Fehlen des Proteins Dystrophin, das an der Kontraktion der Skelettmuskulatur beteiligt ist. Obwohl es sich bei MDD um eine hereditäre Erkrankung handelt, ist etwa ein Drittel aller Fälle auf eine Neumutation zurückzuführen. In den meisten Fällen kommt es zu einer Deletion, bisweilen auch zu Duplikationen am X-Chromosom (Buselmaier & Tariverdian, 1999, S. 204ff.). Mädchen und Frauen erkranken nicht an der MDD, sind aber Überträgerinnen des genetischen Merkmals.

Als erste Anzeichen der Erkrankung zeigen sich meist Ungeschicklichkeiten und unverhoffte Stürze beim Laufenlernen. Später fällt auf, daß die motorischen „Meilensteine" der frühkindlichen Entwicklung insgesamt nur verzögert erreicht werden und Bewegungen wie das Treppensteigen, das Aufstehen vom Boden oder das Aufrichten aus dem Sitzen zunehmend schwerfallen. Durch die Muskelschwäche im Beckengürtelbereich zeigen die betroffenen Kinder einen charakteristischen „Watschelgang" und sie sind nicht in der Lage, zu laufen oder zu springen. In der Regel vergehen drei Jahre, bis die Diagnose einer MDD gestellt wird. Durch die schnelle Progredienz der Erkrankung sind die meisten Jungen zwischen dem achten und dem zwölften Lebensjahr rollstuhlabhängig. Die Lebenserwartung der an einer MDD erkrankten Kinder ist drastisch reduziert, da es durch das schnelle Fortschreiten der Krankheit später auch zu einer muskulären Ateminsuffizienz kommt; etwa 90 % der Jungen erreichen das 20. Lebensjahr nicht. Die Lebenserwartung, die generell nicht mehr als 25 Jahre beträgt, korreliert mit dem Zeitpunkt der Rollstuhlabhängigkeit. Jedes Jahr, das die betroffenen Jungen nach ihrem siebten Lebensjahr nicht im Rollstuhl verbringen müssen, verlängert die Lebenserwartung um jeweils ein Jahr über das 15. Lebensjahr hinaus (Cochrane, 1997).

Vor dem Hintergrund dieses dramatischen Verlaufs der MDD erscheinen Fragen möglicher *neuropsychologischer Begleitstörungen* auf den ersten Blick als nebensächlich. Kognitiven Beeinträchtigungen wird jedoch eine gewisse Bedeutung bei der Früherkennung der MDD zugesprochen, da ein verzögertes Erreichen der Entwicklungs-"Meilensteine" und auch die spätere Fallneigung und Ungeschicklichkeit allein den Verdacht auf eine MDD nicht immer nahelegen. Eine rechtzeitige Früherkennung spielt aber nicht nur für die betroffenen Kinder selbst, sondern auch für die genetische Beratung der Eltern eine entscheidende Rolle. Zudem ist die Diagnose und der Verlauf der Erkrankung für die betroffenen Jungen mit einer ungeheueren psychosozialen Belastung verbunden. Die daher unbedingt notwendige psychologische Betreuung muß aber im Falle assoziierter neuropsychologischer Begleitstörungen auf kognitive Einschränkungen Rücksicht nehmen.

Wie dies häufig bei vergleichsweise seltenen Erkrankungen der Fall ist, liegen auch in bezug auf die neuropsychologischen Begleiterscheinungen der MDD derzeit äußerst uneinheitliche Befunde vor. Bereits die Schätzungen über den

Anteil von MDD-Patienten mit schwerwiegenderen kognitiven Störungen („mental retardation") reicht von 20 bis 50 % (Benson & Hunter, 1987; Rapaport et al., 1992). Auch in bezug auf das *durchschnittliche Intelligenzniveau* MDD-kranker Kinder variieren die bisher erhobenen Befunde; die Spannbreite reicht hier von knapp unterdurchschnittlichen IQ-Werten bis zu nahezu altersnormentsprechenden Ergebnissen (Anderson, Routh & Ionasescu, 1988; Dorman, DesNoyers Hurley & D'Avignon, 1988; Sollee, Latham, Kindlon & Bresnan, 1985). Einigkeit scheint jedoch bei den meisten Autoren darin zu bestehen, daß sich die kognitiven Fähigkeiten der erkrankten Jungen nicht mit dem Fortschreiten der muskulären Schwäche verschlechtern, das heißt auch verminderte kognitive Leistungen spiegeln *nicht* einen demenziellen Abbau, sondern ein über die Zeit hinweg niedriges kognitives Niveau wider (Appleton et al., 1991).

Zu den neuropsychologischen Funktionen, die bei Kindern mit MDD intensiver untersucht wurden, gehören die sprachlichen, die mnestischen und die räumlich-konstruktiven Fähigkeiten. Im Vergleich zu gesunden Kindern weisen die Betroffenen insgesamt reduzierte verbale Intelligenzleistungen auf (Anderson, Routh & Ionasescu,1988; Appleton, Bushby, Gardner-Medwin, Welch & Kelly, 1991; Ono & Fujita, 1992). Hierbei scheint die *Flüssigkeit* des Sprechens oder Lesens in besonderer Weise beeinträchtigt zu sein, während das Sprachverständnis ungestört ist (Billard et al., 1992; Cotton, Crowe & Voudouris, 1998). Interessanterweise zeigt sich diese Sprachentwicklungsverzögerung bei MDD-kranken Jungen bereits sehr früh und oft sogar *vor* den ersten Anzeichen der Muskelschwäche (Elliger, Dacheneder & Schotensach, 1990), so daß dieser Beobachtung eine differentialdiagnostische Bedeutung in der Früherkennung der MDD zukommen könnte.

Bei den mnestischen Leistungen zeichnet sich dagegen in den wenigen bisher vorliegenden Untersuchungen eine *nicht-sprachliche Merkfähigkeitsstörung* ab. Beeinträchtigungen betreffen in erster Linie das Behalten von Mustern, Zahlen und Gesichtern (Cotton, Crowe & Voudouris, 1998) und deuten damit auf eine rechtshemisphärische Hirnfunktionsstörung hin. Uneinheitliche Befunde finden sich zu den visuomotorischen und räumlich-konstruktiven Leistungen MDD-kranker Jungen. In diesem Bereich ist allerdings auch damit zu rechnen, daß die geforderten kognitiven Fähigkeiten durch die Muskelschwäche der betroffenen Kinder überlagert werden. Hinweise auf spezifische Störungen, die vor allem aus der älteren Literatur stammen und hier auch nicht einheitlich zu finden sind (Glaub & Mechler, 1987; Leibowitz & Dubowitz, 1981), müssen daher vorsichtig interpretiert werden. Erst kürzlich konnten Cotton, Crowe und Voudouris (1998) in einer sorgfältig kontrollierten Untersuchung zeigen, daß eine von motorischen Fähigkeiten unabhängige visuell-räumliche Funktionsstörung bei Kindern mit MDD nicht nachzuweisen ist. Es zeigten sich jedoch auch deutliche Beeinträchtigungen der *Aufmerksamkeit*

MDD-kranker Jungen. Es gelang ihnen im Vergleich zu einer gesunden Kontrollgruppe signifikant schlechter, bei einer anstrengenden kognitiven Aufgabe ihre Konzentration gleichbleibend über einen längeren Zeitraum aufrechtzuerhalten (Cotton, Crowe & Voudouris, 1998). Diese Befunde stützen damit zum einen frühere Ergebnisse, denenzufolge bei Kindern mit MDD schwerwiegende Aufmerksamkeitsstörungen zu erwarten sind, sie widersprechen aber auch der Annahme, daß diese Aufmerksamkeitsstörungen ausschließlich bei jüngeren MDD-Kindern auftreten und im weiteren Verlauf durch eine Verlagerung subkortikaler Kontrollfunktionen auf eine frontal-kortikale Regulation von Aufmerksamkeitsprozessen in den Hintergrund treten würden (Sollee, Latham, Kindlon & Bresnan, 1985).

Hinweis

Zusammenfassend deuten die bisher vorliegenden Befunde zu neuropsychologischen Begleitstörungen der MDD darauf hin, daß es bei den betroffenen Jungen nicht zu einer unspezifischen allgemeinen Reduktion der kognitiven Leistungsfähigkeit kommt, sondern daß mit umschriebenen Hirnfunktionsstörungen zu rechnen ist. Hiervon ist vor allem die Sprachflüssigkeit, das visuell-figurale Gedächtnis und die Daueraufmerksamkeit betroffen, so daß Einschränkungen in diesen wichtigen Hirnfunktionen bei der Interventionsplanung und bei der psychosozialen Betreuung berücksichtigt werden sollten.

6.4 Psychische Krankheiten unter neuropsychologischer Perspektive

6.4.1 Autismus

Autistische Störungen gehören neben anderen tiefgreifenden Entwicklungsstörungen (z. B. das Rett-Syndrom) zu den schwersten Formen neuropsychiatrischer Erkrankungen im Kindesalter (Kusch & Petermann, 2000). Zu den charakteristischen Merkmalen, die bereits in der frühen Kindheit deutlich werden, gehören vielfältige Einschränkungen der sozialen Interaktion und Kommunikation, des sprachlichen Verhaltens und in unterschiedlichem Ausmaß auch der kognitiven Fähigkeiten. Im Unterschied zu geistig- oder lernbehinderten Kindern zeigen autistische Kinder oft besonders gute Leistungen in den räumlich-konstruktiven Fähigkeiten und in reproduktiven Gedächtnisfunktionen bei gleichzeitig eingeschränktem Sprachverständnis (Dawson & Castelloe, 1995). Häufig kommen bei autistischen Kindern zusätzlich epileptische Anfallsleiden, Aufmerksamkeitsstörungen, aggressive und impulsive Verhaltensweisen sowie kognitive Behinderungen vor (Cook & Leventhal, 1992).

Autistische Störungen stellen kein einheitliches Krankheitsbild dar, sondern umfassen eine erhebliche Bandbreite unterschiedlicher Ausprägungsformen mit verschiedenen pathogenetischen Faktoren. So scheinen autistische Störungsbilder häufig nach prä- und perinatalen Komplikationen wie Schwangerschaftsblutungen und einer Hormonbehandlung der Mutter (Funderbuck et al., 1983; Gillberg & Gillberg, 1983) sowie im Zusammenhang mit genetischen Syndromen wie dem fragilen-X-Syndrom oder der Phenylketonurie (PKU) vorzukommen (Folstein & Rutter, 1987). Eine spezifische Assoziation zwischen Autismus und dem fragilen-X-Syndrom wird jedoch in neueren Übersichtsarbeiten wieder verworfen, da die Häufigkeit dieses genetischen Syndroms bei autistischen Kindern nicht höher liegt als bei geistigbehinderten Menschen insgesamt (Einfeld et al., 1989; Fisch, 1992; Sarimski, 1997). Dennoch deuten sowohl Zwillings- und Familienstudien als auch die deutliche Häufung bei Jungen auf eine genetische Ursache autistischer Störungen hin (Baron-Cohen, 1999; Santangelo & Folstein, 1999). Vermutlich werden autistische Störungen nicht durch ein einzelnes Gen, sondern durch die Interaktion mehrerer Gene verursacht. Auf diese Weise wäre auch zu erklären, warum es innerhalb einzelner Familien zu autistischen Phänotypen mit unterschiedlichem Ausprägungsgrad kommt; offenbar hängt die Schwere der autistischen Störung mit der Anzahl der interagierenden Gene zusammen (vgl. Santangelo & Folstein, 1999).

Vom kindlichen Autismus wird das *Asperger-Syndrom* abgegrenzt, dessen Prävalenzrate zwischen 0,3 % (Gillberg & Gillberg, 1989) und 0,7 % (Ehlers & Gillberg, 1993) liegt. Beim Asperger-Syndrom liegen erhaltene sprachliche Fähigkeiten und eine oft altersgemäße kognitive Entwicklung (IQ > 85) bei gleichzeitig schwerwiegenden sozialen Interaktionsstörungen mit Handlungsstereotypien und bizarrem Verhalten vor. Diese Kinder werden in der angloamerikanischen Literatur aufgrund ihrer guten alltagspraktischen Fähigkeiten auch als *high-functioning autists* bezeichnet. Gemeinsamkeiten mit den Tic-Störungen und Stereotypien des Tourette-Syndroms machen eine Abgrenzung zu diesem Störungsbild jedoch manchmal schwer (Comings, 1990).

Fallbeispiel

Maximilian wurde im Alter von 9;5 Jahren erstmalig neuropsychologisch untersucht, nachdem in der Grundschule zunehmend unerklärliche Schwierigkeiten beim Lesen und Schreiben aufgefallen waren und der Pädaudiologe keinen Befund erheben konnte. Maximilian wurde als überaus ängstlich beschrieben. Er weinte in der Schule häufig, vor allem aber, wenn er Aufgaben nicht auf Anhieb durchschaute.

Zur Vorgeschichte war zu erheben, daß Maximilian nach einer unauffälligen Schwangerschaft in der 39. Woche nach 24stündigen Wehen entbunden worden war. Es kam zu Komplikationen während der Geburt; die Herztöne setzten mehrere Male kurzzeitig aus und die Nabelschnur war ein Mal um Maximilians Hals gewickelt. Später krabbelte der Junge nie und er drehte sich auf nicht selbst. Maximilian lief mit elf Monaten, sprach jedoch seine ersten Worte erst mit zwei Jahren, nachdem er sich zuvor durch Lautieren und Gesten verständlich gemacht hatte. Im Kindergarten verweigerte Maximilian das Basteln, Essen und Spielen im Stuhlkreis. Bei neuen Anforderungen blieb er lange Zeit ein passiver Beobachter und war kaum zur aktiven Beteiligung zu bewegen. Stattdessen beherrschte Maximilian bereits mit 3 1/2 Jahren schwierige Denk- und Konstruktionsspiele, denen er sich zu Hause allein stundenlang widmete. Seit der Schulzeit beschäftigte er sich besonders gerne und geschickt am häuslichen PC. Hier fiel auf, daß er immer wieder, auch beim freien Zeichnen, komplexe räumliche Darstellungen vollständig drehte und klappte, ohne daß es dabei zu Auslassungen kam. Bei hoher Konzentration kaute Maximilian an den Fingernägeln und zeigte dann auch stereotype Bewegungen.

Zur neuropsychologischen Untersuchung erschien Maximilian außerordentlich ängstlich. Als er im Wartebereich aus einem Nebenraum Kinderstimmen hörte, sprang er auf und fragte entsetzt, ob er zusammen mit anderen Kindern untersucht werden würde. Geradezu panisch reagierte er, als die Teilnehmer einer Kindergruppe in den Flur gestürmt kamen. Zu Beginn der Untersuchung richtete Maximilian seine Aufmerksamkeit überhaupt nicht auf den Untersucher, sondern ausschließlich auf den Raum, indem er langsam an den Wänden entlangging und die Gegenstände einzeln sorgfältig betrachtete. Auch während der Untersuchung nahm Maximilian kaum Blickkontakt zum Untersucher auf. Selbst während der Testinstruktion richtete sich Maximilians Aufmerksamkeit ausschließlich auf die vor ihm liegenden Testmaterialien. Gelang Maximilian eine Aufgabe nach eigener Einschätzung nicht perfekt, traten ihm Tränen in die Augen. Er bemühte sich äußerst verbissen um ein optimales und schnelles Lösen aller Anforderungen. Auffällig war auch, daß Rückmeldungen des Untersuchers ihn überhaupt nicht beeindruckten, sondern daß Maximilian seine Einschätzungen über ein Gelingen oder Scheitern ausschließlich aus den Aufgaben selbst zog. Auch in längeren Untersuchungsphasen lehnte der Junge Pausen ab und vermied jeden Sozialkontakt zum Untersucher und zum übrigen Personal.

Die psychometrische Untersuchung erbrachte eine weit überdurchschnittliche Intelligenz mit einem besonderen Schwerpunkt im Bereich visuell-handlungsgebundener Teilleistungen und mindestens altersgerechte Ergebnisse in den übrigen Funktionsbereichen, sofern klar durchschaubare Regeln anzuwenden waren. Dagegen versagte Maximilian bei mehrdeutigem Stimulusmaterial und in der flexiblen Handhabung von Aufmerksamkeitsprozessen.

Wie für das HKS und andere Verhaltensstörungen des Kindes- und Jugendalters wird seit einiger Zeit auch für autistische Syndrome eine neurobiologische Erklärung diskutiert (Bauman, 1999; Minshew & Goldstein, 1993). Die besonders hervorstechenden Merkmale erhöhter Ängstlichkeit und eines pathologisch veränderten allgemeinen Erregungsniveaus (arousal) haben vor allem zu Untersuchungen des Streßhormonlevels bei Autisten geführt. Dabei zeigte sich, daß bei Autisten die Plasmakonzentration von Adrenocorticotropin-Hormon (ACTH) und von β-Endorphin (BE), die beide der Hypothalamo-Hypophysen-Adrenalin (HPA)-Achse zugerechnet werden, signifikant gegenüber Gesunden erhöht war. Vor allem schwer gestörte Autisten zeigten eine deutliche Erhöhung dieser beiden Streßhormone, die als Indikatoren für eine *akute* Streßantwort des Organismus gelten, so daß derzeit eher von einer erhöhten Sensibilität auf akute Stressoren als von einer chronischen Übererregbarkeit bei Autisten ausgegangen wird (Tordjman et al., 1997).

Neben neuropsychologischen Befunden, die eine pathologische Veränderung im Bereich des Hippocampus (Minshew & Goldstein, 1993), Erweiterungen der Ventrikel (Bigler, 1989), eine nur gering ausgeprägte Spezialisierung der beiden Großhirn-Hemisphären (Chiron et al., 1995; Prior & Bradshaw, 1979), Veränderungen im limbischen System (Boucher & Warrington, 1976) und eine Beteiligung des Kleinhirns (Courchesne, 1989) nachweisen konnten, fanden sich auch immer wieder Hinweise, die auf eine Dysregulationen im Bereich der Frontalhirnfunktionen hindeuten (Baron-Cohen, 1999; Bishop, 1993; Rumsey & Hamburger, 1988). Diese Hypothese wurde durch Befunde gestützt, die eine weitgehende Ähnlichkeit vieler Symptome bei autistischen Kindern und Jugendlichen und solchen mit frontalen Läsionen aufzeigen konnten. So fanden sich auch bei Autisten gehäuft Perseverationen bei Planungs- und Handlungsaufgaben, vor allem, wenn diese flexible kognitive Hemmungsprozesse und ein schnelles Verlagern der Aufmerksamkeitszuwendung (*shifting*) erforderten (Hughes et al., 1994; Ozonoff, Pennington & Rogers, 1991; Prior & Hoffman, 1990).

In Verbindung mit dem Befund, daß autistische Menschen generell über eine geringe Fähigkeit verfügen, ihre Reizverarbeitung und ihr Verhalten zu modulieren (Berger et al., 1993; Ornitz, 1985, 1989), sprechen die neuropsychologischen Befunde insgesamt für eine erheblich eingeschränkte *Flexibilität* der cerebralen Informationsverarbeitung bei dieser Patientengruppe. Hierbei scheint die Reaktionsfähigkeit autistischer Menschen jedoch entscheidend von den Randbedingungen der jeweiligen Aufgabe abzuhängen. Diese auch bei Kindern und Jugendlichen mit Frontalhirn-Syndromen zu beobachtende Abhängigkeit von den jeweiligen Reiz- und Umgebungsbedingungen wird in einer erstaunlichen Dissoziation der kognitiven Fähigkeiten autistischer Kinder deutlich. So zeigt sich einerseits oft ein perseveratives Verharren in einer gewählten Problemlösestrategie bei Aufgaben mit zunehmend steigender Komplexität, andererseits werden auch hochkomplexe und intellektuell herausfordernde Aufgaben mit klar definierten Regeln (z. B. mathematische Operationen oder Zählen) häufig blitzschnell und verblüffend zuverlässig bewältigt (Hughes et al., 1994). Der entscheidende Unterschied scheint in der *Regelhaftigkeit* des Systems oder der Aufgabe zu liegen, das analysiert oder die bewältigt werden soll. Tatsächlich konnten Ciesielski und Harris (1997) zeigen, daß autistische Jugendliche mit einer im Normbereich liegenden Intelligenz (IQ > 85) bei Planungs- und Problemlöseaufgaben insgesamt schlechter abschnitten als eine gesunde Kontrollgruppe. Ihr Problemlöseverhalten war durch eine hohe Anzahl an Perseverationen gekennzeichnet, ihre Fehlerquote hing jedoch – im Unterschied zu gesunden Jugendlichen – von der Eindeutigkeit und Regelhaftigkeit der jeweiligen Aufgabe ab: Je eindeutiger das Stimulusmaterial gestaltet war und je besser die Leistung durch formalisierte Regelanwendungen zu lösen war, desto besser konnte die Aufgabe von autistischen Jugendlichen gelöst werden. Dagegen fiel ihnen die Bewältigung einer Aufgabe, bei der *mehrdeutige* visuelle Abbildungen, das heißt Stimuli mit mehr als einer Interpretationsmöglichkeit, erkannt werden mußten, außerordentlich schwer. Da diese Interpretationsaufgaben ein geringes Ausmaß an induktivem Denken, jedoch eine hohe Fähigkeit zur visuellen Phantasie erfordern, sehen Ciesielski und Harris (1997) diesen Befund als weiteren Beleg dafür, daß ein Hauptproblem autistischer Kinder und Jugendlicher darin besteht, spontane Wahrnehmungs- und Lösungsprozesse *selektiv* zu *hemmen* und sich von ihrem ersten Sinneseindruck oder Lösungsansatz („cognitive set") mental zu lösen.

In diesem Zusammenhang sind auch weitere Untersuchungen von Bedeutung, die bei autistischen Kindern durchweg größere Schwierigkeiten in verschiedenen Aspekten der Wahrnehmung und der kognitiven Verarbeitung von *Gesichtern* aufzeigen konnten. Diese für autistische Kinder charakteristischen Probleme beziehen sich auf die mentale Verarbeitung bekannter und unbekannter Gesichter (Boucher & Lewis, 1992; Langdell, 1978), Merkfähigkeitsstörungen für Gesichter (de Gelder, Vroomen & van der Heide, 1991; Hauck et al., 1998), Besonderheiten in der Wahrnehmung des emotionalen Ausdrucks (Braverman et al., 1989; Gepner, de Schonen & Buttin, 1994; Hertzig, Snow & Sherman, 1989; Teunisse & de Gelder, 1994) sowie Beeinträchtigungen in der Beurteilung der Blickrichtung (Baron-Cohen et al., 1993). Neueste neuropsychologische Untersuchungen deuten darauf hin, daß diese spezifischen Beeinträchtigungen durch Defizite in der zentralen Verarbeitung *dynamischer* visueller Stimuli verursacht werden (Gepner, Gelder & de Schonen, 1996). Zudem zeigen autistische Kinder auch Probleme in der *simultanen* Verarbeitung auditiver und visueller Komponenten der rezeptiven Sprache; es scheint ihnen schwerzufallen, die gehörten Laute und die gesehene Mundstellung ihres Gegenübers beim Sprechen gleichzeitig zu integrieren.

Auch hinsichtlich der *Sprachproduktion* fanden sich bei autistischen Kindern charakteristische Besonderheiten. Im Vergleich zu Kontrollgruppen zeigten sie eine semantische Kategorisierung, die sich weit weniger an prototypischen Beispielen des jeweiligen Wortfeldes orientierte (Dunn, Gomes & Sebastian,

1996). Die Tendenz autistischer Kinder, nicht die typischen, sondern eher randständige (periphere) Beispiele einer Wortkategorie zu produzieren, wird daher auch für den manchmal etwas bizarr erscheinenden Sprachgebrauch in der Alltagskommunikation verantwortlich gemacht (siehe Kasten 18).

Kasten 18:

Beispiele für die spontane Produktion von Items in einer Wortflüssigkeitsaufgabe (modifiziert nach Dunn et al., 1996, S.107f.).

Anmerkung: (P) = fortgesetzte Wiederholung eines vorherigen Wortes (Perseveration).

	Autistisches Kind	Sprachgestörtes Kind	Gesundes Kind (Kontrollgruppe)
Fahrzeuge	Flugzeug Rennwagen Limousine Karren normales Auto (P) langsames Auto (P) schnelles Auto (P) Flugzeug (P) Düsenjäger Rakete Raumschiff Lieferwagen Lastwagen Mercedes Toyota	Auto Lieferwagen Motorrad Flugzeug Schiff Segelboot Flugzeug (P) anderes Fahrzeug (P) zweitüriges Auto (P) viertüriges Auto (P) dreitüriges Auto (P) zweitüriges Auto (P) eintüriges Auto (P) Pferd	Fahrrad Auto Motorrad Boot Flugzeug Hubschrauber

Hinweis

Für die neuropsychologische Diagnostik wird empfohlen, bei Kindern mit autistischen Verhaltensmerkmalen basale Funktionen jeweils mit *verschiedenen* Prüfverfahren zu erfassen. So sollten Wahrnehmungsaufgaben hinsichtlich der Dimension Eindeutigkeit/Mehrdeutigkeit bzw. Regelhaftigkeit/Flexibilität schrittweise verändert werden. Hierdurch wird eine *Kontrastierung* erreicht, die anzeigt, unter welchen Bedingungen die jeweilige Hirnfunktion noch zur Verfügung steht und wann sie defizitär ist. Bei autistischen Kindern mit guten kognitiven Fähigkeiten spielt die Analyse *qualitativer* Besonderheiten im Verhalten und in der Testbewältigung eine besondere Rolle; hier kann bei bereits bestehendem Verdacht auf ein autistisches Syndrom eine mehrstündige Untersuchung vorteilhaft sein, da bestimmte Verhaltensauffälligkeiten (z. B. stereotype Handlungen oder Zurückweisung jeder sozialen Interaktion) in den Untersuchungspausen deutlicher zutage treten als in mehreren kürzeren Untersuchungseinheiten.

6.4.2 Tourette-Syndrom

Bei diesem nach dem Verfasser einer klassischen Arbeit auch Gilles de la Tourette-Syndrom genannten Krankheitsbild stehen multiple und komplexe motorische und vokale Tics im Vordergrund, die bereits in der Kindheit auftreten und eine Erstmanifestationshäufung um das siebte Lebensjahr aufweisen (Fahn, 1993; Rothenberger, 1996b). Motorische Tics kommen (in der Reihenfolge ihrer Häufigkeit) als *unwillkürliches* Augenzwinkern, Schulterzucken, Mundbewegungen, Arme-Ausbreiten, Grimmassieren und Lippen-Lecken vor, als vokale Tics werden oft Räuspern, Grunzen, Schreien, Schnüffeln, Bellen und Schnarchen beschrieben (Comings, 1990). In manchen Fällen äußern oder zeigen die Betroffenen auch obszöne Redewendungen (Koprolalie) oder Gesten (Kopropraxie) und vereinzelt werden auch selbstschädigendes Verhalten (Kopf gegen Objekte schlagen, sich kratzen, zwicken oder auf die Zunge beißen) beschrieben (Banaschewski & Rothenberger, 1998; Robertson & Yakeley, 1993).

Die Auftretenshäufigkeit des Tourette-Syndroms wird vermutlich unterschätzt, da eine häufige Komorbidität mit anderen Erkrankungen zumindest in leichteren Fällen das Tourette-Syndrom maskiert (Remschmidt & Hebebrand, 1993). In der neueren Literatur werden daher frühere Prävalenzangaben von 1:1 000 bzw. 4,9:10 000 bei Jungen und 1:10 000 bzw. 2,1:10 000 bei Mädchen (Apter et al., 1992; Burd, Kerbeshian, Wilkenheiser & Fisher, 1986) nach unten korrigiert und mit etwa 1:100 bei Jungen im Schulalter angenommen (Comings, 1990).

Von anderen Tic-Störungen des Kindesalters ist das Tourette-Syndrom durch die Chronizität und das Auftreten von motorischen *und* vokalen Tics differentialdiagnostisch abzugrenzen. Die Diagnose wird zum einen oft dadurch erschwert, daß die charaktistische Symptomatik situationsabhängig sein kann, und daß das Tourette-Syndrom häufig zusammen mit anderen Störungsbildern auftritt. Hierzu gehören vor allem autistische Störungen, das Hyperkinetische Syndrom, Erkrankungen aus dem schizophrenen Formenkreis und andere kinder- und jugendpsychiatrische Krankheitsbilder (Pennington & Ozonoff, 1996; Rothenberger, 1991).

Bei mindestens 2/3 der betroffenen Kinder wird eine erbliche Komponente vermutet (Comings et al., 1984), die zu einem Dopaminmangel im präfrontalen Cortex und einer gleichzeitig erhöhten Dopaminsensitivität im Striatum führt. Diese bewirkt wiederum einerseits eine Enthemmung subkortikaler Impulse mit den Merkmalen eines Frontalhirn-Syndroms und andererseits das Auftreten motorischer und vokaler Tics (Comings, 1990). Rothenberger (1990, 1996b) geht davon aus, daß motorischen Tic-Störungen ein Funktionsdefizit im Bereich der Basalganglien zugrundeliegt, so daß neuronale

Spontanentladungen nicht mehr hinreichend gehemmt werden können. Diese werden dann als unwillkürliche motorische Aktivität beobachtbar. Ein Versagen der Selbstkontrolle subkortikaler Spontanentladungen erfordert den Rückgriff auf andere Kontrollsysteme, etwa eine Aktivierung frontaler Funktionseinheiten. Beim Tourette-Syndrom ist jedoch ebenfalls eine Störung kortikal-subkortikaler Regelkreise festzustellen (Malison et al., 1995; Moriarty et al., 1995), so daß auch die frontalen Hemmungsmechanismen den Betroffenen nicht zur Verfügung stehen (vgl. Abb. 26).

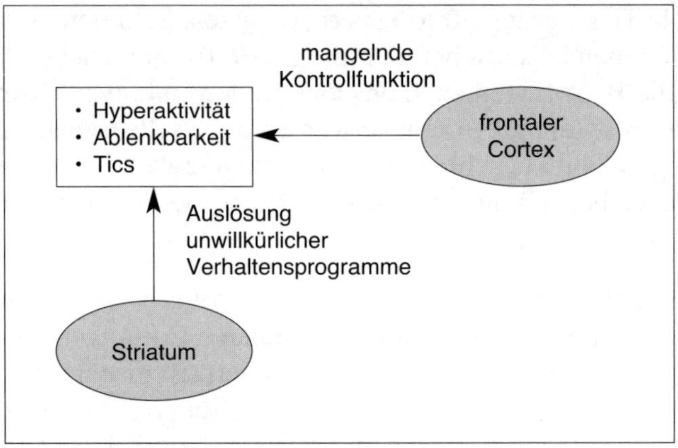

Abbildung 26:
Auswirkungen der Dysfunktion des cortikalen und des striatalen Dopaminsystems.

Neben den motorischen und vokalen Tic-Störungen kommt es beim Tourette-Syndrom auch zu *kognitiven* Beeinträchtigungen. In der Literatur werden insbesondere Lernstörungen, Lese- und Sprachstörungen, Aufmerksamkeitsstörungen und psychomotorische Koordinationsstörungen beschrieben (Comings, 1990). Unter den schulbezogenen Lernstörungen fallen besonders Beeinträchtigungen des *Lesens* und der *Rechtschreibung* sowie des *Rechnens* und des *visuomotorischen Tempos* auf (Burd, Kauffman & Kerbeshian, 1992). Diese Beeinträchtigungen lassen sich nicht auf eine allgemein reduzierte Intelligenz zurückführen, sondern scheinen die Folgen eingeschränkter *exekutiver Funktionen* zu sein, die als übergeordnete Kontrollmechanismen die Initiierung und Ausführung einzelner Teilleistungen regulieren und durch das Frontalhirn gesteuert werden (Baron et al., 1993; Rothenberger, 1996b). Vor allem die Beobachtung, daß das Ausmaß der kognitiven Beeinträchtigungen mit der Ausprägung der Tic-Störung zu korrelieren scheint, hat eine Reihe empirischer Untersuchungen zum Zusammenhang der motorischen und der kognitiven Komponenten des Tourette-Syndroms initiiert. Hierbei konnte gezeigt werden, daß bei denjenigen Kindern, die neben dem Tourette-Syndrom *auch* ein HKS hatten, zum einen hirnanatomische Veränderungen im Bereich der Basalganglien und zum anderen eine ausgeprägtere Minderleistung in neuropsychologischen Testverfahren zu den exekutiven Funktionen nachweisbar waren, die sich ihrerseits wiederum nachteilig auf das Lernverhalten auswirken (Denckla & Reader, 1993; vgl. auch Rothenberger, 1996b). Die Korrelation zwischen stark beeinträchtigter kognitiver Leistungsfähigkeit und dem zusätzlichen Vorhandensein eines HKS deutet darauf hin, daß beim Tourette-Syndrom nicht die Tic-Symptomatik allein, sondern ihre Kombination mit HKS-Merkmalen für die häufig beobachteten neuropsychologischen Beeinträchtigungen verantwortlich sein dürften. Auch eine Störung der Daueraufmerksamkeit zeigte sich nur bei denjenigen Kindern, die neben dem Tourette-Syndrom auch ein HKS aufwiesen, nicht jedoch bei Kindern, die ausschließlich unter einem Tourette-Syndrom litten (Sherman, Shepard, Joschko & Freeman, 1998). Des weiteren konnten die Autoren zeigen, daß die bei manchen Kindern mit einem Tourette-Syndrom auffällige Impulsivität kein generelles und charakteristisches Symptom des Tourette-Syndroms darstellt. Mit zunehmender Ausprägung der Tic-Symptomatik nimmt jedoch auch die Impulsivität zu, das heißt, Kinder mit einer ausgeprägten Tic-Symptomatik leiden häufig zusätzlich auch an einer gesteigerten Impulsivität. Bei vielen Kindern mit einem Tourette-Syndrom tritt auch zwanghaftes Verhalten auf (vgl. Lesch, 1991; McMahon, 1999; Miguel et al., 1995). Es scheinen aber zumindest phänomenologische Unterschiede zu Kindern mit ausschließlichen Zwangsstörungen zu bestehen; letztere leiden eher unter Waschzwängen, während bei Kindern mit einem Tourette-Syndrom häufiger Berührungszwänge auftreten (George, Trimble, Ring, Sallee & Robertson, 1993; Swedo & Rapoport, 1989).

Fallbeispiel

Julia wurde mit 10;7 Jahren neuropsychologisch untersucht, weil sie in der Schule durch massive Leistungs- und Verhaltensstörungen auffiel. Die Lehrerin berichtete, daß Julia ständig durch *Zwischenrufe* den Unterricht störe, sich nie länger als maximal zehn Minuten *konzentrieren* könne und beträchtliche Defizite im Rechnen habe. Zum Untersuchungszeitpunkt hatte Julia bereits ein Schuljahr wiederholt und sie besuchte die dritte Klasse.

Auffälligkeiten zeigten sich bereits in der untersuchungsbegleitenden Verhaltensbeobachtung. Wenn Julia das Gefühl hatte, eine Aufgabe nicht gut bewältigt zu haben, wurde sie kurzzeitig wütend, ballte die Fäuste und *grimassierte*. Während einzelner Aufgaben sprang sie *plötzlich* auf und lief im Raum umher. Bei gelungenen Lösungen sprang Julia plötzlich auf, klatschte in die Hände und lachte laut. Diese Bewegungsstereotypien nahmen bei zunehmender konzentrativer Belastung ebenfalls zu.

In der psychometrischen Untersuchung traten die beim Tourette-Syndrom häufigen *Lese-, Rechtschreib- und Rechenstörungen* deutlich zu Tage. So schrieb Julia ihre eigene Adresse (Angaben geändert) folgendermaßen auf:

Julia Muller
Dresdenerst: 75836 Guldenberg:

Julia vergaß also die Umlautstriche auf dem „ü" ihres Nachnamens und das „r" und die Hausnummer der Straßenbezeichnung. Außerdem ersetzte sie den Punkt des Straßennamens durch einen Doppelpunkt und fügte dem Ortsnamen einen Doppelpunkt hinzu.

Julia versagte nahezu vollständig bei allen visuellen und räumlich-konstruktiven Anforderungen und sie bewältigte alle tempobezogenen Aufgaben ausgesprochen fehlerhaft. Bei Anforderungen an die *selektive Aufmerksamkeit* beantwortete sie oft ohne erkennbares Auswahlkriterium alle wahrgenommenen Reize oder sie überflog – wie beim Test „d2" – den Testbogen nur flüchtig, ließ zwischen den angekreuzten Zeichen große Abstände und kreuzte nahezu wahllos an.

Eine eingehende Befragung der Lehrerin ergab, daß Julia während des Unterrichts oft ohne situativen Zusammenhang *Tiergeräusche* (Miauen und Wiehern) von sich gab und häufig „Grimassen schnitt"; sie wurde deshalb von ihren Mitschülern regelmäßig gehänselt.

6.4.3 Hyperkinetisches Syndrom (HKS)

Das Hyperkinetische Syndrom (HKS) gehört zu den häufigsten Verhaltensstörungen im Kindes- und Jugendalter. Zu seinen Hauptsymptomen gehören
- Störungen der Aufmerksamkeit,
- Impulsivität und
- Hyperaktivität (siehe zusammenfassend Döpfner, 2000; Döpfner, Schürmann & Lehmkuhl, 1997).

Störungen der *Aufmerksamkeit* zeigen sich vor allem darin, daß die betroffenen Kinder schnell ihr Interesse an einer Aufgabe verlieren und zu einer anderen Tätigkeit wechseln, leicht ablenkbar sind, angefangene Arbeiten nicht beenden und insgesamt wenig Ausdauer beweisen. Die bei hyperkinetischen Kindern charakteristisch gesteigerte *Impulsivität* zeigt sich insbesondere in unüberlegtem Handeln, mangelndem Belohnungsaufschub, der Unfähigkeit abzuwarten und zuzuhören sowie der Neigung, spontanen Handlungsimpulsen unüberlegt zu folgen. Das Merkmal der *Hyperaktivität* bezieht sich auf die motorischen Störungen, die als unkontrollierte, dysorganisierte und überschießende motorische Aktivität deutlich wird und dem HKS seinen Namen gegeben hat.

Im anglo-amerikanischen Sprachraum wird zwischen einer Störungsvariante ohne begleitende hypermotorische Symptome („Attention Deficit Disorder without Hyperactivity“ [ADD]) und einer Störungsform mit begleitender Hyperaktivität („Attention Deficit Disorder with Hyperactivity“ [ADDH]) unterschieden; im deutschen Sprachraum wird – häufig synonym – von einer hyperkinetischen Störung, einem Aufmerksamkeits-Defizit-Syndrom (ADS) oder einem HKS gesprochen.

Die Diagnose eines HKS wird dann gestellt, wenn mindestens acht der diagnostischen Kriterien des Klassifikationssystems DSM-IV zutreffen (vgl. Tab. 32).

Tabelle 32:
Kriterien des HKS unter Zugrundelegung des DSM-IV.

A. Störungen der Aufmerksamkeit

1. Das Kind beachtet häufig Einzelheiten nicht oder macht Flüchtigkeitsfehler bei den Schularbeiten, bei der Arbeit oder bei anderen Tätigkeiten;
2. das Kind hat oft Schwierigkeiten, längere Zeit die Aufmerksamkeit bei Aufgaben oder Spielen aufrechtzuerhalten;
3. das Kind scheint häufig nicht zuzuhören, wenn es von anderen angesprochen wird;
4. das Kind führt häufig Anweisungen nicht vollständig durch und es kann Schularbeiten, andere Arbeiten oder Aufgaben nicht beenden;
5. das Kind hat häufig Schwierigkeiten, Aufgaben und Aktivitäten zu organisieren;
6. das Kind zeigt häufig Vermeidungsverhalten, es hat eine Abneigung gegen Aufgaben oder beschäftigt sich nur ungern mit ihnen, wenn sie eine länger andauernde mentale Anstrengung erfordern;
7. das Kind verliert häufig Gegenstände, die es für Aufgaben und Aktivitäten benötigt;
8. das Kind läßt sich schnell durch Außenreize ablenken;
9. das Kind ist bei alltäglichen Aktivitäten oft vergeßlich.

B. Hyperaktivität

1. Das Kind zappelt häufig mit Händen oder Füßen oder rutscht unruhig auf dem Stuhl umher;
2. das Kind steht häufig in der Klasse oder in anderen Situationen auf, in denen es sitzenbleiben soll;
3. das Kind läuft häufig umher oder klettert exzessiv in Situationen, in denen dieses Verhalten unangemessen ist;
4. das Kind hat häufig Schwierigkeiten, ruhig zu spielen oder sich selbst ruhig zu beschäftigen;
5. das Kind ist häufig unterwegs oder handelt oftmals „wie getrieben“;
6. das Kind redet häufig übermaßig viel.

C. Impulsivität

1. Das Kind platzt häufig mit der Antwort heraus, bevor die Frage zu Ende gestellt wurde;
2. das Kind kann nur schwer abwarten, bis es an der Reihe ist;
3. das Kind unterbricht und stört häufig andere.

Epidemiologische Angaben zur Häufigkeit des HKS schwanken naturgemäß in Abhängigkeit von den zugrundegelegten Diagnosekriterien und von der gewählten Stichprobe. Insgesamt kann von einer hohen Prävalenzrate des HKS ausgegangen werden, die zwischen drei und 15 Prozent anzusiedeln ist und in einzelnen Studien sogar darüber, in Einzelfällen allerdings auch darunter liegt (Barkley, 1990; Döpfner, 2000; Taylor, Sandberg & Thorley, 1991). In kinderpsychiatrischen Inanspruchnahmepopulationen steigt diese Prävalenzrate sogar auf 18,5 % (Döpfner, 2000). Generell sind Jungen häufiger betroffen als Mädchen, wobei auch hier die Angaben zwischen einem Verhältnis von 3:1 bis 9:1 schwanken (Döpfner, 2000).

Häufig lassen sich erste Anzeichen eines später diagnostizierten HKS bereits im Säuglingsalter beobachten. Retrospektive Studien konnten zeigen, daß viele hyperaktive Kinder bereits kurz nach der Geburt durch eine ausgeprägte motorische Unruhe, häufiges Schreien, Einschlafstörungen, einen unregelmäßigen Schlaf-Wach-Rhythmus, Ernährungsprobleme und heftige Reaktionen auf Berührungsreize auffallen. Später zeigen die betroffenen Kinder beim Spielen oft ein destruktives Verhalten und ihre motorische Unruhe fällt verstärkt auf. Die Kinder können sich kaum über längere Zeit allein oder mit einer Aufgabe beschäftigen, toben stattdessen herum und scheinen Risiken kaum einschätzen zu können; häufig kommt es in diesem Zusammenhang auch zu ersten Verletzungen durch Stürze und Unfälle. In der Vorschulzeit fallen hyperkinetische Kinder zusätzlich auch durch feinmotorische Ungeschicklichkeiten bei aufmerksamkeitsfordernden Aufgaben, so etwa beim Ausschneiden oder Malen, auf. Die Symptomatik verschärft sich weiter mit der Einschulung, da die betroffenen Kinder nicht stillsitzen und sich konzentrieren können (vgl. Döpfner, 2000). Auch Ermahnungen der Lehrer wirken meist nur für kurze Zeit. Die Kinder erledigen ihre Schularbeiten nicht oder nur unvollständig, wodurch es zu Konflikten einerseits zwischen Schule und Eltern und andererseits auch zwischen den Eltern und dem hyperkinetischen Kind kommt. Aufgrund des ständigen Konfliktpotentials im Klassenraum werden hypermotorische Kinder auch von ihren Mitschülern oft abgelehnt; sie sind sozial isoliert und reagieren dann häufig auf vereinzelte Kontaktaufnahmen abwehrend und aggressiv.

Empirische Studien kommen übereinstimmend zu dem Ergebnis, daß frühe hyperkinetische Störungen häufig über viele Jahre hinweg bis in die Grundschulzeit und darüber hinaus fortbestehen (Döpfner, 2000; Mc Gee, Patridge, Williams & Silva, 1991). Ebenfalls übereinstimmend konnte gezeigt werden, daß die Dramatik des HKS mit Eintritt in das Schulalter einen vorläufigen Höhepunkt erreicht, da in dieser Zeit die Anforderungen an Aufmerksamkeit und Konzentrationsfähigkeit sprunghaft steigen und die betroffenen Kinder aufgrund ihrer spezifischen Symptome erhebliche Lern- und Leistungsstörungen und oft auch soziale Interaktionsstörungen aufweisen.

Nicht selten begünstigen diese Risikofaktoren auch dissoziale Verhaltensweisen und eine spätere delinquente Entwicklung (Scheithauer & Petermann, 2000). Insgesamt zeigen zwischen 40 und 70 % der hyperaktiven Kinder zusätzlich ein aggressives oder oppositionelles Trotzverhalten (Döpfner, 2000), das seinerseits eine delinquente Entwicklung im Jugendalter und kriminelle Verhaltensweisen sowie Drogenprobleme im Erwachsenenalter nachweislich begünstigt (Scheithauer & Petermann, 2000).

Schon seit längerem wird ein Zusammenhang zwischen *neurologischen Störungen* und dem HKS vermutet. Die anfangs bevorzugte Hypothese, daß sich das HKS auf dem Boden einer sogenannten minimalen cerebralen Dysfunktion (MCD) als Folge prä-, peri- oder postnataler Komplikationen entwickelt, konnte allerdings aufgrund des zugrundeliegenden unscharfen Hirnschadenskonzeptes in dieser Form nicht bestätigt werden (vgl. Esser & Schmidt, 1987; Gaddes & Edgell, 1994). Dagegen konnten empirische neuropsychologische Untersuchungen zeigen, daß Kinder mit einem HKS Funktionsstörungen im Bereich des Frontalhirns aufweisen, die auf eine Minderdurchblutung des frontalen Cortex hindeuten (Rothenberger, 1995, 1996a).

Unterstützung erfährt die neuropsychologische Hypothese zur HKS-Genese auch durch ältere Untersuchungen, die zeigen konnten, daß insbesondere Mädchen mit einem HKS im Vergleich zu Jungen verstärkt kognitive Beeinträchtigungen, Sprachstörungen und neurologische Störungen aufweisen (DeHaas, 1986; Taylor et al., 1986). Zu den neuropsychologischen Studien zählen auch solche, die eine Störung im Neurotransmitterhaushalt für die Entstehung eines HKS verantwortlich machen; hier deuten neuere Untersuchungen an, daß bei hyperkinetischen Kindern nicht die selektive Störung eines Neurotransmittersystems, sondern ein unausgewogenes Verhältnis (Imbalance) des gesamten Neurotransmitterhaushaltes vorliegt (Zametkin & Rapoport, 1987; Greenhill, 1990).

Auch *Störungen des Immunsystems* wurden im Zusammenhang mit der Genese des HKS diskutiert und untersucht. Dabei konnte gezeigt werden, daß hyperaktive Kinder häufig auch Erkrankungen aus dem atopischen Formenkreis, zum Beispiel atopische Dermatitis, Asthma und Heuschnupfen, sowie allergische Reaktionen auf synthetische Nahrungsmittelzusätze, Milcheiweiß, Pollen, Hausstaub oder Lösungsmittel aufweisen (u. a. Egger, 1987; Klein, 1992). Allerdings sprach bei hyperkinetischen Kindern mit einem Verdacht auf eine Nahrungsmittelallergie lediglich ein geringer Anteil von etwa fünf Prozent minimal auf diätetische Maßnahmen an. Auch die Vermutung, daß eine allergische Reaktion auf Phosphat- oder Zuckerbestandteile der Nahrung ein HKS auslösen könne, ließ sich in empirischen Studien nicht bestätigen (vgl. zusammenfassend Döpfner, 2000).

Eine Verbindung zu neuropsychologischen Erklärungsmodellen des HKS läßt sich jedoch in der Hypothese sehen, daß allergische Reaktionen eine Imbalance in den cholinergen und adrenergen Neurotransmittersystemen auslösen, die ihrerseits auch zu hyperkinetischen Störungen führen können (Marshall, 1989). So konnte in neuroimmunologischen Studien gezeigt werden, daß sich bei Kindern mit einem HKS eine gesteigerte Aktivität von Immunzellen nachweisen ließ, die zudem mit charakteristischen neuropsychologischen Merkmalen, etwa einer erhöhten *Streuung* der Reaktionslatenzen bei Reaktionszeitmessungen, korrelierten (Ansorge et al., 1998). Generell scheint für das HKS eine Imbalance katecholaminerger Transmittersysteme, und hier insbesondere ein Mangel an Noradrenalin (NA), charakteristisch zu sein, zumal bekannt ist, daß NA einen entscheidenden Einfluß auf Aufmerksamkeitsfunktionen und zentralnervöse Hemmungsprozesse (Inhibition) ausübt (Rockstroh, 1993).

Eine neuropsychologische Erklärung kognitiver Defizite bei Kindern mit einem HKS betont als zugrundliegende neuropsychologische Beeinträchtigung *Störungen basaler Prozesse der Verhaltenskontrolle*, die ihrerseits kognitiv-behaviorale Konsequenzen zur Folge haben. Bemerkenswerterweise stimmen diese Überlegungen mit neueren Ergebnissen aus neuropsychologischen Studien überein, die eine cerebrale Dysfunktion im Bereich des Frontalhirns als grundlegende Störung des HKS nachweisen konnten (Rothenberger, 1995, 1996a).

Fallbeispiel

Ralf war 6;6 Jahre alt, als er mit der Verdachtsdiagnose eines HKS und einer Nahrungsmittelallergie neuropsychologisch untersucht wurde. Während der Schwangerschaft mußte die Mutter wegen eines Blaseninfektes, frühzeitig einsetzender Wehen und einer Pilzinfektion teilweise stationär behandelt werden. Unmittelbar nach der Geburt wurde Ralf in die Kinderklinik verlegt, weil die Sauerstoffsättigung seines Blutes zu gering war. In dieser Zeit schrie Ralf ununterbrochen und er nahm keine Nahrung zu sich. Auch war nach der Geburt nicht das gesamte Fruchtwasser abgesaugt worden, so daß Ralfs Magen ausgepumpt werden mußte.

In der Folgezeit fiel Ralf durch eine erhebliche *Unruhe* auf. Als weitere Besonderheiten fielen ein *vermindertes Schmerzempfinden* und eine erhöhte *Risikobereitschaft* auf. Zeitweise kam es zu Wutattacken. Ralf forderte eine ständige Aufmerksamkeit, redete fast ununterbrochen und fragte immer wieder nach. Nachdem er *Süßigkeiten* gegessen hatte, schrieb Ralf unmittelbar darauf in Spiegelschrift.

Drei Monate vor der neuropsychologischen Untersuchung war eine Ritalin®-Medikation begonnen worden, die bereits zu einer positiven Verhaltensänderung geführt hatte.

Die psychometrische Untersuchung erbrachte eine insgesamt deutlich überdurchschnittliche Intelligenz. Bei schneller Arbeitsweise kam es jedoch zu einer Fehlerhäufung und bei komplexeren Anforderungen an schnelle Konzeptwechsel zeigte sich eine erschwerte Umstellungsfähigkeit und eine ausgeprägte Perseverationsneigung. Unter Lernbedingungen gelang es Ralf nicht, sich gegen Störreize abzuschirmen (retroaktive Hemmung).

6.4.4 Konversionsstörungen mit neuropsychologischer Symptomatik

Unter Konversionsstörungen werden psychopathologische Phänomene zusammengefaßt, deren gemeinsames Merkmal die Umsetzung psychischer Konflikte in körperliche Symptome darstellt (Kößler & Scheidt, 1997). Dieses auf Freuds „Studien zur Hysterie" (1909) zurückgehende Konzept hat nicht nur entscheidend zur Theorie und Therapie der Psychoanalyse beigetragen, sondern auch eine erste wissenschaftliche Erklärung der Entstehung körperlicher Symptome durch zugrundeliegende *unbewußte* intrapsychische Konflikte geliefert. In der psychotherapeutischen, insbesondere in der tiefenpsychologischen Literatur wird für Konversionsstörungen häufig synonym der Begriff der „Hysterie" verwandt. In der klinischen Praxis sind Konversionsstörungen von Formen des *bewußten* Täuschungsverhaltens abzugrenzen (vgl. hierzu Rogers, Sewell & Goldstein, 1994; Heubrock, 1995b; Heubrock & Petermann, 1998c):

- Unter *Simulation* wird hierbei das bewußte Vortäuschen von Beschwerden und Beeinträchtigungen verstanden, das in der Regel das Erreichen von Vergünstigungen zum Ziel hat, wobei hier sowohl primäre finanzielle Anreize (z. B. Rentenzahlungen oder Schmerzensgeld) als auch das Vermeiden-Wollen von (Arbeits-)Anforderungen in Frage kommen.
- Von einer *vorgetäuschten Störung* („factitious disorder", DSM-IV; APA, 1994) wird gesprochen, wenn die Motivation der Symptomatik weniger deutlich wird und nicht an ein erkennbares materielles Ziel gebunden ist; dies kann etwa der Fall sein, wenn Patienten Aufmerksamkeit oder eine Beachtung in der Patientenrolle suchen.

Die Abgrenzung zwischen Konversionsstörungen auf der einen und Simulation und vorgetäuschten Störungen auf der anderen Seite ist in der klinischen Praxis außerordentlich schwierig. Sie ist jedoch für die Klinische Neuropsychologie besonders bedeutsam, da in beiden Fällen eine Präferenz für *neurologische Symptome* zu bestehen scheint (Gorman, 1984; Sierles, 1984). Zu den besonders häufig geklagten neurologischen Symptomen gehören Bewußtseinsstörungen, epileptische Anfälle, Taubheit, visuelle Probleme sowie motorische und sensorische Beeinträchtigungen (Gorman, 1984), deren Präsentation durch die Patienten in verschiedenen klinischen Settings (Psychiatrie, Allgemeinmedizin, Chirurgie) weitgehend übereinstimmt (Sierles, 1984). Zu den Symptomen, bei denen die Beurteilung der Authentizität besondere Probleme aufwirft, zählt Pankratz (1988) vor allem *Bewegungsstörungen* und *epileptische Anfälle:* Manche Bewegungsstörungen wie etwa Dystonien verstärken sich unter Streß und in der Untersuchungssituation und geraten somit leicht in den Verdacht, vorgetäuscht oder hysterisch motiviert zu sein. Epileptische Anfälle wiederum können nach einer Vielzahl von neurologischen und anderen Erkrankungen auftreten, sie sind in ihrer Erscheinungsform äußerst vielgestaltig und werden offenbar besonders häufig erfolgreich vorgetäuscht. Umgekehrt beschreiben oder zeigen viele neurologisch kranke Patienten Phänomene wie wechselnde „unerklärliche" Gefühlsstörungen, Hypochondrie, Angstzustände oder Neurasthenie, die lange Zeit als differentialdiagnostische Kriterien für psychogene oder simulierte Beeinträchtigungen galten. Diese diagnostischen Probleme dürften in der Vergangenheit bereits zu zahlreichen Fehldiagnosen geführt haben und stellen bis heute ein herausragend schwieriges Gebiet der neuropsychologischen Diagnostik dar. Pankratz (1988) gibt einen umfassenden Überblick über diejenigen Fragestellungen, die sich für Fehlinterpretationen als besonders kritisch erwiesen haben. So hat sich bei etwa 60 % von zunächst als konversionsgestört diagnostizierten Patienten im weiteren Verlauf zweifelsfrei eine neurologische Diagnose (z. B. Multiple Sklerose, Epilepsie, Encephalitis, cerebro-vaskuläre Erkrankung) nachweisen lassen. Auch das früher für hysterische Patienten als charakteristisch eingeschätzte *la-belle-indifference*-Phänomen, bei dem die betroffenen Personen auf ihre eigentlich schwerwiegenden Symptome überraschend sorglos reagieren, kann heute kaum noch als differentialdiagnostisches Kriterium gelten, da dies nur bei etwa einem Drittel der konversionsgestörten Menschen zutrifft.

Angaben über die Häufigkeit von Konversionsstörungen bei *Kindern* liegen bis heute nicht vor. In der älteren kinder- und jugendpsychiatrischen Literatur wird immer wieder darauf hingewiesen, daß Jugendliche besonders häufig unter einer Konversionsstörung leiden, da die Pubertät als krisenhafte Übergangszeit eine psychische Labilität besonders hervortreten läßt und somit eine Somatisierung unbewußter psychischer Konflikte provoziert (Friedman, 1972; Guze, Woodruff & Clayton, 1972; beide zit. nach Maxion et al., 1989). Aus Analysen an klinischen, insbesondere psychosomatischen Stichproben wird für die Erstmanifestation von Konversionsstörungen ein früher Häufigkeitsgipfel bei Mädchen und jungen Frauen zwischen dem 15. und 25. Lebensjahr berichtet, wobei hier vor allem psychogene Gangstörungen (Abasien), psychogene Paresen und psychogene epileptische Anfälle angegeben werden (Maxion et al., 1989). Insgesamt kommen Konversionsstörungen bei Mädchen und Frauen wesentlich häufiger vor als bei Jungen und Männern (Maxion et al., 1989). Friedrich (1989) weist darauf hin, daß es im Anschluß an ein tatsächlich erlebtes Schädel-Hirn-Trauma oder eine neurologische Erkrankung oft *zusätzlich* auch zu einem Konversionssyndrom kommt, das als Versuch einer Anpassungsleistung und einer Traumabewältigung zu verstehen sei, bei der es sich aus einer tiefenpsychologischen Sicht um eine teilweise Regression auf ein früheres Funktionsniveau handelt, bei dem Gefühle primär körperlich erlebt wurden. Möglicherweise ist so auch zu erklären, warum manche Kinder und Jugendliche mit einem neurologisch bedingten epileptischen Anfallsleiden oft zusätzlich auch psychogene Anfälle entwickeln. Diese Symptomkombination stellt auch die Differentialdiagnostik von Konversionsstörungen vor große Herausforderungen, zumal die Diagnose einer Konversionsstörung einen organpathologischen Befund ausschließt, der Art, Ausmaß und Schwere der geklagten Beschwerden erklären könnte (vgl. hierzu die Diskussion bei Kößler & Scheidt, 1997). Daher wirft die Beurteilung der Authentizität vor allem von *Bewegungsstörungen* und *epileptischen Anfällen* besondere Probleme auf, da bei diesen oft eine neurologische Ursache vorliegt, zu denen eine psychogene Verstärkung der Symptomatik hinzutreten kann (Pankratz, 1988).

Kößler und Scheidt (1997, S. 109ff.) beschreiben ein Fallbeispiel einer 22jährigen Patientin mit psychogenen Anfällen, deren Schlafentzugs-EEG epilepsieverdächtige Potentiale zeigte. Trotz antikonvulsiver Medikation traten weiterhin epileptische Anfälle auf, bei denen sich die Patientin sogar massiv verletzte. Sie löste jedoch das Anfallsgeschehen nach Konfliktsituationen selbst durch Hyperventilation aus. Eine weitere Falldarstellung einer 16jährigen Patientin mit psychogenen Anfällen und *neuropsychologischen* Funktionsstörungen (Merkfähigkeitsstörungen) beschreibt auch Heubrock (1990). Auch bei diesem Mädchen lag eine neurologische Vorgeschichte mit einem im Alter von sechs Jahren erlittenen Schädel-Hirn-Trauma und einer posttraumatischen Absence-Epilepsie vor. Im Alter von 16 Jahren wurde das Mädchen dann notfallmäßig in die Klinik eingewiesen, nachdem es zu Zuckungen der gesamten linken Körperhälfte gekommen war, die angesichts der Vorgeschichte als motorischer epileptischer Anfall gedeutet und medikamentös behandelt wurden. Dennoch kam es anschließend in der Klinik immer wieder zu Muskelzuckungen, die als *untypische* Myoklonien mit etwas drehenden, zuckenden, nicht-rhythmischen Bewegungen beschrieben wurden. Mehrfache EEG-Ableitungen brachten bei dem Mädchen keinen Befund und auch durch Modifikationen der antikonvulsiven Medikation ließen sich die Zuckungen nicht dauerhaft kontrollieren. Vielmehr konnte beobachtet werden, daß die Symptomatik nach einem Besuch der Mutter deutlich zunahm. Die anschließende psychotherapeutische Behandlung konnte die Verdachtsdiagnose einer psychogenen Epilepsie zweifelsfrei bestätigen, wobei hinsichtlich der *aktuellen Symptomatik* interessant war,

- daß es zu einer Erstmanifestation nach einer angstauslösenden Blinddarmoperation gekommen war, die das Mädchen an frühere Krankenhausaufenthalte in der Folge des erlittenen schweren Schädel-Hirn-Traumas erinnert hatte,
- daß die anfallsartige Symptomatik später immer im Anschluß an konflikthafte und emotional belastende Situationen auftrat und
- durch die Reaktion der Eltern operant verstärkt wurde, da diese nach einem Auftreten der Krämpfe zu Hause blieben und sich der Patientin zuwandten,

- wobei im Hinblick auf die *Symptomwahl* das Auftreten posttraumatischer epileptischer Anfälle nach dem Unfall im Alter von sechs Jahren zu berücksichtigen ist.

Diese beiden Fallbeispiele verdeutlichen, daß es gerade im Zusammenhang mit einer epileptischen Symptomatik häufig sowohl zu neurologischen Auffälligkeiten also auch einer psychogenen Ausgestaltung des Symptomgeschehens im Sinne einer Konversionsstörung („psychogene Überlagerung“) kommen kann, welche die Differentialdiagnose sehr erschwert.

Hinweis

Zusammenfassend bleibt festzuhalten, daß die Differentialdiagnostik von Konversionsstörungen mit neurologischer und neuropsychologischer Symptomatik bei Kindern und Jugendlichen bis heute außerordentlich schwierig ist und einer intensiven Untersuchung und einer langjährigen klinischen Erfahrung bedarf. Hinweise auf eine Konversionsstörung können sich ergeben, wenn

- es zu einer *Symptomverschiebung*, in manchen Fällen sogar mit einem Wechsel der betroffenen Körperseite oder der betroffenen Extremitäten, kommt,
- die Symptomatik *situationsbezogen* auftritt, abnimmt oder verschwindet,
- organpathologische Befunde definitiv ausgeschlossen werden können und
- die Patienten keinerlei Besorgnis über ihren Gesundheitszustand äußern (*la belle indifference*).

Auch verhaltenstherapeutische Strategien haben sich in der Behandlung von Konversionsstörungen bei Kindern und Jugendlichen als erfolgreich erwiesen. So beschreiben Amari et al. (1998) den Fall eines 16jährigen Jungen, der an einer Polymyositis (= fortschreitende und schmerzvolle Entzündung der Muskulatur) erkrankt war und zusätzlich eine Konversionsstörung in Form einer funktionellen Hypophonie entwickelt hatte. Diese Symptomatik umfaßt eine schwache und hauchende Stimme bis hin zum Verlust des Sprechvermögens und drückte sich im Fall des beschriebenen Jugendlichen darin aus, daß dieser nur noch schreibend mit seiner Umwelt kommunizierte und manchmal Wörter stimmlos oder leise hauchend äußerte. Die Therapie bestand in einem verhaltenstherapeutischen Programm, in dem die Anwendung von Techniken der Verhaltensformung (Shaping) und der differentiellen operanten Verstärkung zu einer schrittweisen Vokalisierung und schließlich zur Aufnahme einer normalen sprachlichen Kommunikation führte.

Fallbeispiel

Die 9;2 Jahre alte Ines wurde von einer niedergelassenen Diplom-Psychologin zur neuropsychologischen Diagnostik zugewiesen, nachdem Ines dort auf Veranlassung der Eltern auf eine mögliche Hochbegabung hin untersucht worden war. Die dortige Intelligenztestung hatte eine überdurchschnittliche Gesamtintelligenz ergeben, wobei im Fähigkeitsprofil signifikante Minderleistungen bei Aufgaben zur *visuellen Analyse und Synthese* aufgefallen waren, die den Verdacht auf Teilleistungsstörungen nahelegten.

Da Ines in letzter Zeit auch vermehrt über *Kopf- und Bauchschmerzen* geklagt hatte, war zusätzlich eine gründliche Diagnostik in einer Kinderklinik vereinbart worden, die *keinen Befund* erbrachte.

Einige Tage vor der neuropsychologischen Untersuchung hatte sich Ines' Allgemeinbefinden drastisch verschlechtert. Ines litt nun unter vielfältigen körperlichen Symptomen mit Kopfschmerzen, Übelkeit und Erbrechen. Sie *zog ein Bein nach*, reagierte überempfindlich auf Licht und ging in gebückter Haltung. Ines wurde von ihrer Mutter als latent suizidgefährdet eingeschätzt.

Aus Ines' Biographie ist erwähnenswert, daß sie im Anschluß an eine Neugeborenen-Gelbsucht vier *generalisierte epileptische Krampfanfälle* erlitten hatte. Nach anschließend unauffälliger frühkindlicher Entwicklung kam es mit der Einschulung zu erheblichen Problemen. Sechs Wochen nach der Einschulung wurde Ines in die zweite Klasse versetzt. Ines zeigte eine außerordentlich hohe Lernmotivation und las zu diesem Zeitpunkt bereits wie eine Drittklässlerin. Sowohl die Lehrerin als auch die Mitschüler reagierten mit Kritik und Neid auf Ines' Sonderrolle. Ines fühlte sich zunehmend isoliert und wurde zunehmend trauriger. Nun traten auch erstmalig körperliche Symptome auf. Ines klagte über heftige *Schmerzen im Bein* und über ständige *Kopfschmerzen.* Auf das gute Abschneiden in der Intelligenzdiagnostik reagierte sie spontan mit der Äußerung „das habe ich nicht gewollt." Ines „vergaß" ihre Beschwerden jedoch völlig, wenn sie Aktivitäten mit ihrem Vater unternahm, wobei die Schmerzen schlagartig wieder auftraten, wenn die beiden nach Hause kamen.

In der neuropsychologischen Untersuchung fiel zunächst auf, daß Ines ihre Kopfschmerzen sehr *diffus* beschrieb und *unplausibel lokalisierte*. Sie zog das *rechte Bein* nach, ging auf dieses Symptom selbst aber überhaupt nicht ein. Stattdessen berichtete sie spontan, daß es ihr seelisch nicht gutgehe, da sie sich von ihren Lehrern und Mitschülern isoliert und unverstanden fühle. Ines drückte zu keinem Zeitpunkt Angst oder Sorge über ihre Gesundheit aus (*la belle indifference*). Zum Zeitpunkt des zweiten Untersuchungstermins waren keinerlei Lähmungen oder andere körperliche Beschwerden zu erkennen. Ines' Mutter berichtete, daß ihre Tochter nach der ersten Untersuchung das Bein *nicht* mehr nachgezogen hatte, stattdessen aber eine Bewegungsstörung des *linken Armes* angegeben hatte. Dieses Symptom verschwand jedoch nach kurzer Zeit spontan. Die psychometrische Untersuchung ergab keinerlei Hinweise auf Hirnfunktionsstörungen. In der daraufhin durchgeführten tiefenpsychologisch orientierten Persönlichkeitsdiagnostik offenbarte sich jedoch durchgängig eine ödipale Idealisierung des Vaters und eine ausgeprägte Geschwisterrivalität.

6.5 Lern- und (Teil-)Leistungsstörungen

6.5.1 Definitionsprobleme: Umschriebene Entwicklungsstörungen, Teilleistungsstörungen, Hirnfunktionsstörungen

Lernstörungen bei Grundschulkindern stellen die häufigste Zuweisungsdiagnose in der *ambulanten* Klinischen Kinderneuropsychologie dar (Heubrock & Petermann, 2000). Bei schulbezogenen Lern- und Leistungsstörungen werden zunehmend auch Klinische Kinderneuropsychologen in die Diagnostik und Therapie der betroffenen Kinder einbezogen. Zu dieser Entwicklung haben nahezu zeitgleich

– vielbeachtete Veröffentlichungen über eine *neurogene Mitbeteiligung* an schwerwiegenden Lernstörungen bei Kindern (z. B. Gaddes, 1991),
– die Diskussion um Ursachen und Behandlungsmethoden bei der *umschriebenen Lese-Rechtschreibstörung* (Legasthenie; vgl. Klicpera & Gasteiger-Klicpera, 1993, 1999; Warnke, 1999; Warnke & Roth, 2000) und
– das Konzept der *umschriebenen Teilleistungs-* bzw. *Entwicklungsstörungen* innerhalb der Kinder- und Jugendpsychiatrie (Esser & Wyschkon, 2000; Steinhausen, 1992) beigetragen.

Etwa 10 bis 15 % *aller* Grundschulkinder weisen – interessanterweise in verschiedenen Ländern mit unterschiedlichen Bildungssystemen übereinstimmend – schwerwiegende und behandlungsbedürftige Lernstörungen auf, von denen bei mindestens der Hälfte Hinweise auf neurogene Funktionsstörungen nachweisbar sind (Gaddes & Edgell, 1994). Diese Veröffentlichungen korrespondierten mit den Erfahrungen vieler Eltern, bei deren Kindern sich auch nach intensiven und oft langjährigen schulischen und außerschulischen Fördermaßnahmen eine wesentliche Besserung der jeweiligen „Lese-Rechtschreibstörung", „Teilleistungsstörung" oder auch „Wahrnehmungsstörung" nicht eingestellt hatte. Lern- und Leistungsstörungen sollten auch nicht global als „Wahrnehmungsstörungen" definiert werden, da ein unspezifisches „Wahrnehmungstraining" als völlig unzureichend erscheint.

Unsicherheiten in der wissenschaftlichen Beurteilung schulbezogener Lern- und Leistungsstörungen ergeben sich bereits aus der Heterogenität der angewandten Klassifikations- und Definitionskriterien (siehe Kasten 19).

Gesundheitsökonomische Gesichtspunkte beeinträchtigen auch in Deutschland die klassifikatorische Zuordnung umschriebener Entwicklungs- und Teilleistungsstörungen, zu denen die

– Artikulationsstörung,
– expressive und die rezeptive Sprachstörung,
– Rechenstörung,

- umschriebene Störung der motorischen Funktionen und
- umschriebene Störung des Lesens und Rechtschreibens gehören (Esser & Wyschkon, 2000; Warnke & Roth, 2000; siehe auch Tab. 33).

Kasten 19:
Gesundheitspolitische Aspekte umschriebener Lernstörungen.

Hier hat das Beispiel der USA gezeigt, daß die psychometrische Operationalisierung der Diagnose einer umschriebenen Lernstörung (*specific learning disability*) bereits in den verschiedenen Bundesstaaten uneinheitlich gehandhabt wird und von der Feststellung eines Diskrepanzmaßes von einer Standardabweichung bis hin zu zwei Standardabweichungen zwischen dem allgemeinen Intelligenzniveau und der jeweils gestörten Teilleistung variiert (Gaddes, 1991). Diese unterschiedliche Handhabung in den USA hat ausschließlich ökonomische Gründe, da gemäß bundesgesetzlicher Vorgaben (*Section 504 des „Americans with Disabilities Act“* von 1973) ein Rechtsanspruch auf individuelle und spezifische schulische Hilfen im Regelschul-Setting besteht, sofern das Ausmaß der Beeinträchtigung eine Sonderbeschulung nicht rechtfertigt (vgl. Gaddes & Edgell, 1994, S. 29ff.; Teeter & Semrud-Clikeman, 1997, S. 215f.). Unterschiedlich weit- bzw. enggefaßte Einschlußkriterien können auf diese Weise den Zugang potentiell betroffener Kinder zu Förderprogrammen für Schüler mit einer *umschriebenen Lernstörung* regulieren und die damit verbundenen Kosten begrenzen (Warnke, 1999).

Tabelle 33:
Die Klassifikation schulbezogener Lernstörungen nach ICD-10 und DSM-IV (modifiziert nach Lösslein & Deike-Beth, 1997, S. 147; Warnke & Roth, 2000).

ICD-10 **Umschriebene Entwicklungsstörungen schulischer Fertigkeiten**	**DSM-IV** **Lernstörungen**
Lese- und Rechtschreibstörung (F 81.0)	Entwicklungsbezogene Lesestörung (315.0)
Isolierte Rechtschreibstörung (F 81.1)	Störung des schriftlichen Ausdrucks (315.2)
Rechenstörung (F 81.2)	Entwicklungsbezogene Rechenstörung (315.1)
Kombinierte Störung schulischer Fertigkeiten (F 81.3)	Nicht näher bezeichnete Lernstörung (315.9)
Nicht näher bezeichnete Entwicklungsstörung schulischer Fertigkeiten (F 81.9)	

So ist beispielsweise die Lese- und Rechtschreibstörung (Legasthenie) hierzulande nur ausnahmsweise als Krankheit im Sinne der Reichsversicherungsordnung (RVO) anerkannt, so daß eine Kostenübernahme für die Behandlung durch die gesetzliche Krankenversicherung in der Regel nicht erfolgt. Eine Anerkennung als Krankheit und eine Leistungspflicht der Krankenkassen ist nur möglich, wenn einzelfallbezogen nachgewiesen werden kann, daß der Legasthenie eine *isolierte Störung* der für das Lesen und Schreiben notwendigen cerebralen Wahrnehmungsfunktionen zugrundeliegt. Diese isolierte Störung muß wiederum Ausdruck eines *organbezogenen Störungszustandes* sein (Warnke, 1999).

Da dieser Nachweis im Einzelfall schwer zu führen ist, muß stattdessen meist eine Finanzierung durch die Jugendhilfe im Rahmen des Kinder- und Jugendhilfegesetzes (§ 35a SGB VIII) erreicht werden (vgl. Kasten 20). Dies setzt ein fachärztliches Attest voraus, aus dem hervorgeht, daß eine „(drohende) wesentliche seelische Behinderung" im Sinne des § 39 Abs. 1 des Bundessozialhilfegesetzes (BSHG) als Folge einer schwergradigen Legasthenie vorliegt, die insbesondere dann gegeben ist, wenn die Legasthenie mit einer psychischen Störung einhergeht, die einer psychotherapeutischen Behandlung bedarf (vgl. hierzu Warnke, 1999; Warnke & Roth, 2000).

Kasten 20:
Auszüge aus Schreiben gesetzlicher Krankenkassen zu Anträgen auf Kostenübernahme für eine neuropsychologische Therapie bei Kindern mit einer Lese-Rechtschreibstörung als Folge einer nachweisbaren neurologischen Grundstörung.

„Leider kann eine Kostenübernahme nicht erfolgen. Eine Prüfung durch unseren medizinischen Berater hat ergeben, daß im Vordergrund die Schulleistungsstörungen stehen. Hier sind im wesentlichen jedoch schulfördernde Maßnahmen angezeigt und keine primär psychotherapeutische Behandlung."

„Die uns (...) eingereichten Unterlagen lassen darauf schließen, daß hier die beantragte neuropsychologische Therapie zur Behebung einer Legasthenie zur Anwendung kommen soll. Da die Legasthenie keine Krankheit im versicherungsrechtlichen Sinne darstellt, scheidet eine Kostenübernahme durch die Krankenkasse grundsätzlich aus."

Derartige leistungsrechtliche Zuordnungsprobleme werden allerdings dadurch begünstigt, daß bisher auch die wissenschaftliche Terminologie und die nosologische Einordnung verschiedener Lern- und Leistungsstörungen im Kindesalter noch uneinheitlich gehandhabt wird.

Derzeit sind *umschriebene Entwicklungsstörungen* als „Leistungsdefizite in begrenzten Funktionsbereichen [definiert], die aufgrund der allgemeinen Intelligenz, Förderung sowie körperlicher und seelischer Gesundheit des Betroffenen nicht erklärt werden können" (Esser & Wyschkon, 2000, S. 410). Dieser Definition, die weitgehend mit dem *Teilleistungsstörungs*konzept korrespondiert, liegt eine Normalitäts- und eine Diskrepanzannahme zugrunde. Die *Normalitätsannahme* fordert eine normale, das heißt altersentsprechende allgemeine intellektuelle Leistungsfähigkeit sowie den Ausschluß von Sinnes- und neurologischen Beeinträchtigungen; die *Diskrepanzannahme* sieht dagegen ein bedeutendes und klinisch relevantes Ausmaß der Teilleistungsstörung vor, die durch die Ausprägung der Diskrepanz zwischen dem allgemeinen kognitiven Leistungsniveau und der gestörten Teilleistung definiert ist (Esser & Wyschkon, 2000). Die psychometrische Operationalisierung beider Annahmen beinhaltet drei Aspekte:

- *Bedingung 1:* Die *Bedeutung* der umschriebenen Entwicklungs- bzw. Teilleistungsstörung soll durch eine Differenz von mindestens 1,5 Standardabweichungen zwischen der gestörten Teilleistung und dem ungestörten Gesamtniveau ausgedrückt werden.
- *Bedingung 2:* Die *klinische Relevanz* der Teilleistungsstörung soll durch eine Diskrepanz von mindestens 1,5 Standardabweichungen zwischen der individuell gestörten Teilleistung und dem Mittelwert der Altersnormgruppe zum Ausdruck kommen.
- *Bedingung 3:* Als *Bezugssystem* zur Beurteilung von Teilleistungsstörungen soll das Verhältnis der gestörten Teilleistungen zu einem Intelligenzmaß, das nicht durch die Teilleistungsstörung beeinträchtigt wird, herangezogen werden, das ebenfalls eine Diskrepanz von mindestens 1,5 Standardabweichungen darstellen soll.

Diese scheinbar eindeutigen Operationalisierungen einer umschriebenen Entwicklungs- oder Teilleistungsstörung stellen sich in der klinischen Praxis jedoch als problematisch heraus. So ist beispielsweise unklar, ob alle drei Aspekte in *jedem* Einzelfall *gleichzeitig* erfüllt sein müssen. Wäre dies der Fall, so würden *hochbegabte* Kinder niemals eine Teilleistungsstörung aufweisen, da sie zwar die Bedingung 1, nicht jedoch die Bedingung 2 und möglicherweise auch nicht die Bedingung 3 erfüllen. Es ist jedoch bekannt, daß selbst hochbegabte Kinder unter Teilleistungsstörungen leiden können (vgl. Holling, 1998).

Vergleichbare Unsicherheiten ergeben sich in den Fällen, in denen das allgemeine kognitive Leistungsniveau insgesamt zwar noch im Altersnorm*bereich* (+/- 1 Standardabweichung vom statistischen Mittelwert), jedoch nicht *exakt* am statistischen Mittelwert (+/- 0 Standardabweichungen) angesiedelt ist und in denen einzelne Teilleistungen die Marke von 1,5 Standardabweichungen unterhalb des statistischen Altersmittelwertes über- bzw. unterschreiten. Aber nicht nur bei einer Extremgruppenbetrachtung, sondern auch bei einer Analyse von *heterogenen* Teilleistungsprofilen, wie sie in der klinischen Praxis sogar eher die Regel als die Ausnahme sind, kann die Anwendung der Definitionskriterien umschriebener Entwicklungsstörungen zu diagnostischen Unsicherheiten führen. Das nachfolgende Beispiel (siehe Abb. 27) veranschaulicht das tatsächliche graphische Gitterprofil der psychometrischen Untersuchung eines neunjährigen Jungen, der in der Schule durch seit der ersten Grundschulklasse bestehende und förderungsresistente Rechtschreibprobleme aufgefallen war (vgl. Heubrock & Petermann, 1997a).

Dieses Teilleistungsprofil zeigt, daß die kognitive Leistungsfähigkeit dieses Schülers im Vergleich zu seiner Altersnorm insgesamt reduziert ist. Viele Testergebnisse liegen unterhalb des Altersnormbereiches und auch die intraindividuell besten Testresultate erreichen lediglich den Altersdurchschnittswert. Diese Testleistungen stellen nun auch das Bezugssystem für die Beurteilung von Teilleistungsschwächen dar, da sie die bestmögliche Leistungsfähigkeit unter den für den Jungen günstigsten Bedingungen und somit unbeeinträchtigte Leistungsbereiche anzeigen. In diesem Fall sind die Ankerwerte für den interindividuellen und den intraindividuellen Profilvergleich identisch, da beide durch den statistischen Altersdurchschnitt markiert werden. Probleme in der Anwendung der Definitionskriterien umschriebener Entwicklungsstörungen ergeben sich nun daraus, daß es sich bei den hinreichend ausgeprägten Abweichungen um Intelligenztestwerte handelt (Gesamttestleistung und Handlungsteil des HAWIK-R) und auch der Verbalteil des HAWIK-R strenggenommen bereits zu den kritischen Testergebnissen zu zählen ist, wobei es sich bei diesen sicher nicht um *Teilleistungen* handelt.

Die einzige Teilleistung mit einer Diskrepanz von 1,5 Standardabweichungen vom Altersdurchschnitt (Bedingung 2) und vom vermutlich unbeeinträchtigten Intelligenzbereich, einem sprachfreien Intelligenztest (SPM, Bedingung 3), stellt die visuell-figurale Merk- und Lernfähigkeit (DCS) dar. Diese ist ihrerseits jedoch aus einer neuropsychologischen Perspektive als eine *kombinierte* Teilleistung anzusehen, in die mindestens visuell-analytische, mnestische und räumlich-konstruktive Funktionen eingehen. Diese Teilfunktionen, beispielsweise die optischen Reaktionslatenzen, das visuomotorische Tempo (ZVT) und die Güte psychomotorischer Koordinationsprozesse (WDG) erfüllen jedoch derzeit *noch* nicht die geforderten Bedingungen, obwohl sie erkennbar unterhalb der Altersnorm angesiedelt sind und im Falle dieses Jungen auch die den Rechtschreibschwierigkeiten zugrundeliegende Funktionsstörung erklären (vgl. die ausführliche Falldiskussion in Heubrock & Petermann, 1997a). Vor dem Hintergrund der „Defizit"-Theorie zur Erklärung des Entwicklungsverlaufs perinatal hirngeschädigter Kinder (vgl. Kap. 5.1, insbesondere Abb. 13) wäre sogar zu erwarten, daß bei einer *späteren* Untersuchung diese Teilleistungen auch die formalen Definitionskriterien einer umschriebenen Entwicklungsstörung oder einer Teilleistungsstörung erfüllen würden. Das angeführte klinische Beispiel verdeutlicht, daß die Anwendung der drei Definitionsmerkmale einer umschriebenen Entwicklungsstörung zum einen *vom Zeitpunkt* der Untersuchung und somit vom *Entwicklungsverlauf* einer Störung abhängen kann und zum anderen zu einzelfallbezogenen Unsicherheiten oder Unstimmigkeiten führen kann.

Prozentrang	***Merkmalsbereich* (Testverfahren)**
+ 2 Standardabweichungen	
98	
+ 1 Standardabweichung	
84	
50	
+/- 0 Standardabweichungen	
	sprachfreie Intelligenz (SPM); *visuelles Kurzzeitgedächtnis* (Benton-Test)
	Reaktionsgeschwindigkeit unter Wahlbedingungen (Wahl-RZ); *psychomotorische Koordination* (WDG, RR);
	einfache akustische Reaktionszeiten (akust. RZ);
16	
- 1 Standardabweichung	
	einfache optische Rekaktionszeiten (opt. RZ); *visuomotorisches Tempo* (ZVT); *Fehler in der psychomotorischen Koordination* (WDG, FR);
	verbale Intelligenz (HAWIK-R, VT); *visuell-figurale Merk- und Lernfähigkeit* (DCS);
2	
- 2 Standardabweichungen	
	kombinierte Intelligenz (HAWIK-R, Gesamt); *Handlungs-Intelligenz* (HAWIK-R, HT);

Abkürzungen: siehe Verzeichnis, S. 470f.; *Anmerkung:* jede Zeile kennzeichnet einen Bereich von 0,2 z-Werten; die grau unterlegte Fläche kennzeichnet den Altersnormbereich (+/- 1 Standardabweichung); das untere grau unterlegte Feld definiert eine Abweichung von 1,5 Standardabweichungen.

Abbildung 27:
Graphisches Gitter-Profil der psychometrischen Untersuchung eines neunjährigen Jungen mit fortbestehenden Rechtschreibproblemen.

Kritische Anmerkungen müssen allerdings auch den impliziten pathogenetischen Annahmen des Konzepts der umschriebenen Entwicklungsstörungen gelten. Diese setzen definitionsgemäß eine körperliche und seelische *Gesundheit* der Betroffenen voraus und schließen somit strenggenommen auch eine neurogene (Mit-)Verursachung aus. Tatsächlich sprechen die bisher bekannten

Befunde über die Entstehung und Entwicklung von Teilleistungsstörungen jedoch insgesamt eher für eine hirnfunktionelle Mitbeteiligung zumindest bei einigen Störungsbildern (vgl. Gaddes & Edgell, 1994; Heubrock & Petermann, 1997a, 1997b, 1998a; Pennington, 1999; Prior, 1996; Warnke et al., 1999).

6.5.2 Neuropsychologische Ansätze und Befunde zu Lernstörungen im Schulkindalter

Im Gegensatz zum Konzept der umschriebenen Entwicklungsstörungen in Deutschland wurde in den USA bereits sehr früh eine explizit neuropsychologische Perspektive sogar in der Definition der wesentlich weitergefaßten *Lernstörungen* eingenommen (siehe Kasten 21).

Kasten 21:
Definition von Lernstörungen des National Joint Committee on Learning Disabilities (NJCLD).

Dies kommt sehr deutlich in einer bereits 1981 formulierten Definition des im Regierungsauftrag tätigen „National Joint Committee on Learning Disabilities" (NJCLD) zum Ausdruck:

„Der Begriff *Lernstörungen* stellt eine Gattungsbezeichnung für eine überaus heterogene Gruppe von Störungen dar, die durch beträchtliche Schwierigkeiten im Erlernen und Anwenden des Hörens, Sprechens, Lesens, Schreibens, Denkens oder des Rechnens gekennzeichnet ist. Diese Störungen liegen in der betroffenen Person selbst begründet, wobei *angenommen* wird, daß sie auf eine *Dysfunktion des zentralen Nervensystems* zurückzuführen sind. Auch wenn eine Lernstörung zusammen mit weiteren Beeinträchtigungen (z. B. Sinnesbehinderungen, geistige Behinderung, soziale und emotionale Störungen) oder mit ungünstigen Umgebungseinflüssen (z. B. kulturelle Unterschiede, ungenügende oder unangemessene didaktische Methoden, psychogene Faktoren) auftreten können, sind sie nicht das unmittelbare Ergebnis dieser Bedingungen oder Einflüsse" (Hammill et al., 1987, zit. nach Gaddes & Edgell, 1994, S. 32; Übersetzung und Hervorhebung durch die Verf.).

In einer späteren Überarbeitung dieser Definition durch das NJCLD im Jahr 1988 wurde die Annahme einer Dysfunktion des ZNS nicht verändert, jedoch zum einen berücksichtigt, daß sich Lernstörungen zu *unterschiedlichen Zeitpunkten* erstmalig manifestieren können, und es wurde zum anderen anerkannt, daß (kognitive) Lernstörungen auch mit sozialen Auffälligkeiten einhergehen können (siehe Kasten 22).

Beide Erweiterungen sind für ein neuropsychologisches Verständnis von Lernstörungen von großer Bedeutung, da sie
- unterschiedliche (angeborene und erworbene) neurogene *Ursachen* und
- auch die sozialen *Auswirkungen* spezifischer Lernstörungen

einschließen. Der Nutzen dieser Sichtweise zeigt sich beispielsweise bei den besonders häufigen räumlich-konstruktiven Störungen, die nach prä-, peri-

oder postnatalen Hirnfunktionsstörungen auftreten, zu Lernstörungen im Bereich der Rechtschreibung und der Mathematik führen und mit Interaktionsstörungen verknüpft sein können (vgl. Muth, Heubrock & Petermann, 1999).

Kasten 22:
Aktualisierte Definition von Lernstörungen des National Joint Committee on Learning Disabilities (NJCLD).

„Der Begriff *Lernstörungen* stellt eine Gattungsbezeichnung für eine überaus heterogene Gruppe von Störungen dar, die durch beträchtliche Schwierigkeiten im Erlernen und Anwenden des Hörens, Sprechens, Lesens, Schreibens, Denkens oder des Rechnens gekennzeichnet ist. Diese Störungen liegen in der betroffenen Person selbst begründet, sie gehen vermutlich auf eine Dysfunktion des zentralen Nervensystems zurück und sie *können im Verlauf der gesamten Lebensspanne auftreten. Zusätzlich können Schwierigkeiten der selbstkontrollierten Verhaltenssteuerung, der sozialen Wahrnehmung oder der sozialen Interaktion auftreten, die jedoch die Lernstörung nicht verursachen.* (...)" (Torgesen 1991, zit. nach Teeter & Semrud-Clikeman, 1997, S. 154; Übersetzung und Hervorhebung durch die Verf.)

Auf alle Arten von Lernstörungen bezogen wird sogar eine Komorbidität mit externalisierenden und internalisierenden Verhaltensstörungen von 40 bis 50 % angegeben (Prior, 1996) und für die umschriebene Lesestörung (*developmental dyslexia*) wird eine häufige Komorbidität mit dem Tourette-Syndrom und dem Hyperkinetischen Syndrom berichtet (Comings, 1990; Gilger, Pennington & Defries, 1992; Gillberg, 1994; Rutter, 1995).

Über die neuropsychologischen Ursachen der verschiedenen umschriebenen Entwicklungsstörungen liegen bislang unterschiedliche Befunde vor:

- Für die *Artikulationsstörung,* die *expressive und rezeptive Sprachstörung* und die *Rechenstörung* konnten bisher keine eindeutigen neurologischen Auffälligkeiten, sondern allenfalls neurologische soft signs (siehe Tab. 19) und Geschlechterdifferenzen gefunden werden (Esser & Wyschkon, 2000).
- Für *umschriebene Entwicklungsstörungen der motorischen Funktionen* hat sich zusätzlich auch eine Häufung prä- und perinataler Belastungen zeigen lassen (Esser & Wyschkon, 2000).
- Für die *umschriebene Lese-Rechtschreibstörung* konnten in den letzten Jahren vermehrt Hinweise auf genetische, neuroanatomische und hirnfunktionelle Besonderheiten bei den betroffenen Kindern nachgewiesen werden (Pennington, 1999; Teeter & Semrud-Clikeman, 1997, S. 154ff.; Warnke, 2000; Warnke et al., 1999).

Auch die *umschriebenen Sprach- und Artikulationsstörungen* (vgl. Kasten 23) werden zunehmend aus einer neuropsychologischen Perspektive betrachtet und im anglo-amerikanischen Sprachraum sogar den kindlichen Hirnreifungsstörungen zugeordnet.

Kasten 23:
Störungen des Sprechens und der Sprache (nach Neuhäuser & Heubrock, 2000, S. 344).

verzögerte vorsprachliche Entwicklung verzögerter Sprachentwicklungsbeginn
eingeschränkter Wortschatz Dysgrammatismus Aussprachestörung (Dyslalie)
Sprachverständnisstörung
Sprachentwicklungsverzögerung
Sprachentwicklungsstörung Dyslalie und Dysgrammatismus eingeschränkter Wortschatz Sprachverständnisstörung
Sprechstörung (z. B. Poltern und Stottern) Stimmstörung
Aphasie (erworbene Sprachstörung)
Mutismus (Sprachverweigerung)

Dies geht auf eine wachsende Anzahl an Untersuchungen zurück, in denen bei den betroffenen Kindern neben der Kernsymptomatik auch weitere neuropsychologische Besonderheiten und Auffälligkeiten festgestellt wurden. So konnte für Kinder mit einer umschriebenen Sprachstörung, die auch als *Entwicklungsdysphasie* bezeichnet wird, gezeigt werden, daß diese neben expressiven und/oder rezeptiven Sprachstörungen häufig auch ein generelles Defizit in der phonologischen Lautanalyse aufweisen und größere Probleme in der bilateralen psychomotorischen Koordination, in der simultanen Wahrnehmung bilateraler taktiler Stimuli und in der Rechts-Links-Unterscheidung aufweisen (Teeter & Semrud-Clikeman, 1997, S. 147ff.). Auch die sprachbezogene Kernsymptomatik entwicklungsdysphasischer Kinder wurde eingehend neuropsychologisch untersucht, wobei sich als besonders häufig auftretendes Merkmal die Unfähigkeit herausstellte, Phoneme von kurzer zeitlicher Erstreckung oder bei sehr schnellem Präsentationstempo sicher zu identifizieren (Montgomery, Windsor & Stark, 1991). Diese Analyse stimmt auch mit der Beobachtung vieler Eltern und Lehrer überein, daß die betroffenen Kinder vor allem bei schnellem Sprechtempo ihrer Interaktionspartner oder in Gruppensituationen mit mehreren simultanen Sprechern Sprachverständnisstörungen aufweisen, die dann durch die kognitive Überforderung auch oft zu Aufmerksamkeitsstörungen führen (vgl. Kasten 24).

Kasten 24:
Situationsgebundene Sprachverständnisstörung eines Jungen mit ausgeprägter Störung der phonematischen Differenzierung.

> Während einer Therapiestunde klopft die Mutter eines Kindes an die Tür und bittet die Therapeutin, wegen einer dringenden Angelegenheit kurz herauszukommen. Die Therapeutin erklärt dem Jungen: „Ich muß einmal ganz kurz 'rausgehen, bin aber sofort wieder da." Der Junge steht verwundert auf und fragt: „Warum soll ich denn jetzt schon 'rausgehen?"

Da die Sprachverständnisstörungen in Abhängigkeit von den jeweiligen phonematischen Randbedingungen auftreten oder auch nicht auftreten, *erscheint* die Sprachverständnisstörung häufig als fluktuierendes Phänomen, deren Ursache nicht selten in einer mangelnden Aufmerksamkeit oder Motivation gesehen wird. Auch hier haben eingehende neuropsychologische Untersuchungen zur kognitiven Sprachverarbeitung und ihren spezifischen Störungen dazu beigetragen, eine vorschnelle und oft auch unzutreffende Ursachenzuschreibung von Lernstörungen zu vermeiden.

Auch für die *umschriebene Artikulationsstörung*, die lange Zeit primär als motorisches Problem, das heißt als motorische Apraxie oder als orale Dyspraxie, konzeptualisiert worden ist, haben neuere Untersuchungen weitere neuropsychologische Auffälligkeiten der betroffenen Kinder aufzeigen können (Teeter & Semrud-Clikeman, 1997, S. 149ff.). Neben Beeinträchtigungen der multimodalen Informationsverarbeitung und des seriellen Gedächtnisses, zum Beispiel beim Nachsprechen von Zahlenreihen vorwärts und rückwärts, zeigten artikulationsgestörte Kinder häufig auch umschriebene phonematische Auffälligkeiten. Diese unterschieden sich jedoch von denen rezeptiv-sprachgestörter Kinder:

- So zeigten die sprachgestörten Kinder sowohl größere Beeinträchtigungen in der Sprachwahrnehmung als auch in der Sprachproduktion und hierbei insbesondere Auslassungen, Transpositionen und Silbenverdoppelungen.
- Dagegen wiesen artikulationsgestörte Kinder häufiger Probleme in der nicht-sprachbezogenen Informationsverarbeitung, etwa in der schnellen visuellen Diskrimination von Farbreizen oder in der Beachtung von Reihenfolgen visueller Grapheme, auf.

Insgesamt scheinen Kinder mit umschriebenen Artikulationsstörungen in neuropsychologischer Hinsicht weniger beeinträchtigt zu sein als Kinder mit umschriebenen Sprachstörungen. Sie scheinen eine Mittelstellung zwischen diesen und vollkommen unauffälligen Kindern einzunehmen. Die oft unscheinbaren und primär nichtsprachlichen Beeinträchtigungen artikulationsgestörter Kinder lassen sich in der Regel nur in subtilen neuropsychologischen Untersuchungen aufdecken.

Besonders deutlich werden die Begrenzungen der oben ausführlich diskutierten formalen Kriterien einer umschriebenen Entwicklungsstörung bei motorisch beeinträchtigten Kindern. Die Diagnose einer *umschriebenen Entwicklungsstörung der motorischen Funktionen* umfaßt Kinder mit ungeschickten, unbeholfenen und schlecht koordinierten Bewegungsabläufen, die hierdurch beim Erlernen grob- und feinmotorischer Fertigkeiten (z. B. Werfen, Fangen, Zeichnen, Laufen und Fahrradfahren) gegenüber Altersgleichen in einen deutlichen Entwicklungsrückstand geraten (vgl. Esser & Wyschkon, 2000). Psychomotorische Koordinationsstörungen treten besonders häufig nach Schädel-Hirn-Traumen, pränatalen Reifungsstörungen und nach neurologischen Erkrankungen auf. Sie erfüllen dann jedoch strenggenommen nicht das Definitionskriterium einer umschriebenen Entwicklungsstörung der motorischen Funktionen, da diese gemäß der Normalitätsannahme eine neurologische Unversehrtheit voraussetzt. Unter Anwendung der Definitionskriterien umschriebener Entwicklungsstörungen wird die Prävalenzrate motorisch gestörter Kinder mit etwa 3 % angegeben. Bei diesen Kindern finden sich besonders häufig neurologische soft signs. Diese stehen der Normalitätsannahme definitorisch nicht entgegen (vgl. Esser & Wyschkon, 2000), sind jedoch als Hinweis auf eine Hirnfunktionsstörung zu werten.

Die ausführliche Diskussion verschiedener prä- und perinataler Komplikationen und die Beiträge der Entwicklungsneuropsychologie haben jedoch zeigen können, daß diagnostizierbare Hirnreifungsstörungen im weiteren Entwicklungsverlauf der betroffenen Kinder zunächst diffuse, meist auch psychomotorisch erkennbare Entwicklungsstörungen nach sich ziehen, die spätestens mit Eintritt in das Grundschulalter auch zu *spezifischen* neuropsychologischen Teilleistungsstörungen führen. So haben Längsschnittstudien mit frühgeborenen Kindern zeigen können, daß bei einem Teil der *neurologisch beeinträchtigten* Frühgeborenen neuropsychologische Teilleistungsstörungen, vor allem räumlich-konstruktive Störungen bzw. Formwahrnehmungsstörungen, sogar erst im Schulalter überhaupt erstmalig diagnostiziert werden konnten (Sticker et al., 1998). Da das Ausmaß der neurologischen Beeinträchtigung bei diesen Kindern als Aufholwachstum des bei der Geburt reduzierten Kopfumfanges operationalisiert worden war, läßt sich weiter annehmen, daß bei ihnen eine „diagnostizierbare spezifische neurologische Erkrankung“ – wie sie nach dem Konzept der umschriebenen Entwicklungsstörungen der motorischen Funktionen gefordert ist – zu keinem Zeitpunkt festgestellt worden wäre. Tatsächlich finden sich bei Kindern mit einer umschriebenen Entwicklungsstörung motorischer Funktionen vermehrt prä- und perinatale Risikofaktoren mit der Gefahr einer frühkindlichen Hirnschädigung und besonders häufig neurologische soft signs (Esser & Wyschkon, 2000). Auch wenn EEG-Veränderungen oder pathologische Befunde bei der Ableitung visuell evozierter Potentiale (VEP) oft fehlen, sind schwerwiegendere Hirnfunktionsstörungen damit keineswegs ausgeschlossen. Auch in diesem Fall kommt der *neuropsychologischen Diagnostik* daher eine besondere Bedeutung zu.

Dieser Entwicklung wird in der amerikanischen Neuropädiatrie verstärkt Rechnung getragen, indem die verschiedenen Ausprägungsformen motorischer Entwicklungsstörungen der Hauptdiagnose einer *Cerebralparese* zugeordnet werden. Diese Diagnose wird jedoch in mehrere Untergruppen differenziert, in denen auch gering ausgeprägte motorische Funktionsstörungen berücksichtigt werden (vgl. Nelson et al., 1994).

Der Nachweis häufiger vorgeburtlicher Hirnreifungsstörungen durch magnetresonanztomographische Untersuchungen (Volpe, 1992) konnte hierbei zum einen die entwicklungs*neurologische* Seite der verschiedenen Störungsbilder enger eingrenzen und zum anderen auch die Verbindung zu den neuro*psychologischen* Folgen unterschiedlich ausgeprägter Bewegungsstörungen als Konsequenz eines gemeinsamen entwicklungsneuropathologischen Geschehens herstellen. Das Verständnis von mehr oder weniger umschriebenen Entwicklungsstörungen als ein sehr breites *Kontinuum* mit individuell unterschiedlich ausgeprägten neurogenen *Noxen*, einer großen Variabilität hieraus resultierender *Hirnfunktionsstörungen* mit wiederum individuell verschiedenen Störungen der motorischen, kognitiven und emotionalen *Entwicklung* und daraus abzuleitenden *Lernstörungen* (Blondis et al., 1993; siehe Abb. 28) eröffnet eine gegenüber der bisherigen Nosologie differenziertere Sichtweise, die auch Auswirkungen auf die Therapie und Förderung der betroffenen Kinder und Jugendlichen haben wird.

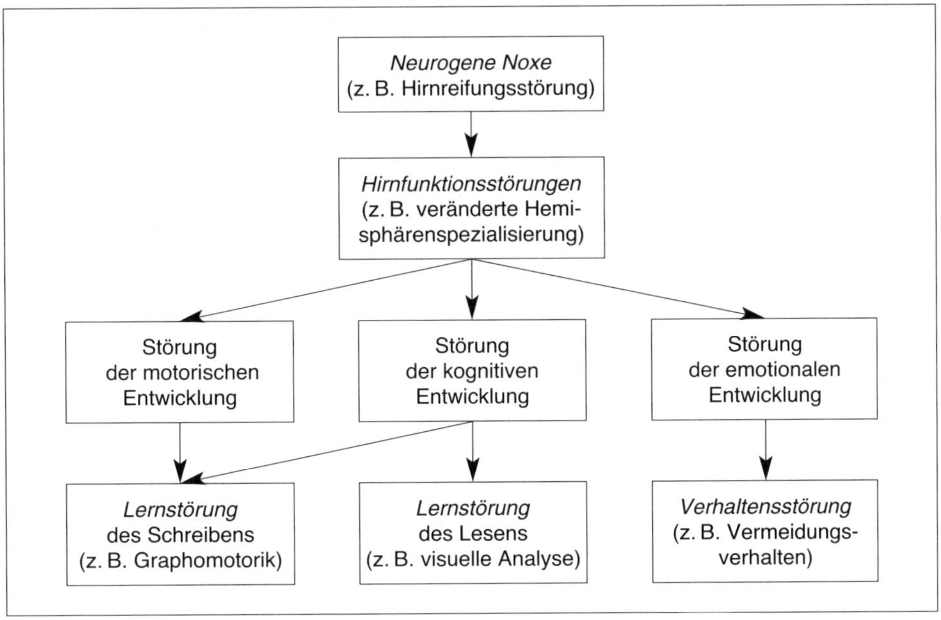

Abbildung 28:
Auswirkungen neurogener Noxen und Hirnfunktionsstörungen auf die weitere Entwicklung.

So konnten empirische Untersuchungen zeigen, daß (im obengenannten umfassenden Sinne) cerebralparetische Kinder *spezifische* neuropsychologische Störungsbilder entwickeln. Demnach scheint das Arbeitsgedächtnis cerebralparetischer Kinder nicht beeinträchtigt zu sein, so daß diese erhaltene Teilfunktion der Aufmerksamkeit sogar gezielt zur Kompensation gestörter mundmotorischer Artikulationsleistungen, etwa durch verdecktes oder offenes Wiederholen (Rehearsal), herangezogen werden kann (White et al., 1994). Demgegenüber fanden sich bei cerebralparetischen Kindern

- vor allem nach bilateralen anterioren Hirnfunktionsstörungen zum Teil erhebliche Defizite in der selektiven Aufmerksamkeit und
- nach bilateralen posterioren Läsionen primär verzögerte Reaktionslatenzen (White et al., 1994).

Generell weisen psychomotorisch beeinträchtigte Kinder häufig auch visuomotorische Funktionsstörungen auf, die sich später beim Erlernen mathematischer Fähigkeiten negativ auswirken und zu Fehleinschätzungen in der Raumanalyse führen (Howard & Henderson, 1989). Sprachbezogene Lernstörungen zeigten sich dagegen in der Folge rechtsbetont-spastischer Bewegungsstörungen als Folge einer links-hemispärischen Hirnreifungsstörung bei Mädchen, nicht jedoch bei Jungen, während non-verbale neuropsychologische Teilleistungsstörungen sich gleichermaßen bei cerebralparetischen Jungen und Mädchen finden (Carlsson et al., 1994; Feldman et al., 1994).

Heubrock (1994b) führte geschlechtstypische Unterschiede in der auditiv-verbalen Lernfähigkeit unter Berufung auf frühe amerikanische Studien (McGlone & Davison, 1973; McGlone & Kertesz, 1973) auf eine unterschiedlich ausgeprägte Lateralisation sprachlicher Funktionen zurück. Auf diese Weise konnten sowohl unterschiedliche Lernstrategien als auch unterschiedliche Auswirkungen linkshemisphärischer Funktionsstörungen bei Jungen und Mädchen erklärt werden. Diese Befunde widersprechen zweifellos der generellen Einschätzung, daß Kinder mit umschriebenen Entwicklungsstörungen motorischer Funktionen keine kognitiven Beeinträchtigungen und auch keine erhöhte Rate an Schulleistungsproblemen aufweisen (Esser & Wyschkon, 2000).

Kinder mit langjährigen *Lern- und Leistungsstörungen* erhalten in Abhängigkeit von der Profession und dem wissenschaftlichen Hintergrund der Untersucher immer wieder *unterschiedliche* Diagnosen. Da in der Diskussion um die Ursachen und Behandlungsformen von umschriebenen Lernstörungen in jüngerer Zeit wiederum vor einer unberechtigten „Neuro-Mythologisierung" gewarnt wird (Prior, 1996), soll der wissenschaftliche und der klinische Ertrag einer neuropsychologischen Perspektive am Beispiel der umschriebenen Lese-Rechtschreibstörung und der Rechenstörung veranschaulicht werden.

6.5.3 Lese-Rechtschreibstörung (Legasthenie; LRS)

Auch die Legasthenie steht hierzulande in der Tradition der umschriebenen Entwicklungsstörungen, so daß die zuvor diskutierten klassifikatorischen Probleme auch für dieses Störungsbild gelten. Unter einer LRS werden spezifische Beeinträchtigungen des *Lesens* und des *Schreibens* verstanden, die einen signifikanten Kontrast zu wesentlich besseren Leistungen in den übrigen Schulfächern darstellen und die nicht durch Intelligenzdefizite, mangelnde Übung oder unzureichende Förderung sowie körperliche und neurologische Ursachen hervorgerufen sein dürfen (Warnke & Roth, 2000). Da der Erwerb der Lese- und Schreibfähigkeit in der Grundschule erfolgt, handelt es sich bei der LRS – anders als bei den obengenannten umschriebenen Entwicklungsstörungen und genauso wie bei der Rechenstörung – um eine *schulbezogene Lernstörung*.

Zu den Merkmalen der *Lesestörung* gehören unter anderem Auslassungen, Vertauschungen, Verdrehungen oder Ergänzungen von Worten oder Wortteilen, eine sehr geringe Lesegeschwindigkeit, weitere qualitative Auffälligkeiten (Startschwierigkeiten beim Vorlesen oder Verlieren der Zeile im Text), Vertauschungen von Wörtern im Satz oder von Buchstaben in Wörtern, sowie (fakultativ) Schwierigkeiten der kognitiven Verarbeitung gelesener Inhalte (Landerl & Klicpera, 1997; Warnke & Roth, 2000). Da die *Rechtschreib*leistungen von der jeweiligen schulischen Entwicklung des Kindes abhängen, ergibt sich hier für die charakteristischen Fehlleistungen eine größere Variabilität. Es kommen

- Buchstaben-Verdrehungen („b"/„d"),
- Reihenfolgenfehler („elben" statt „leben"),
- Auslassungen („gute Naht" statt „gute Nacht") und
- Einfügungen („betten" statt „beten") sowie
- Dehnungsfehler („keren" statt „kehren")

vor (Landerl & Klicpera, 1997; Warnke & Roth, 2000). Besonders häufig ist eine *Fehlerinkonstanz* zu beobachten, bei der dasselbe Wort in immer wieder anderer Weise fehlerhaft geschrieben wird.

Während das Klassifikationsschema ICD-10 unter den umschriebenen Entwicklungsstörungen schulischer Fertigkeiten in bezug auf die LRS lediglich eine Unterscheidung in eine kombinierte Lese- *und* Rechtschreibstörung (F 81.0) und in eine isolierte Rechtschreibstörung (F 81.1) vornimmt, wird im DSM-IV unter den Schulleistungsstörungen eine entwicklungsbezogene Lesestörung (315.00) und eine entwicklungsbezogene Schreibstörung (315.80) unterschieden, also das Vorkommen einer ausschließlich auf das Lesen bezogenen Beeinträchtigung anerkannt (siehe Tabelle 33).

In der amerikanischen Literatur zu den spezifischen Lernstörungen wird die Gruppe der Lesestörungen *(dyslexia)* besonders eingehend behandelt. Hierbei wird eine Gruppe mit häufigeren Beeinträchtigungen phonologischer Funktionen (*phonological core deficits*) und eine Gruppe mit selteneren Defiziten in der visuellen Analyse (*visual/orthographic deficits*) unterschieden, denen unterschiedliche pathogenetische und neuropsychologische Zusammenhänge zugeordnet werden. Hiervon abgegrenzt wird die Schreibstörung (*written language disorders*), die Dyskalkulie (*dyscalculia* oder *mathematics disorders*) und die Gruppe der nichtsprachlichen Lernstörungen (*nonverbal learning disabilities*), die zusammengenommen die Diagnosegruppe der (umschriebenen) Lernstörungen (*[specific] learning disabilities*) ausmachen (vgl. Teeter & Semrud-Clikeman, 1997, S. 151; Prior, 1996; siehe Abb. 29).

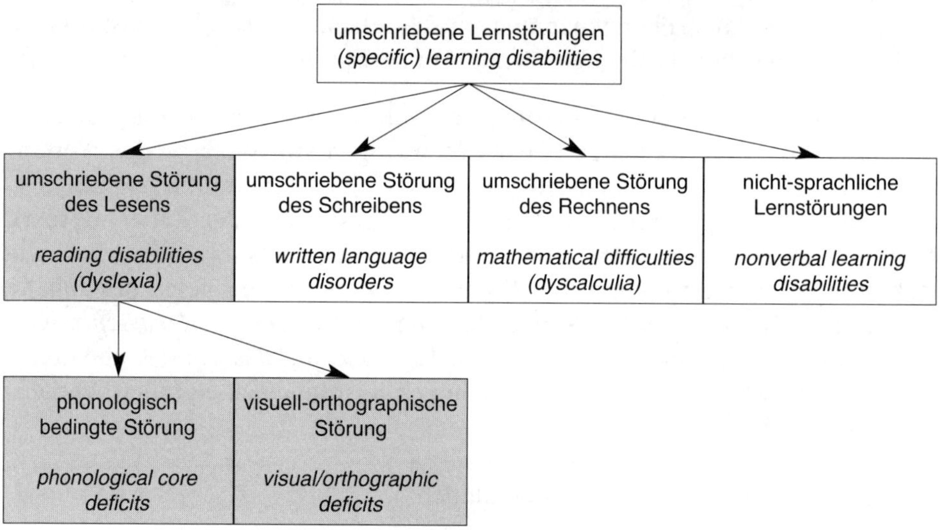

Abbildung 29:
Klassifikation von Lernstörungen in der anglo-amerikanischen Literatur.

Hinweise auf eine genetische und zentralnervöse Beteiligung an der Entstehung der Legasthenie ergaben sich sehr früh durch Beobachtungen einer familiären Häufung und durch Befunde, die eine Konkordanz von 71 % bei monozygotischen und von 49 % bei dizygotischen Zwillingen aufzeigen konnten (Olson et al., 1989; Schulte-Körne, Nöthen & Remschmidt, 1998; Warnke et al., 1999). Auch das Wiederholungsrisiko für Geschwister, die nicht Zwillinge sind, liegt mit ca. 50 % bis 60 % recht hoch (Schulte-Körne, Remschmidt & Hebebrand, 1993).

Befunde aus humangenetischen Studien legen für die Entwicklungsdyslexie, das heißt für die umschriebene Entwicklungsstörung des *Lesens*, einen autosomal-dominanten Erbgang mit einer Aberration des Chromosomen 15 nahe (Smith et al., 1983). Darüber hinaus fand sich ein weiterer legasthenierelevanter Genlocus auf dem Chromosom 6 (Cardon et al., 1994), der für die Gruppe der phonologischen Lese-Rechtschreibstörungen, das heißt für die Fähigkeit des *lautgetreuen Schreibens*, verantwortlich zu sein scheint (Grigorenko et al., 1997). Damit konnte auch die schon seit längerem vermutete hereditäre Belastung vor allem für die Gruppe der auf phonologische Beeinträchtigungen zurückgehenden Legasthenie bestätigt werden (Olson et al., 1989; Scarborough, 1990). Insgesamt scheinen an verschiedenen Formen der Lese-Rechtschreibstörung unterschiedliche genetische Einflüsse beteiligt zu sein, wodurch die Annahme, daß es sich bei der LRS um ein heterogenes Syndrom mit polyätiologischem Entstehungszusammenhang handelt (Pennington, 1999; Warnke & Roth, 2000), weiter gestützt wird.

Bei der *phonologisch begründeten Leseschwäche* gelingt den betroffenen Kindern die Analyse der *Lautstruktur* der Sprache nicht, so daß sie beim Lesen keine Verbindung zwischen den visuell vorgegebenen Buchstaben (*Graphem*) und deren akustischem Klang (*Phonem*) herstellen können. Aufgrund ihrer generellen Schwäche in der phonematischen Dekodierung zeigen die Kinder in der Regel auch eine eingeschränkte phonematische Aufmerksamkeit, das heißt sie verwechseln ähnlich klingende Laute („n" und „m") oder sie verstehen nur einen Teil der gehörten Information („immer" = „im") und versuchen hieraus, den Sinn des Gehörten zu erschließen. Kinder mit einer phonematischen Dekodierungsschwäche sind sich in der Interpretation sprachlicher Laute unsicher und müssen daher eine enorme zusätzliche Aufmerksamkeit auf die Dekodierung verwenden, die sie wiederum von einem zeitgleichen Verstehen des Gehörten ablenkt („geteilte unimodale Aufmerksamkeit"). Im Alltag versuchen die Betroffenen daher, die Sinnentnahme über visuelle Hinweisreize, also etwa Mimik oder Gesten des Gesprächspartners, zu unterstützen.

Neuropsychologische Untersuchungen haben gezeigt, daß eine phonematische Dekodierungsschwäche mit zahlreichen weiteren sprachbezogenen Minderleistungen einhergeht. So zeigen die betroffenen Kinder oft einen geringeren Wortschatz, auditiv-verbale Merkfähigkeitsstörungen, Probleme im Benennen (Brandys & Rourke, 1991; Mann, 1991; Mayringer & Wimmer, 1999) sowie häufig variable und unspezifische Sprachentwicklungsverzögerungen (Warnke & Roth, 2000). Der Befund, daß Kinder mit einer phonologisch begründeten Leseschwäche oft auch insgesamt reduzierte Ergebnisse im Verbal-IQ aufweisen, läßt sich auch als *Folge* der Dyslexie interpretieren, da dyslektische Kinder generell weniger lesen und somit in der Aneignung von Allgemeinwissen und spezifischen Kenntnissen gehandicapt sind (Prior, 1996; Stanovich, 1993; Wong, 1991).

Die *Modalitätsspezifität* dieser Gruppe von Lesestörungen konnte sehr eindrucksvoll dadurch gezeigt werden, daß Kinder mit einer phonematischen Dekodierungsschwäche in der Wahrnehmung und Verarbeitung visuell vorgegebener abstrakter Stimuli nicht beeinträchtigt sind. Selbst in Wortform präsentierte abstrakte Symbole ohne linguistische Assoziationen werden von ihnen ohne Schwierigkeiten verarbeitet, während das Ausmaß der Dekodierungsschwäche sukzessive zunimmt, je mehr die visuell präsentierten Reize sich der alphabetischen Schriftsprache annähern (Warnke & Roth, 2000).

Die Eindeutigkeit, mit der die Dyslexie bei den meisten betroffenen Kindern auf eine phonematische Dekodierungsschwäche und somit auf eine material- und modalitätsspezifische Grundstörung zurückgeführt werden kann, hat zahlreiche Untersuchungen zu neuroanatomischen und hirnfunktionellen Besonderheiten bei dieser Gruppe von Lernstörungen inspiriert. Bereits in den 70er Jahren konnte die Arbeitsgruppe um Galaburda zeigen, daß Kinder, Jugendliche und Erwachsene mit einer reinen Dyslexie pathologische Veränderungen im Bereich der linken Hemisphäre aufweisen. So zeigten sich in Autopsiestudien ein exzessives Wachstum subkortikaler weißer Substanz in der linken Hirnhälfte und weitere pathologische Veränderungen des linken Cortex (Galaburda, 1983; Galaburda et al., 1985) Diese pathologischen Veränderungen deuten insgesamt auf eine Störung der neuronalen Migration und Reifung während des fünften bis siebten Schwangerschaftsmonats hin (Geschwind & Galaburda, 1985a, 1985b, 1985c) und führen später zu Beeinträchtigungen der Lateralisation von Hirnfunktionen. Neuere Untersuchungen mit bildgebenden Verfahren konnten bei Legasthenikern weitere pathologische Symmetrieverhältnisse auch im Planum parietale und im Bereich des Gyrus angularis (Duara et al., 1991) und im supratemporalen Cortex nachweisen (Kushch, Gross-Glenn & Jallad, 1993). Da beim Lesen vor allem bilaterale posteriore Hirnregionen, linkscortikal der Gyrus angularis sowie das Planum temporale (oder das Wernicke-Areal) und das frontale Operculum (oder die Broca-Region) und als Verbindung zwischen diesen beiden „Spracharealen" der Fasciculus arcuatus aktiviert sind, führen Funktionsstörungen in diesen Bereichen entweder nach traumatischen Ereignissen zu erworbenen Aphasien oder nach cerebralen Maturationsstörungen zu einer Entwicklungsdyslexie (Gaddes & Edgell, 1994; Prior, 1996; vgl. Abb. 30).

Dieses als *Wernicke-Geschwind-Modell* bekanntgewordene Konzept zur Erklärung erworbener Sprachstörungen (Aphasien) wurde später auch zur Modellbildung über angeborene Sprachstörungen wie die Dyslexien herangezogen. Es geht davon aus, daß es bei später dyslektischen Personen während der pränatalen Entwicklung zu einer verzögerten Wanderung (Migration) von Neuronen zu den sprachrelevanten Regionen der linken Hemisphäre kommt, die durch ein vermehrtes Wachstum der rechten Hemisphäre kompensiert wird und die bei (zumeist männlichen) Dyslektikern häufig anzutreffende Häufung von Linkshändigkeit, Allergien, Störungen des Immunsystems und Migräne erklären könnte (Geschwind, 1983; Geschwind &

Behan, 1982; Knivsberg, 1997). Als Verbindung zwischen diesen verschiedenen Auffälligkeiten gilt die Bildung des männlichen Geschlechtshormons Testosteron, das bei einer Überproduktion die Entwicklung linkshemisphärischer Strukturen verzögern soll, während das Wachstum der sich pränatal vorher entwickelnden rechten Hemisphäre hiervon nicht betroffen sei (Geschwind & Behan, 1982).

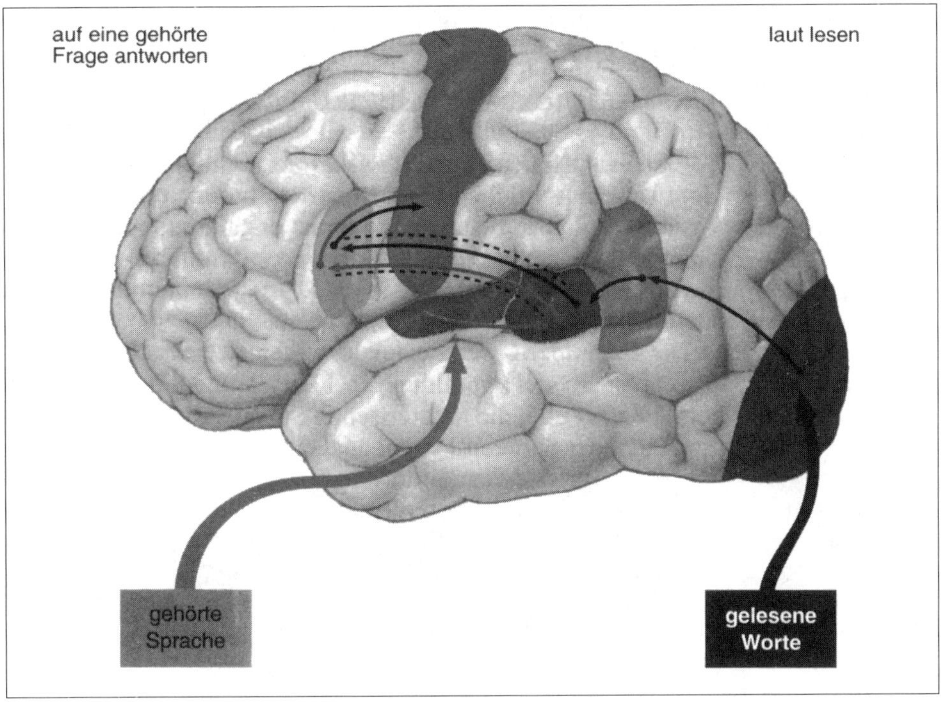

Abbildung 30:
Beim Lesen besonders aktive Hirnstrukturen (aus Pinel, 1997, S.446).

Die *Testosteron-Hypothese* der Dyslexie-Entstehung ist in der Folgezeit heftig kritisiert worden. So wurde sowohl in Zweifel gezogen, daß eine Überproduktion von Testosteron überhaupt zu einer Wachstums*verzögerung* führt als auch, daß hiervon zwangsläufig selektiv linkshemisphärische Strukturen bevorzugt betroffen sein müßten; auch das mit 7 % erhöhte Vorkommen einer Dyslexie bei Linkshändern gegenüber 0,3 % bei Rechtshändern, das durch die Testosteron-Hypothese erklärt werden soll, wurde als Indiz nicht anerkannt, da immerhin 93 % der Linkshänder keine Dyslexie aufweisen (vgl. zusammenfassend Tonnessen, 1997).

Auch Hynd et al. (1990) weisen auf methodologische Schwächen vieler Untersuchungen zum Zusammenhang zwischen Lateralität, hirnmorphologischen Veränderungen, Autoimmundefekten und Dyslexie hin. Unter anderem kritisieren sie, daß die *Spezifität* der gefundenen neuroanatomischen Veränderungen für die Dyslexie allein deshalb nicht nachgewiesen werden konnte, da weitere *klinische* Stichproben nicht in vergleichende Studien einbezogen wurden. Zu den mit bildgebenden Untersuchungsverfahren aufzeigbaren neuroanatomischen Unterschieden zwischen Personen mit einer Dyslexie und unbeeinträchtigten Personen gehören in erster Linie Veränderungen im Bereich des linken Temporallappens. Während bei etwa zwei Dritteln Gesunder eine morphologische *Asymmetrie* des rechten und linken *Planum temporale* zugunsten einer größeren linkshemisphärischen Ausdehnung dieser für linguistische Prozesse und das Lesen wichtigen Hirnstruktur nachweisbar ist, findet sich eine derartige L > R-Asymmetrie bei Dyslektikern nur selten (Hynd et al., 1990; Semrud-Clikeman et al., 1991). Stattdessen zeigen Personen mit einer Dyslexie häufig symmetrische (L = R) oder umgekehrt-asymmetrische (L < R) Verhältnisse im Bereich der Plana temporale (Hynd et al., 1990; Hynd, Semrud-Clikeman & Lyytinen, 1991; Larsen et al., 1990; Leonard et al., 1993; vgl. Abb. 31).

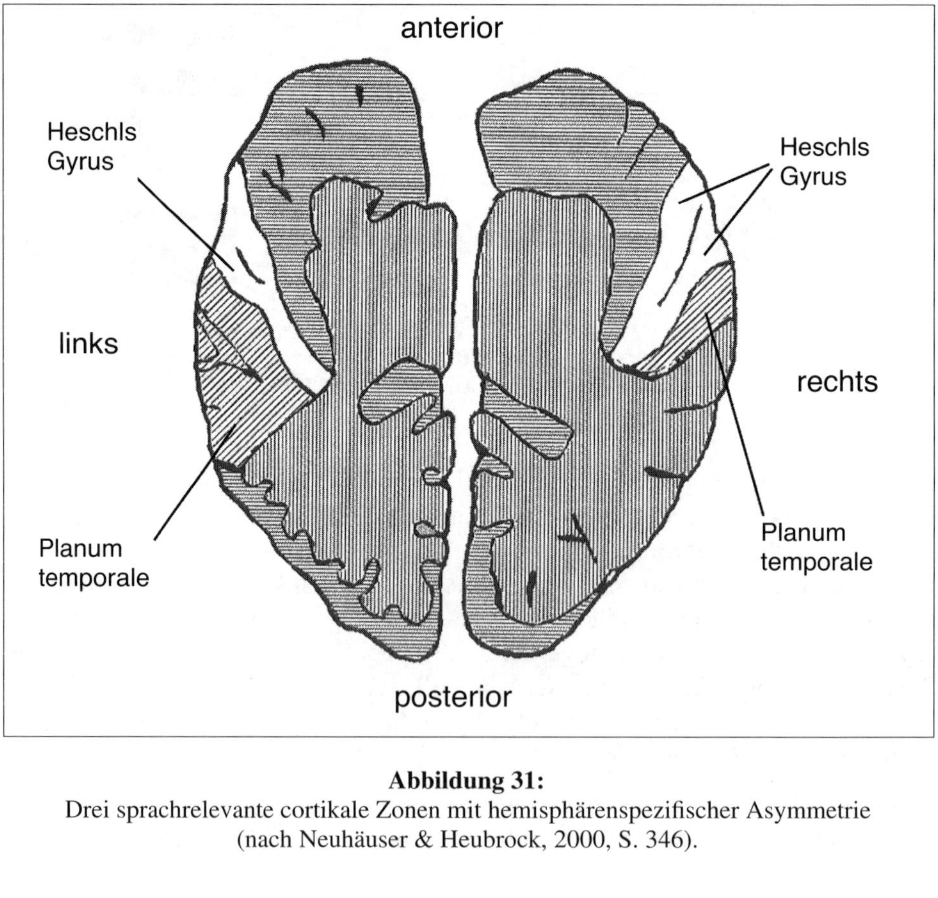

Abbildung 31:
Drei sprachrelevante cortikale Zonen mit hemisphärenspezifischer Asymmetrie (nach Neuhäuser & Heubrock, 2000, S. 346).

Derzeit muß allerdings noch offenbleiben, ob die bei Dyslektikern häufig gefundene pathologische Symmetrie (L = R) durch eine abnorme Vergrößerung des rechtshemisphärischen Planum temporale (Galaburda, 1989; Larsen et al., 1990) oder durch ein pathologisch reduziertes linkshemisphärisches Planum temporale (Hynd et al., 1990) bedingt ist.

Um die *Spezifität* dieser hirnmorphologischen Veränderungen für das Störungsbild der Entwicklungsdyslexie zu untersuchen, verglichen Hynd et al. (1990) Kernspin-Aufnahmen dyslektischer Kinder nicht nur mit denjenigen gesunder Kinder, sondern auch mit einer weiteren klinischen Gruppe von Kindern mit einem Hyperkinetischen Syndrom (HKS). Hierbei fanden sich bei beiden klinischen Stichproben signifikant reduzierte rechts-anteriore Hirnstrukturen, aber nur bei den Dyslektikern zusätzlich auch eine beidseits reduzierte Inselregion und eine L ≤ R-Pathologie im Bereich der Plana temporale. Der Befund einer bei entwicklungsdyslektischen Kindern zusätzlich bilateral veränderten Inselregion korrespondiert auch mit PET-Studien, die bei erwachsenen Dyslektikern einen in beiden Hemisphären reduzierten Glukose-Stoffwechsel während des Lesenvorgangs nachweisen konnten (Gross-Glenn et al., 1991). Weitere Studien mit bildgebenden Verfahren konnten darüber hinaus zeigen, daß Dyslektiker eine veränderte Morphologie im Sinne einer R ≥ L-Pathologie im Bereich des parieto-occipitalen Cortex (Haslam et al., 1981; Hier et al., 1978; Rumsey et al., 1986) und im frontalen Cortex (Jernigan et al., 1991) aufweisen.

Zwischen den bei Dyslektikern gefundenen morphologischen Veränderungen und der Lesestörung besteht nicht nur ein korrelativer Zusammenhang. Dies konnten Untersuchungen zeigen, die eine signifikante Übereinstimmung vor allem zwischen der R ≥ L-Pathologie im Bereich des Planum temporale und dem Ausmaß der sprachlichen Beeinträchtigungen nachweisen konnten (Larsen et al., 1990; Semrud-Clikeman et al., 1991).

Interessant sind in diesem Zusammenhang auch neuere biochemische Untersuchungen, die bei Kindern mit einer Dyslexie sowohl eine pathologische Peptidkonzentration im Urin als auch eine erhöhte Serumkonzentration von Antikörpern auf die häufig in Lebensmitteln vorkommenden Proteine *Gluten, Gliadin* und *Casein* nachweisen konnten (Knivsberg, 1997). Da vergleichbare biochemische Veränderungen auch bei psychischen Erkrankungen (Autismus, HKS, schizophrenen und depressiven Störungen) sowie zum Teil auch beim Tourette-Syndrom gefunden wurden, wird neuerdings angenommen, daß es sich hierbei um *verschiedene* Ausdrucksformen *einer* zugrundeliegenden Stoffwechselstörung mit deutlich genetischer Komponente handelt. Demnach führen entweder eine genetische Disposition oder andere biologische Ursachen zu hirnmorphologischen Veränderungen des sich entwickelnden embryonalen Gehirns. Diese rufen ihrerseits später eine Dysfunktion des neuronalen Transmittersystems hervor, indem sie auf der biochemischen Ebene eine insuffiziente Aufspaltung der Proteine Gluten und Gliadin in Aminosäuren und Peptide bewirken, deren Auswirkungen als neuropsychologische und Verhaltensstörungen in Erscheinung treten (Knivsberg, 1997). Tatsächlich zeigte sich bei den von Knivsberg (1997) untersuchten dyslektischen Kindern eine erhöhte Anzahl an Immunerkrankungen (Asthma, atopische Dermatitis und verschiedene Allergien) sowie an Linkshändern. Bei zwei dyslektischen Kindern wurde durch die Untersuchung eine zuvor nicht diagnostizierte Zöliakie, das heißt eine auf eine Protein-Allergie zurückgehende chronische Verdauungsstörung, festgestellt, deren Therapie durch eine glutenfreie Diät zu deutlichen positiven Verhaltensveränderungen führte. Bei einem dyslektischen Mädchen konnte eine Allergie gegen die in Milchprodukten vorkommenden Proteine *Casein* und *Lactoglobulin* diagnostiziert werden, so daß eine caseinfreie Diät hier zu einem Verschwinden der zuvor täglichen Bauchschmerzen führte (vgl. Abb.32).

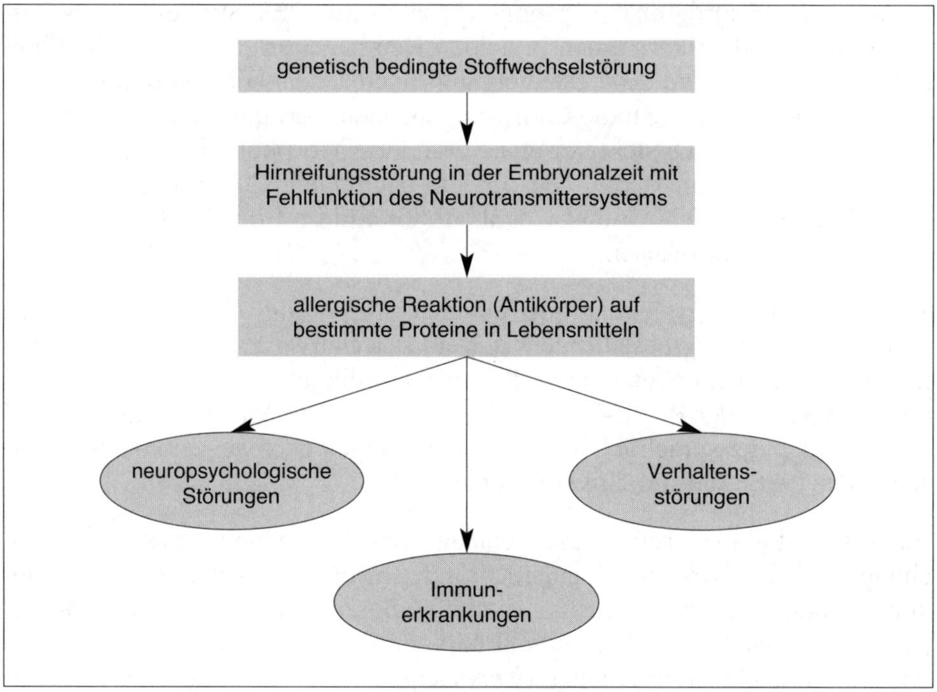

Abbildung 32:
Umschriebene Lesestörung (Dyslexie) als Folge einer Stoffwechsel- und Hirnreifungsstörung.

Zwar liegt den weitaus meisten Fällen einer LRS eine phonologisch begründete Leseschwäche beziehungsweise eine Störung der phonematischen Dekodierung zugrunde, dennoch scheint bei einer kleineren Gruppe von etwa 5 bis 10 % der lese-rechtschreibschwachen Kinder die Verarbeitung *visuell* präsentierter

Stimuli gestört zu sein (Prior, 1996, S. 31ff.; Teeter & Semrud-Clikeman, 1997, S. 162; Warnke & Roth, 2000). Diese Form der LRS wird in der anglo-amerikanischen Literatur auch als „visuelle Dyslexie“ (*visual dyslexia;* Mattis et al., 1975) oder als „visuell-räumliche Dyslexie“ (*visual-spatial dyslexia;* Bakker, 1979; Pirozzolo, 1979) bezeichnet. Sie äußert sich in

- einer verzögerten Verarbeitungsgeschwindigkeit für optisch präsentierte Stimuli (Livingstone et al., 1991) sowie
- unsystematischen visuomotorischen Suchbewegungen (*Scanning*; van der Vlugt, 1991)

und führt zu einer Störung der visuell-räumlichen Analyse geschriebener Buchstaben, Wörter und Texte. Als Auffälligkeiten wurden in verschiedenen Studien bei Legasthenikern längere und unkoordiniertere Fixationen der Augen und unsystematische Blicksprünge („Sakkaden“) als Folge einer peripheren Bewegungsstörung der Augen identifiziert (Fischer, Biscaldi & Hartnegg, 1998; Schäfer, 1998). Unklar ist jedoch, ob diese Störungen der Augenbewegungen („Augenmotilität“) Ursache oder Folge der LRS sind (vgl. hierzu Warnke et al., 1999).

Ein prägnantes Beispiel für eine Dyslexie als Folge einer unzureichenden Figur-Hintergrund-Unterscheidung gibt Prior (1996), die berichtet, daß „(...) eine Mutter mir schilderte, daß ihr lesegestörter Sohn erst kürzlich entdeckt hätte, daß es wohl eher die „schwarzen Flecken“ als die „weißen Flecken“ seien, auf die es beim Lesen ankommt“ (S. 32; Übersetzung durch die Verf.).

Vor allem in der Anfangsphase des Lesenlernens wird ein schnelles Erfassen neuartiger visueller Stimuli gefordert, wobei – anders als in der bisherigen Alltagserfahrung des Kindes – einer veränderten räumlichen Position desselben visuellen Zeichens eine völlig *unterschiedliche Bedeutung* zukommt. Während der Anblick eines auf dem Boden stehenden oder aber eines umgekehrt auf den Tisch gestellten Stuhls die Bedeutung des visuellen Eindrucks (eines Stuhls) nicht verändert, erhalten beim Lesenlernen verschiedene räumliche Positionen desselben Zeichens („p“, „d“, „b“) plötzlich eine unterschiedliche phonematische Bedeutung (vgl. Abb. 33).

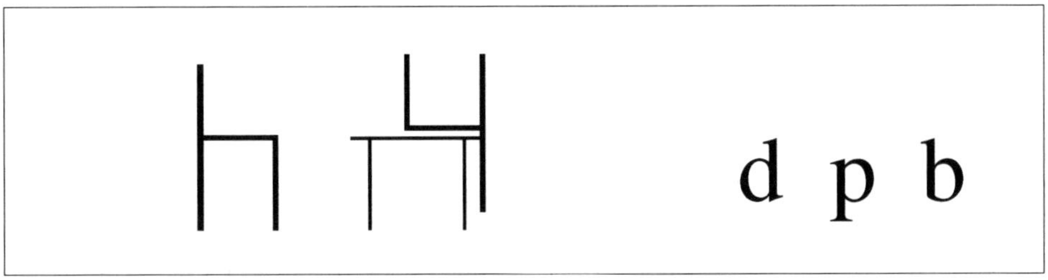

Abbildung 33:
Bedeutungskonstanz und -variabilität bei verschiedenen räumlichen Symbolen.

Gleichzeitig muß das Kind auch lernen, daß unterschiedlich gestaltete Zeichen dieselbe Bedeutung haben („b", „B"). Auch die räumliche Position der einzelnen Wörter im Satz kann die Bedeutung des Gesamtzusammenhanges verändern („er ist da", „ist er da", „da ist er"), so daß insgesamt visuelle und raumanalytische Funktionen zu Beginn des Lesenlernens von besonderer Wichtigkeit sind (vgl. Bakker, Licht & van Strien, 1991). Im weiteren Verlauf des Lesenlernens werden diese rechtshemisphärischen Funktionen normalerweise weitgehend automatisiert und durch semantische und syntaktische Strategien – also primär linkshemisphärische Funktionen – abgelöst. Kindern mit einer visuell-räumlich begründeten Lesestörung scheint dieser Strategiewechsel nicht zu gelingen. Die Betroffenen bleiben

- entweder einer visuell-analytischen Strategie verhaftet und entwickeln dann einen langsamen und fragmentarischen, jedoch phonematisch meist korrekten Lesestil,
- oder sie wechseln vorzeitig zu linkshemisphärisch dominierten Dekodierungsstrategien und entwickeln in der Folge einen hastigen und fehlerhaften Lesestil (Bakker et al., 1991).

Bakker (1990) hat ein neuropsychologisches Modell der Entstehung beider Dyslexie-Varianten entworfen und ihnen unterschiedliche neurophysiologische Verarbeitungsprozesse zugrundegelegt. In diesem Modell wird der langsame und fragmentarische Lesestil als Typ-P-Dyslexie und der übereilte und fehlerhafte Lesestil als Typ-L-Dyslexie bezeichnet (siehe Tab. 34).

Tabelle 34:
Merkmale der Typ-P- und Typ-L-Dyslexie.

Merkmal	Dyslexie-Typ	
	Typ-P-Dyslexie	Typ-L-Dyslexie
Lesestil	langsam, fragmentarisch und meist korrekt	übereilt und fehlerhaft
Strategie	visuell-analytisch	lexikalisch
cerebrale Aktivierung	rechtshemisphärisch	linkshemisphärisch
Dysfunktion	linkshemisphärisch	rechtshemisphärisch
mögliche Beeinträchtigung	phonologische Analyse	visuell-räumliche Analyse
Folge	Kompensation durch vermehrte rechts-hemisphärische Aufmerksamkeitszuwendung	Kompensation durch vermehrte links- (und zum Teil auch rechts-) hemisphärische Aufmerksamkeitszuwendung

Tatsächlich konnte in Studien mit Ableitungen ereigniskorrelierter Potentiale während einer tachistoskopischen Wortpräsentation die unterschiedliche Bevorzugung einer links- bzw. rechtshemisphärischen Aktivierung bei Typ-L- und Typ-P-Dyslektikern nachgewiesen werden (Bakker, Licht & van Strien, 1991). Diese und weitere Experimente deuten darauf hin, daß der langsam-korrekte Lesestil der Typ-P-Dyslektiker auf einen phonologischen Verarbeitungsmodus zurückzuführen ist, während Kinder mit einer Typ-L-Dyslexie einen direkten lexikalischen Verarbeitungsmodus bevorzugen.

Da die Bedeutung dieser Befunde im Zusammenhang mit Aufmerksamkeitsparametern beim Lesen derzeit noch ungeklärt ist, könnten auch folgende Schlüsse daraus gezogen werden:
- Der langsame, fragmentarische und auf einer visuell-analytischen Strategie beruhende Lesestil der Kinder mit einer Typ-P-Dyslexie im Sinne Bakkers (1990) stellt einen spontanen, jedoch ungünstigen *Kompensationsmechanismus* phonologisch beeinträchtigter Kinder dar.
- Der verfrüht angewandte linkshemisphärische Lesestil mit einem überhasteten und fehlerhaften Lesen der Typ-L-Dyslektiker geht auf einen entsprechenden Kompensationsmechanismus primär visuell-räumlich gestörter Dyslexie-Kinder zurück.

Hierfür würden auch die Befunde von van der Vlugt (1991) sprechen, die bei einer ähnlichen Gruppeneinteilung im Dichotischen Hörtest (siehe Kasten 25) Hinweise auf eine linkshemisphärische Dysfunktion der Kinder mit einer Typ-P-Dyslexie aufzeigen konnten.

Kasten 25:
Dichotischer Hörtest.

Beim *Dichotischen Hörtest* werden den Testpersonen über Kopfhörer *gleichzeitg verschiedene*, aber gleichwertige akustische Informationen (Laute, Wörter oder Geräusche) gegeben. Da die Hörbahnen sich im Gehirn kreuzen, werden die vom rechten Ohr empfangenen Signale an die linke Gehirnhälfte und die vom linken Ohr erhaltenen Signale an die rechte Gehirnhälfte weitergeleitet. Auf diese Weise kann die cerebrale Präferenz (Lateralisierung) festgestellt werden; ebenso lassen sich Funktionsstörungen diagnostizieren.

Die von Bakker et al. (1991) bei tachistoskopischer Reizdarbietung gefundene vermehrte Aktivierung der rechten Hemisphäre könnte somit nicht – wie von den Autoren angenommen – eine vermehrte rechtshemisphärische *Kontrolle*, sondern vielmehr eine rechtshemisphärisch vermehrt *notwendige Aufmerksamkeitszuwendung* repräsentieren, die ihrerseits aus einem hirnfunktionellen Handicap in der Verarbeitung der visuellen Information beim Lesen resultieren könnte. Tatsächlich sagt eine mit neurophysiologischen Untersuchungsverfahren nachweisbare Aktivierung bestimmter Areale während einer kognitiven Tätigkeit lediglich aus, *daß* diese Gehirnstrukturen an der Bewältigung der Aufgabe beteiligt waren, nicht jedoch, *warum* ihre Aktivierung erfolgte.

Eine indirekte Bestätigung für die Hypothese, daß es sich bei vermehrter Aktivität einer Hemisphäre auch um ein *aufmerksamkeitsbezogenes* Phänomen handeln könnte, läßt sich auch aus den Befunden von Peterson et al. (1989) und Peterson und Fiez (1993) ableiten. Die Arbeitsgruppe um Peterson untersuchte die Aktivierung verschiedener Gehirnregionen in abgestuften Phasen der sprachlichen Verarbeitung mittels der PET-Technik und konnte zeigen, daß – anders als es das Wernicke-Geschwind-Modell postuliert – durch zusätzliche sprachliche Komplexitätsstufen nicht additiv zusätzliche, sondern *andere* Gehirnregionen aktiviert werden. Auch konnte gezeigt werden, daß sich das Aktivierungsmuster verändert, wenn eine sprachliche Aufgabe bereits oft durchgeführt worden war und somit einen geringeren Neuigkeitswert aufwies und demzufolge auch eine geringere Aufmerksamkeitszuwendung erforderte (Peterson & Fiez, 1993; Raichle et al., 1991). Die daraus abgeleitete *Mehrkanaltheorie* bechreibt sogar explizit, daß eine zunehmende Bekanntheit mit der Aufgabe – etwa durch Training – die üblichen neuronalen Aktivitätsmuster grundlegend verändert, so daß zuvor bei ungeübten Aufgaben noch aktivierte Gehirnregionen nach erfolgtem Training schließlich überhaupt nicht mehr aktiviert werden müssen (Raichle et al., 1991).

Auf die Unterscheidung von Typ-P- und Typ-L-Dyslektikern bezogen, deuten diese Befunde insgesamt an, daß es sich bei den unterschiedlichen hemisphärenspezifischen Aktivitätsverteilungsmustern beider Dyslexie-Varianten um neurophysiologische Korrelate einer *vermehrten Aufmerksamkeitszuwendung* handeln könnte. Eine erhöhte Aufmerksamkeit könnte wiederum als Folge einer zuvor unzureichenden Routinebildung beim Lesen erforderlich werden. Hierfür spricht auch die Feststellung, daß Kinder mit einer Typ-L-Dyslexie bei der Ableitung ereigniskorrelierter EEG-Potentiale eine erhöhte Aktivierung *aufmerksamkeitsspezifischer* Komponenten (P500) über der *rechten* Hemisphäre aufwiesen (Bakker et al., 1991, S. 128ff.).

Auch die Tatsache, daß die Kinder mit einer Typ-L-Dyslexie bei höheren visuellen Anforderungen ihr sonst äußerst schnelles Lesetempo deutlich reduzieren, zeigt Defizite in der visuell-räumlichen Analyse an. Außerdem ließen sich bei diesen Kindern in neuropsychologischen Testverfahren zur Erfassung raumanalytischer Fähigkeiten im Unterschied zu Typ-P-Dyslektikern und unbeeinträchtigten Kindern ausgeprägte Minderleistungen objektivieren (Bakker et al., 1991). Diese Befunde stützen in ihrer Gesamtheit die Hypothese, daß der verfrüht angewandte linkshemisphärische Lesestil mit einem überhasteten und fehlerhaften Lesen der Typ-L-Dyslektiker auf einen entsprechenden Kompensationsmechanismus primär visuell-räumlich gestörter Dyslexie-Kinder zurückzuführen sein kann.

Im Zusammenhang mit einem übereilten Lesestil lese-rechtschreibgestörter Kinder sind vereinzelt auch spezifische Störungen der *visuellen Wahrnehmung* und hierbei vor allem horizontaler Blickbewegungen diskutiert worden (Donczik, 1998; Fischer, 1999; Fischer, Biscaldi & Hartnegg, 1998; Kaul, 1987; Schäfer, 1998). Vor allem in der Neuroophthalmologie fanden die Untersuchungen von Geiger und Lettvin (1987, 1993) Beachtung. Sie konnten zeigen, daß manche Personen mit einer LRS ein *asymmetrisches Gesichtsfeld* aufweisen. Auf diese Weise verschlechtert sich die Wahrnehmung einzelner Buchstaben vom Zentrum des Gesichtsfeldes zur Peripherie hin langsamer als dies bei nicht-lese-rechtschreibgestörten Menschen der Fall ist (siehe Abb. 34).

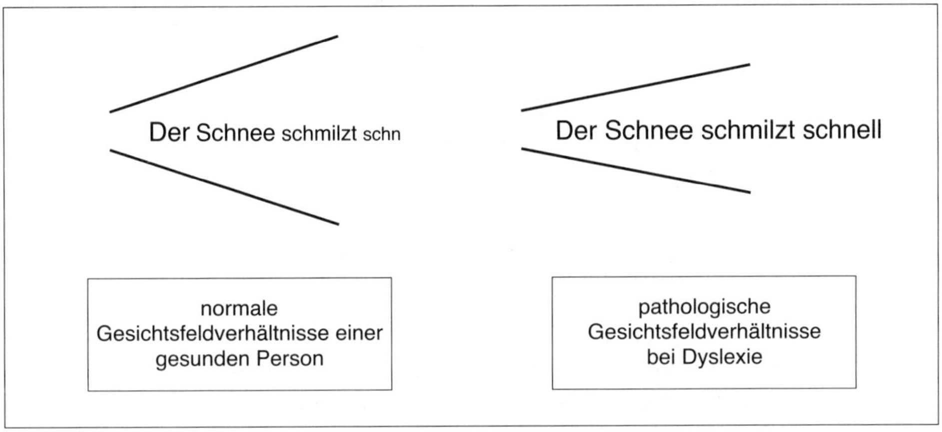

Abbildung 34:
Schematische Darstellung der Gesichtsfeldverhältnisse bei gesunden und lesegestörten Personen.

Diese verzögerte Gesichtsfeldveränderung betraf jeweils die in Leserichtung angesiedelte Gesichtsfeldperipherie in besonderem Ausmaß, das heißt in Kulturen mit einer Leserichtung von links nach rechts fand sich ein flacherer Abfall der Buchstabenerkennung primär in der rechten Gesichtsfeldperipherie, während sich dies bei von rechts nach links lesenden israelischen Kindern genau umgekehrt verhielt (Geiger & Lettvin, 1993). Die Autoren nehmen an, daß dieser pathologisch verzögerte Abfall des Lesegesichtsfeldes zu einer Art *Reizüberflutung* der visuellen Wahrnehmung führt, da gleichzeitig zuviele Buchstaben wahrgenommen und decodiert werden müssen. Auf diese Weise wird auch der übereilte und hastige Lesestil vieler LRS-Kinder erklärt, der von Bakker (1990) als Typ-L-Dyslexie näher beschrieben wurde. Die neuroophthalmologische Interpretation betont jedoch den Versuch der betroffenen Kinder, die durch ein asymmetrisches Gesichtsfeld hervorgerufene Reizfülle durch ein gesteigertes Lesetempo zu bewältigen, wobei die für die Decodierung zuständigen Gehirnareale mit diesem Lesetempo nicht Schritt halten können, so daß es zu häufigen Fehlleistungen kommt.

Diese Interpretation widerspricht allerdings der Beobachtung von Bakker et al. (1991), daß Kinder mit einer Typ-L-Dyslexie bei höheren visuellen Anforderungen ihr sonst äußerst schnelles Lesetempo deutlich reduzieren. Sie stimmt jedoch mit der Feststellung derselben Autoren überein, daß Kinder mit einer Typ-L-Dyslexie bei der Ableitung ereigniskorrelierter EEG-Potentiale eine erhöhte Aktivierung *aufmerksamkeitsspezifischer* Komponenten (P500) über der *rechten* Hemisphäre aufwiesen: Die blitzschnelle Verarbeitung einer zu hohen figuralen Reizmenge stellt in erster Linie eine erhöhte Anforderung an die Mustererkennung als rechtshemisphärische Leistung dar und erfordert eine ständige gesteigerte Aufmerksamkeitszuwendung ohne Möglichkeit der Routinebildung.

Die von Geiger und Lettvin (1987, 1993) vorgeschlagene Therapie sieht vor, daß die von dieser speziellen Form der LRS betroffenen Kinder für einige Zeit mit Hilfe einer *Schablone* lesen, die in einer zentralen Öffnung lediglich etwa ein Wort freigibt, so daß die Kinder ihre visuelle Aufmerksamkeit auf einen kleinen Teil ihres Gesichtsfeld konzentrieren und sich gegen eine periphere Reizüberflutung abschirmen können (siehe hierzu Kap. 9.7.2).

Beim Lesen und damit auch bei der LRS spielen nicht nur visuell-*analytische*, sondern auch visuo*motorische Leistungen* eine große Rolle. Nachdem es durch technische Untersuchungsmethoden immer besser möglich geworden war, die einzelnen Blickbewegungen und ihre Komponenten zu untersuchen, konnten auch diese sogenannten *optokinetischen* Besonderheiten bei lese-rechtschreibschwachen Patienten genauer analysiert werden (Fischer, 1999).

Um ein scharfes Abbild eines beobachteten Gegenstandes (oder eines Wortes beim Lesen) zu erzielen, muß dieser Gegenstand mit der Stelle des schärfsten Sehens auf der Netzhaut, der Fovea, fixiert werden. Bei bewegten Gegenständen oder wenn sich der Lesende selbst bewegt, sorgen kompensierende Augenbewegungen für ein stabiles Netzhautbild. Diese sehr schnellen Blicksprünge (Sakkaden) werden durch verschiedene cortikale und subkortikale Hirnstrukturen gesteuert, sind in unterschiedlichem Ausmaß willentlich beeinflußbar oder auch unwillkürlich und lassen sich nach Geschwindigkeit und Funktion weiter unterteilen (siehe Tab. 35).

Beim *Lesen* handelt es sich um die komplizierteste visuomotorische Aufgabe überhaupt, da die Augen sich nicht in einer gleichmäßigen, gleichsam fließenden Bewegung befinden, sondern *verschiedene Blicksprünge* vollziehen müssen: Buchstaben müssen zu Silben und Silben zu Wörtern zusammengesetzt werden, wobei die richtige Reihenfolge beachtet und der Sinn rückwärtsgerichtet erinnert oder vorwärtsgerichtet antizipiert werden muß. Lesen stellt also eine *sequenzielle* Aufgabe dar, bei der Blickbewegungen in Serien von verschiedenen Sprüngen mit eingestreuten Fixationszeiten in eine Hauptrichtung zu vollziehen sind. Die genauen Bewegungen und Zeiten des sogenannten optomotorischen Zyklus hängen natürlich vom Text selbst, seiner Schwierigkeit und seinem Bekanntheitsgrad, aber auch von Schriftgröße, Schriftart (Druck-, Schreib- oder Kursivschrift) und vom Figur-Hintergrund-Verhältnis (Kontrast) ab.

Tabelle 35:
Klassifikation von Augenbewegungen (nach Fischer, 1999).

Augenbewegung	Geschwindigkeit	Funktion
Fixation	theoretisch keine	Blickhaltefunktion
– Drifts	– langsame kleine Hin- und Herbewegungen bei Fixation	– Aufrechterhaltung des stationären Sehens
– Mikrosakkaden	– sehr kleine unwillkürliche Blicksprünge bei Fixation	– Aufrechterhaltung des stationären Sehens
Sakkaden	Blicksprünge zwischen ein und zehn Winkelgraden, kleine Sakkaden sind etwa 25 bis 30 ms schnell	Beobachten eines insgesamt ruhenden ausgedehnten Bildes oder Lesen
– Express-Sakkade	extrem kurze Reaktionszeiten	– optomotorischer Reflex, lenkt die Augen auf ein neues Ziel
– Korrektursakkade	– abhängig von der Geschwindigkeit der ursprünglichen Sakkade	– Korrektur, wenn eine Sakkade ihr Ziel verfehlt hat
– Antisakkade	– variable Geschwindigkeit	– willkürliche Blickbewegung in die Richtung, in der der Reiz *nicht* auftritt (experimentell)
– erinnerte (prädiktive) Sakkade	– relativ langsam	– Blickbewegung in Richtung eines antizipierten Reizes
Folgebewegung	langsame und „glatte" Augenbewegungen von 50 Winkelgraden/sec.	Beobachtung bewegter Objekte
Nystagmus	Pendelbewegung der Augen mit langsamen Phasen und Sakkaden	Beobachten gleichförmig bewegter Bilder (Zugfahren)

Untersuchungen zu den Blickbewegungen von *Legasthenikern* haben schon sehr früh gezeigt, daß ihre Fixationszeiten eine erhebliche Streuung aufweisen und daß sie oft äußerst chaotische Blickbewegungen mit häufigen rückwärts, das heißt nach links und somit gegen die Leserichtung gerichteten Blicksprüngen vollziehen (Pavlidis, 1981). Erst durch neue technische Entwicklungen war es allerdings möglich, die Pathologie der Blickbewegungen von LRS-Patienten eingehender zu untersuchen (Fischer, 1999). Hierbei zeigte sich, daß legasthene Kinder oft große Mühe haben, ihre Blickbewegungen zeitlich korrekt zu koordinieren. Offenbar weisen legasthene Kinder auch große Schwierigkeiten in der kognitiven Kontrolle über die Sakkadensteuerung auf. Dies zeigt sich in Experimenten, in denen die Blickrichtung willentlich in die einem visuellen Reiz *entgegengesetzte* Richtung gelenkt werden soll (Antisakkaden).

Die genannten Experimente beinhalten meist zwei unterschiedliche Versuchsbedingungen:

- Unter der einen Bedingung verschwindet der Fixationspunkt (Fp) auf dem Bildschirm, bevor der visuelle Zielreiz (Z) erscheint. Es entsteht eine kurze Pause (engl.: *gap*) von etwa 200 ms, in der die Versuchsperson nichts sieht (vgl. Abb. 35).

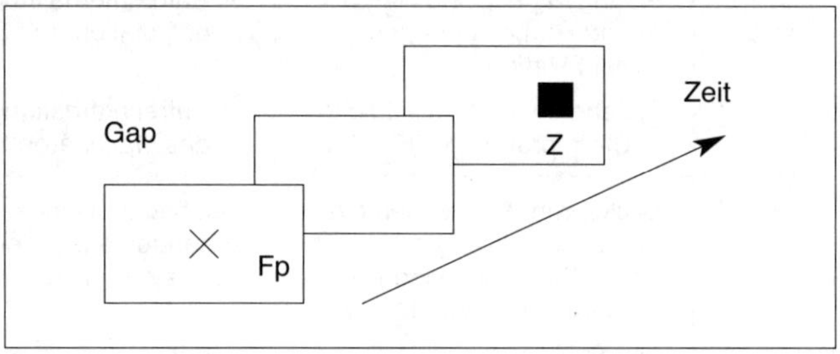

Abbildung 35:
Gap-Versuch.

- Unter der anderen Bedingung bleibt der Fixationspunkt (Fp) auf dem Bildschirm sichtbar, so daß er sich mit dem später auftretenden Zielreiz (Z) zeitlich überlappt (engl.: *overlap*; vgl. Abb. 36).

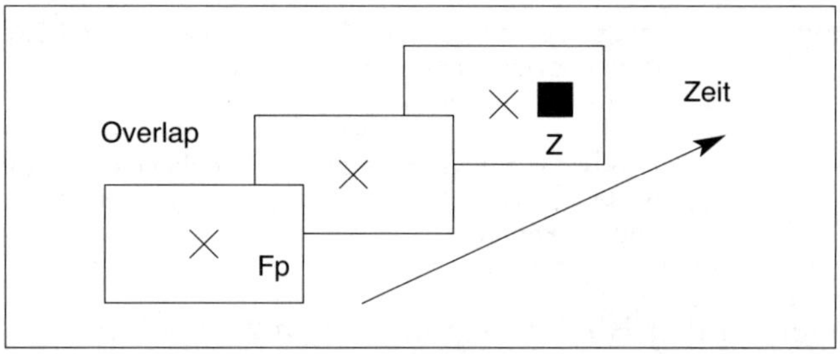

Abbildung 36:
Overlap-Versuch.

Mit diesen sogenannten Gap- und Overlap-Versuchen lassen sich die verschiedenen Sakkaden und andere Augenbewegungen sowie ihre Reaktionszeiten und Reaktionszeitstreuungen genau erfassen. Bei legasthenen Kindern konnte hierbei gezeigt werden, daß vor allem Express-Sakkaden, welche die Augenbewegung reflexhaft auf das nächste Ziel lenken, bei ihnen gehäuft auch unter der Overlap-Bedingung vorkommen, wenn sie überhaupt nicht gefordert sind. Darüber hinaus machen Kinder mit einer LRS unter der Gap-Bedingung bei der Antisakkaden-Aufgabe, das heißt bei willkürlicher Steuerung der Blickbewegung in die dem Zielreiz entgegengesetzte Richtung, wesentlich mehr Fehler, die sie selten spontan und erst nach längerer Zeit korrigieren (Korrektursakkaden). Diese nur experimentell induzierbare Bedingung erfordert eine schnelle willentliche Kontrolle der Blickbewegung, an der vor allem frontale Hirnstrukturen beteiligt sind. Folgerichtig mißlingt die kognitive Kontrolle von Blickbewegungen auch Kindern mit einem Hyperkinetischen Syndrom, das allerdings häufig zusammen mit einer LRS auftritt. So zeigen hyperkinetische Kinder bei Experimenten mit prädiktiven Sakkaden (siehe Tab. 35) eine mangelnde Hemmung ihrer Blickbewegung im Gap-Versuch, das heißt, sie richten ihre Blickbewegung bereits dann auf den erinnerten Reiz, wenn der Fixationspunkt noch auf dem Bildschirm sichtbar ist (Ross et al., 1994). Auch die beidäugige (binokuläre) Stabilität beim Lesen ist bei vielen Kindern mit einer LRS gestört. Vor allem nach Sakkaden müssen die Augen in eine Art Ruhestellung zurückkehren. Dieses gelingt vielen Legasthenikern jedoch nicht, wobei sich sogar beide Augen für einige „Augenblicke" gegeneinander richten können (Cornelissen et al., 1993; Eden et al., 1994). Unter Umständen kann es hierbei auch zu dynamischen Doppelbildern kommen, die wiederum zu Lesefehlern führen. Gerade in jüngerer Zeit konnten viele neue Befunde zusammengetragen werden, die insgesamt dafür sprechen, daß Kindern mit einer LRS das *dynamische Sehen* außerordentlich schwerfällt (vgl. Stein & Talcott, 1999; Stein & & Walsh, 1997). Bei ihnen scheint die Empfindlichkeit für bewegliche Reize beziehungsweise die Verarbeitung schneller Reizänderungen gestört zu sein (siehe Kasten 26).

Kasten 26:
Das magnozelluläre System.

Diese wichtige Wahrnehmungsfunktion wird durch das *magnozelluläre System*, das aus Ganglienzellen mit schnell leitenden Axonen besteht, gesteuert. Das magnozelluläre System umfaßt die Reizleitung von der Netzhaut über die Kreuzung der Sehbahn (Corpus geniculatum laterale) bis hin zum primären Sehzentrum im Okzipitalpol und projiziert von dort vor allem in den parietalen Cortex.

Tatsächlich konnte sowohl durch anatomische Untersuchungen an den Gehirnen verstorbener Legastheniker als auch durch bildgebende Verfahren gezeigt werden, daß das magnozelluläre System bei Patienten mit LRS gestört ist (Eden et al., 1998; Galaburda, 1993).

Visuell-perzeptive und räumlich-konstruktive Erklärungs- und Therapieansätze finden bis heute nur eine geringe Beachtung und werden bisweilen sogar heftig bekämpft (vgl. Fletcher et al., 1999). Dies liegt vermutlich an den noch uneinheitlichen Befunden zu den funktionellen Zusammenhängen visuell-räumlich begründeter Dyslexien. Eine weitere Rolle spielt sicher auch die im Vergleich zu der Gruppe phonematisch gestörter LRS-Kinder geringere Anzahl hiervon Betroffener. Ein Beispiel für unangebrachte Polemik bildet die Monographie von Prior (1996). Obwohl die Autorin die Ergebnisse neuropsychologischer Untersuchungen verschiedener Autoren und Forschergruppen dahingehend zusammenfaßt, daß sich eine Gruppe von Kindern durch visuelle und raumanalytische Störungen charakterisieren läßt (S. 95ff.), polemisiert sie heftig gegen alle „visuell-räumlichen und Wahrnehmungs-Theorien" (siehe Kasten 27).

Kasten 27:

Beispiel für polemische Kritik an visuell-perzeptiven und räumlich-konstruktiven Erklärungsansätzen zur Legasthenie (Prior, 1996, S. 93; Übersetzung durch die Verf.).

„Theorien zu umschriebenen Lesestörungen, denen visuelle Beeinträchtigungen zugrunde gelegt werden, haben immer ihre Anhänger gehabt und das wird wohl auch so bleiben. Gegenwärtig kursieren sie besonders unter Augenoptikern, die sich als ‚verhaltensbezogene Augenoptiker' verstehen und es für richtig erachten, psychologische Testverfahren anzuwenden, Diagnosen zu äußern und (ungeprüfte und allem Anschein nach uneffektive) ‚Sehschul'-Programme anzubieten. Wissenschaftliche Studien haben gezeigt, daß Kinder mit geringen visuell-räumlichen oder visuell-perzeptiven Leistungen *kein* erhöhtes Risiko aufweisen, eine umschriebene Lesestörung zu entwickeln als dies bei Kindern ohne diese Probleme der Fall ist (...). Die Mehrheit der lesegestörten Kinder haben sprachbezogene und keine perzeptuellen oder visuellen Schwierigkeiten."

Derartige Äußerungen sind allein schon deshalb wenig hilfreich, weil sie die bis heute spärlichen Versuche, *spezifische* Behandlungsmethoden für Kinder mit einer visuell-räumlich begründeten Lesestörung zu entwickeln, als bereits vom Ansatz her unwissenschaftlich disqualifizieren. Die gegenwärtig vorherrschende Dominanz phonologisch orientierter Therapiemethoden zur Behandlung der LRS (siehe hierzu Mannhaupt, 1999; Schneider, Roth & Küspert, 1999; Tacke, 1999) hat dazu geführt, daß die im Verhältnis sicher kleinere Gruppe lese-rechtschreibgestörter Kinder mit visuell-räumlichen Funktionsstörungen entweder für sie ungeeigneten (phonologisch ausgerichteten) Fördermaßnahmen oder aber unspezifischen „Wahrnehmungstrainings" unterzogen werden. Auch eine Forschergruppe, die sich seit langem mit der Bedeutung von Aufmerksamkeitsprozessen für die Entwicklung von Lernstörungen befaßt, hielt kürzlich prägnant fest: „Derzeit ist nur schwer eine Studie zu Lesestörungen vorstellbar, in der nicht eingehend auf die Bedeutung der phonologischen Diskrimination zur Entschlüsselung der gegebenen Information eingegangen wird“ (Fletcher, Shaywitz & Shaywitz, 1994, S. 109; Übersetzung durch die Verf.).

Nicht zuletzt vor dem Hintergrund klinischer Erfahrungen in der ambulanten Kinderneuropsychologie (Heubrock & Petermann, 1999, 2000) halten wir es für dringend erforderlich, diesen Bias durch sorgfältig evaluierte Therapieprogramme für Kinder mit visuell-analytischen und räumlich-konstruktiven Störungen zu relativieren (vgl. Muth, Heubrock & Petermann, 1999).

Hinweis

Bei einer kleineren Gruppe von Kindern mit LRS ist davon auszugehen, daß ihren Schwierigkeiten beim Lesen eine Beeinträchtigung visuell-räumlicher Funktionsstörungen zugrundeliegt. Die Differentialdiagnostik einer LRS sollte daher nicht nur phonologisch orientierte Testverfahren beinhalten, sondern immer auch eine Untersuchung visuell-analytischer und raumanalytischer Fähigkeiten einschließen. Oft erlaubt eine Leseprobe erste Hinweise auf den Verarbeitungs- bzw. Kompensationsstil und das vermutlich zugrundeliegende Funktionsdefizit. In Einzelfällen sind dann auch computergestützte Gesichtsfelduntersuchungen angezeigt. Auch wenn die exakten Entstehungsbedingungen der verschiedenen LRS-Formen derzeit noch nicht endgültig geklärt sind, so erlaubt eine eingehende neuropsychologische Diagnostik in vielen Fällen doch eine wesentlich differenziertere Beschreibung der individuellen funktionellen Zusammenhänge als dies in Routineuntersuchungen derzeit gegeben ist.

In vielen Fällen ist unter *pathogenetischer* Sicht auch das Zusammentreffen mehrerer charakteristischer Begleitphänomene einer LRS interessant. So findet sich in der Anamnese oft eine
- nicht-familiäre *Linkshändigkeit*,
- *Stoffwechselunregelmäßigkeit* in der frühen Postnatalzeit,
- erhöhte *Infektionsanfälligkeit* und
- ausgeprägte *Neurodermitis* als Ausdruck einer *Autoimmunstörung* sowie auch
- *Migräne*, deren häufiges gemeinsames Auftreten bei Dyslektikern biochemische Entstehungshypothesen inspiriert haben (vgl. Geschwind, 1983; Geschwind & Behan, 1982; Knivsberg, 1997).

Da sich bei vielen Kindern in der Anamnese auch frühe Hinweise auf eine Tonusregulationsstörung, feinmotorische Störungen und eine Augenmuskelschwäche ergeben, kommt auch eine pränatale Hirnreifungsstörung in Frage. Inzwischen ist bekannt, daß das sich entwickelnde Striatum und corticostriato-thalamocortikale Rückmeldeschleifen für prä- und perinatale Sauerstoffmangel-Zustände besonders vulnerabel sind. Eine arterielle Hypoxie, eine systemische Hypertonie der Mutter oder Vergiftungen führen besonders häufig zu selektiven Reifungs- und Funktionsstörungen des Striatum, die wiederum eine Dysregulation des Muskeltonus hervorrufen (vgl. Lou, 1996; Taylor, Hack & Klein, 1998).

Fallbeispiel

Der 15jährige Daniel wurde neuropsychologisch untersucht, nachdem eine mehrjährige Legasthenie-Therapie und schulischer Förderunterricht keine durchgreifende Besserung der LRS gezeigt hatte, die seit Beginn der Grundschulzeit bestand.

Während der Schwangerschaft war es ab dem sechsten Monat zu vorzeitigen Wehen gekommen. Die Geburt mußte künstlich eingeleitet werden, nachdem grünes Fruchtwasser abgegangen war. Sie wurde unter Lumbalanästhesie als Zangengeburt durchgeführt. Hierbei kam es zu einem kurzfristigen *Sauerstoffmangel*. Auch ein *Stoffwechseltest* war zunächst nicht regelrecht ausgefallen. Vom zweiten bis zum siebten Lebensjahr litt Daniel sehr stark unter einer *Neurodermitis*. Des weiteren litt er unter einer *Migräne* mit Erbrechen. Daniel war der einzige *Linkshänder* in der Familie.

Während der Kindergartenzeit fielen *feinmotorische Ungeschicklichkeiten* auf. Daniel erlernte nur mühsam das Schleifebinden und das Knöpfeschließen. In der Grundschulzeit stellten sich dann auch *Lern- und Leistungsstörungen* ein, die als Legasthenie eingestuft wurden. Daniel hatte jedoch auch Probleme in den Grundrechenarten, bei Textaufgaben, im Einhalten von Reihenfolgen und in Geometrie. Besonders auffällig war das *Schreiben*: Daniel beschrieb das Blatt von rechts unten nach links oben, nutzte den Platz auf dem Blatt nie aus und konnte Zwischenräume nicht strukturieren. Daniel *las* niemals ganze Wörter, sondern stets buchstabierend.

Im Rahmen einer schulpsychologischen Untersuchung wurde Daniel eine *gut durchschnittliche allgemeine Intelligenz* bescheinigt, die in einem späteren Gutachten im Alter von 14 Jahren erneut bestätigt wurde.

Die neuropsychologische Untersuchung erbrachte eine früh spontan kompensierte rechtsbetonte Tonusregulationsstörung, die zu einer funktionellen Linkshändigkeit geführt hatte. Daniel zeigte sehr gute sprachbezogene Leistungen und deutliche Beeinträchtigungen *raumanalytischer* und *räumlich-konstruktiver Funktionen*. Beim Rechnen versagte Daniel bei Aufgaben, die eine genaue Analyse von *Beziehungen zwischen Mengen und Größen* verlangten. Insgesamt konnte gezeigt werden, daß Daniels seit langem bestehende LRS durch eine neurogen verursachte raumanalytische Störung (Lesen) und durch räumlich-konstruktive und feinmotorische Beeinträchtigungen (Schreiben) verursacht worden war.

6.5.4 Rechenstörung (Dyskalkulie)

Anders als die übrigen umschriebenen Entwicklungsstörungen, insbesondere die Lese-Rechtschreibstörung, haben Teilleistungsstörungen, die sich auf mathematische Operationen beziehen, innerhalb der Klinischen Kinderneuropsychologie bislang wenig Beachtung gefunden. Als Grund für die bisherige Vernachlässigung umschriebener Rechenstörungen vermutet Prior (1996), daß

- Schwierigkeiten im Erlernen mathematischer Operationen für Kinder zum einen weniger stigmatisierend seien als etwa eine LRS, und
- Rechenstörungen im Vergleich zu anderen Entwicklungsstörungen häufig längere Zeit unbemerkt bleiben. Hinzu kommt, daß
- das Rechnen als Schulfach aufgrund seiner strengen Regelhaftigkeit für viele Schüler extrem angstbesetzt zu sein scheint, so daß
- Rechenstörungen oft nicht als kognitives Problem, sondern als Folge allgemeiner Lern-, Leistungs- und Persönlichkeitsmerkmale betrachtet werden: „Bedingt durch seine absolute und kompromißlose Struktur und Funktion, scheint das Rechnen bei Schülern wesentlich mehr Angst auszulösen als das Lesen, das Schreiben oder das Turnen. Beim Rechnen wird das Kind mit starren Regeln konfrontiert und wer diesen Anforderungen nicht gewachsen ist, hat versagt“ (Gaddes & Edgell, 1994, S. 421; Übers. durch die Verf.).

Diese Gruppe von Schulleistungsstörungen wird im ICD-10 als Rechenstörung, im DSM-IV als entwicklungsbezogene Rechenstörung (siehe Tab. 33), in der neuropsychologischen Literatur als Dyskalkulie und im anglo-amerikanischen Schrifttum als „arithmetic disabilities“ oder als „mathematical disabilities“ bezeichnet und vereinzelt auch unter dem Syndrom der „Nonverbal Learning Disabilities“ (Rourke, 1989) subsumiert (siehe Abb. 37).

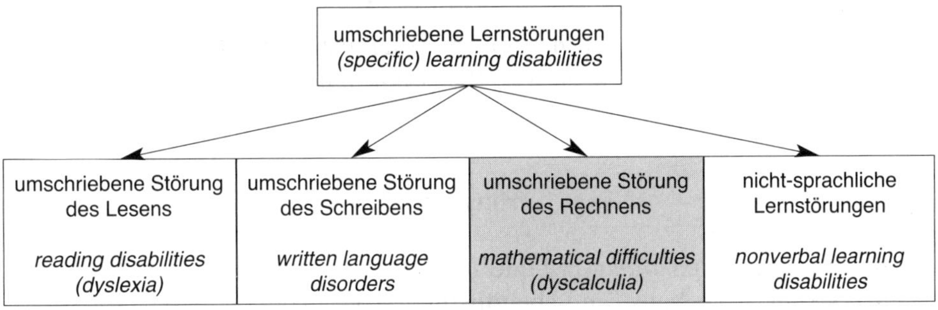

Abbildung 37:
Klassifikation von Lernstörungen in der anglo-amerikanischen Literatur.

Derzeit liegen weder genaue epidemiologische Angaben über die Häufigkeit einer Entwicklungsdyskalkulie noch präzise Modellvorstellungen über ihre Entstehung vor (siehe hierzu Esser & Wyschkon, 2000, S. 421ff.; Gaddes &

Edgell, 1994; Prior, 1996; Slomka, 1998; Teeter & Semrud-Clikeman, 1997, S. 165 ff). Prior (1996, S. 45 f.) referiert verschiedene Prävalenz*schätzungen*, denenzufolge Rechenstörungen bei etwa 6 % *aller* Schulkinder feststellbar seien. In vielen Studien konnte eine Komorbidität mit *dyslektischen* Störungen nachgewiesen werden. In der Gruppe der Kinder mit *Lernstörungen* scheinen umschriebene Rechenstörungen mit 18 % sogar häufiger vorzukommen als spezifische Lesestörungen (ca. 10 %), besonders oft jedoch in Verbindung miteinander oder mit anderen Lernstörungen. Verschiedentlich wurde aber auch darauf hingewiesen, daß viele Dyslektiker in der Lage sind, arabische Ziffern korrekt zu lesen, obwohl ihnen das Lesen von Buchstaben und Wörtern nicht möglich ist (Coltheart et al., 1980; Gaddes & Edgell, 1994, S. 358 ff.).

Die in der Neuropsychologie inzwischen auch für im weitesten Sinne entwicklungsbezogene Rechenstörungen gebräuchliche Bezeichnung *Dyskalkulie* lehnt sich an erworbene Störungen im Umgang mit Zahlen nach Hirnschädigungen bei Erwachsenen an, die nach Henschen (1919) Akalkulie genannt werden (zit. nach Claros Salinas & von Cramon, 1987, S. 435). Zur besseren Abgrenzung zwischen (meist traumatisch) erworbenen und „angeborenen" Rechenstörungen wird die zweite Gruppe, die Gegenstand unserer Darstellung sein soll, vielfach auch *Entwicklungsdyskalkulie* („developmental dyscalculia"; vgl. Claros Salinas & Willmes, 2000; Gaddes & Edgell, 1994, S. 421ff.) genannt.

Da die Diagnose einer umschriebenen Rechenstörung – wie alle übrigen umschriebenen Entwicklungsstörungen – eine mindestens altersentsprechende Intelligenz und unbeeinträchtigte nicht-mathematische Schulleistungen bei genereller körperlicher und neurologischer Gesundheit voraussetzt, ist die Feststellung einer Dyskalkulie erst ab dem Ende der zweiten Grundschulklasse möglich (Esser & Wyschkon, 2000, S. 422f.). Die Autoren weisen allerdings darauf hin, daß eine psychologische Diagnostik des Mengenbegriffs und weiterer, für das Rechnen wichtiger Basisfunktionen bereits vor dem Schulalter möglich ist.

Hinweis

Oft lassen sich *Risikofaktoren* und *Indikatoren*, welche die Entwicklung einer späteren Rechenstörung begünstigen bzw. anzeigen, bereits im Vorschulalter beobachten. So läßt sich bei vielen Kindern mit einer später diagnostizierten räumlich-konstruktiven Störung und hieraus resultierenden Rechenstörungen in der Exploration erheben, daß sie bereits in der Kindergartenzeit nur ungern oder „schlecht" gemalt und gezeichnet haben, daß sie das Bauen mit Legosteinen oder das Puzzlen vermieden haben und ihnen häufig auch die räumliche Orientierung schwerfiel.

Der gegenwärtige Kenntnisstand läßt sich dahingehend zusammenfassen, daß
- die von der LRS beschriebene deutliche Jungenlastigkeit bei der Entwicklungsdyskalkulie nicht feststellbar ist, so daß hier von einem ausgewogenen Geschlechterverhältnis auszugehen ist (Prior, 1996);
- die ebenfalls für die LRS bekannte genetische Komponente hier nicht nachweisbar ist und pränatale Hirnreifungsstörungen bisher lediglich vermutet werden, so daß die genauen Ursachen einer *Entwicklungs*dyskalkulie noch unklar sind (Teeter & Semrud-Clikeman, 1997);
- die Entwicklungsdyskalkulie sowohl zusammen mit einer LRS als auch von sprachbezogenen Beeinträchtigungen vollkommen unabhängig auftreten kann und in diesen Fällen am ehesten der Beschreibung der *Nonverbal Learning Disability* (NLD; Rourke, 1989, 1995) entspricht; und
- auf unterschiedliche Kerndefizite zurückgeführt werden kann, die sich in Form von Dyskalkulie-Typologien beschreiben lassen (Claros Salinas & von Cramon, 1987; Gaddes & Edgell, 1994, S. 416 ff.; Prior, 1996, S. 47 ff.).

Der russische Neuropsychologe Luria (1970, 1992) unterscheidet vier Problemtypen:
- *Logische Defizite* werden in Problemen der räumlichen Anordnung von Zahlen und Zahlensystemen, etwa im Umgang mit Kalendern oder der Analoguhr, deutlich;
- *Planungsdefizite* beziehen sich auf das Entwickeln von geeigneten Problemlösestrategien, um komplexere mathematische Probleme mit mehreren Größen lösen zu können;
- *Perseverationen* zeigen sich vor allem im Beibehalten von Rechenwegen aus vorangegangenen Aufgaben, die bei neuen Aufgaben aber nicht mehr angemessen sind; und
- *grundlegende Rechenstörungen* äußern sich meist in Verwechslungen von einfachen Rechenschritten, beispielsweise bei der Anwendung von Grundrechenarten.

Diese Typologie beschreibt nach traumatischen Hirnschädigungen auftretende Rechenstörungen. In der klinischen Praxis wird jedoch schnell deutlich, daß Kinder mit Entwicklungsdyskalkulien häufig auf allen Problemebenen beeinträchtigt sind, so daß sich aus dieser Typologie weder eine weiterführende neuropsychologische Analyse noch eine differentielle Therapieplanung ableiten läßt (vgl. Tab. 36).

Trotz der Vielfalt möglicher Ursachen beim Erwerb mathematischer Fähigkeiten und ihrer Folgen hat Geary (1993) eine *Taxonomie* entwicklungsbezogener Rechenstörungen entworfen. Diese Taxonomie erlaubt die Unterscheidung von drei Dyskalkulie-Varianten, die vor allem anhand der auftretenden Fehler identifiziert werden können und Hypothesen über die zu vermutende neuropsychologische Grundstörung ermöglichen (vgl. Tab. 37).

Tabelle 36:
Störungen des Erwerbs mathematischer Fähigkeiten: Ursachen und Folgen (modifiziert nach Slomka, 1998, S. 154).

1. Ursachen
– visuelle Wahrnehmungsstörungen – visuomotorische Störungen – visuell-sequenzielle Gedächtnisstörungen – Störungen der sprachlichen Kodierung – Störungen der Reihenfolgenanalyse – Störungen des Sprachverständnisses – Störungen des abstrakten Denkens
2. Folgen
– Dekodierungsstörung für Symbole – Störungen des (Ab-)Schreibens von Zahlen – Störungen der Unterscheidung und Anordnung von Zahlen – Einschränkungen im Faktenwissen – Verständnisstörungen für mathematische Regeln – Gedächtnisstörungen für mathematische Größen (z. B. Einmaleins) – Störungen des Übertragens bei mehrstufigen Aufgaben (z. B. Zehnerübergang oder Multiplikation zweistelliger Zahlen) – Störungen im Behalten bereits gelöster Rechenschritte („Monitoring") im Verlauf mehrstufiger Aufgaben – Störungen beim Lösen von Textaufgaben – Störungen des angewandten Rechnens

Tabelle 37:
Taxonomie von Rechenstörungen (modifiziert nach Geary, 1993).

Dyskalkulie-Variante	Fehler	Hirnfunktionsstörung
1. Störung des semantischen Gedächtnisses	Rechenregeln und -operationen können nicht automatisch aus dem semantischen Gedächtnis abgerufen werden. Trotz ständigen Übens werden automatisierte Rechenoperationen nicht beherrscht (z. B. kleines 1x1). Beim Lösen von Aufgaben kommt es zu hohen Fehlerraten.	links-hemisphärische Dysfunktion
2. Störung der prozeduralen Operationen	Strategien in der Anwendung mathematischer Operationen und Regeln werden nur unvollständig entwickelt. Es kommt zu Fehlern in der Ausführung von Rechenschritten und es fehlt ein Verständnis über die anzuwendenden Strategien.	allgemeine Störung der sprachlichen und nicht-sprachlichen Informations-verarbeitung
3. Raum-analytische Störung	Es kommt zu Fehlern in der räumlichen Vorstellung und Interpretation numerischer Informationen. Beim schriftlichen Rechnen mißlingt der Übertrag oder das „Leihen" von Größen sowie die spalten- oder zeilenweise Organisation von Rechenschritten.	rechts-hemisphärische Dysfunktion

Einen weitergehenden Versuch einer Syndromklassifikation der *Akalkulie* haben Claros Salinas und von Cramon (1987) vorgelegt. In ihrer klinischen Untersuchungsmethodik unterscheiden die Autoren zwischen der Bewältigung *mündlich* und *schriftlich* vorgegebener Rechenaufgaben und sie beziehen in ihre Beurteilung neben dem (richtigen oder falschen) *Ergebnis* der jeweiligen Rechenoperationen auch die spezifischen *Fehler*, die gewählte *Lösungsstrategie* und die *Lösungsdauer* ein. Des weiteren unterscheiden sie bei den arithmetischen Aufgaben zwischen den Anforderungen, *exakt* zu rechnen und Ergebnisse annähernd richtig *abzuschätzen*. Demnach lassen sich folgende Akalkulie-Syndrome differenzieren:

– Bei der *positionell-seriellen Akalkulie* ist der Zugriff auf die Zahlenmenge in ihrer positionell-seriellen Ordnung gestört, so daß die hiervon betroffenen Patienten auch zu einer Plausibilitätsprüfung von Ergebnissen nicht mehr in der Lage sind. Dieses Problem wird oft bereits beim Zählen (vorwärts und/oder rückwärts) und in der Anwendung des kleinen 1 x 1 deutlich (vgl. Kasten 28).

Kasten 28:
Beispiele einer positionell-seriellen Akalkulie
(nach Claros Salinas & von Cramon, 1987, S. 436).

a) Versuch einer Patientin, die Zahlenreihe von 91 bis 50 rückwärts aufzuschreiben:
91 90 89 88 87 86 85 84 83 82 81 70 71 72 73 74 75 76 77 78 79 / Selbstkorrektur / 60 / Abbruch durch die Patientin
b) Versuch derselben Patientin, das 7er-Einmaleins aufzuschreiben:
7 16 24 / Selbstkorrektur / 7 14 21 28 35 42 49 56 64 72 80.

– Bei der *operationalen Akalkulie* verfügen die betroffenen Patienten nicht mehr über das für grundlegende arithmetische Prozesse notwendige Wissen, so daß sie Rechenregeln nicht mehr oder nur noch sehr umständlich anwenden können (siehe Kasten 29).

Kasten 29:
Beispiel einer operationalen Akalkulie (nach Claros Salinas & von Cramon, 1987, S. 437).

Versuch eines Patienten, im Kopf 43 + 28 zu addieren:
43 + 28 / 3 + 8 = 11 / 4 + 2 = 6 / 11 + 6 = 17.

– Bei der *Akalkulie bei räumlich-konstruktiven Störungen* kommt es zu einer Störung der räumlichen Anordnung von Zahlen oder in der Anwendung von Rechenoperationen beim *schriftlichen* Rechnen (siehe Kasten 30).

Kasten 30:
Beispiel einer Akalkulie bei räumlich-konstruktiver Störung (nach Claros Salinas & von Cramon, 1987, S. 437).

Versuch eines Patienten, die Multiplikationsaufgabe 420,3 x 29 schriftlich zu rechnen:
420,3 x 29 8 406 37 827 46 233

– Die *Akalkulie bei Gedächtnisstörungen* ist durch eine reduzierte Zahlenmerkspanne als Folge einer Störung des Kurzzeitgedächtnisses charakterisiert, so daß den Betroffenen das Kopfrechnen mit mehrstelligen Zahlen nicht mehr gelingt (siehe Kasten 31).

Kasten 31:
Beispiele einer Akalkulie bei Gedächtnisstörungen (nach Claros Salinas & von Cramon, 1987, S. 438).

a) Versuch eines Patienten, die Zahlenreihe 8, 5, 2, 7 nachzusprechen:	
8, 5, 2 (Abbruch)	
b) Versuch desselben Patienten, (auditiv vorgegebene) DM-Beträge aufzuschreiben:	
45,86 DM	45,80 DM;
101,23 DM	101,00 DM

Wenngleich diese Akalkulie-Klassifikation für die neuropsychologische Diagnostik und Therapie Erwachsener entwickelt wurde, so stellt sie doch auch für die Klinische Kinderneuropsychologie ein geeignetes diagnostisches Schema zur Verfügung, da alle vier Dyskalkulie-Varianten bereits im Grundschulalter beobachtet werden können. Häufig zeigt sich bei Kindern mit einer Entwicklungsdyskalkulie eine Kombination mehrerer Dyskalkulieformen, oft jedoch mit einem diagnostisch bestimmbaren Schwerpunkt.

Die nach klinischen Erfahrungen bei Kindern mit frühkindlichen Hirnfunktionsstörungen besonders häufige *Dyskalkulie als Folge einer räumlich-konstruktiven Störung* zeigt sich beispielsweise darin, daß die betroffenen Kinder oft das Ablesen der Analoguhr aufgrund der dabei erforderlichen (raumanalytischen) Winkeleinschätzung nicht oder nur äußerst mühsam erlernen, während ihnen das Ablesen der Digitaluhr mühelos gelingt. Hierbei handelt es sich also nicht, wie die entsprechende Einordnung dieses Phänomens nach der Typologie von Luria (1970) nahelegen würde, um ein logisches Defizit, sondern um ein umschriebenes Defizit in der Einschätzung räumlicher Verhältnisse zwischen einzelnen Elementen (Uhrzeiger). Diese räumlich-konstruktive Dyskalkulie-Variante wirkt sich häufig bereits beim Erlernen oder Rechnen der Grundrechenarten aus. Die betroffenen Kinder haben oft Mühe, sich inverse Rechenarten (Addition und Subtraktion auf der einen und Multiplikation und Division auf der anderen Seite) als unterschiedliche *Richtungen* einer einfachen mathematischen Operation *vorzustellen*. Auch schriftliche Rechnungen sind diesen Kindern oft nicht nützlich, da sie als Folge ihrer räumlich-konstruktiven Störung zwei- und mehrstellige Zahlen nicht korrekt untereinanderschreiben. Oft kann erschwerend hinzu kommen, daß ihnen ein Bezugssystem zur räumlichen Erfassung verschiedener Größenordnungen und Mengen (z. B. Einer und Zehner) fehlt. Auf diese Weise kann eine räumlich-konstruktive Dyskalkulie durchaus Elemente der positionell-seriellen und der operationalen Dyskalkulie aufweisen, ohne daß sie in diesem Fall eine eigenständige Bedeutung erlangen. Auch das Lösen von Textaufgaben kann durch eine räumlich-konstruktive Dyskalkulie erschwert werden, vor allem, wenn im Text *präpositionale* Beziehungen (z. B. vor, über, unter, nach, hinter, neben) vorkommen, die eine mentale Analyse der räumlichen Gegebenheiten verlangen. Umgekehrt kann natürlich das Rechnen von Textaufgaben auch durch eine *rezeptive Sprachstörung* beeinträchtigt sein, ohne daß in diesem Fall eine Dyskalkulie vorliegt.

Für die Klinische Kinderneuropsychologie bedeutet dies, daß die Diagnostik einer Entwicklungsdyskalkulie sich nicht ausschließlich an der *Phänomenologie* einer Typologie orientieren darf, sondern das Kernproblem der zugrundeliegenden *Grundstörung* erfassen muß. Hierzu ist immer eine eingehende Untersuchung zunächst basaler und dann systematisch komplexer werdender kombinierter Funktionen erforderlich, die auch eine qualitative Fehleranalyse und einen Vergleich zumindest der visuellen und der auditiven Modalität einschließt. So kann ein Kind mit einer räumlich-konstruktiven Dyskalkulie im Untertest „Rechnerisches Denken" des HAWIK-R durchaus ein altersgerechtes Ergebnis erzielen, hierbei aber in denjenigen Aufgaben völlig versagen, die eine Einschätzung von Größen, Mengen und Verhältnissen erfordern (vgl. Kasten 32).

Besonders offensichtlich wird eine räumlich-konstruktive Dyskalkulie, wenn die schulbezogenen Minderleistungen sich bei *geometrischen* Aufgaben auswirken. Hier mißlingt den betroffenen Kindern das Einschätzen und oft sogar das Abmessen von Größen, Durchmessern und Entfernungen, sie bewältigen häufig einfache Spiegelungs- und Klappungsaufgaben nicht und fallen oft auch bereits beim Abzeichnen einfacher geometrischer Muster durch Fehler in der Wiedergabe der Größenverhältnisse, der Raumrichtungen und insbesondere in der Reproduktion *diagonaler* Linien auf. Profilanalysen des HAWIK-R zeigen bei diesen Kindern in der Regel unterdurchschnittliche Leistungen in den Untertests „Figuren legen" und „Mosaiktest" sowie im „Zahlen nachsprechen" und im „Rechnerischen Denken". Nicht selten finden sich charakteristische Fehlleistungen auch in Untertests, die augenscheinlich sprach- und kenntnisbezogene Fähigkeiten erfassen sollen. Diese Fehlleistungen zeigen sich vor allem bei Items, die *präpositionale* Beziehungen und *Entfernungs*schätzungen beinhalten oder aber auch *soziale Richtungen* erfragen (siehe Kasten 33).

Kasten 32:
Gegenüberstellung von Aufgaben mit und ohne räumlich-konstruktive(r) Komponente im Untertest „Rechnerisches Denken" des HAWIK-R.

mit räumlich-konstruktiver Komponente	ohne räumlich-konstruktive Komponente
2. „Nimm dieses Blatt Papier und decke damit soviele Bäume zu, daß man nur noch 4 Bäume sehen kann."	1. „Zähle diese Bäume mit dem Finger. Zähle sie bitte laut, damit ich hören kann, ob Du richtig zählst."
4. „Schau Dir bitte diese Reihe mit Bäumen an. Wenn Du an jedem Ende noch einen Baum hinzufügst, wieviel Bäume wären es dann?"	5. „Klaus hat 2 Buntstifte und bekommt noch 3 hinzu. Wieviele hat er dann?"
3. „Nun bedecke bitte soviele Bäume, daß man noch 9 Bäume sehen kann. 9 Bäume soll man noch erkennen."	8. „Peter verdient 3 DM am Tag. Er arbeitet 2 Tage. Wieviel verdient er insgesamt?"
22. Eine Mettwurst ist 75 cm lang. Johannes schneidet 1/3 davon ab. Wie lang ist der Rest?"	12. „Franz hat 30 DM verdient. Er arbeitete 5 Tage lang. Wieviel Geld hat er an jedem Tag verdient?"
27. „In einer Klasse sind 38 Schüler. Es sind 12 Jungen mehr als Mädchen. Wieviele Mädchen sind in der Klasse?"	16. „Ein Apfel kostet 24 Pfennig. Susanne möchte 8 Äpfel kaufen. Sie hat aber nur 1 DM. Wieviel Pfennig fehlen ihr noch?"

Kasten 33:
Dyskalkulie-sensitive Fragen aus dem Verbalteil des HAWIK-R mit raumanalytischen Anforderungen.

Untertest „Allgemeinwissen"
Lebte Karl der Große *vor* oder *nach* Christus? Wie weit ist es von Hamburg nach München?
Untertest „Allgemeines Verständnis"
Warum schreibt man auf einen Brief seinen Absender?

Die vielfältigen Auswirkungen einer räumlich-konstruktiven Dyskalkulie haben dazu geführt, daß Rechenstörungen in der anglo-amerikanischen Literatur zumeist als Teilaspekt des umfassenderen Syndroms der *Nonverbal Learning Disabilities (NLD)* beschrieben werden (Casey & Rourke, 1991; Del Dotto et al., 1991; Rourke, 1989, 1995).

Das NLD-Konzept beruht auf der Annahme, daß es durch bisher nicht näher bekannte prä- und perinatale Hirnreifungsstörungen zu einer Dysfunktion der rechten Hirnhemisphäre unter Einschluß der interhemisphärischen Kommissuren, vor allem des Corpus callosum, und zu einer Reifungsstörung der weißen Hirnsubstanz, das heißt der axonalen Verbindungen zwischen den cortikalen Neuronen, kommt. Diese führen bei den betroffenen Kindern zu einer Vielzahl primär nicht-sprachlicher neuropsychologischer Beeinträchtigungen. In neuropsychologischen Untersuchungen zeigen Kinder mit einer NLD häufig

- bilaterale, jedoch stärker linksbetonte feinmotorische Einschränkungen,
- ausgeprägte räumlich-konstruktive Störungen,
- komplexe psychomotorische Defizite,
- eine orale Dyspraxie,
- Probleme, sich auf neue Anforderungen und Situationen einzustellen, sowie
- spezifische Beeinträchtigungen der Konzeptbildung und des logisch-schlußfolgernden Problemlösens.

Diese *primären* neuropsychologsichen Funktionsstörungen führen nach dem NLD-Konzept zu vielfältigen *sekundären* Funktionsstörungen, unter anderem der kognitiven Strategiebildung, der visuellen Analyse, der visuell-figuralen Merkfähigkeit und der visuellen Aufmerksamkeit. Diese führen ihrerseits zu *tertiären* Folgestörungen im Bereich der schulischen Leistungsfähigkeit (Graphomotorik, visuell bedingte Dyslexie, *Rechenstörungen*) sowie auch zu spezifischen psychosozialen Einschränkungen (soziale Anpassungsstörungen, Fixierung auf Alltagsroutinen, Fehleinschätzungen sozialer Beziehungen und häufig internalisierende Verhaltensstörungen).

Das NLD-Konzept, das im anglo-amerikanischen Raum weitgehend etabliert, hierzulande jedoch noch wenig bekannt ist, schließt sprachbezogene Beeinträchtigungen nicht aus, erklärt diese jedoch als abhängige Folge der zugrundeliegenden primären Hirnfunktionsstörungen. Demnach werden auch die oben beschriebenen Minderleistungen in sprachgebundenen Testverfahren bei rechengestörten Kindern als gemeinsame Auswirkungen der zugrundeliegenden räumlich-konstruktiven Störung betrachtet. Diese stellen wiederum die neuropsychologisch erfaßbaren Konsequenzen einer cerebralen Dysregulation rechts- und interhemisphärischer Hirnstrukturen mit einer Unterentwicklung der weißen Substanz dar und werden heute als „white matter disease" bezeichnet (Rourke, 1989; 1991, 1995). Demnach ergibt eine Anwendung des NLD-Konzeptes auf umschriebene Entwicklungsstörungen eine etwas andere Akzentuierung der einzelnen Syndrome (siehe Abb. 38):

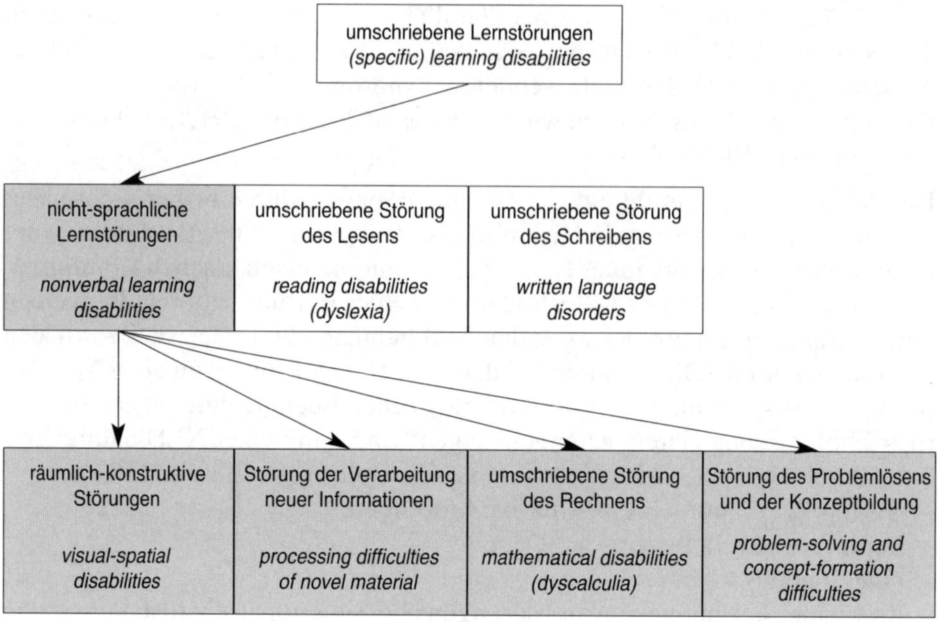

Abbildung 38:
Zuordnung von Lernstörungen nach dem Konzept der nicht-sprachlichen Lernstörungen.

Längerfristige Verlaufsuntersuchungen haben zeigen können, daß Kinder mit einer NLD als Jugendliche und Erwachsene zwar recht gute sprachbezogene Fähigkeiten entwickeln, jedoch meist weiterhin Beeinträchtigungen einfacher mechanischer Rechenfertigkeiten beibehalten. Die charakteristische Rechenstörung, die meist Folge einer zugrundeliegenden räumlich-konstruktiven Störung ist, erweist sich demnach als besonders zeitstabil (Casey, Rourke & Picard, 1991; Morris & Walter, 1991; Del Dotto et al., 1991).

Hinweis

Der Vorteil des NLD-Konzeptes für die Klinische Kinderneuropsychologie besteht vor allem darin, daß Rechenstörungen in ihren komplexen Wechselwirkungen mit zugrundeliegenden und weiteren assoziierten Hirnfunktionsstörungen sowie mit daraus resultierenden Lern- und Verhaltensstörungen besser verstanden werden können. Auch wenn sicher nicht alle Varianten einer Rechenschwäche aus dem NLD-Konzept abgeleitet werden können, so erweitert ein neuropsychologischer Zugang zu dieser bisher vernachlässigten Lernstörung den bisherigen Kenntnisstand im Rahmen des Konzepts der umschriebenen Entwicklungsstörungen wesentlich.

TEIL C
DIAGNOSTIK UND THERAPIE IN DER KLINISCHEN KINDERNEUROPSYCHOLOGIE

7 Neuropsychologische Diagnostik

7.1 Allgemeine Aufgaben und Fragestellungen der neuropsychologischen Diagnostik

Neuropsychologie versteht sich als *interdisziplinäre* Wissenschaft, die auf Erkenntnisse verschiedener experimenteller und klinischer Neurowissenschaften zurückgreift und die vor allem Beziehungen zwischen dem Zentralen Nervensystem (ZNS) und dem Erleben und Verhalten von Menschen klären möchte.

Die Einengung der Neuropsychologie auf eine „modernere Version" der historischen Hirnpathologie wird auch in vielen der bisher formulierten Beschreibungen *neuropsychologischer Diagnostik* deutlich. Demnach möchte die neuropsychologische Diagnostik
- die mit einer Hirnschädigung verbundenen Funktionsstörungen feststellen und objektivieren,
- den Rückbildungsverlauf der Funktionsstörungen, entweder als Spontanremission oder als Folge gezielter Interventionen dokumentieren und
- in *einigen* Fällen auch einen Beitrag zur diagnostischen Absicherung einer vermuteten Hirnschädigung leisten (siehe Kasten 34).

Kasten 34:
Allgemeine Fragestellungen und Aufgaben der neuropsychologischen Diagnostik (modifiziert nach Sturm, 2000 und Sturm & Hartje, 1989, S. 71).

Fragestellungen	Aufgaben neuropsychologischer Diagnostik
Nachweis einer Hirnschädigung fehlt	Diagnostische Entscheidung, ob eine Hirnschädigung vorliegt oder ob die Symptomatik als Folge einer psychischen Erkrankung erklärbar ist
Nachweis einer Hirnschädigung ist erbracht	Feststellung der neuropsychologischen Funktionsstörungen (Statusdiagnostik)
	Beschreibung des Verlaufs der neuropsychologischen Funktionsstörungen (Verlaufsdiagnostik)

Diese Aufgabenbeschreibung spiegelt die aktuellen Fragestellungen und Möglichkeiten der neuropsychologischen Diagnostik nur sehr begrenzt wider. So ist es im Bereich der *Forensischen Neuropsychologie* bereits jetzt möglich, mit geeigneten diagnostischen Methoden zuverlässig zu entscheiden, ob die von einem Probanden vorgetragenen neuropsychologischen Beschwerden eine neurogene Ursache haben oder ob sie simuliert sind (Heubrock, 1995b; Heubrock & Petermann, 1998c).

Auch in der *Klinischen Kinderneuropsychologie* hat sich das Spektrum der diagnostischen Fragestellungen mittlerweile erheblich erweitert (vgl. Tab. 38).

Tabelle 38:
Zielsetzungen der neuropsychologischen Diagnostik.

- Feststellen von Art und Ausmaß einer Hirnfunktionsstörung
- differentialdiagnostische Beurteilung hirnorganischer und alltagsbezogener (funktioneller) Defizite
- Beurteilung der individuellen Stärken (Ressourcen) und der Kompensationsfähigkeit
- Abschätzung des Therapiepotentials (kognitive Ressourcen, Motivation, psychosozialer Hintergrund)
- zufallskritische Beurteilung des Verlaufs (Progredienz oder Remission) neuropsychologischer Beeinträchtigungen
- Planung der neuropsychologischen Therapie

Vor allem in *ambulanten* Settings kommt der Frage, ob überhaupt eine Hirnfunktionsstörung vorliegt und welcher Genese diese im Einzelfall sein könnte, eine große Bedeutung zu. Diese Fragestellung wurde im deutschsprachigen Raum oft vernachlässigt, da eine stationär-rehabilitativen Orientierung der Klinischen Neuropsychologie bestand. In Akut- und Rehabilitationskliniken ist in der Regel die neurologische Diagnose bekannt, so daß in diesen Fällen die neuropsychologische Diagnostik der Status- und Verlaufsdiagnostik dient.

Dies sieht bei den verschiedenen *ambulanten* Inanspruchnahmepopulationen wie etwa in Sozialpädiatrischen und Kinderzentren, aber auch in psychiatrischen Institutsambulanzen und Polikliniken sowie in den seit kurzem auch in Deutschland vereinzelt entstehenden Neuropsychologischen Ambulanzen für Kinder und Jugendliche jedoch anders aus (vgl. Heubrock & Petermann, 1998b, 1999a, b). In diesen ambulanten Einrichtungen ist es zentral, eine Differentialdiagnose zu ermitteln, die in der Folge eine individuelle Therapie- und Rehabilitationsplanung überhaupt erst sinnvoll und möglich macht. Eine enge Zusammenarbeit von Kinderneurologen und Klinischen Kinderneuropsychologen ist auch deshalb bereits in der Diagnostik wichtig, weil sich auch heute noch nicht alle neurologischen Erkrankungen mit den neuen bildgebenden Diagnoseverfahren (siehe hierzu den ausgezeichneten Überblick bei Bigler, Porter & Lowry, 1997 oder Weiller, 2000 und Kasten 35) zweifelsfrei nachweisen lassen (vgl. Wilson, 1990).

Kasten 35:
Übersicht über wichtige Untersuchungsverfahren in Neurologie, Neuropädiatrie und Neuropsychologie.

Verfahren	Abkürzung	Methode
Elektrophysiologische Verfahren		
Elektroenzephalographie	EEG	Ableitung von elektrischen Potentialschwankungen durch Elektroden an der Kopfhaut
Evozierte Potentiale	EVP	Ableitung der frühen EEG-Antwort auf externe sensorische Stimulation (AEP = akustisch evozierte Potentiale, VEP = visuell evozierte Potentiale, SSEP = somatosensibel evozierte Potentiale)
Ereigniskorrelierte Potentiale	EKP	Ableitung später (kognitiver) Komponenten der EEG-Antwort auf externe Stimulation
Elektromyographie	EMG	Ableitung von motorischen Einheiten (Nervenfaser und die von ihr innervierten Muskelfasern) an der Hautoberfläche oder durch Nadelelektroden
Elektroneurographie	ENG	Ableitung der motorischen oder sensiblen Nervenleitgeschwindigkeit im peripheren Nerven (NLG = Nervenleitgeschwindigkeit)
Röntgengestützte bildgebende Verfahren		
(craniale) Computertomographie	(C)CT	Messung der Dichte von Hirngewebe mittels eines axial rotierenden Röntgenstrahls
Magnetresonanztomographische Verfahren		
Kernspintomographie [1] Nuclear Magnetic Resonance [2] Magnetic Resonance Imaging	NMR[1]/MRI[2]	Messung des Verhaltens von Protonen nach elektrischer Stimulation im Magnetfeld
Magnetresonanzspektroskopie	MRS	Messung der Art und Dichte chemischer Substanzen im Hirnstoffwechsel
Nuklearmedizinische Verfahren		
Positronen-Emissions-Tomographie	PET	Messung der Konzentration radioaktiv markierter Substanzen (Nuklide) im Hirnstoffwechsel
Single-Photon-Emissions-Tomographie	SPECT	Messung dynamischer und metabolischer Prozesse

Diesen Möglichkeiten stehen jedoch in der Klinischen *Kinder*neuropsychologie noch viele zu überwindende Hindernisse entgegen: Einschränkungen ergeben sich für die Klinische Kinderneuropsychologie vor allem, weil

- für Kinder im *Vorschulalter* das Repertoire neuropsychologisch-diagnostischer Verfahren insgesamt gering ist,
- viele bewährte psychometrische und computergestützte Untersuchungsverfahren für Kinder bisher noch nicht oder nur unzureichend *normiert* sind, und
- andere Verfahren, für die entsprechende Normen vorliegen, hinsichtlich der Testkonstruktion für die neuropsychologische Diagnostik wenig brauchbar sind, da sie entweder verschiedene, nicht mehr differenzierbare Teilfunktionen gleichzeitig erfassen oder eine unbeeinträchtigte Wahrnehmungs- und Bewegungsfähigkeit des Patienten voraussetzen.

Es ergeben sich auch bedeutsame Unterschiede in der neuropsychologischen Diagnostik bei Kindern und Erwachsenen; bei Kindern muß bei Diagnosestellung der Entwicklungsaspekt berücksichtigt werden. Dies gilt nicht zuletzt auch für Aussagen zur *Prognose* einer kindlichen Hirnfunktionsstörung, die nicht nur durch die (nachgewiesene oder angenommene) neurogene Noxe und das Ausmaß der Hirnfunktionsstörung selbst, sondern auch durch psychosoziale Einflußfaktoren bestimmt wird. Hierzu zählt vor allem die Unterstützung hirngeschädigter Kinder durch ihre Familie, ihre Möglichkeit zu Kontakten mit Gleichaltrigen und die Verfügbarkeit ambulanter Therapien in der Phase der Reintegration.

Im folgenden sollen daher die *Prinzipien der neuropsychologischen Diagnostik* (Auswahl, Anwendung, Auswertung und Interpretation bzw. „Syndromanalyse“) dargestellt und anschließend anhand eines *Vorschlags für ein Untersuchungsschema* bei Kindern und Jugendlichen mit Hirnfunktionsstörungen ausführlich diskutiert werden.

7.2 Prinzipien und Methoden der neuropsychologischen Diagnostik

Die neuropsychologische Diagnostik ist in der Regel als hypothesengeleiteter und sequenzieller diagnostischer Prozeß organisiert, in dem *verschiedene* Untersuchungsmethoden zur Anwendung kommen. Dies sind insbesondere psychometrische und computergestützte Verfahren, aber auch standardisierte und halbstandardisierte Verhaltensbeobachtungen, Anamnese und Exploration sowie vereinzelt auch psychophysiologische Untersuchungsverfahren (vgl. Crawford, Parker & McKinlay, 1992; Heubrock, 1990; Lezak, 1983; Maruish & Moses, 1997; Vanderploeg, 1994; von Cramon, Mai & Ziegler, 1993; siehe Kasten 36).

Kasten 36:
Schema der neuropsychologischen Diagnostik als sequenzieller diagnostischer Prozeß (Beispiel: Eltern lassen ihr Kind auf Empfehlung des Kinderarztes untersuchen, eine neurologische Diagnose liegt nicht vor).

Fragestellung	Beispiel	Diagnostische Methode
Problem des Kindes	Antriebsschwäche zu Hause und in der Schule	Anamnese und Exploration mit den Eltern (seit wann besteht das Problem und wie zeigt es sich?)
Hypothesen über Ursache des Problems	Liegen Hinweise auf psychische Grunderkrankung, Stoffwechselstörung oder andere neurologische Funktionsstörungen vor?	– neuropsychologische Exploration (Fragen zur Familien anamnese, Vorgeschichte) – ärztliche Befunde, Untersuchungsheft für Kinder
Erhebung von Art und Ausmaß der Funktionsstörung	Zeigt sich eine umschriebene Antriebsschwäche oder liegen andere Störungen vor, die als Antriebsschwäche erscheinen?	– psychometrische und computergestützte Untersuchung (Diagnostik mit Testverfahren, die für Antriebsstörungen sensibel sind oder andere Erklärungshypothesen absichern können) – Verhaltensbeobachtung (gibt es Verhaltensunterschiede bei gefordertem Eigen- und Fremdantrieb?)
Analyse und Synthese aller Einzelinformationen	Ergeben Problemschilderung durch die Eltern, Vorbefunde und neuropsychologische Befunde ein einheitliches Bild? Läßt sich ein neuropsychologisches Syndrom erkennen (= umschriebene Störung)?	– Auswertung der Befunde, – Bewertung der Befunde im Hinblick auf die Hypothesen zur Entstehung des Problems (Syndromanalyse)
Erklärung der Probleme	Reichen die verfügbaren Informationen aus, um eine neuropsychologsiche Diagnose zu stellen? Sollten weitere Untersuchungen durchgeführt oder veranlaßt werden?	Neuropsychologische Diagnose (z. B. Störung des Eigenantriebs bei Verdacht auf Unterfunktion der Schilddrüse), Empfehlung einer endokrinologischen Abklärung
Therapievorschlag	Läßt sich das Problem durch medizinische Maßnahmen lösen (Substitution von Schilddrüsen-Hormon)? Ist eine neuropsychologische Therapie sinnvoll? Wie sollte diese aussehen?	Neuropsychologische Verlaufsdiagnostik (Entwicklung von therapiebegleitenden Ratingverfahren zur Symptomentwicklung, Verlaufsuntersuchungen mit änderungssensiblen Testverfahren)

Psychometrische Diagnostik. Die Entwicklung der klassischen Hirnpathologie mit ihrer möglichst eindeutigen hirnanatomischen Zuordnung (Lokalisation) der sogenannten Werkzeugstörungen (Aphasien, Apraxien und Agnosien) zur modernen Klinischen Neuropsychologie läßt sich am deutlichsten anhand der methodologischen Fortschritte nachzeichnen. Die zunächst aus vielen Einzelbeobachtungen gewonnenen Erfahrungen führten später zu einzelfallbezogenen Untersuchungsverfahren. Erst spät entwickelte sich aus einer engeren Zusammenarbeit von Neurologen und Psychologen das für die heutige Neuropsychologie charakteristische methodische Vorgehen, das die Anwendung objektiver, standardisierter, reliabler und normierter *Testverfahren* als Routinemethode vorsieht (vgl. Orgass, 1982). Psychometrische Testverfahren liegen heute für fast alle neuropsychologischen Funktionsbereiche vor (vgl. die Übersichten bei Lezak, 1995, und von Cramon, Mai & Ziegler, 1993) und erlauben somit eine detaillierte neuropsychologische Befunderhebung.

Neben den klassischen Kriterien der allgemeinen Testtheorie (Objektivität, Standardisierung, Reliabilität, Validität) spielt in der neuropsychologischen Diagnostik die Normierung eine große Rolle, die sowohl einen quantitativen Vergleich des Patienten mit neurologisch Gesunden als auch einen Vergleich mit verschiedenen Patientengruppen erlaubt. Der letzte Aspekt ist insbesondere dann von Bedeutung, wenn mehrere neurologisch schwer zu diagnostizierende Erkrankungen zu ähnlichen Funktionsstörungen führen, die sich lediglich in Teilaspekten unterscheiden. Dies gilt in der Klinischen Kinderneuropsychologie beispielsweise für die verschiedenen genetischen Syndrome oder für die benignen Partialepilepsien, deren neuropsychologische Differentialdiagnostik noch immer viel Erfahrung und eine fundierte psychometrische Untersuchung voraussetzt. Da die psychometrische Diagnostik in der Klinischen Neuropsychologie sehr zeit- und kostenintensiv ist, gelten aktuelle Überlegungen zum einen der Entwicklung testökonomischer Untersuchungsverfahren und zum anderen der Anlage sorgfältig und einheitlich standardisierter neuropsychologischer Datenbanken aus multizentrischen Studien (vgl. Reynolds & James, 1997). Zukünftige Entwicklungen werden darüber hinaus auch den rehabilitativen Aspekt der diagnostischen Phase stärker betonen, das heißt, daß die psychologische Diagnostik neurologischer Erkrankungen eine deutlichere Treatment-Orientierung aufweisen und differentielle Faktoren der Rehabilitationsfähigkeit (Alter der Patienten, Ätiologie der Erkrankung, generelle Prognose) berücksichtigen wird (vgl. Heubrock & Petermann, 1997b).

Computergestützte Diagnostik. Eine neuere Entwicklung in der Diagnostik neurologischer Erkrankungen ist die Anwendung computergestützter Untersuchungsverfahren. Diese haben sowohl die neurologische Diagnostik durch die Möglichkeiten bildgebender Techniken als auch die neuropsychologische

Diagnostik durch zeitgenaue Vorgaben von Stimuli und die zeitgetreue Messung der Patientenreaktionen geradezu revolutioniert. Sie ersetzen nun zunehmend die bis vor kurzem noch dominierenden Papier-und-Bleistift-Verfahren, die mit zahlreichen Einschränkungen versehen sind: Die Durchführungsobjektivität psychometrischer Testverfahren war durch Testleitereffekte oft beeinträchtigt, Zeitmessungen waren häufig zu ungenau, die Auswertung der erhobenen Daten war außerordentlich zeit- und personalintensiv und einige neuropsychologische Funktionsbereiche (z. B. Reaktionszeitmessungen, Vigilanz- und Aufmerksamkeitsparameter, Gesichtsfeldausfälle und Neglect-Phänomene) waren durch konventionelle Testverfahren kaum abzubilden (vgl. hierzu Kay & Starbuck, 1997). Die Möglichkeiten computergestützter Diagnostik haben in den letzten Jahren dazu geführt, daß

- zahlreiche traditionelle neuropsychologische Papier-und-Bleistift-Verfahren in computergestützte Versionen transformiert worden sind, und
- ganze Testbatterien neu entwickelt wurden, die es ermöglichen, verschiedene Aspekte neuropsychologischer Funktionen genau zu untersuchen, schnell auszuwerten und später auch zu Forschungszwecken statistisch zu verrechnen.

Im deutschen Sprachraum gehören das Wiener Testsystem (WTS) und die Testbatterie zur Aufmerksamkeitsprüfung (TAP; Zimmermann & Fimm, 1993, 1994) zu den bekanntesten computergestützten neuropsychologischen Routineverfahren.

Verhaltensbezogene Diagnostik. Trotz der eindeutigen Dominanz psychometrischer und computergestützter Untersuchungsmethoden spielen systematische Verhaltensbeobachtungen auch heute noch in der Diagnostik von Hirnfunktionsstörungen eine große Rolle. Dies gilt zum einen für die Diagnostik frühkindlicher Hirnschädigungen bei Säuglingen, Kleinkindern und Kindern im Vorschulalter, bei denen psychometrische und computergestützte Testverfahren noch nicht oder nur eingeschränkt anwendbar sind (vgl. Heubrock & Petermann, 1996), zum anderen aber auch für neurologische Erkrankungen, deren Auswirkungen sich primär auf der *Verhaltensebene* zeigen. Hierzu gehört in erster Linie das Frontalhirn-Syndrom, das die Vielzahl möglicher Verhaltensänderungen nach Schädigungen des Stirnhirns zusammenfaßt (vgl. Heubrock, 1995a; Koch, 1994). Gerade für Patienten mit einem Frontalhirn-Syndrom ist charakteristisch, daß sich in der neuropsychologischen Untersuchung mit standardisierten Intelligenz- und Leistungstests häufig keine oder nur geringfügige Beeinträchtigungen objektivieren lassen; sehr oft weisen diese Patienten sogar normgerechte oder auch überdurchschnittliche kognitive Einzelleistungen auf, die bei oberflächlicher Betrachtung einer schwerwiegenden Hirnschädigung zu widersprechen scheinen. Demgegenüber treten die spezifischen Störungen nach frontalen Läsionen (z. B. pathologisches Imitations- und Verwendungsverhalten, Perseverationen, Stereotypien, Planungsdefizite, Bewußtseins- und Verhaltensstörungen) oftmals erst in einer gezielten Verhaltensbeobachtung deutlich zu Tage, so daß Methoden der Verhaltensanalyse in kaum einem anderen Bereich der Klinischen Neuropsychologie eine derart große Rolle spielen wie in der Diagnostik des Frontalhirn-Syndroms (vgl. Heubrock & Petermann, 1997c).

Psychophysiologische Diagnostik. Wenngleich psychophysiologische Untersuchungsmethoden in der neuropsychologischen Routinediagnostik eine relativ geringe Rolle spielen, so sind sie zum einen in der neurologischen Diagnostik unverzichtbar und sie haben in Teilbereichen der neuropsychologischen Forschung zumindest eine Tradition und in neueren Anwendungsfeldern der neurologisch-neuropsychologischen Rehabilitation auch eine große Zukunft. Als Beispiele für die Bedeutung psychophysiologischer Methoden können Untersuchungen zur funktionellen Spezialisierung der Hirnhemisphären gelten, die beispielsweise in Form des Wada-Tests auch Eingang in die klinische Diagnostik gefunden haben. Hierbei wird durch die Injektion des Narkotikums Natrium-Amytal abwechselnd in beide Halsschlagadern eine nur wenige Minuten andauernde funktionelle Blockade der jeweiligen Hemisphäre erreicht. Über eine Beobachtung der dabei auftretenden neuropsychologischen Funktionsausfälle wird es möglich, die cerebrale Dominanz für wichtige Funktionen, die durch einen bevorstehenden neurochirurgischen Eingriff nicht beeinträchtigt werden sollen, festzustellen (vgl. Wada & Rasmussen, 1960). Weniger bekannte psychophysiologische Untersuchungen zur neuropsychologischen Beurteilung cerebraler Reifungszustände gehen auf Luria zurück, der unter anderem zeigen konnte, daß bei geistig behinderten Kindern sogar bereits eine pathologisch veränderte Orientierungsreaktion vorliegt (vgl. Weber, 1996). Im Vergleich zu gesunden Kindern, bei denen eine über den Hautwiderstand (psychogalvanische Reaktion, PGR) physiologisch meßbare Orientierungsreaktion sofort auftritt und erst nach etwa zehn- bis zwölfmaliger Reizdarbietung wieder verschwindet, zeigen geistig behinderte Kinder sowohl eine initial verzögerte als auch eine schneller erlöschende physiologische Orientierungsreaktion als Ausdruck pathologisch veränderter Wahrnehmungs-, Aufmerksamkeits- und Aktivierungsprozesse. Eine direkte Verbindung psychophysiologischer Meßmethoden mit verhaltensmedizinischen Interventionen wurde in neuerer Zeit im Rahmen der neurologischen Frührehabilitation komatöser Patienten entwickelt. Durch eine Online-Registrierung basaler physiologischer Parameter (u. a. Herzfrequenz, Muskeltonus, elektrodermale Aktivität) lassen sich auch bei bewußtlosen Patienten gezielte Intervention durchgeführen und kontrollieren, die das Erwachen aus dem Koma beschleunigen können (vgl. Hildebrandt et al., 1996; Reuter, Linke & Kurthen, 1989; Wilson & McMillan, 1993).

Hinweis

Eine großangelegte Befragung amerikanischer Neuropsychologen (Sweet & Moberg, 1990) konnte zeigen, daß
- die flexible Anwendung verschiedener Testbatterien für unterschiedliche Patientengruppen das häufigste Vorgehen (53,8 %) darstellt,
- eine auf den Einzelfall bezogene flexible Anwendung verschiedener Testverfahren die zweithäufigste Verfahrensweise (28,6 %) kennzeichnet, und
- der durchgängige Gebrauch einer Standard-Testbatterie recht selten (17,6 %)

anzutreffen ist. Die entscheidenden Vorteile des zunächst breit angelegten und dadurch zeitintensiven diagnostischen Vorgehens in der Klinischen Neuropsychologie bestehen darin, daß
- auch vergleichsweise unscheinbare neuropsychologische Beeinträchtigungen, die jedoch im Alltag der Patienten gravierende Auswirkungen haben können, entdeckt werden können, und
- ein differenziertes Leistungsprofil („Syndrommuster"), das sowohl die beeinträchtigten als auch die erhaltenen Teilleistungen („Funktionen") abbildet, wesentlich bessere Ansatzpunkte für die Behandlung der identifizierten Störungen bietet, da beispielsweise erhaltene wichtige Stützfunktionen (z. B. exekutive Funktionen, intellektuelle und sprachliche Funktionen) zur Kompensation beeinträchtigter Leistungen herangezogen werden können.

7.3 Neuropsychologische Diagnostik bei Kindern und Jugendlichen

7.3.1 Indikationen zur neuropsychologischen Diagnostik bei Kindern und Jugendlichen

Während es nach schwerwiegenden neurologischen Erkrankungen und Schädel-Hirn-Traumen im Kindesalter in der Regel zu einer stationären Rehabilitation kommt, in deren Verlauf dann meist auch eine neuropsychologische Untersuchung durchgeführt wird, sind ambulante neuropsychologische Behandlungsformen nach scheinbar geringergradigen Hirnfunktionsstörungen hierzulande bislang weniger bekannt (vgl. Heubrock & Petermann, 1999a). Gerade im Kindesalter werden vermeintlich leichte Schädel-Hirn-Traumen oft unterschätzt, wenn sie nicht zu erkennbaren neurologischen

Störungen (z. B. langanhaltender Bewußtlosigkeit, Paresen, Amnesien oder morphologisch nachweisbaren Defekten) geführt haben. Häufig zeigen sich in diesen Fällen die Auswirkungen erst nach einigen Wochen oder Monaten, wenn das Kind den Anforderungen komplexer Leistungssituationen, etwa in der Schule, zunehmend nicht mehr gewachsen ist. In besonders ungünstigen Fällen kommt es zu einer Entwicklung, bei der die *aktuelle Leistungsfähigkeit des Kindes* und die *Anforderungen an die Leistungsfähigkeit* immer stärker auseinanderklaffen.

Dies gilt vor allem bei Schulkindern, deren Alltag durch beständig wachsende Anforderungen an Gedächtnisleistungen, Lernfähigkeit, Aufmerksamkeit und motorische Fähigkeiten geprägt ist (vgl. hierzu Heubrock, 1996). Ebenso dramatisch können sich auch mit dem Eintritt in das Schulalter bis dahin unerkannt gebliebene frühkindliche Hirnschädigungen oder wenig beachtete neuropsychologische Folgen genetischer Erkrankungen auswirken, die nicht mit deutlichen körperlichen Stigmata verbunden sind. Im Zweifelsfall sollte daher immer eine neuropsychologische Diagnostik Aufschluß darüber erbringen, ob

- bei sonst unerklärlichen, plötzlichen oder stetigen Leistungseinbrüchen möglicherweise unerkannt gebliebene neurogene Schädigungen vorliegen oder
- es als Folge von (auch scheinbar minimalen) Hirnschädigungen zu neuropsychologischen Leistungsbeeinträchtigungen gekommen ist (vgl. Heubrock & Petermann, 1997a, 1998a).

Teeter und Semrud-Clikeman (1997) empfehlen eine neuropsychologische Diagnostik bei Kindern und Jugendlichen immer dann, wenn

- ein Schädel-Hirn-Trauma oder eine schwerwiegende neurologische Erkrankung (z. B. Encephalitis, Meningitis) eine neurologische Behandlung oder eine neuroradiologische Untersuchung nach sich gezogen hat,
- schwerwiegende und langanhaltende Lernstörungen vorliegen, die durch traditionelle Förder- und Therapiemaßnahmen nicht günstig beeinflußt werden konnten und bei denen Hinweise auf eine neurogene Verursachung gegeben sind (vgl. Heimann, 1997),
- schwerwiegende emotionale oder Verhaltensstörungen, möglicherweise mit begleitenden Lernstörungen oder Entwicklungsverzögerungen, sich Behandlungsmaßnahmen gegenüber als resistent erweisen und
- wenn es zu *plötzlichen* mnestischen, kognitiven, schulleistungsbezogenen, motorischen, sprachlichen oder verhaltensbezogenen Störungen oder zu plötzlichen Persönlichkeitsveränderung kommt, die durch vorausgegangene andere psychodiagnostische Untersuchungen nicht hinreichend erklärt werden konnten.

7.3.2 Elemente der neuropsychologischen Diagnostik in der stationären und ambulanten Kinderneuropsychologie

Auch die neuropsychologische Diagnostik bei Kindern und Jugendlichen ist als sequenzieller Untersuchungsprozeß organisiert, in dem nach Anamnese und Exploration, Verhaltensbeobachtungen sowie standardisierten und orientierenden Testverfahren eine „Syndromanalyse“ vorgenommen wird (Deegener, Dietel, Kassel, Matthaei & Nödl, 1992; Heubrock, 1990; Lösslein & Deike-Beth, 1997). Anhand dieser Schritte lassen sich gestörte, aber auch unbeeinträchtigt gebliebene Teilleistungen sowie – daran anknüpfend – gezielte neuropsychologische Therapieempfehlungen identifizieren. Im Kindesalter ist hierbei besonders der *Entwicklungsaspekt* zu beachten. Daher spielen in der neuropsychologischen Diagnostik von Kindern und Jugendlichen vor allem psychometrische Untersuchungsverfahren eine entscheidende Rolle, die

- einen Vergleich der empirischen Teilleistungen des betroffenen Kindes mit den *altersbezogenen Erwartungs- oder Normwerten* erlauben (*interindividueller Vergleich*) und
- innerhalb des individuellen Leistungsprofils des untersuchten Kindes signifikant abweichende Testwerte aufzeigen (*intraindividueller Vergleich*; vgl. Heubrock & Petermann, 1996).

Für beide Bezugssysteme haben sich innerhalb der Klinischen Neuropsychologie – in Anlehnung an das Teilleistungskonzept umschriebener Entwicklungsstörungen (vgl. Kap. 6.5.1) – Abweichungen von jeweils 1,5 Standardabweichungen als aussagefähig erwiesen.

Ein *allgemeines neuropsychologisches Untersuchungsschema* in der Klinischen Kinderneuropsychologie umfaßt mindestens die folgenden Untersuchungsschritte (vgl. Abb. 39):

Die Auswahl der einzelnen Informationsquellen und Untersuchungsverfahren variiert zum einen in stationären und ambulanten Settings, sie hängt aber auch

- von der Fragestellung,
- vom Alter des Kindes oder Jugendlichen und
- vom Schweregrad der Behinderung

ab (vgl. auch Ryan, Hammond & Beers, 1998).

So stützt sich die *Analyse von Dokumenten zur Krankengeschichte* in der stationären Neuropsychologie vor allem auf neurologische Befundberichte, neurochirurgische Operationsberichte, Auswertungen von neurophysiologischen und neuroradiologischen Untersuchungen und konsiliarärztliche (z. B. ophthalmologische, HNO-ärztliche oder endokrinologische) Diagnosen, um hieraus erste Hypothesen über die zu erwartenden neuropsychologischen Funktionsstörungen abzuleiten. Derartige Vorbefunde liegen in der ambulanten Kinderneuropsychologie häufig bis zum Untersuchungszeitpunkt nicht vor. Oft sind

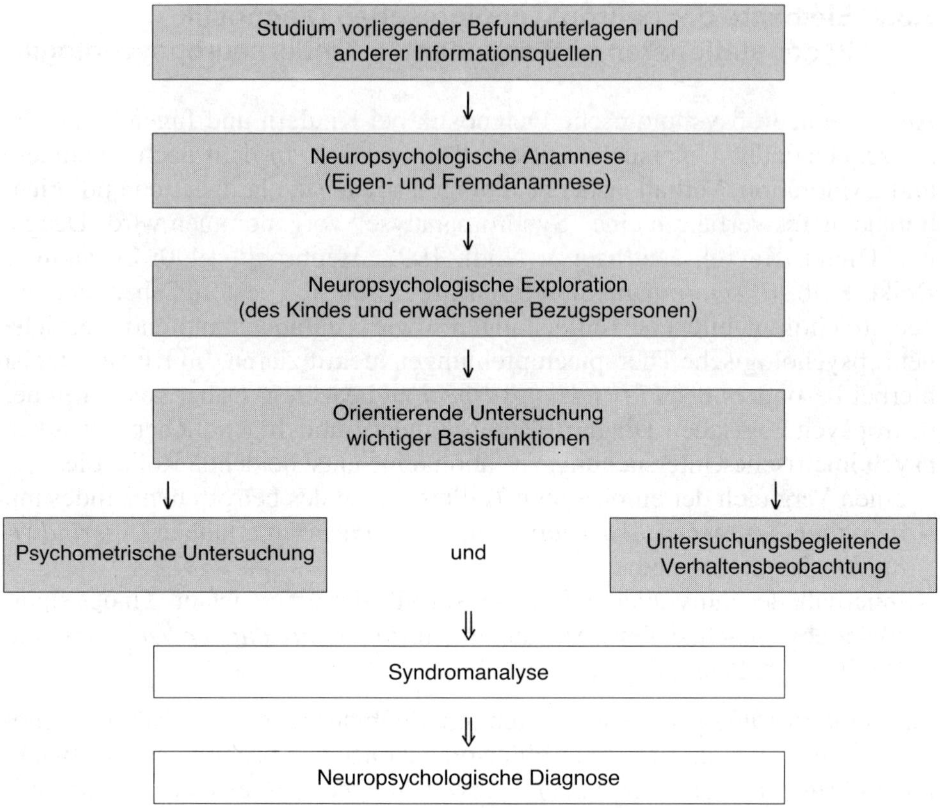

Abbildung 39:
Allgemeines Untersuchungsschema in der Klinischen Kinderneuropsychologie.

zudem die Zuweisungsdiagnosen und Problembeschreibungen recht unspezifisch, so daß hier Angaben zur frühen Entwicklungsgeschichte einer vermuteten Hirnfunktionsstörung sehr breitgefächert erhoben werden müssen. Hierzu könnte beispielsweise die genaue Durchsicht des meist kurz „U-Heft“ oder „Vorsorgeheft“ genannten *Untersuchungsheftes für Kinder* oder die aufmerksame Lektüre von Entwicklungsberichten aus dem Kindergarten oder der Vorschule bzw. von Zeugnissen aus der Grundschule gehören. Im nachfolgend dargestellten Fall (siehe Kasten 37, obere Hälfte) wirken sich die Merkfähigkeitsstörungen in den Fächern mit hohen Anforderungen an das Lernen von Regeln und Wissen besonders deutlich aus.

Kasten 37:
Auszüge aus Zeugnissen von Kindern mit Hirnfunktionsstörungen.

15jähriger Junge mit Störungen der Merkfähigkeit, 9. Klasse

Pflichtunterricht

Deutsch	5	Erdkunde	3
Englisch	4	Religion	4
Französisch	–	Werte und Normen	–
Latein	4	Mathematik	4
Musik	4	Physik	3
Kunst	2	Chemie	–
Geschichte	3	Biologie	3
Politik	–	Sport	2

Bemerkungen: H. muß seine Arbeitshaltung grundlegend verbessern.

14jähriger Junge mit Zustand nach Frühgeburt (34. Schwangerschaftswoche), Sauerstoffmangel während der Geburt und vielfältigen Hirnfunktionsstörungen, 7. Klasse

Während des Unterrichts war H. meist ein stiller Zuhörer, der interessiert zuhörte und versuchte, die verschiedenen Inhalte in sich aufzunehmen, sich aber am Unterrichtsgespräch nicht aktiv beteiligte. H. führte seine Hefte sauber und sie waren gut gegliedert. Um jegliches Zeichnen und Malen bemühte er sich, es fiel ihm aber nicht leicht, zu exakten Zeichnungen und schönen Bildern zu kommen. In letzter Zeit kam es zunehmend vor, daß H. in seinen Bemühungen nachließ und sich eine gewisse unauffällige Faulheit einschlich.

Auch die Variationsbreite neuropsychologischer Anamnese-Erhebungen kann zwischen stationären und ambulanten Settings und auch innerhalb beider Wirkungsbereiche erheblich sein. So sind aus der stationären Kinderneurologie und -psychiatrie gemeinsame interdisziplinäre „Aufnahmegespräche" ebenso bekannt wie fachbezogene Anamnesegespräche zu Beginn einer Rehabilitationsmaßnahme. Auch in der ambulanten Neuropädiatrie kann die Anamnese-Erhebung, an der beispielsweise eine Ärztin, ein Neuropsychologe und eine Physiotherapeutin teilnimmt, Teil eines interdisziplinären diagnostischen Prozesses sein. In Neuropsychologischen Ambulanzen für Kinder und Jugendliche wird die Anamnese dagegen meist allein durch den Klinischen Kinderneuropsychologen oder die Klinische Kinderneuropsychologin nach einem ambulanzinternen (halb-)standardisierten Schema durchgeführt (siehe Kasten 38).

Kasten 38:
Schema einer Anamnese in der Klinischen Kinderneuropsychologie.

1. Beschreibung früher und gegenwärtiger medizinischer, psychosozialer und schulischer Probleme

2. Genaue Beschreibung von Verhaltensauffälligkeiten, zum Beispiel

- Stimmungsschwankungen, Wutausbrüche
- Abwesenheitszustände
- Aufmerksamkeitsstörungen
- Beziehungsstörungen (Ärgern, körperliche Auseinandersetzungen)

3. Schlafstörungen

4. Erheben der bisherigen Entwicklung, zum Beispiel

- Schwangerschaftskomplikationen
- Substanzmißbrauch (Drogen, Alkohol, Nikotin), Umwelttoxine
- Geburtskomplikationen
- Art der Geburt
- Komplikationen nach der Geburt (Neugeborenen-Gelbsucht)
- „Meilensteine" der frühkindlichen Entwicklung
- Erkrankungen, Fieberkrämpfe oder Unfälle

5. Familiäre Belastungen, zum Beispiel

- Vergleich mit anderen Geschwistern
- neurologische, psychische oder andere Störungen in der Familie

Eine in der Klinischen Kinderneuropsychologie immer wieder diskutierte Frage bezieht sich auf die Teilnahme der betroffenen Kinder und Jugendlichen an der *ausführlichen neuropsychologischen Exploration*. Für eine Teilnahme spricht, daß das Kind aus seiner Sicht eine authentische Beschreibung von Beeinträchtigungen und spontanen (erfolgreichen und mißglückten) Kompensationsversuchen im Alltag geben kann. *Dagegen* spricht die erhebliche psychische Belastung, die mit einer ausführlichen Schilderung der alltäglichen Probleme und Kränkungen oder aber mit der Darstellung einer (vielleicht ungeklärten oder mit einer ungünstigen Prognose behafteten) Erkrankung verbunden sein kann. Eigene Erfahrungen in der ambulanten Klinischen Kinderneuropsychologie sprechen eher dafür, bei jüngeren Kindern bis etwa zum zwölften Lebensjahr die erste Exploration mit den Eltern oder anderen Bezugspersonen allein, jedoch mit Wissen des betroffenen Kindes durchzuführen. Die Eltern haben dann die Möglichkeiten, bei Nachfragen ihrer Kinder ausführlich über die gestellten Fragen, aber auch über die Atmosphäre des Erstgespräches zu berichten und somit die nachfolgende psychometrische Diagnostik vorzubereiten und positiv zu beeinflussen. Oft ergibt sich später im Zusammenhang mit der meist mehrstündigen Untersuchung eine günstige Gelegenheit, das betreffende Kind oder den Jugendlichen eingehend zu explorieren (siehe Kasten 39).

Kasten 39:
Bewährte Explorationsregeln in der Kinderneuropsychologie.

Regel	Formulierungsbeispiel
1. Vertrauensfördernder Umgang mit dem Kind	„Deine Mutter hat mir erzählt, daß Du Dich schon seit langem in der Schule unheimlich anstrengst und trotzdem fast nur schlechte Noten kriegst. Das ist bestimmt ganz schön schlimm für Dich. Was glaubst Du, warum Dir das Lernen so schwerfällt?“
2. Nicht nur Fragen stellen, sondern auch Informationen geben	„Ich glaube schon, daß wir Dir da weiter helfen können. Zu uns kommen ziemlich viele Kinder, die alle ähnliche Schwierigkeiten mit dem Lernen haben wie Du. Manche kommen jetzt viel besser in der Schule klar. Damit ich mir besser vorstellen kann, wie wir Dir helfen können, stelle ich Dir jetzt noch ein paar Fragen.“
3. Nicht nur nach Schwächen, sondern auch nach Stärken und Vorlieben fragen	„Nun weiß ich, daß Dir das Schreiben von Anfang an schwergefallen ist. Jedes Kind kann aber manches besonders gut, oft besser als die meisten anderen. Was kannst Du denn besonders gut?“
4. Fragen so konkret wie möglich stellen	„Du sagst, daß Dir im Unterricht alles zu schnell geht. Kannst Du mir mal genau beschreiben, so gut Du kannst, was in Deinem Kopf vorgeht, wenn der Lehrer in der Klasse etwas Neues erklärt?“
5. Möglichst viele konkrete Beispiele geben und Situationen beschreiben lassen	„Du hast mir vorhin erzählt, daß Du Malen fürchterlich findest. Ich würde gerne mal sehen, wie Du malst. Ich weiß, daß Dir das keinen Spaß macht, aber wie würdest Du zum Beispiel ein Haus malen?“

Orientierende Untersuchungen wichtiger Basisfunktionen beziehen sich auf die persönlichen, zeitlichen, örtlichen und situativen Kenntnisse des Kindes, die Handpräferenz, grundlegende sensorische, motorische und gnostische Leistungen sowie auf Lese-, Schreib- und Rechenproben und sind immer dann erforderlich, wenn die später angewandte neuropsychologische Testbatterie keine einschlägigen standardisierten Untersuchungsverfahren beinhaltet oder wenn auf die Durchführung einer solchen Testbatterie verzichtet werden soll (vgl. Kasten 40).

Kasten 40:
Beispiele orientierender Prüfungen.

Orientierung
– Schreib mir Deinen Namen und Deine vollständige Anschrift auf! – Welchen Tag haben wir heute und wie spät ist es jetzt ungefähr? – Kannst Du mir sagen oder beschreiben, wo Du Dich jetzt befindest?
Rechts-Links-Unterscheidung
– Am eigenen Körper, einfach: Zeige mir Deine linke Hand – Am eigenen Körper, komplex: Zeige mit Deiner rechten Hand auf Dein linkes Auge – Am Gegenüber, einfach: Zeige auf mein rechtes Ohr – Am Gegenüber, komplex: Zeige mit Deiner linken Hand auf mein rechtes Bein
Handpräferenz
– Mit welcher Hand schreibst Du? (… putzt Du Dir Deine Zähne, … hältst Du den Löffel usw.) – Wie hältst Du einen Besen beim Fegen? – Mit welcher Hand ziehst Du einen Bollerwagen?
Motorische Leistungen
– auf einem ca. 10 cm breiten Teppichstreifen vorwärts und rückwärts gehen – seitlich über eine Linie hin- und herhüpfen – Hampelmann-Sprung
Sensorische Leistungen
– Farben zuordnen und benennen – Abbildungen mit sich überlappenden Gegenständen erkennen – Berührungen bei geschlossenen Augen lokalisieren

Die *psychometrische Diagnostik*, die den Einsatz von Papier-und-Bleistift-Testverfahren und computergestützter Untersuchungsmethoden einschließt, wird meist als der „harte Kern“ einer neuropsychologischen Untersuchung bei Kindern und Jugendlichen angesehen, da hierdurch eine Quantifizierung von qualitativen Beobachtungsdaten und somit erst ein inter- und intraindividueller Profilvergleich ermöglicht wird. Einschränkungen der Aussagefähigkeit ergeben sich zum einen durch die zur Zeit noch geringe Anzahl an neuropsychologischen Untersuchungsverfahren für Kinder und zum anderen durch methodische Schwächen einiger Testverfahren und -batterien (vgl. hierzu auch Reynolds & Murdoch James, 1997). Psychometrische Testverfahren sind in der neuropsychologischen Diagnostik dort unverzichtbar, wo

- die *Komplexität* des beobachtbaren Verhaltens keine weitere Unterscheidung in distinkte Leistungs- und Verhaltensparameter mehr erlaubt,
- die relevanten Leistungsparameter nicht mehr unmittelbar aus der Beobachtung, sondern nur noch *mittelbar* über eine Vielzahl an Verhaltensparametern erschlossen werden können und
- die Erstellung von Fähigkeits*profilen* den gleichzeitigen Vergleich mehrerer unterscheidbarer, aufeinander abgestimmter Einzelleistungen erfordert (Heubrock & Petermann, 1996; siehe Kasten 41).

Kasten 41:
Psychometrische Diagnostik in der Klinischen Kinderneuropsychologie.

Situation	Psychometrische Untersuchung
Verhaltensweisen	
Das Kind fällt im Kindergarten als „ungeschickt" beim Malen und Basteln auf.	Testverfahren zur visuellen Wahrnehmung, zu grob-, fein- und psychomotorischen Fähigkeiten und zur Konzentrationsfähigkeit
Leistungsparameter sind nicht mehr direkt beobachtbar	
Das Kind fällt nicht nur durch „Ungeschicklichkeit", sondern auch durch weitere Leistungsminderungen auf → Liegt eine allgemeine kognitive Entwicklungsverzögerung vor?	Intelligenzniveautest
Fähigkeitsprofil gefordert	
Verfügt das Kind über Leistungsstärken, die seine Ungeschicklichkeit ausgleichen können?	Intelligenzprofiltest

In der *untersuchungsbegleitenden Verhaltensbeobachtung* werden Besonderheiten der Bearbeitung psychometrischer Testverfahren registriert, die aus einer neuropsychologischen Perspektive Aufschluß über hirnfunktionelle Prozesse geben können. Hierzu gehören modalitäts- oder materialspezifische

Aufmerksamkeitsstörungen, eine (von Beginn an oder sukzessive beobachtbare) unilaterale Aufgabenbearbeitung bei eigentlich bilateralen Tätigkeiten, das Auftreten oder eine verstärkte Manifestation von vokalen oder motorischen Tics unter Streß, eine hypotone oder hypertone Stifthaltung beim Schreiben oder Selbstgespräche und Kommentare, die oft Auskunft über spontan gewählte Kodierungsstrategien geben können.

Die aus *allen* Untersuchungsschritten gewonnenen Ergebnisse, das heißt sowohl die quantitativen als auch die qualitativen Daten, werden anschließend zu einer *Syndromanalyse* zusammengefaßt und führen schließlich zu einer *neuropsychologischen Diagnose*. Neuropsychologische Diagnostik wird erst dann zur neuropsychologischen Syndromanalyse, wenn es ihr gelingt, eine „genaue psychologische Analyse der Störung und die Aufdeckung der unmittelbaren Ursachen für den Zerfall des funktionellen Systems oder, anders ausgedrückt, die detaillierte Bewertung des beobachtbaren Symptoms“ (Luria, 1992, S. 30) zu liefern. Dies gilt nicht nur für die von Luria bevorzugt untersuchten lokalen Hirnschädigungen, sondern ebenso auch – wenngleich dort schwieriger zu leisten – für multifokale und diffuse Hirnschädigungen und für Hirnfunktionsstörungen ohne nachweisbare cerebrale Läsionen. Die neuropsychologische Syndromanalyse darf sich dabei nicht nur auf die Beschreibung relativ gut sichtbarer einzelner Symptome beschränken, sondern muß in einer Zusammenschau aller relevanten Datenquellen ein tiefgreifendes Verständnis „aller mit einer bestimmten Hirnschädigung bzw. Hirnfunktionsstörung einhergehenden Verhaltensänderungen *sowie die gleichzeitige Diagnose der intakt gebliebenen Funktionsbereiche*“ (Deegener et al., 1992, S. 21; Hervorhebung im Original) leisten. Diese ohnehin schwierige Aufgabe stellt in der Klinischen Kinderneuropsychologie durch das zusätzliche Einbeziehen der Entwicklungsdynamik neuropsychologischer Funktionen und die größere Variabilität normaler kindlicher Verhaltensspielräume eine besondere Herausforderung dar (vgl. Heubrock & Petermann, 1996, 1997a).

7.3.3 Vorschlag für ein neuropsychologisches Untersuchungsschema bei Kindern und Jugendlichen mit Hirnfunktionsstörungen

Die von amerikanischen Neuropsychologen bevorzugte flexible Anwendung verschiedener Testbatterien für unterschiedliche Patientengruppen (vgl. Sweet & Moberg, 1990) hat sich auch hierzulande inzwischen durchgesetzt. Für die Klinische Kinderneuropsychologie liegen bisher zwei deutschsprachige neuropsychologische Testbatterien vor (vgl. Tab. 39), die

- Tübinger Luria-Christensen Neuropsychologische Untersuchungsreihe für Kinder (TÜKI; Deegener et al., 1993) und das

– Berliner-Luria Neuropsychologische Verfahren für Kinder (BLN-K; Neumärker & Bzufka, 1989),

die jedoch mit zum Teil erheblichen testkonstruktiven Mängeln behaftet sind, so daß sie sich als ausschließliches Diagnostikum nur in Ausnahmefällen eignen.

Tabelle 39:
Übersicht über die TÜKI und die BLN-K.

TÜKI		BLN-K	
Untertest/Funktion	**Aufgaben**	**Untertest/Funktion**	**Aufgaben**
1. Gesamtkörperkoordination	seitliches Hüpfen, Einbeinstand, Hampelmann-Sprung, Balancieren, Fangen	1. Motorische Funktion	Hand-, Fuß- und Mundbewegungen, motorisches Umsetzen von verbalen Instruktionen
2. Motorische Handfunktionen	Bewegungen, Bewegungsfolgen, Fingerstellungen	2. Akustisch-motorische Funktion	Wiedergeben von Tonfolgen und Rhythmen
3. Orale Praxie	Mundbewegungen	3. Taktile und kinästhetische Funktion	Wahrnehmen und Erkennen von Berührungen
4. Sprachliche Regulation motorischer Vollzüge	sprachlich instruierte Aufgaben wiederholen und durchführen	4. Höhere visuelle Funktionen	Gegenstände und Abbildungen erkennen, Erkennen räumlicher Drehungen
5. Akustisch-motorische Koordination	Erkennen von Tönen und Tonfolgen, Nachsingen	5. Sprachverständnis	Anweisungen befolgen, Laute erkennen
6. Höhere hautkinästhetische Funktionen	Erkennen von Berührungen an Händen und Armen	6. Expressive Sprache	Lesen, Benennen von Objekten, Nachsprechen
7. Stereognosie	Objekte ohne Augenkontrolle erkennen	7. Schriftsprachproduktion	Abschreiben, Buchstabieren, Diktat
8. Höhere visuelle Funktionen	Farbensehen, Gegenstände, Abbildungen und Formen erkennen	8. Schriftsprachrezeption	Lesen, Buchstaben erkennen
9. Räumliche Orientierung	Raumlagewahrnehmung, perspektivisches Sehen	9. Arithmetische Fähigkeiten	Erkennen, Vergleichen und Schreiben von Zahlen, Kopfrechenaufgaben
10. Mosaiktest	Muster nach Vorlage nachbauen	10. Gedächtnisfunktionen	kurz- und längerfristiges Behalten verschiedener Vorgaben
11. Rezeptive Sprache	Aufgaben zum Wort- und Satzverständnis	11. Denkprozesse	Bilder ordnen, Wortschatzprüfung, Gemeinsamkeiten finden
12. Expressive Sprache	Nachsprechen von Lauten und Worten		
13. Lernprozeß Wortreihe	Geschichte erzählen, Sätze ergänzen		

Als Hauptkritikpunkte an beiden Testbatterien werden immer wieder angemerkt, daß Aufmerksamkeitsfunktionen nur unzureichend erfaßt werden, und daß einzelne Untertestergebnisse zum Teil durch eine Addition von Punktwerten aus höchst heterogenen Funktionsbereichen gebildet werden und somit für die Analyse distinkter Funktionen ungeeignet sind (vgl. hierzu auch Lösslein & Deike-Beth, 1997, S. 266ff.).

Demgegenüber empfiehlt sich die Anwendung einer aus verschiedenen psychometrischen Verfahren konstruierten Testbatterie, die der Logik des sequenziellen diagnostischen Vorgehens folgt und aus *obligatorischen und fakultativen* Elementen besteht (siehe Tab. 40).

Tabelle 40:
Obligatorische und fakultative Elemente der kinderneuropsychologischen Diagnostik (Erläuterung: eine (,)-Verbindung kennzeichnet eine additive Verknüpfung, eine (/)-Verbindung kennzeichnet eine alternative Auswahl der angegebenen Verfahren).

Studium vorliegender Befundunterlagen und anderer Informationsquellen

- Arztbriefe, Befundberichte, Operationsberichte, Auswertungen neurophysiologischer, neuroradiologischer, ophthalmologischer, HNO-ärztlicher, genetischer und endokrinologischer Untersuchungen
- Entwicklungsberichte aus Kindergärten und Heimen
- Untersuchungsheft für Kinder, ggf. auch Mutterpaß
- Schulzeugnisse
- Gutachten über erhöhten Förderbedarf oder Sonderschulgutachten
- Psychologische Gutachten (z. B. Hochbegabten-Untersuchungen, Befunde nach schul- und erziehungspsychologischen Beratungen oder [bei Jugendlichen] nach eignungsdiagnostischen Untersuchungen des Arbeitsamtes)
- Schwerbehinderten-Ausweis

Neuropsychologische Anamnese

- Schwangerschaftsverlauf (Komplikationen, Medikamente, Substanzmißbrauch, psychosozialer Streß, Unfälle)
- Geburt (Art und Verlauf der Geburt, Komplikationen, notwendige Behandlungen)
- postnatale Entwicklung („Meilensteine" der kindlichen Entwicklung, aber auch Schlaf-Wach-Rhythmus, Ernährung, Sauberkeitserziehung, soziale und kommunikative Entwicklung, Lateralität)
- Kindergartenzeit (Spielverhalten, bevorzugte und vermiedene Beschäftigungen, motorische Geschicklichkeit, Merk- und Lernfähigkeit im Alltag, Selbständigkeit)
- Schulzeit (Lern- und Leistungsverhalten, schulische Neigungen und Schwierigkeiten, Freizeitgestaltung, Bewältigung der Hausaufgaben, Kontakt zu Mitschülern und Lehrern)
- (bei Jugendlichen) Ausbildung (Entscheidungen zur Berufswahl, Verlauf und Ergebnisse der Ausbildung, Gründe für eine vorzeitige Beendigung von Ausbildungen, Wehr- bzw. Zivildienst oder „freiwilliges soziales Jahr")

Neuropsychologische Exploration

- frühere und gegenwärtige Beeinträchtigungen
- (erfolgreiche und mißlungene) spontane Kompensationsversuche
- Ziele der Diagnostik/Therapie/Rehabilitation

Orientierende Untersuchung wichtiger Basisfunktionen

- Orientierung zu Person, Situation, Zeit und Ort
- Kulturtechniken (Lese-, Schreib- und Rechenproben unter verschiedenen Bedingungen)
- Rechts-Links-Differenzierung
- basale Wahrnehmungsleistungen (visuell, akustisch, olfaktorisch, haptisch)
- Praxie (Prüfung zur ideatorischen und ideomotorischen Praxie)
- Handpräferenz

Psychometrische Untersuchung

- Handdominanz (H-D-T)
- allgemeine intellektuelle Leistungsfähigkeit (CPM/SPM/APM und K-ABC/HAWIK-R/AID)
- individuelles Leistungsprofil (K-ABC/HAWIK-R/AID)
- sprachbezogene Funktionen (ADST/PET/HAWIK-R-VT)
- psychomotorische Funktionen (einfache optische und akustische Reaktionslatenzen, Wahlreaktionen [WRG], psychomotorische Koordination [WDG], visuomotorisches Scanning [ZVT])
- mnestische Funktionen (Merkspanne, aktive Reproduktion, Wiedererkennen, Lernverläufe, Interferenzneigung [DCS, AVLT, RFT, CFT])
- Aufmerksamkeit und Konzentration (mindestens „geteilte Aufmerksamkeit“, „Go/Nogo“, „visuelles Scanning“ [TAP])
- exekutive Funktionen (WCST, KFT, Turm von Hanoi/London)

Ergänzende psychometrische und orientierende Untersuchung

- bei Verdacht auf Neglect und/oder Hemianopsie: „Gesichtsfeld/Neglect“ (TAP), Neglect-Test nach Albert (1973); doppelt-simultane Stimulation (DSS), Zeichenproben
- bei Hinweisen auf räumlich-konstruktive Störung: GAT
- zur Differentialdiagnostik visueller, raumanalytischer und visuell-gnostischer Beeinträchtigungen: VOSP

Zur Auswahl *psychometrischer* Verfahren liegen im deutschsprachigen Raum bisher kaum einschlägige Empfehlungen vor. Die wenigen deutschsprachigen Gesamtdarstellungen (z. B. von Cramon, Mai & Ziegler, 1993; Sturm & Hartje, 1989; Wittling, Schweiger & Roschmann, 1995) berücksichtigen die neuropsychologische Diagnostik von Kindern kaum oder gar nicht. Deegener et al. (1992) beziehen sich primär auf den auch in der patientenbezogenen Diagnostik sehr experimentell und nicht-psychometrischen Untersuchungsansatz Lurias, dessen diagnostische Operationalisierung für Kinder die oben diskutierte TÜKI darstellt. Als erste empfehlenswerte Übersicht beschreiben die Arbeiten von Lösslein und Deike-Beth (1997) und Melchers und Lehmkuhl (2000) die in der Klinischen Kinderneuropsychologie anwendbaren Testverfahren und geben auch Empfehlungen für eine diagnostische Strategie, die sich mit dem hier vorgestellten Untersuchungsschema teilweise deckt.

Neben sehr subjektiven Präferenzen bei der Auswahl psychometrischer Untersuchungsverfahren, also etwa einer langjährigen klinischen Erfahrung in der Interpretation einzelner Tests, lassen sich folgende rationale Entscheidungskriterien heranziehen:

- Die *Fragestellung* entscheidet darüber, ob mit einer sehr breitgefächerten Testbatterie ein neuropsychologisches Profilmuster ermittelt, ob durch den Einsatz hochspezialisierter Untersuchungsverfahren eine differentialdiagnostische Abgrenzung, etwa zwischen einem Neglect und einer Hemianopsie, vorgenommen werden soll oder ob durch schulbezogene Leistungstestverfahren eine Schullaufbahnempfehlung für ein Kind mit einer LRS gegeben werden soll.
- Durch das *Alter* des Kindes wird der Einsatzbereich vieler Testverfahren eingeschränkt, da Normierungen an Gesunden häufig nur für enggefaßte Altersbereiche vorgenommen wurden.
- Die *Art* und die *Schwere einer Behinderung* bzw. die *allgemeine Leistungsfähigkeit* des zu untersuchenden Kindes schließt entweder viele Testverfahren aus, wenn diese hohe visuelle, motorische, konzentrative oder sprachliche Anforderungen stellen, die das (sehbehinderte, tetraparetische, aufmerksamkeitsgestörte oder aphasische) Kind nicht erfüllen kann, oder sie erfordert Testverfahren, die auch in bestimmten (oberen oder unteren) Leistungsbereichen noch gut differenzieren.
- Auch *Testmerkmale* wie das Alter, Gütekriterien und Stimulusmaterial der Verfahren können die Auswahl beeinflussen. So können nicht mehr zeitgemäße Items, veraltete Normen, meßtheoretisch fragwürdige oder ökologisch invalide Testverfahren die Ergebnisse einer Untersuchung verfälschen und sogar unbrauchbar machen.
- Nicht zuletzt entscheidet auch das für eine neuropsychologische Untersuchung zur Verfügung stehende *Zeitbudget* über die Auswahl der einzelnen Testverfahren innerhalb einer Testbatterie.

Nachfolgend soll daher der in Tabelle 40 dargestellte Vorschlag für ein Untersuchungsschema näher erläutert werden. Hierbei soll insbesondere eine eingehendere Betrachtung derjenigen Aspekte erfolgen, die als für die psychometrische *neuropsychologische* Diagnostik von Kindern und Jugendlichen einschlägig gelten, das heißt von traditionellen psychometrischen Vorgehensweisen abweichen.

Neben einer Erhebung der *Handpräferenz*, die durch Beobachtungen oder (halb-)standardisierte Befragungen leicht durchführbar ist, sollte auch eine psychometrische Erfassung der *Leistungsdominanz* beider Hände erfolgen. Vor allem in Fällen, in denen eine Ambidextrie oder eine pathologische Linkshändigkeit vorliegt, wird den betroffenen Kindern in der Vorschulzeit eine Präferenz für zumeist die rechte Hand nahegelegt, die jedoch mit der Leistungsdominanz, das heißt der tatsächlichen Geschicklichkeit, Schnelligkeit und Kraft, nicht immer übereinstimmt. Auch diskrete Halbseitenlähmungen, die sich nicht in einer beobachtbaren Schonhaltung oder in einem Lateralitätswechsel niedergeschlagen haben, kommen bisweilen in der psychometrischen Erfassung der *Leistungsdominanz* zum Ausdruck. Derartige Ergebnisse spielen sowohl in der Syndromanalyse als auch in bezug auf daraus resultierende Therapieempfehlungen eine Rolle und sollten daher psychometrisch abgesichert werden (siehe Abb. 40).

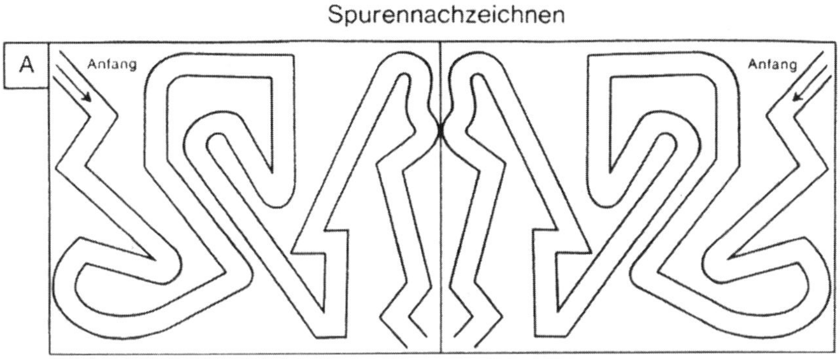

Abbildung 40:
Beispielaufgaben aus dem Hand-Dominanz-Test (H-D-T).

In der Klinischen Kinderneuropsychologie werden *Intelligenztest*verfahren nur selten mit dem Ziel durchgeführt, ein Gesamttestergebnis (IQ) zu erheben. Gesamttestresultate können in Einzelfällen zur Beurteilung der Differenz zu einem bekannten prätraumatischen oder prämorbiden Leistungsniveau nach kritischen Ereignissen, etwa nach Hirntumoroperationen oder Schädel-Hirn-Traumen, sowie als Beitrag zu Plazierungsentscheidungen, beispielsweise zur Wahl der Sonderschule für geistigbehinderte oder für lernbehinderte Kinder, herangezogen werden. Wesentlich häufiger dienen Intelligenztestverfahren jedoch einer ersten Profilanalyse; sie dienen also als Screening-Verfahren und somit der Hypothesenbildung im weiteren Verlauf der neuropsychologischen Diagnostik. Hierbei spielt freilich die Auswahl eines geeigneten Intelligenzprofiltests eine entscheidende Rolle. In der Klinischen Kinderneuropsychologie hat sich inzwischen die Anwendung der K-ABC als Routineverfahren weitgehend durchgesetzt (vgl. hierzu auch Heubrock & Petermann, 1996; siehe Tab. 41).

Tabelle 41:
Überblick über die Untertests der K-ABC.

Untertest	Altersbereich	Aufgabe
1. Zauberfenster	2,6–4;11	Erkennen und Benennen eines nur teilweise sichtbaren Objektes
2. Wiedererkennen von Gesichtern	2,6–4;11	Wiederkennen von Gesichtern auf Gruppenfotos
3. Handbewegungen	2;6–12;5	Wiederholen von Handbewegungen des Untersuchers
4. Gestaltschließen	2;6–12;5	Benennen oder Beschreiben von unvollständigen Abbildungen
5. Zahlen nachsprechen	2;6–12;5	Wiederholen von Zahlenfolgen
6. Dreiecke	4;0–12;5	Nachbauen von Vorlagen
7. Wortreihe	4;0–12;5	Vorgesprochene Gegenstände durch Zeigen auf Bilder in ihrer Reihenfolge wiedergeben
8. Bildhaftes Ergänzen	5;0–12;5	Analogien herstellen
9. Räumliches Gedächtnis	5;0–12;5	Bildhafte Anordnungen aus der Erinnerung wiedergeben
10. Fotoserie	6;0–12;5	Handlungsfolgen auf Fotos richtig ordnen
11. Wortschatz	2;6–4;11	Abgebildete Gegenstände benennen
12. Gesichter und Orte	2;6–12;5	Bilder von Menschen und Orten lernen
13. Rechnen	3;0–12;5	Eingekleidete Rechenaufgaben
14. Rätsel	3;0–12;5	Fragen zum Allgemeinwissen
15. Lesen/ Buchstabieren	7;0–12;5	Lautes Lesen von Buchstaben und Wörtern
16. Lesen/Verstehen	7;0–12;5	Instruktionen lesen und gestisch darstellen

Abweichend hiervon kann es jedoch für die Auswahl des HAWIK-R zwei rationale Begründungen geben:

– Zum einen empfiehlt sich die Durchführung des HAWIK-R in denjenigen Fällen, in denen Kinder bereits mit der K-ABC voruntersucht worden sind, um Übungseffekte durch eine Wiederholung der Untersuchung mit demselben Testverfahren zu vermeiden;

– zum anderen konnten Heubrock und Lahusen (1994) zeigen, daß die beiden Intelligenztestverfahren HAWIK-R und AID in der Klinischen Kinderneuropsychologie als *Paralleltests* gelten können, so daß sich im Hinblick auf spätere *Verlaufsuntersuchungen* die Durchführung des HAWIK-R anbieten kann (vgl. Tab. 42).

Tabelle 42:
Gegenüberstellung von HAWIK-R und AID (nach Heubrock & Lahusen, 1994).

HAWIK-R		AID	
Untertest	**Aufgabe**	**Untertest**	**Aufgabe**
1. Allgemeines Wissen	Fragen zu Allgemeinbildung und Faktenwissen	1. Alltagswissen	Fragen zu Sachkenntnissen über alltägliche Inhalte
2. Bilder ergänzen	Identifizieren fehlender Details bei Zeichnungen	2. Realitätssicherheit	Fehlende Details in Zeichnungen erkennen
3. Rechnerisches Denken	Textaufgaben	3. Angewandtes Rechnen	Textaufgaben
4. Bilder ordnen	Ordnen von Bildergeschichten	4. Soziale und sachliche Folgerichtigkeit	Ordnen von Bildergeschichten
5. Zahlen nachsprechen	Wiederholen von Zahlenreihen	5. Unmittelbares Reproduzieren – numerisch	Wiederholen von Zahlenreihen
6. Wortschatz-Test	Erklären bzw. Definieren von Begriffen	6. Synonyme finden	Nennen eines Synonyms
7. Zahlen-Symbol-Test	Zahlen durch Symbole ergänzen bzw. Vervollständigen von Symbolen	7. Kodieren und Assoziieren	Graphische Symbole Objekten zuordnen und zeichnen
8. Figuren legen	Puzzleteile nach Vorlage zusammensetzen	8. Antizipieren und Kombinieren – figural	Puzzle-Teile zusammensetzen ohne Information über die entstehende Figur
9. Gemeinsamkeiten finden	Oberbegriffe und Gemeinsamkeiten zu Begriffen finden	9. Funktionales Abstrahieren	Oberbegriffe oder Gemeinsamkeiten zu Begriffen finden
10. Mosaik-Test	Würfelmuster nach Vorlage zusammensetzen	10. Analysieren und Synthetisieren – abstrakt	Würfelmuster nach Vorlage zusammensetzen
11. Allgemeines Verständnis	Fragen zur praktischen Urteilsfähigkeit und zu Ursache-Wirkung-Zusammenhängen	11. Soziales Erfassen und sachliches Reflektieren	Fragen zu sozialem Verhalten und zu gesellschaftlichen Zusammenhängen

Unser Vorschlag für ein Untersuchungsschema sieht zudem die *obligatorische* Durchführung von *zwei verschiedenen* Intelligenztestverfahren vor, von denen eines aus der Gruppe der mehrdimensionalen Profiltest-Verfahren (z. B. K-ABC, HAWIK-R oder AID) und das andere aus der Gruppe der sprachfreien Intelligenztests (z. B. CPM, SPM, APM, CFT 20 oder S.O.N.-R.) stammen sollte. Diese Empfehlung basiert auf dem Effekt der Kontrastierung, der durch eine Gegenüberstellung beider Verfahren ermöglicht wird. Gesamtergebnisse aus mehrdimensionalen Intelligenztests kommen zwar durch eine Addition verschiedener Teilleistungen zustande, in die auch eine *Zeitkomponente* (Punktgewinne bei schneller Aufgabenbewältigung) eingeht und die daher ein „strengeres" Intelligenzmaß zu sein scheinen, sie ermöglichen vielen Kindern jedoch auch die Anwendung spontaner *Kompensationsstrategien*, so daß Funktionseinschränkungen in einzelnen Untertests nicht immer deutlich erkennbar werden (siehe Kasten 42). Die in der Regel auf visuellem Stimulusmaterial basierenden sprachfreien Intelligenztests erschweren eine derartige Kompensation und können daher in manchen Fällen aufschlußreicher sein. Auf diese Weise sind auch Testprofile bei Kindern mit Hirnfunktionsstörungen zu erklären, in denen beispielsweise das Ergebnis des HAWIK-R besser ausfällt als die Gesamtleistung im sprachfreien Intelligenztest SPM.

Kasten 42:
Kontrastierung in der neuropsychologischen Diagnostik.

Intelligenz	
Intelligenzprofilverfahren *mit* Sprachbezug und Zeitkomponente (K-ABC, HAWIK-R, AID)	Intelligenztest ohne Sprachbezug und Zeitkomponente (SPM, CPM, APM, CFT 20)
Merkfähigkeit	
visuell-figurale Merk- und Lernfähigkeit (DCS)	*auditiv-verbale* Merk- und Lernfähigkeit (AVLT)
Basale Informationsverarbeitung	
Einfache *optische* Reaktionslatenzen (Wiener Reaktionsgerät)	einfache *akustische* Reaktionslatenzen (Wiener Reaktionsgerät)
Optische, räumliche und Sprachverarbeitung	
visuelle Objekt- und Raumwahrnehmung (VOSP)	Verständnis und Ausdruck von Sprache auf Laut-, Wort- und Satzebene in allen Modalitäten (Hören, Lesen, Sprechen und Schreiben; ADST)
Psychomotorisches Tempo und Antrieb	
Routineaufgabe mit hohem *Eigenantrieb* (ZVT)	Koordinationsaufgabe mit hoher *Fremdanregung* (Aktionstestserie am Wiener Determinationsgerät)

Obwohl das LPS bereits für Kinder im Grundschulalter normiert ist, bestehen gegen seine Anwendung als mehrdimensionaler Intelligenztest in der Klinischen Kinderneuropsychologie große Bedenken. Das Stimulusmaterial beschränkt sich nicht nur ausschließlich auf die *visuelle* Modalität, erlaubt also keine Unterscheidung zwischen auditiver und visueller Informationsverarbeitung, sondern es stellt aufgrund der Gestaltung des Materials und der Testbögen sehr hohe Anforderungen an die schnelle und detailgenaue visuelle Analyse, so daß Kinder mit bisher nicht erkannten visuellen Analysestörungen, etwa bei Hemianopsien oder Neglect-Syndromen, vollständig versagen können, ohne daß die Ursache hierfür erkennbar wird.

Auch wenn die psychometrische Untersuchung *psychomotorischer* Funktionen ohne eine appparativ aufwendige und damit kostenintensive Ausstattung nicht möglich ist, halten wir eine *obligatorische* Diagnostik der einfachen (optischen und akustischen) Reaktionslatenzen, der Wahlreaktionen und komplexer psychomotorischer Koordinationsleistungen für unverzichtbar. So hat die Diskussion der neuropsychologischen Spätfolgen von Schädel-Hirn-Traumen (Kap. 6.2.2) gezeigt, daß es hier bereits nach sehr leichten und nur vorübergehenden Hirnfunktionsstörungen zu einer pathologischen Veränderung basaler psychophysiologischer Orientierungs- und Habituationsprozesse kommen kann. Sie sind sogar noch im Abstand von mehreren Jahren nach dem kritischen Ereignissen nachweisbar, sofern die herangezogenen Untersuchungsmethoden *hinreichend sensibel* sind. Aus der klinischen Erfahrung sind mehrere Fälle bekannt, in denen zunächst nicht weiter beachtete minimale Schädel-Hirn-Traumen auch nach langen Zeiträumen in zum Teil extrem verzögerten Reaktionslatenzen objektivierbar waren und mit den aus dem Alltag berichteten Vigilanzstörungen korrelierten, die jedoch in weniger sensiblen Testverfahren nicht abbildbar waren.

Eine Kontrastierung der Ergebnisse aus der Erfassung der unimodalen Reaktionslatenzen mit den Messungen der multimodalen Wahlreaktionen hat sich zudem in der neuropsychologischen Diagnostik von frontalen Dysregulationen als außerordentlich aussagefähig erwiesen. Bei Kindern mit Frontalhirn-Syndromen und einer Teilgruppe von Kindern mit einem Hyperkinetischen Syndrom zeigt sich immer wieder, daß diese überdurchschnittlich schnelle unimodale Reaktionszeiten aufweisen, bei der Messung der Wahlreaktionen jedoch auch eine überdurchschnittlich hohe Fehlerquote zeigen, die auf Defizite in der *selektiven Hemmung* neuronaler Impulse zurückzuführen sind. Diskrepanzen zwischen altersgerechten einfachen Reaktionslatenzen und verzögerten Wahlreaktionszeiten zeigen sich häufig auch nach Hirnfunktionsstörungen mit rechts-parietaler Lokalisation, nach denen die multimodale Integration in der Reizverarbeitung nur noch eingeschränkt gelingt.

Auch die computergestützte Erfassung komplexerer psychomotorischer Koordinationsprozesse sollte immer zur Kontrastierung mit anderen psychomotorischen Funktionskomponenten herangezogen werden. So können sich bei einem Vergleich der Ergebnisse in der komplexen Aktionstestserie für Kinder am Wiener Determinationsgerät (WDG) mit den Resultaten visuomotorischer Scanningprozesse im Zahlen-Verbindung-Test (ZVT; siehe Abb. 41) funktionell bedeutsame Unterschiede in beide Richtungen ergeben:

- Kinder mit einer hirnfunktionell bedingten Antriebsschwäche und einem verminderten allgemeinen Arousal sind durch die starke *Fremdanregung* der Testbedingungen im WDG häufig zu einer Überwindung ihrer Antriebsschwäche in der Lage, während ihnen dies nicht gelingt, wenn die Testbedingungen, wie im ZVT, ein hohes Ausmaß an selbstgesteuertem *Eigenantrieb* erfordern. Auch diese Kontrastierung zeigt sich oft bei einer Hypothyreose durch eine congenitale Agenesie der Schilddrüse.
- Demgegenüber schneiden Kinder mit einer visuomotorischen Beeinträchtigung, die sich oft in einem verzögerten visuellen Scanning ausdrückt, in der zeitabhängigen Suchaufgabe des ZVT schlechter ab, wohingegen sie bei weniger eingeschränktem Suchfeld, wie dies bei der Reizpräsentation des WDG der Fall ist, deutlich schneller sein können.

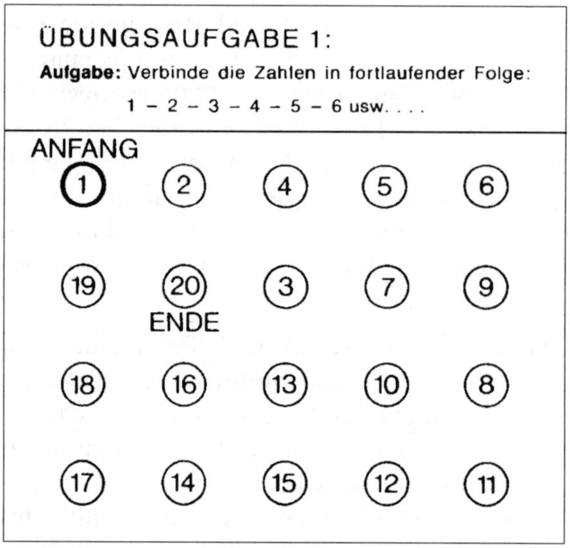

Abbildung 41:
Beispielaufgabe aus dem Zahlen-Verbindungs-Test (ZVT).

Der Effekt der *Kontrastierung*, das heißt die Gegenüberstellung von Testverfahren mit einem vergleichbaren Untersuchungsformat und einem Unterschied ausschließlich in der relevanten Modalität oder einer anderen Prozeßkomponente, kann bei Kindern und Jugendlichen auch in der Diagnostik *mnestischer* Funktionsstörungen systematisch genutzt werden. Hier liegen mit dem DCS und dem AVLT zwei Merk- und Lernfähigkeitstestverfahren vor, die neben der unmittelbaren Merkspanne auch Lernverlaufsparameter erfassen und die sich lediglich in der material- und modalitätsspezifischen Stimulusvorgabe unterscheiden (siehe Tab 43).

Tabelle 43:
Gegenüberstellung von DCS und AVLT.

	DCS	AVLT
Anforderung	Visuell-figurale Merk- und Lernfähigkeit	Auditiv-verbale Merk- und Lernfähigkeit
Durchführung	Neun Stimuluskarten mit Mustern werden gezeigt. Das Kind legt alle erinnerten Muster mit Holzstäbchen so genau wie möglich nach. Dieser Vorgang wird maximal fünfmal wiederholt oder vorher beendet, wenn das Kind alle Muster richtig gelegt hat.	15 Wörter werden vorgelesen und abgefragt. Nach fünf Durchgängen wird eine neue (Interferenz-)Wortliste vorgelesen und abgefragt, anschließend wird die erste Wortliste ohne erneute Vorgabe erfragt.
Stimulus-vorgabe (Beispiele)	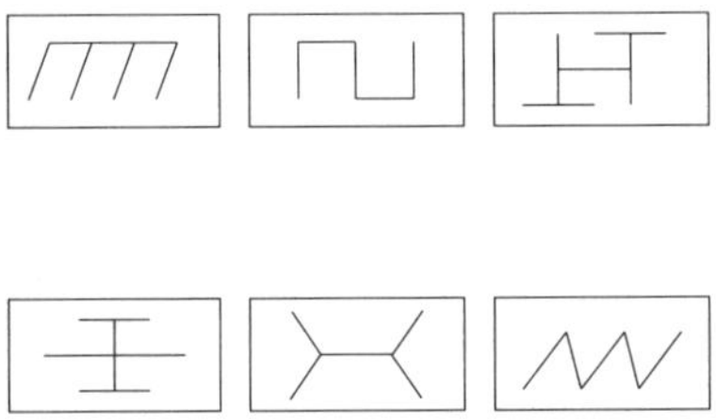	Liste A: Trommel, Vorhang, Glocke, Kaffee, Schule, Eltern, Mond, Garten, Hut, Bauer, Nase, Ente, Farbe, Haus, Fluß Liste B: Tisch, Förster, Vogel, Schuh, Ofen, Berg, Brille, Handtuch, Wolke, Boot, Lamm, Pistole, Bleistift, Kirche, Fisch

Es ist jedoch zu beachten, daß sowohl das DCS als auch der AVLT nicht ausschließlich Merk- und Lernfähigkeitsparameter erfassen, sondern durch weitere Funktionsstörungen beeinflußt werden können. Für das DCS gilt dies vor allem für *räumlich-konstruktive Störungen*, die hier oft durch eine hohe Anzahl an insgesamt reproduzierten Items bei gleichzeitig hoher Fehlerzahl durch Drehungen, Klappungen und andere räumliche Entstellungen auffallen. Demgegenüber zeigen Kinder mit einer visuell-figuralen Merkfähigkeitsstörung eine von Beginn an sehr geringe Reproduktionsrate, die auch im weiteren Verlauf nicht wesentlich gesteigert werden kann. In den Fällen, in denen der Verdacht besteht, daß Minderleistungen im DCS durch eine räumlich-konstruktive Störung verursacht worden sind, besteht die Möglichkeit, die visuell-figurale Lernfähigkeit des Kindes durch den

Recurring Figures Test (RFT) zu erfassen, der zwar ebenfalls eine sukzessive steigende Informationsmenge, jedoch keine aktive Reproduktion verlangt (siehe Abb. 42).

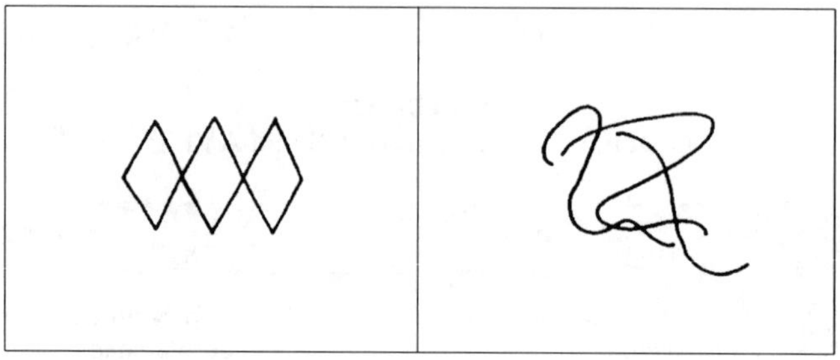

leicht verbalisierbarer Stimulus

schwer verbalisierbarer Stimulus

Die Aufgabe besteht darin, aus 160 Stimuluskarten diejenigen wiederzuerkennen, die zuvor bereits vorkamen.

Abbildung 42:
Beispielaufgaben aus dem Recurring Figures Test (RFT).

Der AVLT ist dagegen naturgemäß auch für rezeptive Sprachstörungen sensibel, die vor allem durch eine geringe Anzahl an insgesamt reproduzierten Items mit einer gleichzeitig hohen Quote an *phonematischen* Paraphasien erkennbar werden (vgl. Kasten 43).

Kasten 43:
Beispiel einer rezeptiven Sprachstörung mit phonematischen Paraphasien im AVLT.

AVLT- Stimulusliste
Trommel, Vorhang, Glocke, Kaffee, Schule, Eltern, Mond, Garten, Hut, *Bauer*, *Nase*, Ente, Farbe, Haus, Fluß.
Reproduktionen im ersten Lerndurchgang
Fluß, Eltern, *Blase*, *Baum*.

In diesem Fall ist die geringe Reproduktionsrate des untersuchten Kindes durch dessen angestrengtes Bemühen um eine genaue sprachliche Dekodierung zu erklären, wobei die phonematischen Fehler (*N*ase → *Bl*ase, Bau*er* → Bau*m*) erkennen lassen, daß es sich nicht um Konfabulationen, sondern um eine auditive Sprachverständnisstörung handelt.

Auch heute noch wird in der klinischen Praxis vielfach der Benton-Test sowohl in seiner Wahlform als auch in der Zeichenform angewandt, obwohl dieser aus testtheoretischer Sicht unzulänglich ist. Probleme ergeben sich in der Diagnostik von Kindern mit Hirnfunktionsstörungen insbesondere dann, wenn ein abweichendes Testergebnis in der Zeichenform des Benton-Tests entweder als genereller „Nachweis" einer Hirnschädigung oder als visuelle Merkfähigkeitsstörung interpretiert wird (vgl. hierzu die Diskussion des MCD-Konzeptes in Kap. 5.2.1). In der klinischen Praxis hat sich immer wieder gezeigt, daß Kinder mit einer visuell-analytischen oder einer räumlich-konstruktiven Störung Minderleistungen in der Reproduktion der visuellen Vorlagen erzielen, obwohl sie diese erinnern können. Aufgrund dieser Kontamination durch räumlich-konstruktive Funktionen sollte der Benton-Test nicht angewandt werden. Bei Kindern, bei denen nachweislich weder eine visuell-analytische noch eine räumlich-konstruktive Störung vorliegt, ist dagegen der Complex-Figures-Test (CFT) anwendbar, der zudem eine Unterscheidung in verschiedene Prozeßkomponenten (unmittelbare Reproduktion und verzögerte Wiedergabe nach verschieden langen Intervallen) erlaubt.

Auch die neuropsychologische Diagnostik von *Aufmerksamkeits- und Konzentrationsstörungen* war bis vor kurzem nur sehr unzulänglich möglich. Am häufigsten wurde der Aufmerksamkeits-Belastungs-Test (Test „d2") angewandt, für den aus einer neuropsychologischen Perspektive jedoch ähnliche Bedenken gelten, wie sie etwas weiter oben für das LPS formuliert worden sind: Die Testvorlage mit einer Vielzahl kleingedruckter und einander sehr ähnlicher visueller Stimuli erfordert neben einer generellen Normalsichtigkeit auch eine zuverlässige visuelle Diskriminationsfähigkeit, so daß Kinder mit einer Lese-Rechtschreibstörung und visuell-analytischen Funktionsstörungen oft überfordert sind. Auch Kinder mit einer motorischen Beeinträchtigung schneiden im Test „d2" häufig schlecht ab, ohne daß ihre Aufmerksamkeit eingeschränkt wäre. Kinder und Jugendliche mit einem Frontalhirn-Syndrom erzielen im Test „d2" in der Regel eine hohe Anzahl an insgesamt bearbeiteten Zeichen (GZ), wobei es hierbei allerdings auch zu einer überproportional hohen Fehlerquote (GZ-F) kommt, die in der Gesamtbewertung (GZ-F) oft zu einem numerisch unauffälligen Gesamtresultat führten (vgl. Abb. 43).

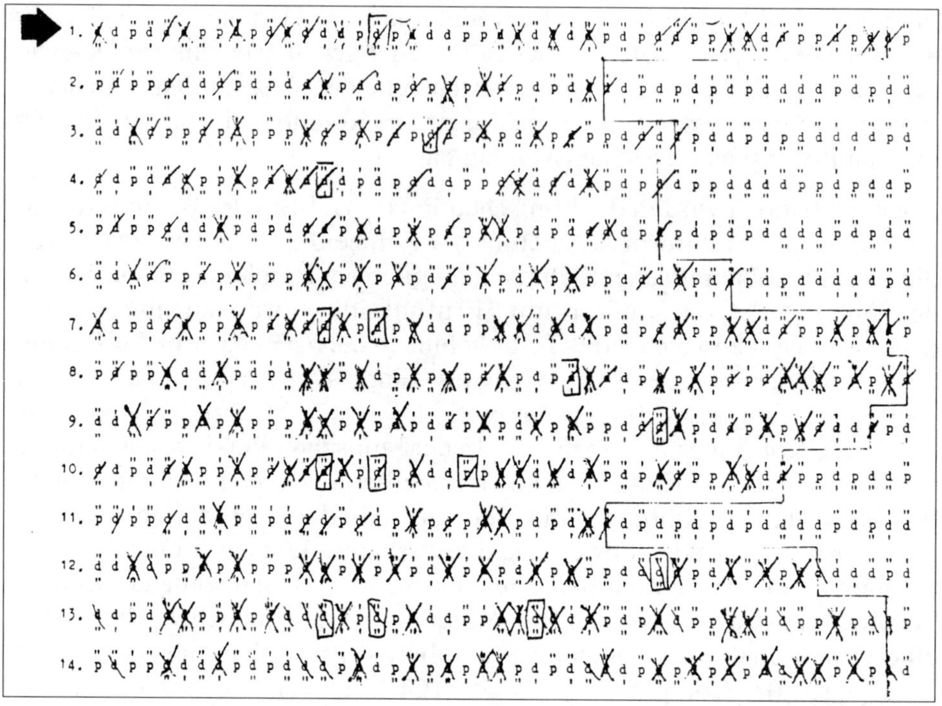

Abbildung 43:
Beispiel einer übereilten und fehlerhaften Bearbeitung des Tests „d2“ bei einem Jugendlichen mit einem Frontalhirn-Syndrom (*Erläuterung:* Nachträglich durch ein „X“ gekennzeichnete Zeichen wurden vom Pb. „übersehen“, durch ein □ markierte Zeichen wurden falsch angestrichen; die Fehlerquote beträgt insgesamt 29,9 %).

Mit der Veröffentlichung der TAP steht nunmehr auch für die Klinische Kinderneuropsychologie ein umfangreiches computergestütztes Instrumentarium zur Diagnostik aller relevanten Aufmerksamkeitsparameter zur Verfügung; Einschränkungen ergeben sich derzeit noch dadurch, daß lediglich für einige Untertests abgestufte Altersnormen zum einen für Kinder zwischen sechs und zehn Jahren (Földényi, Tagwerker-Neuenschwander, Giovanoli, Schallberger & Steinhausen, 1999) und zum anderen für Kinder zwischen neun und zwölf Jahren (Kunert, Derichs & Irle, 1996) veröffentlicht wurden (vgl. Kasten 44).

Die neuropsychologische Diagnostik *exekutiver Funktionen* stellt in der Klinischen Kinderneuropsychologie bis heute eine besonders große Herausforderung dar. Als Beispiele für Krankheitsbilder, bei denen es zu gravierenden Störungen der internen Verhaltensplanung und -kontrolle kommt, die neben weiteren Aspekten als exekutive Funktionen zusammengefaßt werden, können das meist durch Schädel-Hirn-Traumen verursachte Frontalhirn-Syndrom, das Hyperkinetische Syndrom (vgl. Kap. 6.4.3) und das Tourette-Syndrom (vgl. Kap. 6.4.2) gelten. Die neuropsychologische Diagnostik exekutiver Funktionen ist deswegen besonders schwierig, weil sich die charakteristischen Beeinträchtigungen häufig lediglich in komplexen Situationen zeigen und sich somit in traditionellen psychometrischen Testverfahren

Kasten 44:
Überblick über die TAP mit Kennzeichnung der für Kinder normierten Untertests.

Untertest		Aufmerksamkeits-Konstrukt	Kindernormen	
			6–10 Jahre	9–12 Jahre
1.	Alertness	Allgemeine Reaktionsbereitschaft	√	√
2.	Arbeitsgedächtnis	Kontrolle des Informationsflusses durch den Kurzzeitspeicher		√
3.	Augenbewegung	Effektivität und Organisation der visuellen Analyse		
4.	Gesichtsfeld/Neglect	Gesichtsfeld/Neglect		
5.	Geteilte Aufmerksamkeit	Geteilte Aufmerksamkeit visuell/akustisch	√	√
6.	Go/Nogo-Test	Prüfung der selektiven Reaktionsfähigkeit	√	√
7.	Inkompatibilität	Interferenzneigung	√	√
8.	Intermodaler Vergleich	Sequenzielle Verarbeitung akustischer und optischer Reize		√
9.	Reaktionswechsel	Flexibilität im Wechsel des Aufmerksamkeitsfokus	√	√
10.	Verdeckte Aufmerksamkeitsverschiebung	wie 9, ohne Augenbewegungen		
11.	Vigilanztest	Aufrechterhalten der Aufmerksamkeit	√	
12.	Visuelles Scanning	Visuelles Abtasten des Gesichtsfeldes	√	√

nur schwer nachweisen lassen. Als für exekutive Funktionen besonders sensibles Testverfahren gilt weithin der Wisconsin Card Sorting Test (WCST; vgl. hierzu Koch, 1994), der auch bei Kindern im Grundschulalter durchführbar ist und die kognitive Flexibilität erfaßt. Die Arbeitsgruppe um

Rothenberger (1996b) hat eine computergestützte Version des WCST, den „Kognitiven Flexibilitäts-Test" (KFT, nicht zu verwechseln mit dem „Kognitiven Fähigkeitstest") entwickelt, der jedoch erst in einer noch nicht veröffentlichten, experimentellen Version vorliegt (Ille, Kapitza & Vogelsang, o. J.; siehe Abb. 44).

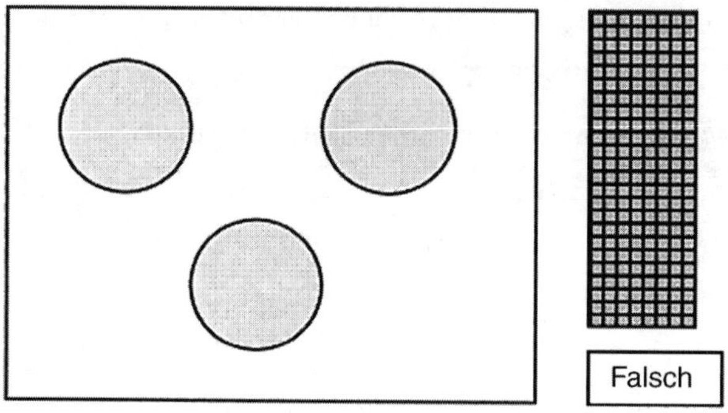

Das Kind hat Abbildungen einer von drei Kategorien (Farbe, Anzahl, Form) zuzuordnen. Es muß dabei über Rückmeldungen (richtig, falsch) herausfinden, welche Kategorie für die jeweilige Abbildung gilt. Nach mehreren richtigen Zuordnungen ändert sich die Kategorie. Gezählt werden die erkannten Kategorien, die Gesamt- und Wiederholungsfehler (Perseverationen).

Abbildung 44:
Beispielaufgabe aus dem Kognitiven Flexibilitäts-Test (KFT).

Als weitere einschlägige Untersuchungsverfahren gelten der „Turm von Hanoi" und der „Turm von London", die aus mehrschrittigen Planungsaufgaben mit festgelegten Regeln bestehen und ebenfalls in vereinfachter Form bei Kindern eingesetzt werden können (vgl. die Übersicht bei Lösslein & Deike-Beth, 1997, S. 237ff.). Da die Spezifität dieser Untersuchungsverfahren jedoch derzeit noch umstritten und die Beschaffung der Testverfahren nicht problemlos ist, empfiehlt sich derzeit die Verwendung eines standardisierten Verhaltensanalyse-Schemas (vgl. Heubrock, 1995a; Heubrock & Petermann, 1997c, 1997d; vgl. auch Kasten 47 in Kap. 9.4), in dem die verschiedenen Verhaltensauswirkungen exekutiver Funktionsstörungen problemspezifisch erfaßt und kategorisiert werden können.

Wie in der Besprechung des Störungsbildes der Balkenagenesie (vgl. Kap. 4.4.2) ausführlich gezeigt, können *Hemianopsien* und (bisweilen sogar atypische) *Neglect-Syndrome* auch im Kindesalter vorkommen. Wie bei Erwachsenen ist es hierbei nicht immer leicht, eine Hemianopsie von einem visuellen Neglect-Syndrom abzugrenzen, bei dem eine umfassende *Aufmerksamkeits- und Repräsentationsstörung* für visuelle Stimuli *einer* Körper- und Raumhälfte besteht (vgl. hierzu Kerkhoff et al., 1993; Lösslein & Deike-Beth, 1997, S. 180ff.). Bei einem Neglect-Syndrom handelt es sich nicht um eine Störung der *Wahrnehmung*. Dies wird in Kinderzeichnungen deutlich, in denen bekannte Objekte aus der Erinnerung gezeichnet werden sollen; auch hier wird eine der beiden Raumhälften „vernachlässigt", so daß es zu charakteristischen unvollständigen Darstellungen kommt (vgl. Abb. 45).

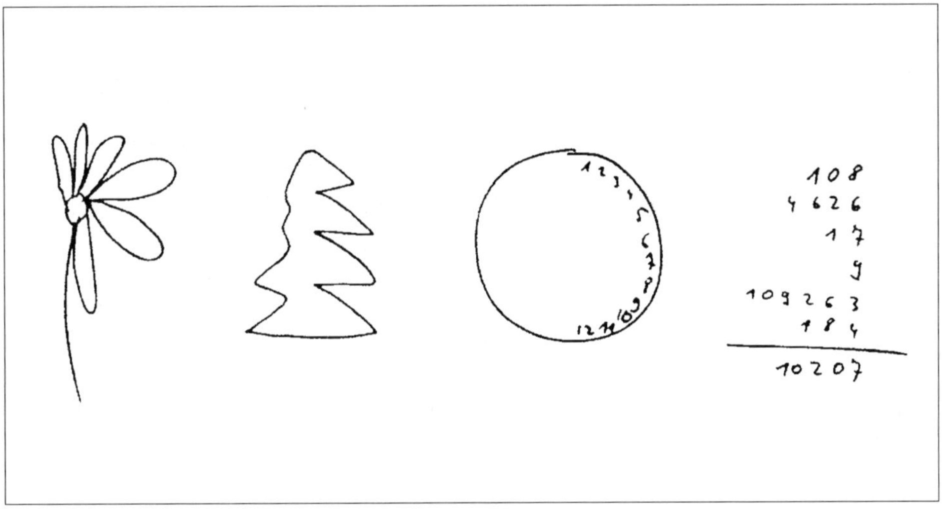

Abbildung 45:
Beispiele für Zeichnungen von Kindern mit einem visuellen Neglect-Syndrom (aus Köster-Wais & Wais, 1981).

Neben Mal- und Zeichenproben kann eine differentialdiagnostische Abgrenzung zwischen einer Hemianopsie und einem visuellen Neglect seit kurzem auch durch eine psychometrische Untersuchung mit dem Untertest „Gesichtsfeld/Neglect" der TAP erfolgen, für die allerdings derzeit noch keine Kindernormen vorliegen. Die Differentialdiagnostik beruht auf dem *Extinktionsphänomen*, demzufolge ausschließlich Probanden mit einem Neglect bei *doppelt-simultaner Stimulation* (DSS), das heißt bei *gleichzeitiger* Reizpräsentation in *beiden* Gesichtsfeld- oder Raumhälften, selektiv nur den Stimulus in einer Gesichtsfeldhälfte „ignorieren". Das Prinzip der DSS läßt sich auch bei *taktilen* Neglect-Phänomenen anwenden, indem das Kind gleichzeitig bei geschlossenen Augen an beiden Händen, Armen oder Beinen berührt wird, wobei auch hier nur einer der beiden taktilen Stimuli „wahrgenommen" wird. Eine Einschränkung der taktilen DSS ergibt sich allerdings bei Kindern mit halbseitigen Sensibilitätsstörungen, bei denen ein taktiler Neglect in der Akutphase generell selten diagnostiziert werden kann. Die Überprüfung eines *akustischen* Neglects kann – ebenfalls unter Heranziehung des Extinktionsphänomens bei der DSS – auch durch eine bilaterale Vorgabe akustischer Reize über einen Kopfhörer erfolgen (vgl. Müller-Oehring & Schulte, 1998).

Räumlich-konstruktive Störungen haben sich bei vielen neurologischen Erkrankungen des Kindesalters als eine besonders häufige und schwerwiegende neuropsychologische Beeinträchtigung erwiesen. Diese auch heute noch manchmal als „konstruktive Apraxie" oder als „visuo-kontruktive bzw. visuo-räumliche Störung" bezeichnete Funktionsbeeinträchtigung beschreibt die „Unfähigkeit oder verminderte Fähigkeit hirngeschädigter Patienten (...), einzelne Elemente einer Figur unter visueller Kontrolle zur richtigen Gesamtfigur zusammenzufügen" (Kerkhoff, 1988, S. 197). Die vorgenannten diagnostischen Begriffe sind jedoch nicht ganz zutreffend, da sie entweder eine Nähe zu den „Hirnwerkzeugstörungen" nach *umschriebenen* Läsionen der klassischen Hirnpathologie herstellen oder aber die visuelle Komponente der Beeinträchtigung unzutreffend betonen. Tatsächlich gelingt Patienten mit einer räumlich-konstruktiven Störung die visuelle Analyse selbst meist gut, sie sind jedoch nicht in der Lage, die Ergebnisse der zutreffenden Analyse aktiv zu *konstruieren*, wobei es dann zu charakteristischen Fehlern in der *räumlichen* Gestaltung der Produktion (beim Malen, Zeichnen, Schreiben, Werken und Nachlegen) kommt, ohne daß die *praktischen* Fähigkeiten eingeschränkt wären. In der Regel zeigen Kinder und Jugendliche mit einer räumlich-konstruktiven Störung Minderleistungen in den Untertests „Mosaiktest" (MT) und „Figuren legen" (FL) des HAWIK-R oder im Untertest „Dreiecke" in der K-ABC. Da einige der als für räumlich-konstruktive Störungen sensibel geltenden Testverfahren, so etwa der MT und das FL mit einer Zeitkomponente behaftet sind und nicht hinsichtlich der qualitativen Testbearbeitung analysiert werden, läßt sich manchmal nur schwer die Ursache für Minderleistungen in diesen Verfahren nachweisen (vgl. Bodenburg, 1994). Zur differentialdiagnostischen Abklärung zwischen visuell-analytischen und räumlich-konstruktiven Störungen wird daher der Gailinger Abzeichentest (GAT) empfohlen, der ursprünglich zur Diagnostik rechtshemisphärischer Funktionsstörungen bei erwachsenen Patienten primär nach apoplektischen Insulten entwickelt wurde (vgl. Wais, 1978, 1982). Er hat sich jedoch auch zur Analyse räumlich-konstruktiver Störungen bei Kindern und Jugendlichen bewährt (vgl. Heubrock & Petermann, 1997a, 1998a; Muth, Heubrock & Petermann, 1999; siehe Abb. 46).

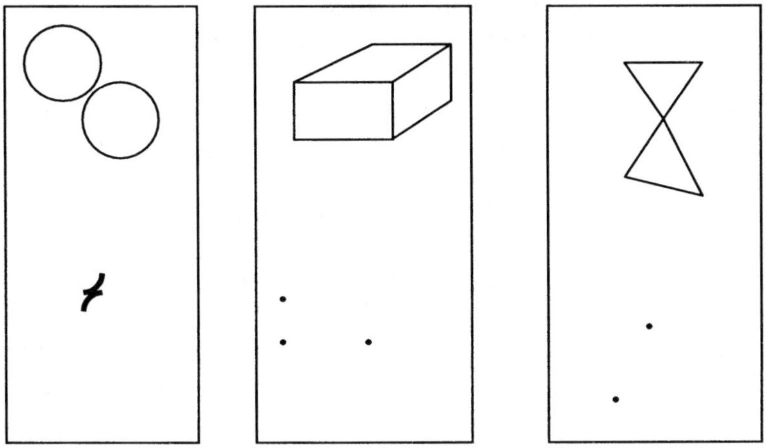

Das Kind soll 15 Abbildungen abzeichnen, wobei Teile der Figur (Markierungshilfen) bereits vorgegeben sind.

Abbildung 46:
Beispielaufgaben aus dem Gailinger Abzeichentest mit Markierungshilfen (GAT).

Hierzu muß allerdings der für Erwachsene mit einer rechtshemisphärischen Störung angegebene Cut-off-Wert einer Fehlerzahl > 3 (Wais, 1978) modifiziert werden. Eine eigene empirische Analyse (Heubrock, 1999) konnte zeigen, daß Kinder mit einer extern validierten räumlich-konstruktiven Störung im GAT im Durchschnitt etwa 11 Fehler aufwiesen, wobei das Fehlerminimum bei sechs Fehlern lag, so daß ein Cut-off-Wert von > 6 Fehlern ein geeigneter Indikator für eine räumlich-konstruktive Störung bei Kindern darstellt (vgl. Tab. 44).

Tabelle 44:
Mittelwerte und Standardabweichungen der Ergebnisse im Mosaiktest und im GAT bei räumlich-konstruktiv gestörten Kindern (nach Heubrock, 1999).

	N	Mittelwert	Standard-abweichung	Minimum	Maximum
MT (Wertpunkte)	12	2,50	1,17	1	4
GAT (Fehlerzahl)	12	11,25	3,11	6	15

Qualitative Analysen der Reproduktionen räumlich-konstruktiv gestörter Kinder zeigen durchgängig, daß ihnen vor allem

- das Einbeziehen der vorgegebenen *Markierungshilfen*,
- die zeichnerische Wiedergabe *raumdiagonaler Linien* und
- das Weiterführen vorgegebener *Richtungsverläufe* schwerfällt, obwohl
- die betroffenen Kinder die Vorlagen zutreffend *sprachlich kodieren*, das heißt richtig beschreiben können und
- ihnen auch die *motorische* Ausführung nicht mißlingt.

Klinische Erfahrungen sprechen somit für eine gute differentialdiagnostische Sensibilität des GAT für räumlich-konstruktive Störungen, auch in Abgrenzung gegenüber visuell-analytischen und dyspraktischen Störungen (vgl. Heubrock & Muth, 1998; Muth et al., 1999).

Die Diskussion räumlich-konstruktiver Störungen hat gezeigt, daß eine neuropsychologische Differentialdiagnose bei Beeinträchtigungen mit Beteiligung des visuellen Systems außerordentlich schwierig sein kann. So lassen sich als Basisleistungen mindestens die

- Einschätzung der subjektiven Vertikalen und Horizontalen,
- Längenschätzung,
- Distanzschätzung zwischen zwei Objekten,
- Linienhalbierung,
- Winkelschätzung und
- Positionsschätzung

unterscheiden (Kerkhoff, 1988; Kerkhoff & Marquardt, 1993). Das von der Arbeitsgruppe um Kerkhoff (Marquardt & Kerkhoff, 1992; Kerkhoff et al., 1994) entwickelte computergestützte Testverfahren „Visual Space Performance“ (VS) erlaubt zwar eine exakte Analyse dieser basalen Komponenten der visuell-räumlichen Wahrnehmung, ist jedoch bisher noch nicht für Kinder unter 17 Jahren normiert worden. Als Alternative kommt auch die VOSP in Frage, für die in der deutschen Bearbeitung allerdings ebenfalls Normen erst ab 18 Jahren zur Verfügung stehen. Ein Vorteil der VOSP gegenüber der VS besteht darin, daß sich der Untertest 2 („Silhouetten“) als sensibel zur Detektion visuell-agnostischer Syndrome und aufgrund der Ambiguität des visuellen Materials auch zur Diagnostik autistischer Syndrome als brauchbar erwiesen hat (vgl. Abb. 47).

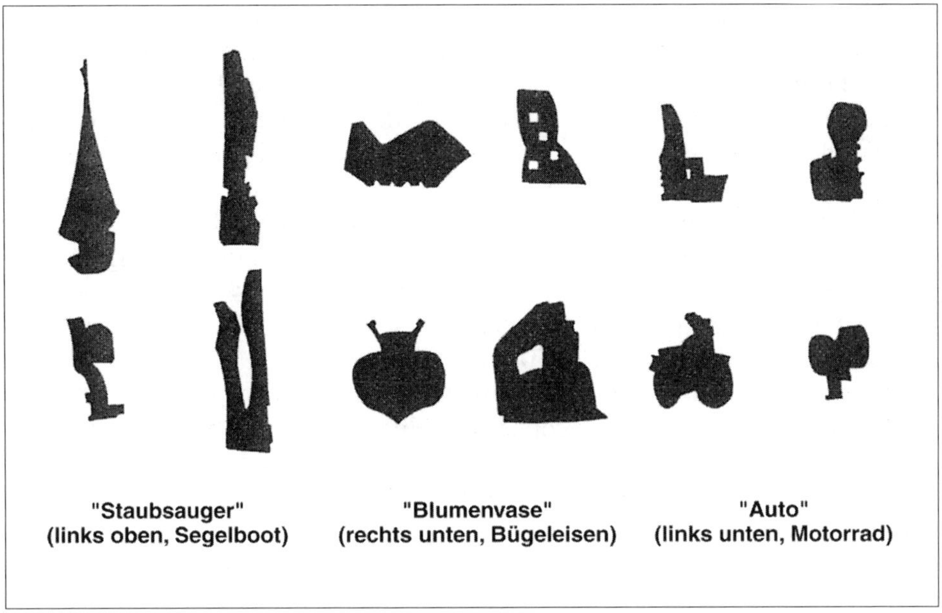

Abbildung 47:
Antworten eines autistischen Kindes in der VOSP.

7.3.4 Sequenzielles Vorgehen in der neuropsychologischen Diagnostik – ein Anwendungsbeispiel

Wie bereits mehrfach betont, besteht neuropsychologische Diagnostik bei Kindern und Jugendlichen nicht ausschließlich in der Anwendung und Interpretation psychometrischer und anderer Untersuchungsverfahren. Vielmehr erfordert die anschließende *Syndromanalyse* eine sorgfältige Zusammenführung aller Informationsquellen, aus der sich nicht nur die neuropsychologische Diagnose und Therapievorschläge ableiten lassen, sondern aus der sich im Einzelfall, vor allem bei einem Vorliegen mehrerer neurogen wirksamer Ereignisse und Wirkfaktoren, auch retrospektiv entwicklungsneuropsychologisch begründete Hypothesen über die Entstehung eines Störungsbildes ergeben können. Anhand einer Falldarstellung, die an anderer Stelle unter interventionsbezogenen Gesichtspunkten bereits veröffentlicht wurde (Heubrock & Petermann, 1997a), soll das sequenzielle Prinzip der neuropsychologischen Diagnostik in der Klinischen Kinderneuropsychologie verdeutlicht werden.

Neuropsychologische Anamnese. Der zum Untersuchungszeitpunkt neun Jahre und zehn Monate alte Torsten ist das jüngste Kind einer in durchschnittlichen Verhältnissen lebenden Familie und geht in die dritte Klasse der Grundschule. Torsten hat einen 13 Jahre alten Bruder, der die achte Klasse der Hauptschule besucht. Die *Schwangerschaft* und die *Geburt* sind komplikationslos verlaufen. Im Alter von gut zwei Jahren wurde bei Torsten eine Hüftkopfatrophie festgestellt. Er wurde physiotherapeutisch behandelt und im Alter von fast fünf Jahren operiert, wobei ihm eine Metallplatte eingesetzt wurde; er trug dann circa sechs Wochen einen Gips und die Metallplatte wurde ihm ein Jahr später wieder operativ entfernt, anschließend erfolgte eine erneute krankengymnastische Behandlung. Die Hüftkopfatrophie war aufgefallen, weil Torsten *nie gekrabbelt* war. Im Zuge der physiotherapeutischen Behandlung war der Krankengymnastin aufgefallen, daß Torstens Zunge stets zwischen den Zähnen gelegen hatte, wodurch seine *Aussprache* behindert wurde. Daraufhin wurde mit Torsten eine kurzzeitige logopädische Behandlung durchgeführt. In seiner *frühen Kindheit*, allein während des ersten Lebensjahres drei Mal, wurde Torsten wiederholt einer Leistenbruch-Operation mit Totalanästhesie unterzogen. Im dritten Lebensjahr besuchte Torsten einen Spielkreis, erhielt später musikalische Früherziehung und ging bis zu seiner Einschulung in den Kindergarten. Torsten wurde mit sieben Jahren *eingeschult* und hatte von Beginn an deutliche *Lernschwierigkeiten*, die später zunehmend von *Verhaltensauffälligkeiten* begleitet wurden.

Neuropsychologische Exploration. Die Vorstellung in einer Neuropsychologischen Ambulanz für Kinder und Jugendliche erfolgte aufgrund zunehmender Lern- und Verhaltensstörungen auf Empfehlung der Klassenlehrerin. Torsten selbst nahm am Explorationsgespräch nicht teil, da er unter seinen nun seit drei Jahren bestehenden Leistungsschwierigkeiten in der Schule sehr litt und nicht mehr darauf angesprochen werden wollte. In der Exploration berichtete die Mutter, daß in der Vorschulzeit den Erzieherinnen im Kindergarten aufgefallen war, daß Torsten *nie gerne mit der Schere ausgeschnitten hatte* und er dies auch nicht exakt konnte. Aus der Schule wurde nun berichtet, daß Torsten während des Unterrichts häufig „abwesend“ ist, kaum Gefühle oder eine sonstige Beteiligung zeigt, die *Hausaufgaben oft vergißt* und beim Schreiben oder Zeichnen *motorisch ungeschickt* ist. Er malt nur „Strichmännchen“ und hat einen zu geringen Wortschatz. Zu Hause war aufgefallen, daß Torsten nur ungern zur Schule geht und lieber daheim ist, oft mit „roten Augenrändern“ aus der Schule heimkommt, abends oft sehr spät einschläft und dann morgens sehr müde ist. Torsten mogelt häufig bei den Hausaufgaben, indem er einfach aufgegebene Schularbeiten aus dem Aufgabenheft wegradiert und sie dann auch nicht erledigt. Er hatte bereits drei Mal Förderunterricht in Deutsch erhalten und dennoch nur eine „4“ bis „5“ erhalten. In Mathematik ist Torsten besser, malt aber kaum und nicht gerne und betont immer wieder: „Ich kann nicht malen“. Nach besonderen Ereignissen befragt, berichtete die Mutter über einen Unfall im fünften Lebensjahr, bei dem Torsten ausgerutscht und hart auf den Kopf gefallen war. Torsten war kurze Zeit danach auf der Couch eingeschlafen, aber nicht bewußtlos gewesen. Eine Röntgenuntersuchung im Krankenhaus hatte keinen Befund ergeben; weitere Untersuchungen waren danach nicht mehr durchgeführt worden. Nach der Einschulung war bereits früh aufgefallen, daß Torsten vieles stets wiederholen mußte, bis er es endlich konnte. Es dauerte alles, auch im Vergleich zu seinem älteren Bruder, viel länger, bis er etwas richtig begriffen hatte. Manchmal wirkte es, „als wenn es hängt, aber nicht herauskommt". Auch häufiges Üben zu Hause mit dem Vater und der Förderunterricht in der Schule hatten keinen nennenswerten Erfolg gezeigt; vielmehr hatte Torsten inzwischen eine richtige Abneigung gegen die Schule und das Lernen entwickelt. Eine früher durchgeführte *EEG-Untersuchung* hatte keinen Befund erbracht. Vor etwa einem Monat hatte Torsten über Nacht plötzlich über 39 °C Fieber gehabt und über *Kopfschmerzen* geklagt. Torsten hatte danach des öfteren nachts „fürchterliche Angst", wenn er plötzlich aufgewacht war; er hatte dann auch seine herbeieilenden Eltern nicht immer sofort erkannt. Auch zum Explorationszeitpunkt sagt Torsten zu Hause manchmal: „Ich kann gar nicht einschlafen, mir dreht sich alles." Eine Erklärung hierfür war auch dem Kinderarzt nicht bekannt.

Studium vorliegender Befundunterlagen und anderer Informationsquellen. Das zum Explorationsgespräch mitgebrachte *Untersuchungsheft für Kinder* dokumentierte zu keinem Zeitpunkt Auffälligkeiten. Das ebenfalls mitgebrachte letzte *Zeugnis* der dritten Schulklasse beschreibt ein Arbeitsverhalten, demzufolge Torsten kaum am Unterrichtsgeschehen teilnimmt, Fragestellungen oft nicht versteht und nicht selbständig genug arbeitet. Seine Leistungen im Sachunterricht werden als „überwiegend mangelhaft" beschrieben, die Zensuren in den übrigen Fächern liegen zwischen „3" und „4"; in Rechtschreibung wurde keine Benotung vorgenommen. Vorgelegte *Schulhefte* weisen eine hohe Fehlerzahl bei Diktaten aus, wobei es vor allem Probleme in der Groß- und Kleinschreibung, bei Umlauten (ä/e), mit dem „ie" und durch Auslassungen gibt. Auch das Schriftbild wirkt etwas ungelenk und angestrengt.

Erste diagnostische Hypothesen. Bereits die in der Exploration erhobenen Informationen weisen auf kognitive und möglicherweise auch motorische Teilleistungsstörungen hin, die auch die beschriebenen Anzeichen von Überforderung und des beginnenden Vermeidungsverhaltens erklären können. Als Ursachen kommen zunächst eine Lese-Rechtschreibstörung, eine Entwicklungsverzögerung oder auch psychogene Ursachen in Frage. Zwar weist das Untersuchungsheft für Kinder keine Auffälligkeiten aus, es finden sich jedoch Hinweise auf eine neuromuskuläre oder dyspraktische Störung (gestörte Mundmotorik, Ungeschicklichkeiten beim Handhaben der Schere) sowie auf eine Lernstörung, deren genaue Ursachen weiter abgeklärt werden müssen.

Ebenfalls finden sich Hinweise auf mehrere kritische Ereignisse, die zu neuropsychologischen Funktionsstörungen führen können: So könnte der scheinbar leichte Unfall mit Kopfverletzung zu einem leichten Schädel-Hirn-Trauma geführt haben und das Ausruhen auf der Couch ein „Einschlafsyndrom" gewesen sein. Auch das plötzliche nächtliche Fieberereignis mit heftigen Kopfschmerzen ist neuropsychologisch relevant, da es Symptom beispielsweise einer Encephalitis oder Meningitis sein könnte. Ebenso sind im Zusammenhang mit epileptischen Anfallsformen bei Kindern plötzlich auftretende Angst- und Verwirrtheitszustände bekannt.

Orientierende Untersuchung wichtiger Basisfunktionen. Torstens *Lateralität* ist rechtshändig. Eine *Schreibprobe* zeigte ein etwas ungelenkes, jedoch gut lesbares Schriftbild ohne formale Fehler. Auch *Zahlen* wurden korrekt und in der üblichen Reihenfolge der Ziffern (324 = 3 2 4) geschrieben. Das *Lesen* gelang Torsten weitgehend flüssig und richtig. Die *Rechts-Links-Differenzierung* wurde am eigenen Körper fehlerfrei und am Gegenüber (Rotation um 180°) mit leichten Unsicherheiten beherrscht. Die *visuelle Gnosie*, die als sinngerechtes Erkennen von sich gegenseitig überlappenden Abbildungen von Alltagsgegenständen („Poppelreuter-Bilder"; vgl. Abb. 48) geprüft wurde, war nicht beeinträchtigt; hier zeigten sich jedoch vereinzelt *Wortfindungsstörungen* (z. B. „zum Reinfüllen" statt „Schale").

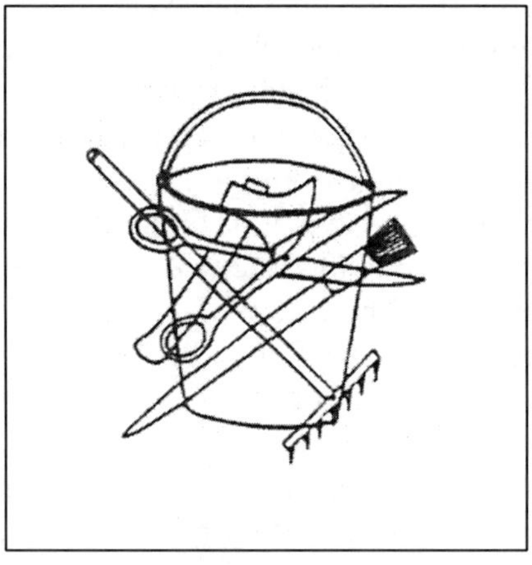

Abbildung 48:
Test-Item zur visuellen Wahrnehmung (Poppelreuter-Bild) aus der TÜKI.

Psychometrische Untersuchung. Die Ergebnisse der psychometrischen Untersuchung sind in Tabelle 45 dargestellt, welche die jeweils erzielten Rohwerte und die aus dem Normvergleich resultierenden transformierten z- und PR-Werte sowie für die Intelligenztestverfahren auch IQ-Werte enthält.

Tabelle 45:
Übersicht über das psychometrische Leistungsprofil (modifiziert nach Heubrock & Petermann, 1997a, S. 233).

Neuropsycholog. Funktion/ Testverfahren	Normvergleich			
	Rohwert (RW)	z-Wert	Prozentrang (PR)	andere Werte / Bemerkungen
Intelligenz				
SPM	27	0	50	IQ = 100
HAWIK-R (Gesamt)	59	– 2,0	2	IQ = 69
HAWIK-R (VT)	32	– 1,5	7	IQ = 77
HAWIK-R (HT)	27	– 2,1	2	IQ = 68
Psychomotorik				
einfache optische RZ	0,348"	– 1,2	12	
einfache akust. RZ	0,294"	– 0,5	31	
Wahl-RZ	0,450"	– 0,3	38	
ZVT	211"	– 1,1	13	
WDG (RR)	78	– 0,3	40	
WDG (FR)	4	– 1,1	14	
Merkfähigkeit				
Benton-Test (ZF)	R = 4, F = 9			entspricht IQ-Erwartungswert
DCS	1/2/2/3/1/2 R = 11, F = 15	– 1,5	7	viele Fehler (DR, KL)
AVLT	6/7/7/10/10//4//4			viele Fehler (Konfabulationen)
Raumanalyse				
GAT	R = 3, F = 12			Cut-off-Wert: F ≥ 6
Aktivierungsniveau				
Flimmerverschmelzungsfrequenz	VF = 26,4 Hz FF = 58,5 Hz			

Die Vorteile einer Transformation der Rohwerte in z-Werte besteht für den Diagnostiker darin, daß zum einen das Ausmaß der Abweichung von der jeweiligen Normpopulation in Form von Standardabweichungen sofort erkennbar wird, und eine Berechnung der z-Werte unter Heranziehung der in den meisten Normtabellen enthaltenen Mittelwerte und Standardabweichungen mit dem Taschenrechner problemlos möglich ist (vgl. Kasten 45). PR-Werte haben wiederum den Vorteil, daß sie eine „Übersetzung" der ermittelten Testresultate für Laien erleichtern, da sie den Anteil Altersgleicher mit besseren bzw. schlechteren Ergebnissen in dem jeweiligen Testverfahren verdeutlichen.

Kasten 45:
Beispiel für die Berechnung von z-Werten aus dem zugehörigen Mittelwert und der Standardabweichung der Normstichprobe und Ableitung des zugehörigen PR-Wertes (*Erläuterung*: $\bar{x}$ (emp.) = empirisch ermittelter Leistungswert des Patienten, $\bar{x}$ (Norm) = statistischer Mittelwert der Normstichprobe, s (Norm) = Standardabweichung der Normstichprobe).

Formel zur Berechnung eines z-Wertes bei bekanntem Mittelwert und bekannter Standardabweichung der Normstichprobe:

$$z = \frac{\bar{x}\,(\text{emp.}) - \bar{x}\,(\text{Norm}),}{s\,(\text{Norm})} \qquad z = \frac{34–32.5,}{8} \qquad z = \frac{1,5,}{8}$$

z = 0,18; d. h. es handelt sich um eine im Altersnormbereich liegende Leistung. Die Transformation des z-Wertes erfolgt über eine Transformationstafel und erbringt einen Prozentrang (PR) von 58.

Tabelle 46:
Die Transformation von Testnormen (modifiziert nach Lienert & Raatz, 1994, S. 410; *Erläuterung*: T = T-Wert, PR = Prozentrang, z = z-Wert, SW = Standard-Wert, IQ = Intelligenzquotient, C = C-Wert).

T	PR	z	SW	IQ	C	T	PR	z	SW	IQ	C
20	0	–3,0	70	55	-1	50	50	0,0	100	100	5
21	0	–2,9	71			51	54	0,1	101		
22	0	–2,8	72	58		52	58	0,2	102	103	
23	0	–2,7	73			53	62	0,3	103		
24	0	–2,6	74	61		54	66	0,4	104	106	
25	1	–2,5	74		0	55	69	0,5	105		6
26	1	–2,4	76	64		56	73	0,6	106	109	

T	PR	z	SW	IQ	C	T	PR	z	SW	IQ	C
27	1	−2,3	77			57	76	0,7	107		
28	1	−2,2	78	67		58	79	0,8	108	112	
29	2	−2,1	79			59	82	0,9	109		
30	2	−2,0	80	70	1	60	84	1,0	110	115	7
31	3	−1,9	81			61	1,1	111			
32	3	−1,8	82	73		62	88	1,2	112	118	
33	4	−1,7	83			63	90	1,3	113		
34	5	−1,6	84	76		64	92	1,4	114	121	
35	7	−1,5	85		2	65	93	1,5	115		8
36	8	−1,4	86	79		66	95	1,6	116	124	
37	10	−1,3	87			67	96	117			
38	12	−1,2	88	82		68	96	1,8	118	127	
39	13	−1,1	89			69	97	1,9	119		
40	16	−1,0	90	85	3	70	98	2,0	120	130	9
41	18	−0,9	91			71	99	2,1	121		
42	21	−0,8	92	88		72	99	2,2	122	133	
43	24	−0,7	93			73	99	2,3	123		
44	27	−0,6	94	91		74	100	2,4	124	136	
45	31	−0,5	95		4	75	100	2,5	125		10
46	34	−0,4	96	94		76	100	2,6	126	139	
47	38	−0,3	97			77	100	2,7	127		
48	42	−0,2	98	97		78	100	2,8	128	142	
49	46	−0,1	99			79	100	2,9	129		
50	50	0,0	100	100	5	80	100	3,0	130	145	11

Ergänzende differentialdiagnostische Untersuchung. Zur Überprüfung des *allgemeinen cerebralen Aktivierungsniveaus* („arousal“) wurde ergänzend auch eine Flimmerverschmelzungsfrequenz-Analyse (auf- und absteigender Modus mit adaptierender Vorgabe) durchgeführt. Da derzeit Normen für Torstens Alter noch nicht vorliegen, konnte hier lediglich das Verhältnis der beiden Parameter „Verschmelzungsfrequenz“ (VF) und „Flimmerfrequenz“ (FF) zueinander bewertet werden, das keine Hinweise auf pathologische Verhältnisse ergab. Ein weiteres orientierendes Verfahren zur Prüfung *räumlich-konstruktiver* Funktionen (GAT) konnte die bereits im HAWIK-R-Profil deutlich werdenden Störungen in diesem Bereich bestätigen. Hier fiel Torsten vor allem die Wiedergabe von Größenverhältnissen, die Raumrichtungsanalyse und die Reproduktion dreidimensionaler Körper wie generell auch das Erfassen von Kreislinien sehr schwer (siehe Abb. 49).

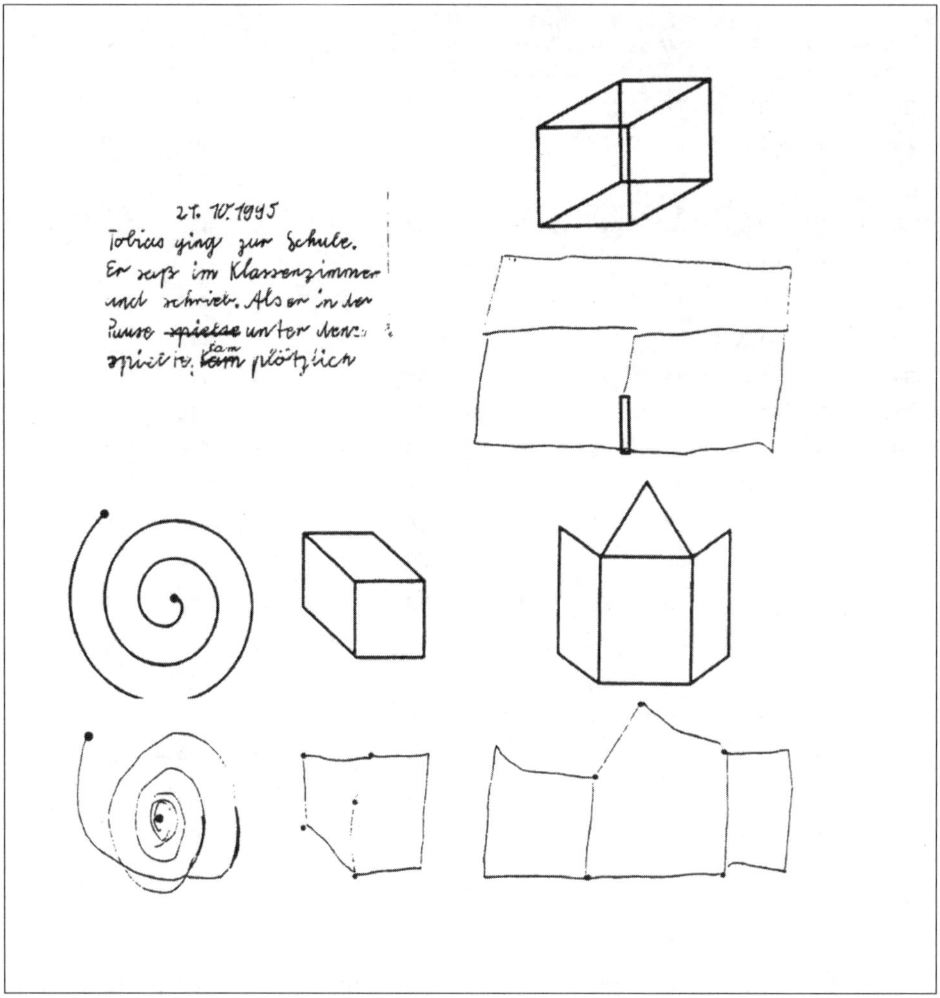

Abbildung 49:
Torstens räumlich-konstruktive Leistungen im GAT (aus Heubrock & Petermann, 1997a, S. 235).

Die auf diese Weise ermittelten psychometrischen Resultate der neuropsychologischen Untersuchung werden durch eine genauere Inspektion des Intelligenztest*profils* ergänzt (siehe Abb. 50) und erlauben nun eine erste Beurteilung.

HAWIK-R-Profil

Tragen Sie die Rohwerte in die Kästchen ein und markieren Sie das Profil durch Ankreuzen der entsprechenden Wertpunkte in jeder Spalte.

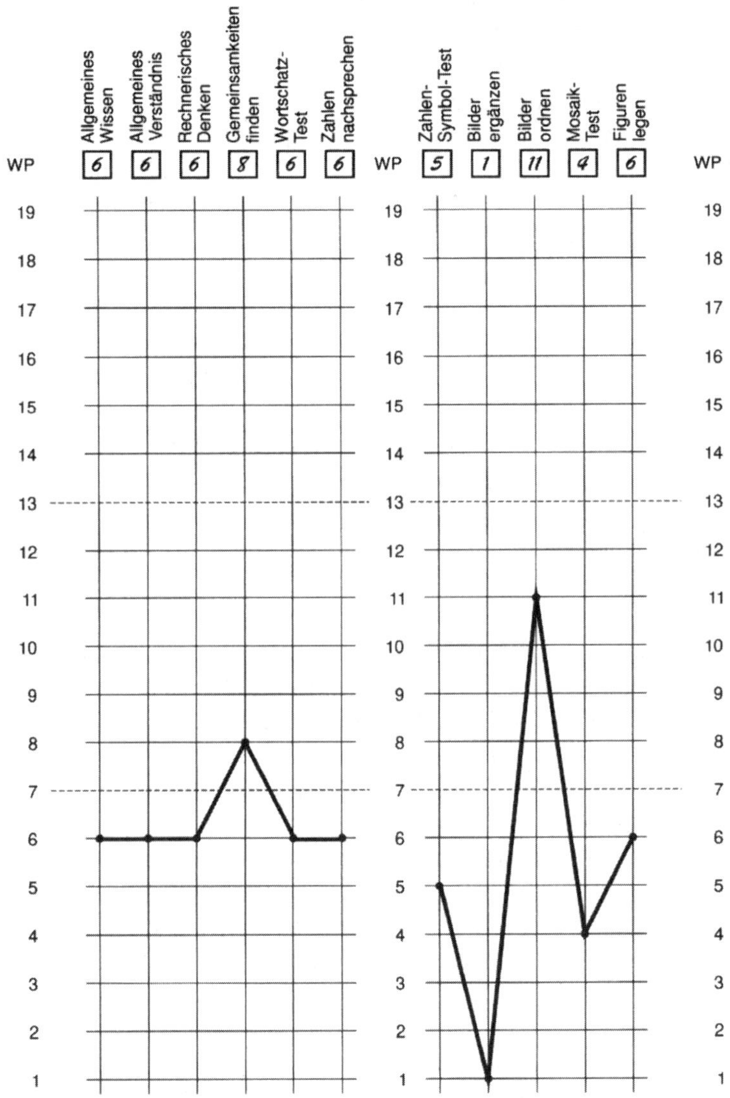

Abkürzung: WP = Wertpunkte (M = 10; s = 3); *Anmerkungen:* Die in der linken Profilhälfte abgetragenen Untertests repräsentieren den Verbalteil (VT), die in der rechten Profilhälfte aufgeführten Untertests repräsentieren den Handlungsteil (HT); die beiden gestrichtelten Linien kennzeichnen jeweils die obere und die untere Altersnormgrenze (Mittelwert +/– 1 Standardabweichung).

Abbildung 50:
Teilleistungsprofil des HAWIK-R (nach Heubrock & Petermann, 1997a, S. 234).

Die *Intelligenz*leistungen variieren deutlich in Abhängigkeit von den Testbedingungen: Bei sprach- und zeitdruckfreier Prüfung erzielte Torsten ein altersdurchschnittliches Resultat (SPM), während er unter Einbeziehung verschiedener Teilleistungen nur noch weit unterdurchschnittliche Leistungen zeigte (HAWIK-R). Innerhalb des Leistungsprofils im HAWIK-R zeigt sich ein besseres Abschneiden bei sprachgebundenen Anforderungen (VT), wohingegen visuelle und handlungsorientierte Aufgaben durchweg schlechter ausfallen (HT). Zu deutlichen Minderleistungen bis hin zu Totalausfällen kam es hier zum einen bei räumlich-konstruktiven Anforderungen (MT, FL) und zum anderen in der visuellen Analyse und Synthese sowie im visuomotorischen Tempo (BE, ZST). Nahezu alle sprachbezogenen Leistungen liegen knapp unterhalb der Altersnorm. Im *psychomotorischen* Bereich zeigen sich etwas uneinheitliche Ergebnisse, die insgesamt jedoch auf eine Minderleistung in der *visuellen* Informationsverarbeitung hindeuten: So sind sowohl die einfachen optischen Reaktionslatenzen als auch das visuomotorische Tempo (ZVT) verzögert, während die einfachen akustischen Reaktionslatenzen und die Wahlreaktionszeiten knapp altersdurchschnittlich bis normgerecht ausfallen. Auch das Arbeitstempo bei einer komplexeren bilateralen psychomotorischen Koordinationsaufgabe liegt im Altersnormbereich (WDG, RR), ist aber durch eine erhöhte Fehlerquote gekennzeichnet (WDG, FR). Zum Teil ausgeprägte Minderleistungen zeigen sich auch im Bereich der *mnestischen Funktionen*. Hier gelang Torsten lediglich die unmittelbare zeichnerische Reproduktion visuell-figuralen Materials noch normentsprechend (Benton-Test). Die Wiedergabe einer größeren Menge visuell-figuraler Informationen gelang Torsten auch im Lernversuch mit mehrfacher Wiederholung nicht mehr altersgerecht (DCS), wobei hier auffällt, daß zum einen die Anzahl richtig reproduzierter Muster nahezu stagniert, und zum anderen viele Muster bei der Reproduktion grob entstellt wurden. Auch im auditiv-verbalen Lernversuch (AVLT) erreicht Torsten keine altersgerechte Leistung. Hier fällt vor allem eine erschwerte Umstellung auf neue ipsimodale Informationen (proaktive Hemmung) und eine deutliche Störanfälligkeit bereits gelernter Inhalte durch zwischenzeitliche Störreize (retroaktive Hemmung) auf. Auch die unmittelbare Merkspanne für Zahlen (HAWIK-R, ZN) entspricht nicht mehr der Altersnorm.

Untersuchungsbegleitende Verhaltensbeobachtung. Eine systematische Verhaltensbeobachtung wurde während jeder der insgesamt vier, jeweils etwa zweistündigen ambulanten Untersuchungstermine durchgeführt. Hierbei zeigte Torsten durchweg eine geringe Konzentrationsfähigkeit. Bereits nach etwa 20 Minuten ließ Torstens Aufmerksamkeit erkennbar nach; er seufzte und schnaufte dann hörbar und rieb sich wiederholt die Augen. Mehrfach klagte er über störende Nebengeräusche, die für den Untersucher selbst kaum wahrnehmbar waren („der [etwa zweieinhalb Meter entfernte] Computer brummt immer so“). Besonders anstrengend waren für Torsten Aufgaben mit visuellen Anforderungen, über die er sich immer wieder beklagte. Auf gezieltes Nachfragen berichtete Torsten über ein verschwommenes Sehen und er gab auch gelegentliche Doppelbilder in der Schule an.

Neuropsychologische Syndromanalyse. Dieser entscheidende Teil der neuropsychologischen Diagnostik kann durch eine *graphische* Darstellung der erzielten psychometrischen Untersuchungsergebnisse in Form eines Gitterprofils erleichtert werden, das später auch zur Befundbesprechung mit Angehörigen und anderen Bezugspersonen des Kindes herangezogen werden kann (vgl. Abb. 51).

Prozentrang	Merkmalsbereich (Testverfahren)
+ 2 Standardabweichungen	
98	
+ 1 Standardabweichung	
84	
+/– 0 Standardabweichungen	
50	sprachfreie Intelligenz (SPM); visuelles Kurzzeitgedächtnis (Benton-Test)
	psychomotorische Koordination (WDG, RR); Reaktionsgeschwindigkeit unter Wahlbedingungen (Wahl-RZ)
	einfache akustische Rekaktionszeiten (akust. RZ)
16	
– 1 Standardabweichung	
	einfache optische Reaktionszeiten (opt. RZ); visuomotorisches Tempo (ZVT); Fehler in der psychomotorischen Koordination (WDG, FR)
	verbale Intelligenz (HAWIK-R, VT); visuell-figurale Merk- und Lernfähigkeit (DCS);
2	
– 2 Standardabweichungen	
	kombinierte Intelligenz (HAWIK-R, Gesamt); Handlungsintelligenz (HAWIK-R, HT)

Abbildung 51:

Graphisches Gitter-Profil der psychometrischen Untersuchung von Torsten (*Abkürzungen:* siehe Verzeichnis S. 470f.; *Anmerkung:* jede Zeile kennzeichnet einen Bereich von 0,2 z-Werten; die punktiert unterlegten Felder kennzeichnen den Altersnormbereich von +/– 1 Standardabweichung).

Grundlage für die neuropsychologische Syndromanalyse bei Torsten sind zunächst die Ergebnisse der psychometrischen Untersuchung, wobei das Gitterprofil in Abbildung 51 sowohl die *interindividuellen* als auch die *intraindividuellen* Leistungsdifferenzen hervortreten läßt. Hier fällt auf, daß Torstens kognitive Leistungsfähigkeit im Vergleich zu seiner (in der Abb. 51 grau unterlegten) Altersnorm insgesamt reduziert ist. Viele Teilleistungsergebnisse liegen unterhalb des Altersnormbereiches von +/- einer Standardabweichung vom Mittelwert (z = +/– 0 bzw. PR = 50), wobei Torstens beste Testresultate lediglich knapp diesen Altersdurchschnittswert erreichen. Diese *intraindividuell* besten Testleistungen stellen nun auch das Bezugssystem für die Beurteilung von Teilleistungsschwächen dar, da sie Torstens optimal mögliche Leistungsfähigkeit unter den für ihn günstigsten Bedingungen und somit vermutlich unbeeinträchtigte Funktionen anzeigen. In Torstens Fall sind somit die Ankerwerte für den interindividuellen und den intraindividuellen Profilvergleich identisch, da beide durch den statistischen Altersdurchschnitt, also einen PR von 50 oder einen z-Wert von +/– 0, markiert werden.

Zu Torstens persönlichen Leistungsschwerpunkten gehören demnach das sprachfreie und anschauliche Problemlösen, einfache visuelle Merkfähigkeitsaufgaben mit sofortiger Wiedergabe und eine schnelle psychomotorische Reaktionsfähigkeit bei stärkerer Fremdanregung. Das Kriterium von intra- und interindividuellen Teilleistungsschwächen mit einer Differenz von mehr als 1,5 Standardabweichungen von den unbeeinträchtigten Funktionen erfüllen am deutlichsten kombinierte Intelligenzleistungen und solche Leistungen, die höhere Anforderungen an visuelle und handlungsgebundene Teilleistungen stellen. Die verbale Intelligenz und die visuell-figurale Lernfähigkeit weist eine grenzwertige Leistungsfähigkeit auf. Diese Funktionen können aber später zu einem deutlicheren Handicap werden, wenn die Anforderungen an diese Leistungen angesichts der schnellen Akzeleration normaler Funktionen in der Entwicklungsdynamik von Kindern steigen und Torstens Entwicklungstempo in diesen Bereichen nicht mithalten kann oder sogar stagniert. Obwohl derzeit noch innerhalb von Torstens individueller Toleranzzone, können auch die bereits jetzt im interindividuellen Vergleich unterdurchschnittlichen Leistungen der optischen Reaktionsgeschwindigkeit und des visuomotorischen Tempos zukünftig weitere Problemfunktionen werden.

Betrachtet man die Profilanalyse unter neuropsychologischen Aspekten, so fällt auf, daß vor allem Aufgaben mit visuell-analytischer und visuell-synthetischer Komponente betroffen sind. Dies bestätigt sich auch im Detail, wenn beispielsweise die Ergebnisse der beiden, nur durch die geforderte Sinnesmodalität unterschiedenen, Reaktionstests miteinander verglichen werden: Hier schneidet Torsten bei den optischen Reaktionszeiten deutlich langsamer ab als bei den akustischen Reaktionszeiten. Werden nun auch die Ergebnisse der nicht-normierten Untersuchungsverfahren mit herangezogen, so ist zusätzlich auch von einer Beeinträchtigung raumanalytischer und räumlich-konstruktiver Funktionen auszugehen. Diese objektivierbaren Befunde korrespondieren zudem mit den von Torsten selbst beklagten visuellen Problemen und der in der untersuchungsbegleitenden Verhaltensbeobachtung deutlich gewor-denen schnellen Überforderung bei visuellen Anforderungen. Da die zwischenzeitlich durchgeführte augenärztliche Untersuchung keinen Befund erbracht hatte, kann für die mehrfach bestätigten visuellen und raumanalytischen Teilleistungsstörungen eine neurogene Verursachung als begründet angenommen werden. Differentialdiagnostisch kann auch eine umschriebene Lese-Rechtschreibstörung, eine schwerwiegende Intelligenzminderung, beispielsweise als Folge einer Chromosomenaberration, und eine hyperkinetische Störung ausgeschlossen werden, da das Lesen und Schreiben bei Torsten nicht spezifisch beeinträchtigt ist, in Abhängigkeit von den Prüfbedingungen eine altersdurchschnittliche Intelligenzleistung erbracht werden kann und die Konzentrationsstörungen lediglich bei bestimmten kognitiven Anforderungen auftreten und nicht über verschiedene Lebensbereiche hinweg generalisieren. Vielmehr lassen sich die aus der Schule berichteten schriftsprachbezogenen Probleme plausibel als eine spätere Folge der gleichen raumanalytischen und räumlich-konstruktiven Teilleistungsschwächen erklären, die zuvor im Kindergarten bereits zu Ungeschicklichkeiten beim Ausschneiden und Malen geführt hatten. Auch die inzwischen manifest gewordenen psychischen und Verhaltensauffälligkeiten könnten eine Folge der beschriebenen neuropsychologischen Störungen sein, indem die geminderte Leistungsfähigkeit in bei Kindern als vorhanden vorausgesetzten Funktionen bei Torsten zu einer lange unbemerkten objektiven Überforderung geführt hat, der Torsten mit Verweigerung und Vermeiden versucht hat zu entkommen (siehe Abb. 52).

Die ätiologische Zuordnung neuropsychologischer Störungen kann im Einzelfall auch dann schwierig sein, wenn sich die funktionellen Beeinträchtigungen zweifelsfrei objektivieren lassen und wenn andere Störungsformen differentialdiagnostisch ausgeschlossen werden können. In Torstens Fall kommen als mögliche Ursachen neuropsychologischer Störungen theoretisch mehrere anamnestisch erhebbare Bedingungen in Frage. Da sich in der Anamnese jedoch Merkmale einer Entwicklungsverzögerung bereits zu einem frühen Zeitpunkt, spätestens jedoch in der Vorschulzeit, auffinden lassen, dürfte für die ausgeprägten Störungen der visuellen Informationsverarbeitung und räumlich-konstruktiver Funktionen sowie für den diskreten Sprachentwicklungsrückstand mit dysphasischen Merkmalen (semantische Paraphasien und Wortfindungsstörungen) weder der Unfall im fünften Lebensjahr noch das spätere plötzliche Fieberereignis mit nachfolgenden Kopfschmerzen und nächtlichen Verwirrtheitszuständen alleine in Frage kommen. Möglicherweise besteht jedoch zwischen den einzelnen Ereignissen ein mittelbarer Zusam-

neuropsychologische Funktionsstörungen	Störung der visuellen Analyse und Synthese, raumanalytische und räumlich-konstruktive Störung, visuelle Merkfähigkeitsstörung
⇓	⇓
alltagsbezogene Handicaps	Ungeschicklichkeiten beim Malen und Ausschneiden, graphomotorische Defizite beim Schreiben, visuomotorische Verlangsamung beim Lesen
⇓	⇓
psychische Auswirkungen	chronische Überforderung bei scheinbar leichten kognitiven Anforderungen, Gefühl der Hilflosigkeit, negatives Selbstkonzept
⇓	⇓
Verhalten	Vermeidung von negativ besetzten Situationen (Schule, Hausaufgaben, Lernen), Verweigerung defizitärer kognitiver Anforderungen (Schreiben, Malen, Lesen), Unaufmerksamkeit

Abbildung 52:
Erklärungsmodell von psychischen und Verhaltensstörungen als Folge neuropsychologischer Funktionsstörungen.

menhang, indem etwa eine frühkindlich entstandene neurogene Noxe mit den beschriebenen Funktionsstörungen zum einen zu vermehrten Fehlleistungen im Alltag, so etwa zu dem Sturz im Haushalt, und zum anderen zu einer erhöhten Vulnerabilität für spätere cerebrale Dysregulationen führt. Ähnliche Zusammenhänge sind beispielsweise für primär hyperkinetische Kinder bekannt, deren Grundstörung zu vermehrter Unachtsamkeit im Alltag und in der Folge zu einem erhöhten Unfallrisiko mit der Gefahr von Schädel-Hirn-Traumen führen kann.

Da auch eine neuropädiatrische und elektroenzephalographische Untersuchung bei Torsten keine hirnorganische Verursachung der Funktionsstörungen erbracht hat, müssen entwicklungsneuropsychologische Überlegungen herangezogen werden. Demnach läßt sich die neuropsychologische Entwicklung im Kindesalter als eine sequenzielle Abfolge von neuronalen Wachstums- und Differenzierungsprozessen mit den (wichtigsten) Etappen der Zellmigration, der Axonsprossung, des Dendritenwachstums und der Myelinisierung beschreiben. Diese geht ihrerseits wiederum mit einer kortikalen und funktionellen Umorganisation, insbesondere der Reifung primärer, sekundärer und tertiärer Rindenfelder, einher. Störungen dieses Wachstumsprozesses führen zu spezifischen funktionellen Beeinträchtigungen, die in Abhängigkeit vom Zeitpunkt, von der Art und vom Ausmaß der Störung von mentaler Retardierung über komplexe kognitive und Verhaltensstörungen bis hin zu isolierten Teilleistungsstörungen reichen können. Umgekehrt erlaubt das Wissen um entwicklungsneuropsychologische Gesetzmäßigkeiten im Einzelfall eine (ungefähre) Zuordnung des neuropsychologischen Syndrommusters zum Zeitpunkt und manchmal auch zur vermutlichen Genese der kortikalen Funktionsstörung (vgl. Deegener et al., 1992).

Im Falle von Torsten deutet die Dominanz visueller und raumanalytischer Störungen, die (geringer ausgeprägte) Entwicklungsverzögerung sprachlicher Prozesse, das anamnestisch in der Vorschulzeit zu verortende erste Auftreten diskreter Beeinträchtigungen, die abgeschlossene Hemisphärenspezialisierung mit erkennbarer Lateralisierung motorischer und kognitiver Funktionen und das grundsätzliche Beherrschen konkret-anschaulicher Problemlöseprozesse auf eine Störung in der *dritten Stufe der neuropsychologischen Entwicklung* (vgl. Tab. 2) hin. Diese Stufe ist durch die funktionelle Ausreifung der sekundären Assoziationsfelder gekennzeichnet, die bis in das fünfte Lebensjahr hineinreicht, die Grundlage für die Entwicklung komplexerer motorischer und perzeptueller Leistungen bereitstellt und mit Piagets Stufe des präoperationalen anschaulichen Denkens korrespondiert. Störungen in dieser Entwicklungsstufe führen zumeist zu *intramodalen Teilleistungsschwächen* – in Torstens Fall zu Störungen des „visuellen Analysators" und raumanalytischer Funktionen –, beeinflussen aber auch die hiervon abhängige weitere kognitive Entwicklung ungünstig, da im Normalfall funktionierende Handlungsroutinen (z. B. beim Lesen und Schreiben) durch kognitiv aufwendigere „Umwegstrategien" kompensiert werden müssen.

Diese entwicklungsneuropsychologischen Gesichtspunkte lassen eine Verursachung durch den Unfall und den Fieberzustand ätiologisch zusätzlich in den Hintergrund rücken, dafür jedoch eine früher anzunehmende Hirnreifungsstörung als plausibel erscheinen. So kann man zumindest einen Zusammenhang zwischen der anzunehmenden Hirnreifungsstörung und den wiederholten Totalanästhesien im Kontext der Leistenbruch-Operationen, von denen allein drei in Torstens erstem Lebensjahr durchgeführt wurden, vermuten. Alternativ käme bei Torsten auch eine Hypothyreose in Frage. Hierfür spricht die allgemeine Antriebsschwäche und Apathie, die früh aufgefallene muskuläre Hypotonie, das wiederholte Vorkommen von Leistenbrüchen und die Hüftkopfatrophie. Zusätzlich könnten die aus der Schule berichteten Verständnisschwierigkeiten Folgen einer bisher nicht diagnostizierten Innenohrschwerhörigkeit (Pendred-Syndrom) sein, die ebenfalls zu den charakteristischen Folgen einer Hypothyreose gehört (siehe hierzu auch Tab. 13 im Kap. 4.3).

Neuropsychologische Diagnose. Auf generelle Unzulänglichkeiten der diagnostischen Klassifikationssysteme ICD-10 und DSM-IV zur Kodierung *neuropsychologischer Funktionsstörungen bei Kindern* wurde bereits in der Diskussion zu den umschriebenen Entwicklungsstörungen hingewiesen (vgl. Kap. 6.5.1). Auch Lösslein und Deike-Beth (1997, S. 146ff.) betonen ausdrücklich, daß eine detaillierte und vollständige Kodierung von neuro-psychologischen Symptomen in beiden Systemen nicht möglich ist, wobei vor allem visuell-räumliche und räumlich-konstruktive Funktionsstörungen, die ihrerseits oft mit Störungen der Einschätzung von Emotionen und der Interpretation sozialer Situationen einhergehen, sowie exekutive Funktionen und spezifische Aufmerksamkeits- und Merkfähigkeitsstörungen kaum erfaßt werden, so daß zur Diagnoseerstellung *deskriptive Ergänzungen* notwendig sind. Auch in Torstens Fall mit einem komplexen Bedingungsgefüge verschiedener neuropsychologischer Funktionsstörungen erweisen sich DSM-IV und ICD-10 als unzureichend. Als primäre Störungen finden sich hier eine Störung der visuellen Analyse und Synthese, eine raumanalytische und eine räumlich-konstruktive Störung, eine visuelle Lernfähigkeitsstörung und eine allgemeine Verzögerung auch der sprachlichen Entwicklung sowie sekundär eine Aufmerksamkeitsstörung, von denen sich nach DSM-IV allenfalls eine Störung des schriftlichen Ausdrucks (315.2), eine expressive Sprachstörung (315.31) und eine Aufmerksamkeitsdefizit-/Hyperaktivitätsstörung vom vorwiegend unaufmerksamen Typus (314.00) kodieren lassen. Nach den Richtlinien des ICD-10 käme analog eine Kodierung als kombinierte Störungen schulischer Fertigkeiten (F81.3), eine expressive Sprachstörung (F80.1) und eine einfache Aktivitäts- und Aufmerksamkeitsstörung (F90.0) in Frage. Beide Kodierungen werden jedoch der Komplexität des Störungsbildes und auch der neuropsychologischen Differentialdiagnostik nicht gerecht, so daß hinsichtlich einer zukünftigen Überarbeitung des DSM-IV und des ICD-10 eine stärkere Berücksichtigung *neuropsychologischer Störungsbilder bei Kindern und Jugendlichen* dringend zu fordern ist.

8 Rahmenbedingungen neuropsychologischer Therapie und Rehabilitation

8.1 Stationäre, teilstationäre und ambulante Rehabilitation in der Neuropädiatrie

Während die Rehabilitation im Erwachsenenalter Hilfen zum Wiedererwerb verlorener Fähigkeiten zum Ziel hat, umfaßt die Rehabilitation bei Kindern und Jugendlichen „immer auch eine Förderung der bis dahin noch nicht entfalteten Entwicklungs*potentiale*" (Kalbe, 1994, S. 102). Aus diesem Grund wird bei Kindern und Jugendlichen auch oft von *Entwicklungsrehabilitation* gesprochen. Dies gilt in besonderer Weise für Kinder mit frühkindlichen Hirnfunktionsstörungen, die aufgrund ihrer Erkrankung keine Chance zu einer *altersgemäßen Entwicklung* gehabt haben. Auch für Kinder und Jugendliche mit erworbenen Hirnschädigungen, deren Entwicklung durch ein Schädel-Hirn-Trauma oder eine Encephalitis *unterbrochen* und in ihrem weiteren Verlauf *verändert* wurde, gelten die Prinzipien der Entwicklungsrehabilitation.

Auch heute kommt es immer wieder vor, daß Kinder und Jugendliche nach Schädel-Hirn-Traumen (SHT) oder mit neurologischen Erkrankungen in Rehabilitationseinrichtungen für Erwachsene eingewiesen werden. Rehabilitationskonzepte für Erwachsene, die zumeist als kurzfristige Anschlußheilbehandlungen (AHB) organisiert sind, werden den Bedürfnissen neurologisch kranker Kinder aber nicht gerecht. Langsam beginnt sich auch in der neurologischen Rehabilitation die Erkenntnis durchzusetzen, daß Kinder keine „kleinen Erwachsenen" sind, und daß sich Hirnschädigungen bei ihnen anders auswirken und auch andere Verläufe nehmen (vgl. Ritz, 1991/92). Vor wenigen Jahren erst haben zwei Arbeitsgruppen im Auftrag der Deutschen Vereinigung für die Rehabilitation Behinderter e.V. (vgl. Voß, Blumenthal, Mehrhoff & Schmollinger, 1996) die verschiedenen Ausgangslagen neurologisch geschädigter Kinder charakterisiert. Demnach lassen sich für

- Kinder mit *angeborenen* Hirn- und Rückenmarkschäden, und für
- Kinder mit *erworbenen* Hirnfunktionsstörungen

unterschiedliche Anforderungen an geeignete Rehabilitationskonzepte formulieren (Becker, 1996; Schubert, 1996). So wird für Kinder mit angeborenen

Hirn- und Rückenmarkschäden ein Ausbau *ambulanter Frühtherapie* und *ambulanter heilpädagogischer Frühförderung* dringend gefordert, um eine „wohnortnahe, am sozialen Umfeld und an den Möglichkeiten der Familie orientierte individuelle Versorgung" (Schubert, 1996, S. 58) zu sichern. Hierbei wird auf eine enge interdisziplinäre Abstimmung und Zusammenarbeit abgehoben, der ein individueller Gesamtförderplan zugrundeliegen muß. Für Kinder mit erworbenen Hirnschädigungen wird unter anderem auf den erhöhten (auch therapeutischen) Förderbedarf hingewiesen und betont, daß bei günstigem Rückbildungsverlauf im Anschluß an die stationäre Versorgung frühzeitig teilstationäre oder ambulante Rehabilitationsmöglichkeiten wahrgenommen werden sollten. Ausdrücklich wird hierbei auf die Notwendigkeit einer *neuropsychologischen Diagnostik und Förderung* hingewiesen, die beispielsweise in Form von SHT-Ambulanzen organisiert sein können (Becker, 1996).

Als *Rehabilitationsformen* kommen bei Kindern und Jugendlichen die
- stationäre Rehabilitation,
- teilstationäre Rehabilitation, und
- ambulante Rehabilitation

in Frage (vgl. Heubrock & Petermann, 1999a; Petermann, 1999).

Eine *stationäre Rehabilitation* ist zumeist nach schweren akuten oder chronischen Erkrankungen, z. B. nach Schädel-Hirn-Traumen, Hirntumor-Operationen oder Encephalitiden, erforderlich. Sie erfolgt in der Regel in Neurologischen Rehabilitationszentren für Kinder und Jugendliche, in denen eine umfassende interdisziplinäre medizinische und therapeutische Versorgung unter Einschluß krankengymnastischer, logopädischer, ergotherapeutischer und neuropsychologischer Behandlungsformen vorgehalten werden kann (vgl. Oepen, 1999). Das Spektrum der stationären Rehabilitation in der Neuropädiatrie reicht von der Frührehabilitation komatöser Kinder bis hin zu berufs- und ausbildungsvorbereitenden Förderlehrgängen für Jugendliche.

Eine *teilstationäre* Rehabilitation kommt für Kinder und Jugendliche aus der näheren Umgebung einer Rehabilitationseinrichtung in Frage, die im Anschluß an eine stationäre Behandlung weiterhin einer interdisziplinären rehabilitativen Versorgung bedürfen, deren Belastbarkeit für die Therapien und den täglichen Fahrweg ausreicht, und für die eine häusliche Betreuung für die Zeit nach den Therapien, über Nacht und für den jeweils nächsten Morgen gesichert ist, sofern diese erforderlich ist.

Eine *ambulante* Rehabilitation konzentriert sich in der Regel auf diejenigen Beeinträchtigungen, die auch nach dem erfolgreichen Abschluß der stationären und/oder teilstationären Behandlung fortbestehen und ein (Re-)

Integrationshindernis darstellen können. Sehr häufig handelt es sich hierbei um *neuropsychologische Funktionsstörungen.* So kann eine überdauernde auditiv-verbale Merkfähigkeitsstörung (Disability) als Folge eines bei einem Schulwegeunfall erlittenen Schädel-Hirn-Traumas (Impairment) die Handlungsfähigkeit im Alltag durch Lernstörungen in der Schule, Vergeßlichkeit im Spiel mit Gleichaltrigen und für Aufträge in der Familie (Handicap) erheblich einschränken und eine den Schulbesuch und den Alltag *begleitende* neuropsychologische Therapie erforderlich machen (siehe auch Tab. 25).

8.2 Notwendigkeit und Indikationen ambulanter neuropsychologischer Rehabilitationsangebote für Kinder und Jugendliche

Obwohl die Notwendigkeit ambulanter Rehabilitationsangebote für Kinder und Jugendliche mit Hirnfunktionsstörungen sowohl von Fachkräften als auch von den Angehörigen betroffener Kinder immer wieder betont worden ist, sieht die gegenwärtige Versorgungslage demgegenüber sehr ungünstig aus. Auch langjährige Beobachter der neurorehabilitativen Versorgung in Deutschland müssen immer wieder feststellen, daß eine ambulante Weiterbehandlung durch krankengymnastische, ergotherapeutische und logopädische Therapien in der Nähe des Heimatortes zumeist organisierbar ist, während eine neuropsychologische Therapie nur in seltenen Fällen möglich ist (Preilowski, 2000; Schellig, 1996). Neben der in Deutschland noch kurzen Tradition der Klinischen Kinderneuropsychologie spielen hierfür auch versorgungsstrukturelle Gesichtspunkte eine entscheidende Rolle.

Für die *Kinderrehabilitation* liegt in Deutschland momentan noch kein abgestuftes Reha-System vor, wie dies für Erwachsene mit stationären, teilstationären und ambulanten Angeboten inzwischen etabliert ist (vgl. Petermann 1999). Dies hat unter anderem dazu geführt, daß für Kinder insgesamt kaum ambulante Therapieangebote entwickelt wurden. Zwar hat die Neufassung des Sozialgesetzbuches einen Vorrang ambulanter vor stationären Rehabilitationsmaßnahmen festgeschrieben und entsprechende Modellversuche ermutigt, diese wurden allerdings überwiegend im Bereich der Rehabilitation Erwachsener realisiert (Vogel & Weber-Falkensammer, 1997). Die wenigen, seither mit Unterstützung der gesetzlichen Krankenkassen durchgeführten Modellprojekte zur Verzahnung stationärer und ambulanter Rehabilitationsmaßnahmen für Kinder bezogen sich primär auf chronische Krankheiten (z. B. Asthma und Neurodermitis) oder auf Patientenschulungsmaßnahmen, nicht jedoch auf Kinder und Jugendliche mit neurologischen Erkrankungen.

Eine in Zukunft größere Flexibilisierung der Rehabilitation ist an verschiedene Voraussetzungen gebunden, nicht zuletzt an das Vorhandensein wohnortnaher ambulanter Therapiemöglichkeiten. In der Kinderneurologie wird in vielen Fällen eine abgestufte Rehabilitation mit stationären, teilstationären und ambulanten Therapieangeboten unverzichtbar sein (siehe Tab. 47).

Tabelle 47:
Abgestufte Rehabilitation hirngeschädigter Kinder und Jugendlicher (nach Petermann, 1999).

Stationäre Maßnahme	Ambulante Maßnahme
– Erhebung des Gesundheitszustandes (Diagnostik)	– Abbau psychosozialer Probleme (Verhaltensstörungen) als Folge der Wiedereingliederung
– Intensivförderprogramme (körperlich)	– Abbau neuropsychologischer Funktionseinschränkungen
– Abbau neuropsychologischer Funktionseinschränkungen	– schulbezogene Förderung
– Abbau der psychosozialen Beeinträchtigungen	– Elternberatung

Generell kann eine ambulante neuropsychologische Rehabilitation hirngeschädigter Kinder und Jugendliche zu verschiedenen Zeitpunkten notwendig werden. Sie kann

- die Fortführung einer vorausgegangenen stationären neurologischen Rehabilitation sein, wenn eine zwischenzeitliche teilstationäre Rehabilitationsmaßnahme nicht erforderlich oder aufgrund einer zu großen Entfernung vom nächstgelegenen Rehabilitationszentrum nicht möglich ist,
- sich als Rehabilitationsphase im abgestuften Rehabilitationsgesamtplan an die stationäre und die teilstationäre Rehabilitation anschließen und die vorschulische, schulische oder vorberufliche (Re-)Integration vorbereiten und begleiten und
- als eigenständige Rehabilitationsform wirksam werden, wenn weder eine stationäre noch eine teilstationäre Rehabilitation erforderlich oder möglich ist, vor allem, wenn neuropsychologische Funktionsstörungen im Vordergrund stehen.

Eine ambulante neuropsychologische Rehabilitation als Fortführung vorausgegangener stationärer und/oder teilstationärer Behandlungsmaßnahmen kommt bei Kindern und Jugendlichen häufig nach schweren Schädel-Hirn-Traumen, akuten Erkrankungen (Encephalitis, Meningitis), Hirntumor-Operationen und als Intervallbehandlung nach chronischen Erkrankungen (z. B. Multiple Sklerose) in Betracht. Ambulante neuropsychologische Rehabilitationsmaßnahmen ohne eine vorausgegangene (teil-)stationäre Versorgung sind dagegen häufig nach neurogenen Verhaltensstörungen (z. B. Frontalhirn-Syndromen; vgl. Heubrock, 1994; Heubrock & Petermann, 1997d), zur Behandlung von umschriebenen Teilleistungsstörungen als Folge von Hirnfunktionsstörungen (vgl. Heubrock, 1999; Heubrock & Petermann, 1997a, 1997b, 1998a) und zur spezifischen Förderung nach frühkindlichen Hirnschädigungen erforderlich. Im Idealfall ist eine Neuropsychologische Ambulanz für Kinder und Jugendliche als komplementäres Rehabilitationsangebot in die regionale Versorgungsstruktur fest eingebunden, so daß eine individuelle Zuweisung schnell erfolgen kann (vgl. Heubrock & Petermann, 1998b).

Derzeit liegen keine Bedarfsanalysen für ambulante neuropsychologische Behandlungsmaßnahmen bei *Kindern und Jugendlichen* vor. Eine Bedarfsanalyse von Kasten et al. (1997) bezieht sich im wesentlichen auf hirngeschädigte erwachsene Patienten mit den häufigsten Diagnosegruppen der Hirngefäßerkrankungen (apoplektische Insulte) und Schädel-Hirn-Traumen. Kasten (1998) referiert jedoch auch Untersuchungen, denen zufolge das Durchschnittsalter zum Zeitpunkt der stationären neurologischen Rehabilitation tendenziell abnimmt und bei etwa 15 % aller stationär behandelten Patienten unter 15 Jahren liegt. Die Hochrechnung, daß jährlich etwa 51 000 Patienten *im Anschluß an eine stationäre Behandlung* einer weiterführenden ambulanten neuropsychologischen Therapie bedürfen (Kasten, 1998), gibt den tatsächlichen Bedarf für die *Klinische Kinderneuropsychologie* kaum realistisch wieder, da viele therapiebedürftige Kinder mit Hirnfunktionsstörungen sich zu keinem Zeitpunkt in stationärer Behandlung befunden haben. Perspektivisch aufschlußreicher sind daher möglicherweise Studien aus den USA, in denen sowohl die Zuweisungsdiagnosen als auch die Zuweisungswege in der pädiatrischen Neuropsychologie systematisch untersucht wurden. Yeates, Ris und Taylor (1995) haben diese Daten für insgesamt 472 Kinder, von denen 75 % zwischen sieben und elf Jahre alt waren und die im Zeitraum eines Kalenderjahres in drei amerikanischen Kinderkliniken stationär oder ambulant neuropsychologisch behandelt wurden, systematisch ausgewertet (siehe Tab. 48 und 49).

Bei den Hauptzuweisungsdiagnosen ist interessant, daß bei den *ambulant* neuropsychologisch behandelten Kindern Störungsbilder dominieren, die den Entwicklungsstörungen (*neurodevelopmental* disorders) zuzurechnen sind. Bemerkenswert ist aber auch die große Bereitschaft, klassisch neurologische Erkrankungen des Kindes- und Jugendalters (Schädel-Hirn-Traumen, Epilep-

Tabelle 48:
Hauptzuweisungsdiagnosen für 472 neuropsychologisch behandelte Kinder (nach Yeates, Ris & Taylor, 1995).

Gesamt		stationäre Behandlung		ambulante Behandlung	
Diagnose	%	Diagnose	%	Diagnose	%
Lernstörungen	19	Schädel-Hirn-Trauma	50	Lernstörungen	22
Schädel-Hirn-Trauma	16	Epilepsie	12	HKS[1]	19
HKS[1]	16	Schlaganfall	8	Schädel-Hirn-Trauma	9
Epilepsie	9	Hirntumor	7	Epilepsie	7
psychische Erkrankung	5	geistige Behinderung	3	Phenylketonurie	6
Phenylketonurie	5	Lernstörungen	3	psychische Erkrankung	6
geistige Behinderung	5	Encephalitis	3	geistige Behinderung	5
Hirntumor	4			ALL[2]	5
ALL[2]	4			Hirntumor	4
Schlaganfall	2				
Encephalitis	2				

[1]HKS = Hyperkinetisches Syndrom, [2]ALL = Akute lymphatische Leukämie

Tabelle 49:
Hauptzuweisungsquellen für 472 neuropsychologisch behandelte Kinder (nach Yeates, Ris & Taylor, 1995).

Gesamt		stationäre Behandlung		ambulante Behandlung	
Zuweisungsquelle	%	Zuweisungsquelle	%	Zuweisungsquelle	%
Neurologen	20	Allgemeinmediziner	44	Neurologen	22
Kinderärzte	18	Neurochirurgen	20	Eltern	20
Eltern	16	Neurologen	10	Kinderärzte	19
Allgemeinmediziner	10	Kinderärzte	7	Onkologen	9
Neurochirurgen	9	Onkologen	5	Neurochirurgen	7
Onkologen	9	Rheumatologen	4	Endokrinologen	6
Endokrinologen	5	Psychologen	2	Psychologen	2
Psychologen	2	Psychiater	2	Allgemeinmediziner	2
Rheumatologen	2	Endokrinologen	2	Rheumatologen	2
Psychiater	2			Psychiater	2

sie und Hirntumore) sowie Stoffwechselerkrankungen (Phenylketonurie) ambulant neuropsychologisch mitbehandeln zu lassen.

Bei den Zuweisungsquellen fällt auf, daß Eltern in der ambulanten Klinischen Neuropsychologie eine große Rolle spielen, was vermutlich mit der großen

Anzahl an Kindern mit einer Entwicklungsstörung in diesem Sektor zusam menhängt. Der verhältnismäßig geringe Anteil an Psychiatern und Psychologen an den Zuweisungen sowohl zur stationären als auch zur ambulanten neuropsychologischen Behandlung dürfte wiederum damit zusammenhängen, daß – in bezug auf den ambulanten Sektor – viele Entwicklungsstörungen wie das Hyperkinetische Syndrom oder Lernstörungen an der Schnittstelle der „Zuständigkeit" zwischen den betreffenden Berufsgruppen angesiedelt sind und – im Hinblick auf den stationären Sektor – das hier häufigere Vorkommen klassischer neurologischer Diagnosen eine Erstbehandlung durch niedergelassene Allgemeinmediziner, Neurochirurgen, Neurologen und Pädiater nahelegt.

Aufgrund erheblicher Unterschiede in den Gesundheitssystemen und einer divergierenden Einschätzung von Entwicklungs- und Lernstörungen in den USA und in Deutschland sind die Daten aus der Studie von Yeates, Ris und Taylor (1995) auf hiesige Verhältnisse natürlich nicht übertragbar. Sie können jedoch perspektivisch den Bedarf an einer stärker *ambulant* orientierten neuropsychologischen Therapie und Rehabilitation von Kindern und Jugendlichen mit Hirnfunktionsstörungen aufzeigen, der mit dem sukzessiven Einfluß neuropsychologischer Konzepte auf die Behandlung von Lern- und Entwicklungsstörungen ebenfalls schrittweise zunehmen wird.

So konnten Heubrock und Petermann (1999b) für eine ambulante kinderneuropsychologische Stichprobe eine ähnliche Verteilung der Zuweisungsdiagnosen und -quellen nachweisen, wie sie sich in der Studie von Yeates, Ris und Taylor (1995) gezeigt hatte (vgl. Tab. 50).

Tabelle 50:
Verteilung der Zuweisungsdiagnosen und -quellen in einer deutschen kinderneuropsychologischen Ambulanz (die Angaben beziehen sich auf 66 Patienten; bei den Zuweisungsdiagnosen waren Mehrfachnennungen möglich; nach Heubrock & Petermann, 1999b).

Zuweisungsdiagnose	Anzahl der Nennungen (N = 118)	Prozent der Nennungen
Teilleistungsstörungen	45	38,1
Verhaltensauffälligkeiten	13	11,0
Hyperkinetisches Syndrom	9	7,6
Zentrale Sprachverarbeitungsstörung	8	6,8
Allgemeine Entwicklungsverzögerung	5	4,2
Legasthenie	4	3,4
Lernbehinderung	4	3,4

Fortsetzung nächste Seite

Zuweisungsdiagnose	Anzahl der Nennungen (N = 118)	Prozent der Nennungen
Geistige Behinderung	4	3,4
Epilepsie	3	2,5
Dyskalkulie	2	1,7
Autistische Störung	2	1,7
Tourette-Syndrom	2	1,7
Neurofibromatose	2	1,7
Hydrocephalus	2	1,7
Umschriebene Entwicklungsstörung	1	0,8
Schädel-Hirn-Trauma	1	0,8
Meningitis	1	0,8
andere Diagnose	10	8,5
Zuweisungsquelle	**Anzahl**	**Prozent**
Kinderarzt	14	21,2
Eltern	10	15,2
Schule	6	9,1
Schulpsychologischer Dienst	5	7,6
Kinderklinik	2	3,0
Sprachheilkindergarten	1	1,5
Sonstige (z. B. HNO-Arzt)	19	28,5
Konsiliarmaßnahmen	9	13,6
Gesamt	66	100,0

Bereits für den Zugang von schwer beeinträchtigten Kindern und Jugendlichen zu neurologischen Rehabilitationsmaßnahmen haben systematische Untersuchungen zeigen können, daß nicht immer allein medizinisch begründbare Kriterien darüber entscheiden, ob ein neurologisch krankes Kind im Anschluß an die Akutbehandlung überhaupt rehabilitativ versorgt wird und welche Art der Rehabilitation es erfährt (Osberg & Unsworth, 1997; Unsworth, Osberg & Graham, 1997). So konnten Osberg und Unsworth (1997) in einer amerikanischen Umfrage zeigen, daß das Ausmaß der Beeinträchtigungen und die Schwere der (meist traumatischen) Hirnschädigung bei den betroffenen Kindern zwar die wichtigste Entscheidungsgrundlage für die Zuweisung zu nachfolgenden Rehabilitationsmaßnahmen war, aber sie mußten auch feststellen, daß

– diese Entscheidung auf der Grundlage unterschiedlicher klinischer Erfahrungen und Einschätzungen und in unterschiedlichen Entscheidungsprozessen (z. B. allein ärztliche Entscheidung vs. Teamentscheidung) getroffen wird,

- es keine einheitlichen und verbindlichen Zuweisungsrichtlinien gibt, so daß subjektive Faktoren (z. B. Kenntnis über geeignete Rehabilitationsmöglichkeiten) einfließen können,
- vor allem die Einschätzung der Rehabilitations*bedürftigkeit* von Seiten der Akutklinik und der Rehabilitations*fähigkeit* aus der Sicht der Rehabilitationseinrichtung nicht immer kompatibel sind, und
- viele Zufälle und medizinisch nicht begründbare Faktoren (z. B. freie Bettenkapazitäten, gewünschte Verweildauern) den Zuweisungsprozeß zusätzlich beeinflussen.

In einer weiteren Analyse konnten Unsworth, Osberg und Graham (1997) zeigen, daß die Entscheidung über eine *geeignete Rehabilitationsform* bei gleicher medizinischer und psychosozialer Ausgangslage des Kindes und seiner Familie unterschiedlich ausfallen kann. Hierzu präsentierten sie amerikanischen und australischen Zuweisern standardisierte Fallberichte und baten dann um eine Zuweisungsentscheidung. Hierbei zeigte sich, daß amerikanische Koordinatoren eher zu einer Überweisung in stationäre Rehabilitationsmaßnahmen neigten, während die australischen Kollegen in denselben Fällen eine Entlassung des Kindes in die Familie mit flankierenden ambulanten Rehabilitationsmaßnahmen bevorzugten. Diese Untersuchungen zeigen, daß die getroffenen Entscheidungen nicht immer den tatsächlichen Bedarf an stationären, teilstationären und ambulanten Rehabilitationsmaßnahmen widerspiegeln. Dies dürfte hierzulande insbesondere für die *ambulante* Klinische Kinderneuropsychologie gelten, da Bedarfsanalysen für diese vergleichsweise junge Rehabilitationsform in Deutschland noch gar nicht vorliegen und die Anzahl der ambulanten neuropsychologischen Rehabilitationsangebote für Kinder und Jugendlichen extrem gering ist.

Es ist inzwischen unbestritten, daß die ambulante neuropsychologische Rehabilitation eine wichtige und in vielen Fällen unverzichtbare Therapiephase auf dem Weg zu einer langfristig erfolgreichen (Re-)Integration neurologisch kranker Kinder darstellt. Um diese Aufgabe wahrnehmen zu können, sind besondere Anforderungen an die *konzeptionelle Gestaltung* ambulanter neuropsychologischer Rehabilitationsmaßnahmen zu stellen. Es muß berücksichtigt werden, daß die betroffenen Kinder vormittags in die Schule oder in den Kindergarten gehen, und Therapiezeiten daher vorwiegend in der zweiten Tageshälfte zur Verfügung gestellt werden müssen. Auch die *Therapieform und -frequenz* muß den individuellen Voraussetzungen des Kindes und seiner Familie angepaßt werden. Dies führt zu einer weitgehenden *Flexibilisierung* des ambulanten Therapieangebotes insgesamt und für jedes betroffene Kind. Eigene klinische Erfahrungen in der ambulanten Kinderneuropsychologie haben gezeigt, daß im Einzelfall

- *Intervallbehandlungen* nützlich sein können, bei denen das Kind über einen begrenzten Zeitraum regelmäßig an einer neuropsychologischen Einzel-

oder Gruppentherapie teilnimmt und anschließend die erworbenen Kompensationsstrategien im Alltag eigenständig erprobt, um die Wirksamkeit dann nach einem definierten Zeitpunkt oder bei Bedarf zu überprüfen und gegebenenfalls erneut eine gezielte therapeutische Unterstützung anzubieten;
- *Intensivbehandlungen* besonders wirksam sein können, in denen das Kind über eine Woche hinweg täglich zwei strukturierte Therapieeinheiten mit zwischenzeitlichen alltagsnahen Übungsaufgaben und mit Erholungsphasen wahrnimmt;
- *intermittierende Therapieeinheiten* angezeigt sein können, bei denen in beispielsweise zweiwöchentlichen Abständen in längeren, etwa zwei- oder dreistündigen Therapiemodulen die Bewältigung schulischer oder sozialer Anforderungen gezielt und intensiv trainiert wird.

8.3 Neuropsychologische Interventionsmethoden bei Kindern und Jugendlichen

Die Wahl der Rehabilitationsform, das heißt, ob ein Kind stationär, teilstationär oder ambulant behandelt wird, sagt noch nichts über die neuropsychologischen Interventionen aus, die es innerhalb der Rehabilitation erhält. Als *Interventionen* werden alle Maßnahmen bezeichnet, die einen Einfluß auf das Rehabilitationsziel beabsichtigen und ausüben. Unterschiedliche historische Wurzeln und methodologische Entwicklungen haben zu einer *Methodenvielfalt* bei den neuropsychologischen Interventionen geführt, die sich auch in einer uneinheitlichen Begrifflichkeit ausdrückt. Die Begriffe Therapie, Training und Förderung werden häufig synonym verwandt, obwohl sie eigentlich verschiedene *Interventionsmethoden* bezeichnen (siehe Abb. 53).

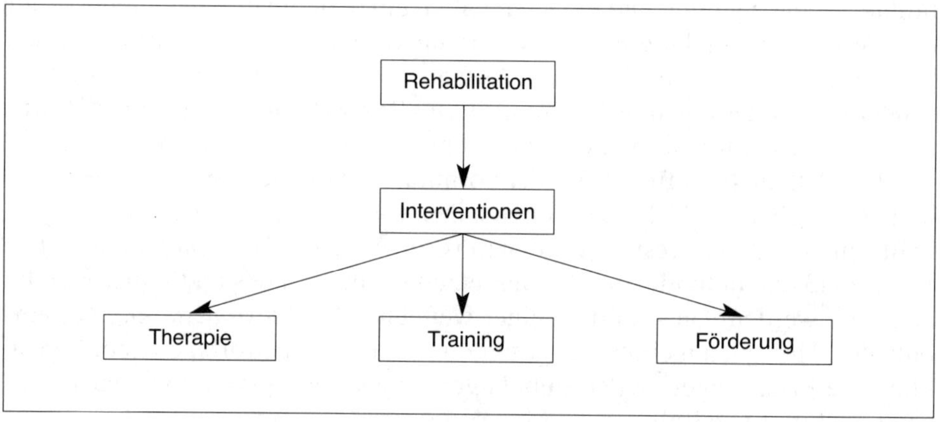

Abbildung 53:
Interventionsmethoden in der Rehabilitation.

Sowohl für Patienten und ihre Angehörigen als auch für Kostenträger und Kooperationspartner ist der uneinheitliche Sprachgebrauch oft verwirrend, vor allem dann, wenn diese Begriffe durch weitere methodenorientierte Begriffe wie -ansatz, -programm oder -konzept ergänzt werden. Eine Begriffsklärung ist daher notwendig. Sie dient gleichzeitig auch der Orientierung bei der nachfolgenden Darstellung der bisher entwickelten neuropsychologischen Interventionsmethoden in verschiedenen Anwendungsfeldern der Rehabilitation hirngeschädigter Kinder und Jugendlicher.

Unter *Therapie* wird die Gesamtheit aller Maßnahmen verstanden, die beabsichtigen und geeignet sind, eine Veränderung im Hinblick auf ein zuvor definiertes Ziel (Heilung oder Besserung) herbeizuführen. Die Therapie kann sich hierbei unterschiedlicher Methoden und Verfahren bedienen und sie miteinander kombinieren. Als Beispiel kann die Therapie eines Kindes mit einer Epilepsie herangezogen werden, das antiepileptische Medikamente erhält, an einem verhaltenstherapeutischen Programm zur Anfallsunterbrechung teilnimmt, ein Entspannungsverfahren erlernt und zur Verbesserung der Schulleistungen unter Anleitung eines Therapeuten kognitive Übungen absolviert. Alle Maßnahmen sind dem Therapieziel, eine vollständige oder weitgehende Anfallsfreiheit zu erreichen, untergeordnet und auch nur im Hinblick auf dieses Ziel und bei diesem Patienten sinnvoll. Neuropsychologische Therapien wirken meist auf die unmittelbaren Krankheitsfolgen („disability“) und ihre psychosozialen Auswirkungen („handicap“), in Einzelfällen aber auch auf die Funktionsausfälle selbst („impairment“) ein (vgl. Tab. 51).

Tabelle 51:
Merkmale von Therapie, Training und Förderung.

Interventionsform	Merkmale	Beispiel
Therapie	beabsichtigt und bewirkt eine Veränderung auf ein zuvor definiertes Ziel, alle Methoden und Verfahren sind diesem Ziel untergeordnet, Einwirken meist auf die Ebenen „disability“ und „handicap“, vereinzelt auch auf die „impairment“-Ebene.	Behandlung eines Kindes mit Epilepsie: medikamentös, verhaltenstherapeutisch, durch Entspannungsverfahren, kognitiv.
Training	(repetitives) Üben in einem Funktionsbereich, häufig Anwendung von standardisierten und computergestützten Übungsprogrammen, Einwirken primär auf die Ebene des „handicap“, zum Teil auch auf die „disability“-Ebene	computergestützte Übungen zur Steigerung des Eigenantriebs, Nutzen externer Merkhilfen, Wahrnehmungs- und Aufmerksamkeitsübungen
Förderung	Entwicklung neuer Kompetenzen, Einwirken auf die Ebene des „handicap“	Fördermaßnahmen für Kinder mit Legasthenie, Anbahnen größerer Selbständigkeit bei geistig behinderten Kindern

Im Unterschied zur Therapie beschränkt sich das neuropsychologische *Training* auf einen einzigen Funktionsbereich, etwa die Merkfähigkeit, den Antrieb oder Lese-Rechtschreibleistungen. Diese Interventionsmethode wird auch übende (Funktions-) Therapie genannt (Unverhau & Babinsky, 2000). Hierbei kann sich das Training auf

- die gestörte Fähigkeit selbst (z. B. computergestützte Übungen zur Steigerung des Eigenantriebs),
- das Üben von Kompensationsstrategien (z. B. Aufschreiben von Informationen bei Merkfähigkeitsstörungen) oder
- unterstützende Funktionen (z. B. Aufmerksamkeitsübungen bei Kindern mit Sprachverständnisstörungen)

beziehen. Das neuropsychologische Training ist meist durch ein Üben durch Wiederholung („drill and practice") gekennzeichnet und wird zunehmend computergestützt durchgeführt (siehe Tab. 51). In der Regel werden hierbei in erster Linie die psychosozialen Folgen („handicap") einer Hirnfunktionsstörung gemindert.

Der Begriff der *Förderung* wird ausschließlich bei Kindern und Jugendlichen angewandt, er kommt in der Klinischen Neuropsychologie des Erwachsenenalters kaum vor. Die Förderung von Fähigkeiten ist eng mit der Entwicklung *neuer* Kompetenzen verknüpft und zielt auf ein Erlernen von Kenntnissen oder Verhaltensweisen ab, die dem Kind bisher noch gar nicht oder noch nicht in einer bestimmten Weise zur Verfügung standen. Beispiele hierfür sind Fördermaßnahmen für Kinder mit Lese-Rechtschreibschwächen (Legasthenie) oder das Anbahnen alltagspraktischer Selbständigkeit bei geistig behinderten Kindern. Die Förderung von Kindern mit Hirnfunktionsstörungen ist noch stärker als das neuropsychologische Training auf einen Ausgleich der mit der Grunderkrankung verbundenen psychosozialen Folgen ausgerichtet (siehe Tab. 51).

Die meisten Interventionsmethoden der Klinischen Kinderneuropsychologie bedienen sich mehr als eines Verfahrens, sie sind also multimodal konzipiert. In der Regel werden kognitiv orientierte und verhaltensbezogene Interventionsmodule miteinander kombiniert (siehe Tab. 52). Eine Ausnahme bilden neuropsychologische Funktionstrainings, in denen zwar ebenfalls verschiedene Übungsmodule, beispielsweise eine Kombination computergestützter Trainingsprogramme eingesetzt werden; diese beziehen sich jedoch auf eine einzelne Funktion und nicht selten sogar auf eine Sinnesmodalität, sie sind demnach meist unimodal ausgerichtet.

Die Anwendung neuropsychologischer Interventionsmethoden kann auch standardisierte Interventions*programme* einschließen. Hierbei handelt es sich meist um hochstrukturierte Therapie-, Trainings- oder Fördereinheiten, die in ihrer Abfolge und den eingesetzten Methoden, Medien und Materialien weit-

Tabelle 52:
Kombinationsmöglichkeiten neuropsychologischer Interventionen (modifiziert nach Unverhau & Babinsky, 2000, S. 316).

Veränderungsebene	Strategien	
	direkt	**indirekt**
kognitive Funktionen	Training spezifischer Funktionskomponenten	Training kompensatorischer Funktionen
Verhalten	Vermittlung von Fertigkeiten	Aufbau leistungssteigernden Verhaltens
Handlungssteuerung	Vermittlung von Strategien zur Verhaltenskontrolle	Veränderung der Problemwahrnehmung und -bewertung
	Vermittlung spezifischer Lern- und Bewältigungsstrategien	Wahrnehmen und Nutzen eigener Problemlösekompetenzen
Veränderung der psychosozialen Situation	Veränderung räumlicher Gegebenheiten	Beratung der Bezugspersonen des Patienten
	Strukturierung von Handlungen	Systemische Konfliktbewältigung

gehend festgelegt sind. Beispiele für Interventionsprogramme sind das Gruppentherapieprogramm für Kinder mit raumanalytischen und räumlich-konstruktiven Störungen von Muth et al. (1999; vgl. Kap. 9.8.1), das Therapieprogramm für Kinder mit kombinierten Merkfähigkeitsstörungen von Lepach et al. (1999; vgl. Kap. 9.7.3) oder das Denktraining für Kinder nach Klauer (1989). Interventionsprogramme zielen auf eine Veränderung umschriebener Funktionen (z. B. räumlich-konstruktive Störungen, Merkfähigkeit, Denken) ab, sie erstrecken sich in der Regel über eine kurze Zeitdauer und können auch als ein Interventionsmodul in umfassendere Rehabilitationsmaßnahmen integriert werden.

9 Anwendungsfelder neuropsychologischer Rehabilitation bei Kindern und Jugendlichen

9.1 Verhaltenstherapeutische Interventionen in der Entwicklungsrehabilitation hirngeschädigter Kinder

Innerhalb der Neuropädiatrie kann die *Entwicklungsrehabilitation* behinderter und von Behinderung bedrohter Kinder vermutlich auf die längste verhaltensmedizinische Tradition zurückblicken (vgl. Brack, 1997). Da die Folgen frühkindlicher Hirnschädigungen oft nicht im eigentlichen Sinne „geheilt" werden können, scheinen ambulante Therapieformen angemessen. Die traditionellen Therapieformen (Krankengymnastik, Motopädie, Heilpädagogik, Ergotherapie) stoßen oft dort an Grenzen, wo die vielfältigen Behinderungen (z. B. infolge einer infantilen Cerebralparese) später auch zu psychosozialen Beeinträchtigungen führen, die sehr häufig therapeutische Übungen durch die Mutter erschweren. Diese Erfahrung hat zur Entwicklung ambulanter verhaltensmedizinischer Interventionsformen geführt, die als Vorläufer moderner neuropsychologischer Therapieansätze gelten können. Hierzu zählen

- die *kognitiv-sprachliche Entwicklungsförderung*, bei der die Aktivitäten des behinderten Kindes durch die erwachsene Bezugsperson systematisch angeregt, sensibel aufgegriffen, operant verstärkt und schrittweise auf neue Situationen übertragen werden (vgl. Brack, 1997),
- die *Modifikation von Eßstörungen bei behinderten Kleinkindern*, durch die mit Hilfe von Techniken der systematischen Desensibilisierung und der schrittweisen Verhaltensformung selbst schwerste Störungen der Nahrungsaufnahme behandelt werden können,
- die *Behandlung anderer frühkindlicher Regulationsstörungen*, etwa exzessives Schreien oder Schlafstörungen, und
- der *Aufbau einer kooperativen Arbeitsbeziehung bei der Durchführung krankengymnastischer Übungen*, die vor allem bei Therapieverfahren, die für das Kleinkind unangenehm sind, die erforderliche Mitarbeit und somit erreichbare Fortschritte in der motorischen Rehabilitation sichert.

Behinderte und unreif geborene Kinder leiden häufig unter hirnorganisch bedingten *Regulationsstörungen*, von denen alle zentralen Aktivitäten betroffen sein können. Die Kinder sind leichter sensorisch erregbar, sie können ihr allgemeines Erregungsniveau (*arousal*) und ihre Aufmerksamkeit nicht genügend modulieren und es fällt ihnen schwer, ihre motorischen Aktivitäten zu koordinieren. Diese unmittelbar nach der Geburt auftretenden Regulationsstörungen führen zu einer charakteristischen *Trias von Verhaltensstörungen*, die sich in exzessivem Schreien, Schlaf- und Fütterstörungen äußert (Sarimski, 2000). Sie belasten zudem die frühe Interaktion zwischen dem Kind und seinen Eltern und führen daher nicht selten zu weiteren Kommunikations- und Verhaltensstörungen (Trennungsängste, Unselbständigkeit, Wutanfälle). Das gemeinsame Auftreten dieser frühen Regulationsstörungen stellt ein erhebliches Risiko für die weitere Entwicklung der betroffenen Kinder dar und wird daher auch als *entwicklungspsychopathologische Einheit* aufgefaßt (von Hofacker et al., 1996).

Vor allem bei behinderten *Klein*kindern kommt es häufig zu Eßstörungen, da die mundmotorische Koordination, das heißt das Zusammenspiel von Zungen-, Gaumen-, Lippen- und Gesichtsbewegungen, ein komplexer Vorgang ist, der durch frühe Hirnschädigungen leicht gestört werden kann (Sarimski, 2000). In der Folge gelingt den Kindern bereits das Saugen und Schlucken und später die Umstellung auf feste Nahrung nicht oder nur sehr mühsam (Sarimski, 1994). Diese Probleme werden besonders oft im Zusammenhang mit einer allgemein verminderten muskulären Spannung (*muskuläre Hypotonie*) beobachtet und erschweren die Interaktion zwischen Mutter und Kind bereits in den ersten Lebenswochen erheblich. Da die Ernährung des Kindes eine lebenserhaltende Grundbedingung ist, kommt es durch die täglichen mühsamen Fütterversuche nicht selten zu einer aversiven Konditionierung des Eßvorgangs, die ungewollt durch Zwangsmaßnahmen der Eltern weiter verstärkt werden. Bei der Nahrungsverweigerung hirngeschädigter Kinder läßt sich also in der Regel eine neurologisch bedingte Organismus-Variable und eine konditionierte Umgebungs-Variable unterscheiden, die zunächst sorgfältig analysiert werden müssen (vgl. Sarimski, 2000; siehe Tab. 53).

Tabelle 53:
Organismus- und Umgebungs-Variablen bei Eßstörungen im Kleinkindalter.

Organismus-Variablen
– oral-motorische Fehlfunktionen – orale Sensibilitätsstörungen – Atmungsprobleme
Umgebungs-Variablen
– Einnahme schlecht schmeckender Medikamente – künstliche Ernährung – Zwangsmaßnahmen beim Essen – zu schnelles Beenden von Fütterversuchen

Die anschließenden verhaltenstherapeutischen Interventionen setzen an den Organismus- und den Umgebungs-Variablen an und haben ein zunehmendes Tolerieren der Nahrungsaufnahme zum Ziel. Häufig und erfolgreich angewandte Prinzipien der Verhaltensmodifikation sind die *systematische Desensibilisierung* und die schrittweise *Verhaltensformung* („shaping"). Eine systematische Desensibilisierung kann erreicht werden, indem viele kleine Nahrungsportionen über den Tag verteilt und in stets angenehmer und entspannter Atmosphäre verabreicht werden. Hierbei werden auch kleine Teilschritte bekräftigt, so daß die zu jedem Zeitpunkt angebotene Nahrungsmenge schrittweise gesteigert werden kann. Diese Form der Therapie von Eßstörungen hat sich vor allem bei ängstlichen Kindern bewährt, deren Nahrungsverweigerung durch vorausgegangene negativ besetzte Erfahrungen, etwa Zwangsernährung und Sondierung, motiviert war (Blackman & Nelson, 1987). Dagegen hat es sich bei Kindern, deren Nahrungsverweigerung provozierend wirkt, bewährt, durch operante Konditionierung in Form des Entzug positiver Verstärker (Bestrafung) eine geregelte Nahrungsaufnahme wiederanzubahnen. Hierzu wird nach vorher genau festgelegten Kriterien Aufmerksamkeit oder gut schmeckende Nahrung entzogen, sobald störende Verhaltensweisen, beispielspielsweise Schreien, Spucken, Schlagen oder Treten, auftreten (Süss & Brack, 1984; vgl. auch Tab. 54).

Tabelle 54:
Verhaltenstherapeutische Methoden bei Kindern mit Eßstörungen (nach Sarimski, 2000).

Behandlungsziel	Therapeutische Strategie
Anbahnung eines normalen Eßverhaltens	*positive Verstärkung* – Loben nach Aufnahme kleinster Nahrungsmengen – später schrittweise Reduktion des Lobens – Spielen mit dem Lieblingsspielzeug, wenn das Kind gegessen hat *negative Verstärkung* – Beenden einer unangenehmen Situation, wenn das Kind gegessen hat
Abbau von Abwehrverhalten beim Füttern	– Überdecken (*Maskierung*) eines aversiven Geschmacks durch Lieblingsnahrung – Mischen von Nahrung unterschiedlicher Konsistenz – Ignorieren (*Löschen*) von Abwehrverhalten – Entziehen der Zuwendung bei auftretendem Abwehrverhalten – sofortiges Abbrechen des Fütterns bei extremer Abwehr

Ein anschauliches Beispiel für die Anwendung verhaltenstherapeutischer Techniken zur Überwindung der Nahrungsverweigerung bei einem erheblich entwicklungsverzögerten Kind von 19 Monaten beschreibt Sarimski (1994). Bei dem Mädchen bestand eine Trinkschwäche, so daß eine Sondenernährung durch die Nase erforderlich war. Auf Fütterungsversuche mit der Flasche reagierte das Kind von Beginn an mit heftiger Abwehr, gewaltsame Versuche von Seiten der Mutter hatten zu einer weiteren Verstärkung der Nahrungsverweigerung geführt. Da Früchtetee am ehesten toleriert wurde und das Mädchen auf soziale Zuwendung und Musik ansprach, wurde es zunächst auf dem Schoß der Mutter gefüttert, wobei Kinderlieder von einem Recorder abgespielt wurden, solange die Flasche am Mund geduldet wurde. Mit dem Einsetzen erster Abwehrversuche (Schreien, Zappeln, Strampeln) wurde die Musik sofort abgestellt und dem Kind die Zuwendung für einen festen Zeitraum entzogen; danach wurde ein neuer Fütterungsversuch unternommen. Um die medizinisch notwendige Trinkmenge zu erreichen, wurden mehrere Therapiesitzungen täglich angesetzt. Bereits nach wenigen Tagen konnte ein weitgehendes Tolerieren der Flaschennahrung erreicht werden. Anschließend wurde die Konsistenz der Nahrung schrittweise verändert und an normale Säuglingsmilch angenähert. Im weiteren Verlauf konnte auch die Trinkmenge sukzessive erhöht und im Gegenzug die Häufigkeit der Sondenernährung reduziert werden. Nach etwa drei Wochen war eine Umstellung auf Löffelnahrung möglich, die anfangs mit der nun gut tolierierten Flaschennahrung kombiniert wurde. Im weiteren Therapieverlauf wurden neue Geschmacksvarianten eingeführt, die Anzahl der täglichen Fütterungsdurchgänge reduziert und die Menge der jeweils gegessenen Nahrung gleichzeitig erhöht. Die fütterungsbegleitende Musik wurde schrittweise ausgeblendet. Dieses zunächst nur im stationären Rahmen durchführbare intensive Verhaltensmodifikationsprogramm konnte schließlich durch die Mutter auch im häuslichen Setting weitergeführt werden, bis eine zuverlässige Nahrungsaufnahme möglich war.

Die langfristige Wirksamkeit erwünschter Verhaltensänderungen bei behinderten oder unreifen Kindern hängt entscheidend von der Kooperationsfähigkeit und Konsequenz der Eltern ab. Dies zeigt sich besonders bei Kindern, die aufgrund einer frühkindlichen Regulationsstörung *exzessiv schreien*. Diese Kinder schreien häufig über den Tag und die Nacht verteilt, jeweils langanhaltend und über mehrere Wochen oder Monate hinweg. Hierdurch kommt es meist auch zu Ein- und Durchschlafstörungen, da es den Kindern durch die zugrundeliegende Regulationsstörung nicht gelingt, sich selbst zu beruhigen. Da die meisten Mütter versuchen, durch vermehrte Zuwendung das exzessive Schreien und das häufige nächtliche Aufwachen zu beenden, führt dies bei ausbleibendem Erfolg zu Erschöpfung, latenter Aggression und dem Gefühl der Hilflosigkeit. Exzessives Schreien und Schlafstörungen des Kleinkindes stellen daher eine besonders hohe Belastung für die Mutter dar (Wolke et al., 1998).

Bei gleichzeitigem Auftreten von exzessivem Schreien und Schlafstörungen müssen die therapeutischen Interventionen sowohl die Komplexität der zugrundeliegenden Regulationsstörung als auch die hohe Belastung der Mutter berücksichtigen. Bei verhältnismäßig leichten Schrei- und Schlafstörungen hat sich ein systematischer Einsatz von Beruhigungshilfen (Schnuller, im Arm wiegen, beruhigend mit dem Kind reden) in Verbindung mit einer beständigen Tagesstruktur beim Füttern und anderen Aktivitäten bewährt (Sarimski, 2000). Als verhaltenstherapeutische Technik zur Modifikation ausgeprägter Schrei- und Schlafstörungen läßt sich die Methode des „Checking“ (dt.: kontrollieren) anwenden. Hierbei geht der Vater oder die Mutter zum Kind, wenn dieses nachts exzessiv schreit, um ihm das Gefühl von Sicherheit zu geben. Gleichzeitig muß eine intensive Beschäftigung mit dem Kind, beispielsweise durch Hochnehmen oder Zureden vermieden werden. Stattdessen sollte das Kind durch eine stereotype Anweisung veranlaßt werden, mit dem Schreien aufzuhören und allein einzuschlafen. Unabhängig vom Ergebnis dieser Intervention muß der Vater oder die Mutter den Schlafplatz des Kindes dann verlassen. Bei wiederholtem Schreien des Kindes betritt der Vater oder die Mutter das Schlafzimmer dann mit zeitlicher Verzögerung, etwa nach fünf Minuten, und wiederholt die vorherige Intervention. Dieses Vorgehen führt bei den meisten Kindern zu einem dauerhaften Erfolg (France & Hudson, 1990). Es hilft dem Kind mit einer frühen Regulationsstörung, Wege zu einer zunehmenden Selbstregulation zu finden, setzt allerdings in der Anfangszeit ein äußerst konsequentes Vorgehen der Eltern voraus. Da ängstliche, hochbelastete und erschöpfte Eltern die Methode des „Checking“ zunächst oft als Vernachlässigung empfinden oder andauerndes Schreien nicht (mehr) ertragen können, ist in diesen Fällen eine intensive Elternberatung unbedingt erfoderlich (Sarimski, 2000). In manchen Fällen, vor allem bei sehr ängstlichen Eltern, läßt sich das „Checking“ auch mit einer graduellen Extinktion der Zuwendung bei nächtlichem Schreien verbinden. Hierbei wird die Häufigkeit und Dauer der Zuwendung schrittweise reduziert, bis das konsequente und standardisierte Vorgehen des „Checking“ von den Eltern toleriert wird (Lawton, France & Blampied, 1991).

Diese Beispiele zeigen, daß bei konsequenter Anwendung verhaltenstherapeutischer Methoden selbst bei sehr jungen hirngeschädigten und unreif geborenen Kindern wichtige Schritte der Entwicklungsrehabilitation erreichbar sind.

9.2 Ambulante neuropsychologische Förderung geistig behinderter Kinder und Jugendlicher

Auch leichtere Formen der geistigen Behinderung können in vielen Fällen ambulant neuropsychologisch (mit-)behandelt werden. Oft kommt es bei geistig behinderten Kindern und Jugendlichen zu begleitenden Verhaltensstörungen, etwa zu autoaggressivem Verhalten (z. B. Kopfschlagen, Beißen, Haareausreißen) und zu Störungen in der sozialen Interaktion. Die ambulante neuropsychologische Rehabilitation kann

- auf eine Erweiterung des Repertoires an Fähigkeiten und Fertigkeiten durch *Neulernen* oder
- auf ein *Verlernen* oder *Umlernen* ungünstiger Verhaltensweisen (z. B. stereotypes Verhalten, Flucht- und Vermeidungsverhalten, Aggressionen)

abzielen. Auch in der Rehabilitation geistig behinderter Kinder und Jugendlicher gewinnen seit etwa zehn Jahren dezidiert neuropsychologisch fundierte Behandlungsansätze an Bedeutung (Weber, 1996).

Selbstverletzendes Verhalten (*Automutilation*) gehört zu den häufigsten Begleiterscheinungen einer geistigen Behinderung und stellt für Angehörige und betreuende Personen eine große Herusforderung dar (Göpel & Schmidt, 1997). Häufigkeit und Ausmaß des selbstverletzenden Verhaltens scheinen dabei mit dem Grad der geistigen Behinderung zu korrelieren; außerdem tritt es oft in Verbindung mit weiteren schweren Verhaltensstörungen, etwa stereotypem Verhalten, auf (Mühl & Neukäter, 1998). In der Vergangenheit sind unterschiedliche Ursachen für das Auftreten selbstverletzenden Verhaltens bei geistiger Behinderung diskutiert worden (Göpel & Schmidt, 1997; Mühl, Neukäter & Schulz, 1996):

- Da auch gesunde Kinder in frühkindlichen Entwicklungsphasen Ansätze selbstverletzenden Verhaltens, beispielsweise exzessives Fingerlutschen, zeigen, läßt es sich bei geistig Behinderten als ein Verharren in einer frühen sensomotorischen Entwicklungsphase und damit als Ausdruck einer allgemeinen Entwicklungsretardierung erklären.
- Selbstverletzendes Verhalten kann als operant konditioniertes Verhalten verstanden werden, durch welches geistig behinderte Kinder in Einrichtungen der Behindertenhilfe individuelle Zuwendung (positive soziale Verstärkung) erlangen.
- Selbstverletzendes Verhalten wurde ferner als eine Möglichkeit zur Selbststimulation bei fehlender oder unzureichender Fremdanregung verstanden.
- Selbstverletzendes Verhalten kann auch als eine unmittelbare Folge einer neurophysiologischen Fehlanpassung aufgefaßt werden; hier werden vor allem Störungen in den Opiate und Dopamin verstoffwechselnden Gehirnstrukturen angenommen. Diese Hypothese der organischen Verursachung wurde vor allem im Zusammenhang mit verschiedenen genetischen Syndromen diskutiert, bei denen Autoaggressionen besonders oft vorkommen.

Die verschiedenen Ursachen selbstverletzenden Verhaltens wurden oft als konkurrierende, sich gegenseitig ausschließende Erklärungsmodelle verstanden. Sie lassen sich jedoch auch in einer *neuropsychologischen Perspektive* als gleichermaßen zutreffend beschreiben. So kann es infolge eines genetischen Syndroms (Organismus-Variable) zu einer Intelligenzminderung und zu stereotypen und hierbei auch selbstverletzenden Verhaltensweisen kommen. Spezifische Hirnfunktionsstörungen und ihre neurochemischen Korrelate (Organismus-Variable) können eine cerebrale Unterstimulation bewirken, die spontan durch Handlungsstereotypien einschließlich selbstverletzender Handlungen kompensiert werden. Wenn es aufgrund der Schwere der Störung zu einer Unterbringung in einer Einrichtung für Geistigbehinderte kommt, kann ein Fehlen von angemessener Außenanregung und individueller Zuwendung (Umgebungs-Variable) zunächst zu einer ungewollten Verstärkung selbstverletzenden Verhaltens führen. Zugleich kann selbstverletzendes Verhalten aufrechterhalten werden, wenn es später selektiv durch Zuwendung (auch durch Strafe) verstärkt wird (Umgebungs-Variable; vgl. Abb. 54).

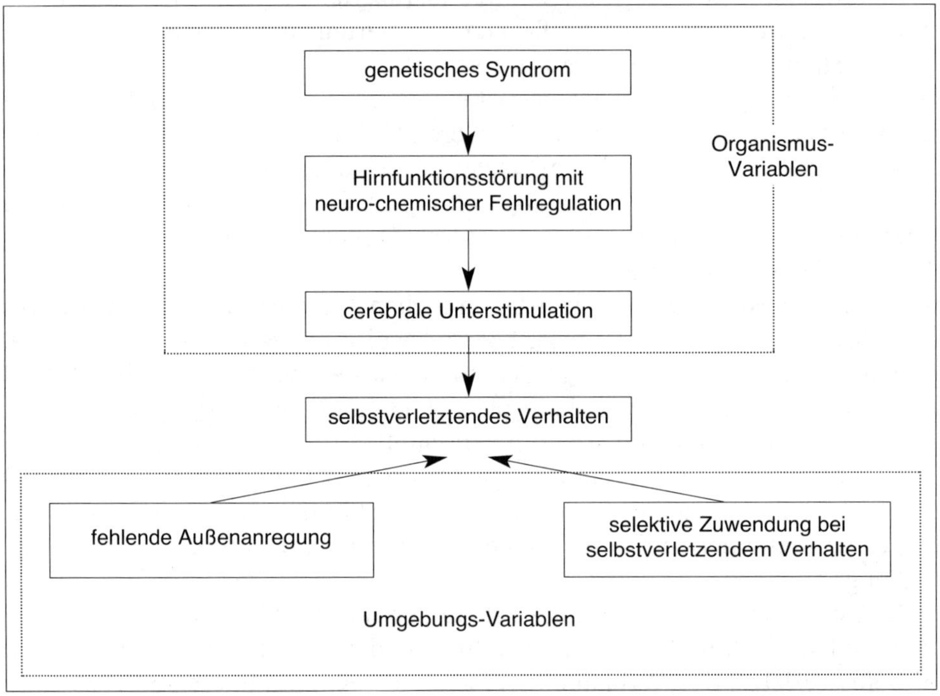

Abbildung 54:
Organismus- und Umgebungs-Variablen bei der Entstehung und Aufrechterhaltung selbstverletzenden Verhaltens.

Wirkungsvolle Interventionen zielen daher meist *gleichzeitig* auf eine positive Veränderung der Lebensbedingungen der Patienten und auf eine symptomorientierte Verhaltenstherapie ab. Die entscheidende Voraussetzung für ein Gelingen der neuropsychologischen Förderung geistig behinderter Kinder und Jugendlicher ist eine eingehende *Verhaltensanalyse* (Schlosser & Goetze, 1991, 1992; siehe Tab. 55).

Tabelle 55:
Methoden der Verhaltensanalyse bei geistig behinderten Kindern und Jugendlichen.

Methode	Ziel
Anamnese	Erheben der Entwicklungs- und Lerngeschichte des Patienten, erstes Auftreten selbstverletzenden Verhaltens, weitere Verhaltensmerkmale, beobachtete Einflüsse auf das Verhalten
Befragung von Angehörigen und Betreuern: – informelle Befragung – Fragebögen – Ratingskalen	Hypothesen über die Entstehung und Aufrechterhaltung des selbstverletzenden Verhaltens (Verhaltenskontingenzen), bisherige Interventionen und ihre Wirkungen, differentielle Wirkung von Verstärkern und anderen Umgebungsvariablen
Verhaltensbeobachtung: – freie Beobachtung – systematische Beobachtung nach dem Verhaltensanalyseschema – Videoaufzeichnung	Hypothesen über antezedente und aufrechterhaltende Bedingungen selbstverletzenden Verhaltens, Überprüfen der Hypothesen aus Anamnese, Befragung und freier Beobachtung, Erfassen relevanter Organismus-, Stimulus- und Umgebungsvariablen, Erfassen der Auswirkung erster experimenteller Interventionen

In vielen Fällen ist bereits eine angemessene *Außenanregung*, etwa Beschäftigungen und Spiele, Einbeziehen in einfache häusliche Aktivitäten, körperliche Betätigung und Explorieren der Umgebung, in der Lage, die Auftretenshäufigkeit selbstverletzenden Verhaltens zu reduzieren. Da Langeweile vermehrt zu selbststimulierenden Stereotypien und somit auch zu Automutilation führt, kommt dem Selbständigkeitstraining hierbei eine ganz besondere Bedeutung zu.

Gleichzeitig wird durch verhaltenstherapeutische Techniken versucht, *alternative Verhaltensformen aufzubauen.* Aversive Techniken (Bestrafung oder Auszeit-Verfahren) haben sich nicht bewährt, da sie zum einen ungewollt als Verstärkung (soziale Zuwendung) wirken können und da sie zum anderen keine Verhaltensalternative bieten. Bestrafende Interventionen können zwar manchmal zunächst selbstverletzendes Verhalten reduzieren, diese Effekte sind aber meist nur von kurzer Dauer und es treten Substitutionseffekte, beispielsweise verstärktes Essen oder Einkoten und Einnässen, auf. Stattdessen sollte versucht werden, Verhaltensweisen aufzubauen, die mit selbstverletzendem Verhalten unvereinbar sind. Hierbei haben sich vor allem Verfahren der operanten Konditionierung mit positiver Verstärkung (Belohnung) bewährt (vgl. Brack, 1997; Göpel & Schmidt, 1997; Mühl & Neukäter, 1998):

- Beim *Unterlassungstraining* (*d*ifferential *r*einforcement of *o*ther behavior, DRO) wird der Patient selektiv dann belohnt, wenn er das selbstverletzende Verhalten über einen gewissen Zeitraum nicht gezeigt hat. Selbstverletzendes Verhalten führt somit zu einer Belohnungsverzögerung.
- Beim *selektiven Verstärken alternativen Verhaltens* (*d*ifferential *r*einforcement of *a*lternative behavior, DRA) werden alternative Verhaltensweisen verstärkt. Diese sollten eine sinnvolle Alternative zu den unerwünschten Verhaltensmerkmalen darstellen und möglichst auch die Handlungsfähigkeit der Patienten im Alltag erweitern.
- Beim *selektiven Verstärken unvereinbaren Verhaltens* (*d*ifferential *r*einforcement of *i*ncompatible behavior, DRI) werden systematisch solche Verhaltensweisen verstärkt, die mit selbstverletzendem Verhalten unvereinbar sind. Hierzu eignet sich besonders die Teilnahme an stimulierenden sozialen Situationen wie beispielsweise Tischdecken, Basteln, Spielen oder körperliche Betätigung.
- Eine Erweiterung der genannten Verstärkungstechniken stellt der *Aufbau kommunikativer Kompetenz* (*d*ifferential *r*einforcement of *c*ommunication, DRC) dar. Dieses meist mit anderen verhaltenstherapeutischen Techniken kombinierte Kommunikationstraining zielt darauf ab, gezielt erhaltene oder bevorzugt benutzte Kommunikationswege in den Aufbau symbolischer Kommunikationssysteme, etwa Laut- oder Gebärdensprache, einzubeziehen.

Verhaltenstherapeutische Strategien werden nicht nur zur Modifikation selbstverletzenden Verhaltens, sondern auch zur Anbahnung lebenspraktischer Selbständigkeit eingesetzt (von Aster, 1993). Hierzu gehören bei jüngeren Kindern vor allem
- ein eigenständiges Toiletten- und Sauberkeitsverhalten,
- die Körperpflege,
- selbständiges An- und Auskleiden,
- ein angemessens Eßverhalten

und bei älteren Kindern und Jugendlichen
- soziale Umgangsregeln,
- das Bewältigen wiederkehrender Wege und Erledigungen,
- der Gebrauch öffentlicher Verkehrsmittel,
- selbständiges Einkaufen,
- Selbsthilfefertigkeiten (Telefonieren, nach dem Weg fragen) oder
- der Umgang mit Geld.

Zur Erweiterung der alltagspraktischen Selbständigkeit kommen in erster Linie Methoden der positiven Verstärkung in Frage, mit denen es nicht nur gelingen kann, das erwünschte Verhalten anzubahnen, sondern auch schrittweise auszudifferenzieren und zu generalisieren (siehe Tab. 56).

Tabelle 56:
Methoden der operanten Konditionierung beim Erlernen alltagspraktischer Selbständigkeit.

Therapeutische Technik	Ziele und Vorgehen
Verhaltensformung (Shaping)	Formung motorischer Schemata durch differentielle Verstärkung von Elementen oder Annäherungen an das gewünschte Zielverhalten; später differentielle Verstärkung von längeren oder komplexeren Verhaltensweisen, die dem Zielverhalten sehr nahekommen; zuletzt nur noch Verstärkung des Zielverhaltens.
Führen des Verhaltens (Prompting)	Beschleunigen des Lernens durch Anleiten des Kindes bei der Ausführung des Zielverhaltens; zunächst wird die angeleitete Ausführung, später die zunehmend selbständigere Ausführung des Zielverhaltens verstärkt.
Verkettung von Handlungsschritten (Chaining)	Bereits erlernte Verhaltenselemente werden schrittweise zum komplexen Zielverhalten zusammengeführt; Verstärkungen von Teilschritten werden sukzessive ausgelassen und es werden nur noch Abfolgen von Handlungsketten verstärkt, die auf das Zielverhalten bezogen sind.
Unterscheidungslernen (Diskriminationslernen)	Nach dem Erlernen wichtiger Alltagshandlungen muß das Kind einschätzen können, wann es die erlernten Verhaltensweisen zeigen soll; hierzu werden differentielle Verstärkerpläne eingesetzt, in denen das Verhalten nur noch beim Auftreten sogenannter diskriminativer Stimuli (verhaltensauslösende Situationsmerkmale) verstärkt wird.
Verallgemeinerung und Übertragung des Verhaltens (Generalisierung)	Übertragen der erlernten Verhaltensweisen auf vergleichbare Situationen außerhalb der Therapie durch nur noch gelegentliche (intermittierende) Verstärkung und einen Wechsel von materiellen Verstärkern (Süßigkeiten, Token) auf soziale Verstärker (Lob, Zuwendung).

Die Anwendung verhaltenstherapeutischer Techniken hat sich bei geistig behinderten Kindern und Jugendlichen als erfolgreich erwiesen, sofern diese konsequent und einheitlich durchgeführt werden. Da viele schwer geistig behinderte Kinder in Einrichtungen der Behindertenhilfe leben, ist es hierzu erforderlich, daß das gesamte Mitarbeiterteam über eine verhaltenstherapeutische Ausbildung verfügt und die Anwendung der verhaltenstherapeutischen Methoden mitträgt. Bei stationär betreuten Kindern muß auch berücksichtigt werden, daß das angestrebte Zielverhalten nicht nur bei einem, sondern mehreren Betreuern und schließlich unabhängig von persönlicher Zuwendung gezeigt werden soll. Daher werden im stationären Setting mit mehreren Betreuern sogar höhere Anforderungen an die Fähigkeit zur Generalisierung des erwünschten Verhaltens durch das behinderte Kind gestellt als dies etwa in einer Familie mit einer kleinen Anzahl fester Bezugspersonen (Eltern und eventuell Großeltern und Geschwister) der Fall ist. Ferner muß berücksichtigt werden, daß Lernprozesse bei geistig behinderten Kindern und Jugendlichen generell wesentlich langsamer verlaufen. Im Vergleich zu gesunden Kindern, bei denen eine Orientierungsreaktion sofort auftritt und erst nach etwa zehn- bis zwölfmaliger Reizdarbietung wieder verschwindet, zeigen geistig behinderte Kinder sowohl eine verzögerte als auch eine schneller erlöschende Orientierungsreaktion als Ausdruck pathologisch veränderter Wahrnehmungs-, Aufmerksamkeits- und Aktivierungsprozesse (vgl. Weber, 1996). Dies kann im Einzelfall dazu führen, daß Ansätze erwünschten Zielverhaltens erst mit einer beträchtlichen Verzögerung von bis zu einer halben Stunde nach einem Prompting oder dem Auftreten des diskriminativen Stimulus gezeigt werden. Für die Verhaltensanalyse und die anschließende Verhaltenstherapie bedeutet dies, für gezielte Beobachtungen und Interventionen hinreichend lange und zusammenhängende Zeiträume zur Verfügung zu stellen und begonnene Interventionen nicht vorzeitig wegen scheinbarer Erfolglosigkeit abzubrechen (siehe auch das folgende Fallbeispiel).

Fallbeispiel

Der achtjährige geistig behinderte Kevin wurde neuropsychologisch untersucht, um für ihn weitere Fördermöglichkeiten zu erkunden. Die Ursache der Behinderung war unklar. Aufgrund verschiedener körperlicher Dysmorphiezeichen wurde ein genetisches Syndrom vermutet, eine humangenetische Untersuchung war jedoch nicht durchgeführt worden. Kevin konnte nicht sprechen und wies ausgeprägte autistische Verhaltensweisen auf. Er zeigte eine Objektfixierung auf Wasser, Bindfäden und Schlüssel. Kevin wurde zu Hause von seiner Mutter betreut und besuchte tagsüber eine Sprachheilschule.

Während der mehrstündigen Untersuchung nahm Kevin zunächst keinen Blickkontakt mit dem Untersucher auf. Er richtete seine Aufmerksamkeit sogleich auf die in den Regalen befindlichen Seile und Bindfäden. Kürzere Fäden wurden aufgenommen und mit einer hochfrequenten Handbewegung hin- und herbewegt. Kevin wählte das Kabel eines Walkmans aus und behielt es in der nächsten Zeit in der Hand. Anschließend erkundete er den Raum und versuchte, Schlüssel von den Schränken abzuziehen und sie in seinen Vorrat von Schlüsseln, die er von zu Hause mitgebracht und stets in einer Hand hielt, aufzunehmen. Kevin reagierte sofort mit freudigen Lauten auf das Anstellen eines Cassettenrecorders mit bekannter Musik. Da Kevin offenbar über ein sehr gutes Beobachtungsvermögen verfügte, wurden ihm in der nächsten Zeit mehrere gezielte Beschäftigungsangebote (Xylophon, Maltafel und Stifte) gemacht. Hierbei zeigte sich, daß er niemals sofort auf ein Angebot reagierte, sondern immer erst mit einer *Verzögerung von etwa zehn bis 15 Minuten*. Nach dieser Zeit ging er zu dem gezeigten Gegenstand und benutzte ihn für kurze Zeit sinngerecht; dabei *imitierte* er auch das Verhalten des Untersuchers. Auch weitere Beschäftigungsangebote wurden in der folgenden Zeit zuverlässig nach immer demselben Zeitintervall angenommen. Die nächsten

Interventionen zielten darauf ab zu überprüfen, ob sich dieses Zeitintervall verkürzen ließ. Hierzu wurde eine Beschäftigung (das Spielen des Xylophons) ausgewählt und alle übrigen Gegenstände fortgeräumt. Des weiteren wurde ein Springseil neben das Xylophon gelegt und vom Untersucher bewegt, während er auf dem Xylophon spielte. Kevin reagierte auf die *positiv besetzten Stimuli* Musik und Seil sehr schnell. Er näherte sich dem Untersucher nach nur zwei Minuten, beschäftigte sich zunächst mit dem Seil und hörte gleichzeitig dem Xylophonspiel zu. Dann nahm er den angebotenen Xylophonschläger und schlug damit mehrmals kurz auf das Xylophon. Dieser Vorgang konnte mehrfach wiederholt werden, wobei der Untersucher und Kevin sich schließlich sogar den Xylophonschläger gegenseitig in die Hand gaben. Um die Übertragbarkeit dieses Vorgehens zu überprüfen, wurde Kevin nach einiger Zeit eine weitere Beschäftigung (Malen auf einer Tafel) angeboten. Wieder reagierte Kevin auf das Anstellen des Cassettenrecorders und das gleichzeitige Bewegen des Seils an der Tafel nach etwa zwei Minuten. Er ging zur Tafel, bewegte mit einer Hand das Seil und nahm den Stift aus der Hand des Untersuchers an. Im weiteren Verlauf imitierte Kevin den Untersucher und malte Striche auf die Tafel; nach etwa 15 Minuten kam erneut eine Interaktion zustande, bei der sich beide Beteiligten den Stift gegenseitig in die Hand gaben und auf der Tafel malten.

9.3 Neuropsychologische Verfahren zur Behandlung epileptischer Anfallsleiden

Obwohl die medikamentöse (antikonvulsive) Behandlung epileptischer Anfallsleiden auch bei Kindern und Jugendlichen die primäre Therapieform bleibt, wurden in der Vergangenheit verschiedene verhaltensmedizinische und neuropsychologische Behandlungsansätze mit dem Ziel entwickelt, bei medikamentös schwer kontrollierbaren oder sogar therapieresistenten Epilepsieformen die Anzahl der Krampfanfälle zu reduzieren. Neben Verfahren der klassischen Konditionierung und Selbstkontrollverfahren haben hier vor allem auch *Biofeedback-Verfahren* zu vielversprechenden Ergebnissen geführt (Gerber, 1994; Mostofsky, 1993), die in gut ausgestatteten Einrichtungen auch ambulant durchgeführt werden können. Biofeedback-Verfahren in der Behandlung von Epilepsien zielen darauf ab, durch eine optische oder akustische Rückmeldung der Hirnaktivität die Krampfpotentiale für das betroffene Kind oder den Jugendlichen erfahrbar und durch willkürliches Verhalten zu beeinflussen. Biofeedback-Behandlungen werden bei Kindern und Jugendlichen derzeit noch seltener angewandt als bei erwachsenen Epilepsiepatienten (vgl. Düchting-Röth, Schmid-Schönbein & Noeker, 1995).

Ein Ansatz, der bei Kindern und Jugendlichen in den letzten Jahren vermehrt Beachtung gefunden hat, ist die Methode der *Anfallsunterbrechung* von Dahl (1992). Hierbei lernen die Betroffenen, die ersten Vorzeichen eines drohenden epileptischen Krampfanfalls wahrzunehmen und dem Ausbruch des Anfalls mit Entspannungsmethoden als „Gegenmittel“ frühzeitig zu begegnen (vgl. Abb. 55). Zusätzlich wird die erfolgreiche Anwendung der Gegenstrategien von anwesenden Erwachsenen positiv verstärkt und auch der erfolgreich abgebrochene Krampfanfall wirkt bereits als positiver Verstärker (vgl. Oepen, 1999).

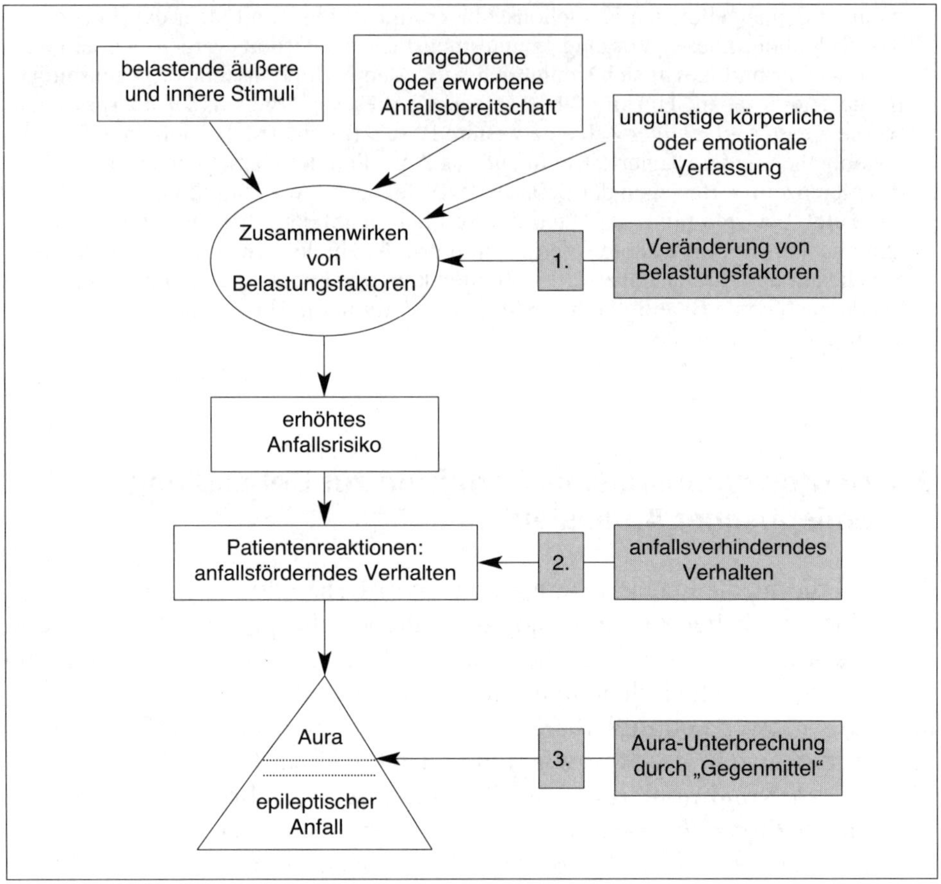

Abbildung 55:
Möglichkeiten der Verhinderung oder Unterbrechung von Anfällen (nach Heinen & Schmid-Schönbein, 1998).

Alle verhaltensmedizinischen Ansätze zur frühzeitigen Unterbrechung epileptischer Anfälle setzen an der Erfahrung von Epilepsiepatienten an, daß sich das Anfallsgeschehen durch das eigene Verhalten zumindest teilweise beeinflussen läßt. So können Patienten durch das Vermeiden von äußerer oder innerer Belastung (Streß, Schlafmangel, Anstrengung, Alkoholgenuß) die Wahrscheinlichkeit eines epileptischen Anfalles reduzieren (Punkt 1 in Abb. 55). Anderen Patienten gelingt es durch Entspannungsverfahren oder bestimmte Atemtechniken, den Ausbruch eines drohenden Anfalls zu verhindern oder zu verzögern (Punkt 2 in Abb. 55). Patienten wiederum, deren Anfall sich durch individuell verschiedene, oft nur subjekt wahrnehmbare „Vorzeichen", die sogenannte Aura, ankündigt, können lernen, in dieser frühen Phase des Anfallsgeschehens „Gegenmittel" anzuwenden und den drohenden Anfall zu unterdrücken (Punkt 3 in Abb. 55).

Die Wirksamkeit der verhaltensmedizinischen Methode der Aura-Unterbrechung durch Gegenmittel ist an folgende Voraussetzungen gebunden:
- Es muß sich um eine Epilepsie handeln, die durch eine Aura eingeleitet wird;
- die Aura muß von dem Patienten rechtzeitig wahrgenommen werden, und
- sie muß durch geeignete Gegenmittel beeinflußbar sein.

Hierzu muß zunächst im Zuge einer ausführlichen Diagnostik (Anfallskalender, Befragung, Beobachtung) das Vorhandensein von Vorwarnzeichen erhoben werden (vgl. Tab. 57).

Tabelle 57:
Mögliche Vorwarnzeichen als Aura vor einem epileptischen Anfall
(nach Heinen & Schmid-Schönbein, 1998, 1999).

- Kribbeln in der Hand
- Hören eines hohen Tones
- Wahrnehmen der Farbe rot
- Empfinden eines bestimmten Geschmacks oder Geruchs
- fliehende Gedanken
- Gefühl von plötzlicher Angst
- Verlust der räumlichen Wahrnehmung

Hierzu dient ein Wahrnehmungstraining, in dem der Patient für seine individuellen Vorwarnzeichen sensibilisiert wird, um sie frühzeitig zu erkennen. Erfaßt und systematisch beobachtet werden sowohl offene Verhaltensmerkmale (Zittern, Zucken der Augenlider, offenstehender Mund) als auch äußerlich nicht sichtbare Veränderungen (Gedanken, Empfindungen, Sinneseindrücke). Anschließend werden auf diese Vorwarnzeichen bezogene Gegenmittel gesucht und es wird erprobt, welche der möglichen Gegenmittel die Aura unterbrechen können (vgl. Tab. 58). Als weitere Absicherung für den Fall des Versagens der Gegenmittel, erlernen die betroffenen Patienten eine Entspannungsübung. Während des Trainings erhalten die Patienten eine positive Verstärkung sowohl für das sichere Erkennen der individuellen Vorwarnzeichen als auch für erfolgreich unterbrochene Anfälle, die später ihrerseits zu einem positiven Verstärker werden (Düchting-Röth, Schmid-Schönbein & Noeker, 1995).

Tabelle 58:
Vorwarnzeichen eines epileptischen Anfalls und mögliche Gegenmittel (nach Heinen & Schmid-Schönbein, 1998, 1999).

Vorwarnzeichen	Gegenmittel
Kribbeln in der Hand	Reiben der Hand oder Faust-Ballen
Hören eines hohen Tones	Brummen eines tiefen Tones oder Singen
Wahrnehmen der Farbe rot	Vorstellen der Farbe grün
Empfinden eines bestimmten Geschmacks oder Geruchs	Vorstellen eines anderen (angenehmen) Geschmacks oder Geruchs oder saures Getränk trinken
fliehende Gedanken	Konzentration auf einen festen Punkt oder eine gerade ausgeübte Tätigkeit
Gefühl von plötzlicher Angst	Vorstellen einer beruhigenden oder entspannenden Situation
Verlust der räumlichen Wahnehmung	Fokussieren von zwei verschiedenen Gegenständen („Scharfstellen") oder Zwinkern

Der systematische Einsatz von aura-unterbrechenden Gegenmitteln ist inzwischen auch bei Kindern und Jugendlichen mit Epilepsie häufig erfolgreich durchgeführt worden (Dahl, 1992; Düchting-Röth, Schmid-Schönbein & Noeker, 1995; Heinen & Schmid-Schönbein, 1998, 1999). Seine Effektivität hängt davon ab, ob und inwieweit es gelingt,

- *geeignete* Gegenmittel zur Anfallsunterbrechung zu finden,
- die Anwendung *im Alltag* (Schule, Disco) fest zu verankern,
- *alle* Anfälle auf diese Weise zu unterbrechen und
- eine Art „Unterbrechungs-Reflex" zu *automatisieren*.

Neben der Anfallsreduktion selbst hat es sich als ein weiterer Vorteil dieser verhaltensmedizinischen Selbstkontrolltechnik erwiesen, daß die betroffenen Kinder auch in bezug auf ihre Erkrankung ein stärkeres *Selbstkontrollgefühl* entwickeln. Sie fühlen sich der Epilepsie weniger ausgeliefert, erweitern ihr Wissen über anfallsbeeinflussende Faktoren und stärken somit insgesamt ihr Selbstvertrauen.

9.4 Neuropsychologische Therapie von Frontalhirn-Syndromen im Kindes- und Jugendalter

Schädigungen des Stirn- oder Frontalhirns treten bei Kindern und Jugendlichen zumeist als Folge von Unfällen, gelegentlich auch durch Hirntumoren oder nach entzündlichen Erkrankungen (Encephalitiden) auf. Aus der bedeutenden Rolle des Frontalhirns für die gesamte Handlungssteuerung wird deutlich, warum Läsionen dieser Gehirnstruktur, vor allem seiner vorderen (präfrontalen) Abschnitte, zu schwersten kognitiven, affektiven und Verhaltensstörungen führen können, die in der neuropsychologischen Literatur unter dem Begriff „Frontalhirn-Syndrom" zusammengefaßt werden (siehe Abb. 56).

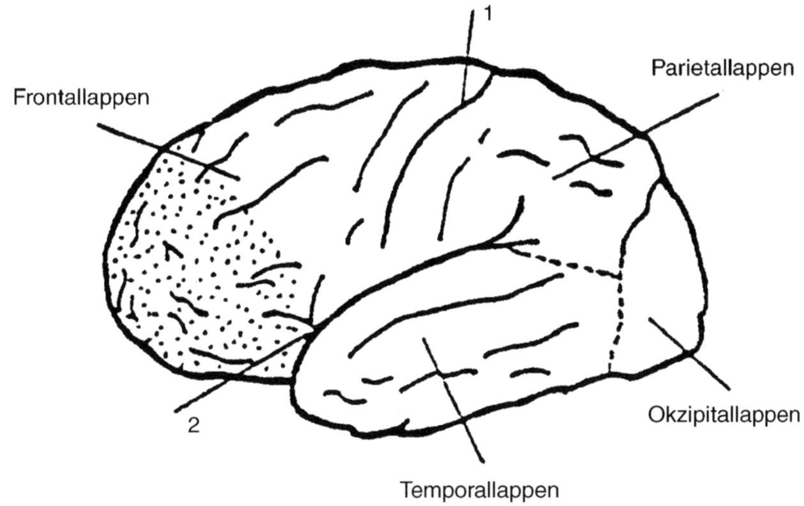

Abbildung 56:
Die anatomische Struktur des Frontalhirns (nach Heubrock & Petermann, 1997d, S. 215)
Anmerkung: 1 = Zentralfurche, 2 = Sulcus lateralis, punktierte Fläche = präfrontaler Cortex.

In Abhängigkeit von der Lokalisation der Schädigung innerhalb des Frontalhirns lassen sich *Plus-Syndrome* mit überschießendem Verhalten insbesondere nach fronto-basalen Läsionen und *Minus-Syndrome* mit verminderter oder verzögerter Aktivität vor allem nach Läsionen der Konvexität und lateraler Regionen unterscheiden (vgl. Tab. 59).

Tabelle 59:
Extremvarianten des Frontalhirn-Syndroms (modifiziert nach Prosiegel, 1991).

Plus-Syndrome	Minus-Syndrome
– verbale und/oder motorische Aggressivität	– Antriebsarmut
– soziale Distanzlosigkeit	– affektive Indifferenz

Als für Frontalhirn-Läsionen typische Beeinträchtigungen sind unter anderem die folgenden Auffälligkeiten beschrieben worden (vgl. hierzu Heubrock, 1995a; Koch, 1994; Kolb & Whishaw, 1996; Luria, 1969, 1970; Perecman, 1987; Stuss & Benson, 1984, 1986):

- ein zwanghaftes *Verwendungsverhalten*, bei dem der Patient auch in unpassenden Situationen in seinem Blickfeld befindliche Gegenstände sofort gemäß ihrer eigentlichen Bestimmung benutzt;
- ein zwanghaftes *Imitationsverhalten*, das dazu führt, daß der Patient die Gesten, den Tonfall und die Wortwahl seines Gegenübers unmittelbar wiederholt;
- motorische *Perseverationen* (stereotype Wiederholungen) mit einer unaufhörlichen Fortführung einer einmal begonnenen Handlung (Luria beschreibt hierzu den Fall eines Mannes, der mit dem Durchsägen eines Brettes auch dann noch fortfuhr, als er bereits die Werkbank fast durchtrennt hatte);
- Formen *apraktischen Verhaltens*, bei denen es dem Patienten nicht mehr gelingt, zweckvolle Handlungen in ihrer eigentlich sinnvollen Abfolge auszuführen;
- Störungen der *visuellen Wahrnehmung und Organisation*, bei denen der Patient keine aktiven eigenen Suchbewegungen der Augen mehr durchführt und nur noch auf diejenigen Reize reagiert, die zufällig in sein Gesichtsfeld fallen („visuelle Apraxie");
- *Neglect-Phänomene*, bei denen alle in einer Raumhälfte befindlichen oder aus einer Raumrichtung kommenden Stimuli nicht mehr wahrgenommen und als nicht-existent ignoriert werden (aus der klinischen Erfahrung und aus der Literatur sind Fälle bekannt, in denen Patienten nur eine Hälfte ihres Gesichtes rasierten, nur eine Hälfte ihrer Mahlzeit aßen oder nur eine Hälfte von Gegenständen zeichneten);
- *Bewußtseinsstörungen* wie die Anosognosie (das Nicht-Wahrnehmen-Können des eigenen Zustandes einschließlich der eigenen Krankheit).

Zu den häufigsten *neuropsychologischen Störungen* nach frontalen Läsionen gehören

- Persönlichkeitsstörungen mit zum Teil extremen Verhaltensauffälligkeiten (z. B. fortwährende Euphorie, blitzschnelle Stimmungsschwankungen, Hemmungslosigkeit oder Gleichgültigkeit),

- spezifische Aphasien („frontal-dynamische Aphasie"), bei denen dem Patienten der strukturierte und flüssige mündliche und/oder schriftliche Sprachausdruck nicht mehr gelingt (viele dieser Patienten schreiben und sprechen „ohne Punkt und Komma" und oft in unkontrollierter Reihenfolge der soeben wahrgenommenen Gedanken),
- spezifische Amnesien, bei denen der Patient auf sein erworbenes Wissen nicht mehr kontrolliert zurückgreifen kann, weil er keine aktive mnestische „Suchbewegung" unternimmt („Vergessen, sich zu erinnern", „frontale Amnesie") sowie
- Beeinträchtigungen abstrakter und flexibler intellektueller Denk- und Problemlöseprozesse, bei denen die Patienten auch in veränderten Situationen zu einem Wechsel ihres (Problemlöse-) Verhaltens nicht in der Lage sind und stattdessen einen einmal gewählten Lösungsweg immer wiederholen.

Die neuropsychologische Erklärung dieser Verhaltensstörungen betont als gemeinsames Merkmal die *mangelnde interne Verhaltenskontrolle*. Durch die Besonderheit des Frontalhirns, neuronale Verbindungen zu (fast) allen übrigen Zentren und Regionen des Gehirns zu unterhalten, besteht seine wichtigste Funktion darin,
- die gegebene Situation genau zu analysieren,
- Impulse aus allen übrigen Gehirngebieten situationsbezogen zu „filtern",
- sie zu koordinieren und zu sinnvollen Handlungsketten zu verknüpfen,
- diese dann auf die Situation und das Handlungsziel hin feinabzustimmen,
- die motorische, sprachliche oder auch mentale Ausführung zu initiieren, zu steuern und zu überwachen und
- das erreichte Resultat zu überprüfen (siehe Kasten 46).

Kasten 46:
Die Rolle des Frontalhirns am Beispiel einer Bildbeschreibung.

Zunächst muß das Bild in allen einzel- und ganzheitlichen Aspekten genau betrachtet werden (Analyse). Dabei darf der Betrachter seine Aufgabe nicht aus den Augen verlieren; er muß das Bild unter dem Aspekt der Beschreibung betrachten und andere Gesichtspunkte vernachlässigen („Filtern"). Anschließend müssen die visuellen Eindrücke sprachlich umgesetzt, in Gedanken durchgespielt und modifiziert werden (Planung). Die „innere Sprache" wird dann in „äußere Sprache" verwandelt, wozu der Sprechakt gedanklich vorweggenommen, initiiert, auditiv kontrolliert und beurteilt werden muß (Ausführung und Kontrolle). Abschließend führt die (kognitive und emotionale) Beurteilung des Resultats zu Nachfolgehandlungen; beim Scheitern kann die Aufgabe abgebrochen oder es kann ein neuer Versuch unternommen werden, beim Gelingen kann die Reaktion des Zuhörers erfragt oder beobachtet werden oder der Bildbetrachter wendet sich einer neuen Aufgabe zu oder er ruht sich aus.

Da sich das Frontalhirn-Syndrom im Kern auf Defizite in dem soeben beschriebenen komplexen Prozeß der *internen Verhaltenssteuerung* zurückführen läßt, führt es bei den betroffenen Patienten zu einer extremen Abhängigkeit von *äußeren Stimuli.* Im anglo-amerikanischen Sprachraum wird daher auch oft synonym von einem „dysexecutive syndrome" (Baddeley & Wilson, 1988) oder von einem „environmental dependency syndrome" (Lhermitte, 1986) gesprochen. Beeinträchtigungen der internen Verhaltenssteuerung können im Extremfall zu einem vollständigen Zusammenbruch des zielgerichteten und planvollen Handelns und zu ausgeprägten Verhaltensstörungen führen.

Auch wenn sich in psychometrischen Testverfahren in vielen Fällen keine gravierenden Defizite nachweisen lassen, so fallen die betroffenen Kinder und Jugendlichen doch meist durch schwerwiegende Verhaltensänderungen auf: Sie können sich nur kurz auf eine Aufgabe konzentrieren, sind leicht ablenkbar und reagieren sofort auf jede Veränderung in ihrer Umgebung, sie reagieren impulsiv und ohne vorheriges Überlegen, unterschätzen Gefahren und sind häufig sehr stimmungslabil und nicht selten aggressiv (vgl. Heubrock, 1994a, 1995a; Heubrock & Petermann, 1997c; Koch, 1994).

In kaum einem anderen Bereich der Klinischen Neuropsychologie spielen daher Methoden der Verhaltensanalyse eine derart große Rolle wie in der Diagnostik des Frontalhirn-Syndroms. Da sich frontale Läsionen in unterschiedlicher Weise auf die Verhaltenssteuerung auswirken können, hat sich in der klinischen Praxis das folgende Strukturschema bewährt, das typische und besonders häufige Beeinträchtigungen nach einem Frontalhirn-Syndrom erfaßt und sie den unterscheidbaren Problembereichen zuordnet (vgl. Kasten. 47):

Kasten 47:
Verhaltensanalyse des Frontalhirn-Syndroms.

1. Problembereich: Zielgerichtetheit einer Handlung	
Merkmale:	– Unfähigkeit, das „eigentliche" Ziel im Auge zu behalten und Handlungen daran zu orientieren; – Unfähigkeit, eigenes Handeln von der Gegenwart in die Zukunft zu extrapolieren (Antizipation);
Folgen:	– Handlungsabbrüche, stereotype Wiederholungen, leichte Ablenkbarkeit durch Umgebungsreize.
2. Problembereich: Erstellung eines Handlungsentwurfs (Planen)	
Merkmale:	– Unfähigkeit, vor der Ausführung einen Handlungsplan zu entwickeln;
Folgen:	– Vorzeitiges Reagieren, „Überspringen" oder „Hin- und Herspringen" bei der Aufgabenbearbeitung, „Hängenbleiben" an Teilaspekten.

3. Problembereich: Veränderbarkeit von Plänen	
Merkmale:	– Unfähigkeit, mehrere Aspekte simultan zu beachten; – Unfähigkeit, Alternativen zur ursprünglichen Handlung zu entwickeln; – Unfähigkeit, Ziele oder Handlungen zu ändern;
Folgen:	– Handlungen werden auch bei absehbarem Scheitern fortgesetzt.
4. Problembereich: Rückkopplung von Planen und Handeln	
Merkmale:	– Unfähigkeit, eigenes Handeln im Hinblick auf das Ziel zu beurteilen;
Folgen:	– Unwahrscheinliche Lösungen werden nicht erkannt; andere Handlungen (z. B. Einkäufe) als die Zielhandlung (z. B. Einkaufsliste) werden ausgeführt.
5. Problembereich: Wissen des Handelnden	
Merkmale:	– Unfähigkeit, auf in der Vergangenheit erworbenes Wissen zurückzugreifen; – Unfähigkeit, zukünftig wichtige, neue Informationen zu beachten; – Unfähigkeit, sich in andere Menschen hineinzuversetzen (Dezentrierung), obwohl soziale Regeln bekannt sind;
Folgen:	– Gelerntes wird nicht genutzt, keine Transferleistungen, „Leben im Augenblick", unsoziale und egozentrische Handlungen.

Nicht nur die Diagnostik, sondern auch die neuropsychologische Therapie des Frontalhirn-Syndroms erweist sich in der klinischen Praxis immer wieder als eine anspruchsvolle Herausforderung. In bisherigen Therapiestudien haben sich hierbei weder ausschließlich medikamentöse noch gesprächspsychotherapeutische Behandlungsmethoden als wirksam erwiesen. Auch die erhofften Synergieeffekt durch eine Kombination psychotherapeutischer und medikamentöser Therapieansätze sind ausgeblieben. So hat sich in einer der wenigen kontrollierten Einzelfallstudien (Whaley et al., 1986) gezeigt, daß in einem A-B-BC-C-Design ausschließlich die verhaltenstherapeutische Methode der operanten Verstärkung einen überdauernden Therapieeffekt auf die massiven Verhaltensstörungen einer frontalhirngeschädigten Patientin hatte, nicht jedoch die alleinige Lithium-Behandlung. Eine Kombination von Verhaltens- und Lithiumtherapie erbrachte darüber hinaus keine weitere Verbesserung. In der Folgezeit haben sich verschiedene verhaltenstherapeutische Methoden in der Rehabilitation des Frontalhirn-Syndroms bewährt (Alderman & Ward, 1991; Burgess & Alderman, 1990; Heubrock, 1994a, 1995a; Sohlberg & Mateer, 1989; von Cramon & Matthes-von Cramon, 1994). Die bisher erfolgreich angewandten verhaltenstherapeutischen Methoden lassen sich

– den verschiedenen Prinzipien der operanten Konditionierung (Verstärkung),
– den Selbstkontrolltechniken und
– der Realisierung externer Verhaltenskontrolle (durch äußere Strukturhilfen)

zuordnen (siehe Tab. 60).

Tabelle 60:
Verhaltenstherapeutische Methoden in der Rehabilitation des Frontalhirn-Syndroms.

Operante Konditionierung
– Positive Verstärkung (Belohnung) – Entzug positiver Verstärker (Bestrafung), z. B. „time-out“, „response cost“.
Selbstkontrolltechniken
– Selbstverbalisation (offene, → abgeschwächte, → verdeckte Selbstregulation) – Verhaltensübungen (z. B. Liste aller Teilschritte erstellen → Teilschritte zeit- und sachlogisch ordnen → praktisches Einüben im Rollenspiel → Verknüpfen der einzelnen Elemente → Anwenden in realen Situationen)
Externe Verhaltenskontrolle (äußere Strukturhilfen)
– Stunden-, Tages- und Wochenpläne – Orientierung am Vorbild von Gruppenmitgliedern – Visuelle und/oder akustische Signale als verhaltenssteuernde Auslösereize – Schriftliche Arbeitsinstruktionen (ggf. mit Abstreichlisten)

Methoden der *operanten Konditionierung* sind in der Rehabilitation des Frontalhirn-Syndroms als unmittelbare positive Verstärkung (Belohnung) des gewünschten Zielverhaltens und als unmittelbare negative Verstärkung (Bestrafung) beim Auftreten unerwünschter Verhaltensweisen eingesetzt worden. Da vielen Patienten mit einem Frontalhirn-Syndrom die Einsicht in ihre ungünstigen Verhaltensweisen fehlt und sich das Verhalten ihrer kognitiven Kontrolle fast völlig entzieht, hat es sich bewährt, alltagsrelevantes Verhalten einzuüben und mittels positiver Verstärkung so lange zu festigen, bis hinreichend stabile, quasi-automatische Verhaltenssequenzen aufgebaut sind, die dann auch unter komplexeren Alltagsbedingungen und ohne ständige Fremdkontrolle realisiert werden können.

Hinweis

Bei Patienten mit einem Frontalhirn-Syndrom muß dabei in Kauf genommen werden, daß neu erlernte Verhaltenssequenzen oft recht unflexibel und relativ stereotyp angewandt werden. Zudem ist angesichts der häufigen allgemeinen Planungsdefizite oft eine detaillierte Vorstrukturierung jeder Zielhandlung erforderlich.

Der Entzug positiver Verstärker (indirekte Bestrafung) wird vor allem zur Reduktion impulsiver aggressiver Handlungen eingesetzt. Bei Kindern und Jugendlichen wird hier häufig und erfolgreich die „time-out"-Methode angewandt. Hierbei muß das Kind den Raum sofort und ohne weitere Diskussion verlassen, sobald es sich aggressiv verhält.

Methoden der *Selbstkontrolle* oder der Selbsteuerung spielen bei Kindern und Jugendlichen mit einem Frontalhirn-Syndrom eine besonders große Rolle, da sie oft fast völlig von zufälligen Umgebungsreizen abhängig sind (vgl. Cicerone & Wood, 1987; Sohlberg & Mateer, 1989). Da viele Kinder mit einem Frontalhirn-Syndrom zu überstürzten Handlungen ohne vorherige Planung neigen, steht die Methode der Selbstverbalisation im Mittelpunkt vieler Selbstkontrollprogramme. Hierbei soll anhand verschiedener kognitiver Aufgaben ein planvolles Vorgehen trainiert werden. Die Kinder müssen dabei

- zunächst jeden geplanten Lösungsschritt und seine Begründung laut verbalisieren und ihn auch während der Ausführung laut beschreiben (offene Selbstregulation),
- dasselbe Vorgehen danach mit halblautem Sprechen durchführen (abgeschwächte offene Selbstinstruktion) und
- schließlich zu einer Ausführung gut geplanter und sinnvoller Handlungen unter vollständiger Kontrolle inneren Sprechens (verdeckte innere Selbstbeobachtung) angeleitet werden.

Bei vielen Kindern und Jugendlichen mit frontalen Hirnschädigungen ist aufgrund der Schwere ihrer Störung langfristig eine *externe Verhaltenskontrolle* erforderlich. Dies gilt vor allem bei einer ausgeprägten Minus-Symptomatik mit extremer Antriebsschwäche (vgl. Wenz & Gallasch, 1996). Hierzu wurden verschiedene äußere Strukturhilfen entwickelt, die als „Takt- oder Impulsgeber" fungieren und erhaltenes oder wiedererlerntes Verhalten durch äußere Auslösereize „triggern". Als Trigger haben sich gleichbleibende Stunden-, Tages- und Wochenpläne (Craine, 1982), eine Orientierung am Vorbild von Gruppenmitgliedern (von Cramon & Zihl, 1988), visuelle und akustische Signale als verhaltensinitiierende Auslösereize (Sohlberg & Mateer, 1989) oder ausführliche schriftliche Arbeitsinstruktionen mit Abstreichlisten bewährt.

Fallbeispiel

Der zehnjährige Junge Achmed hatte sich bei einem Verkehrsunfall ein schweres offenes Schädel-Hirn-Trauma mit rechts-frontalen und fronto-basalen Läsionen zugezogen. Da Achmeds Verhalten durch große Ablenkbarkeit und Unkonzentriertheit geprägt war, kam es in der ersten Therapiephase darauf an, ihn überhaupt zur Aufnahme einer zielgerichteten, sinnvollen Tätigkeit zu bewegen. Hierzu wurden zunächst vor Beginn jeder Einzeltherapiestunde Spiele aufgeschrieben und in eine Reihenfolge gebracht, an denen der Junge Interesse hatte. Begann Achmed nach Beendigung des ersten Spiels, aufgrund der damit einsetzenden Strukturlosigkeit ziellos herumzulaufen, wurde er aufgefordert, auf dem Zettel nachzuschauen, welches Spiel nun folgen sollte. Da es sich meist um Brettspiele mit überschaubaren Regeln (zum Beispiel „Dame") handelte, konnte ein implizites Strategietraining durchgeführt werden. Der Therapeut kommentierte hierbei jeden eigenen Zug laut und machte ihn somit für Achmed durchschaubar. Auch Modelllernen spielte in dieser Therapiephase eine große Rolle. Achmed zeigte ein ausgeprägtes Imitationsverhalten und konnte durch das laute Kommentieren der Spielzüge und durch die besonnene und ruhige Verhaltensweise des Therapeuten zur Nachahmung veranlaßt werden. Nach erfolgreich durchgeführten Spielzügen erfolgte eine positive Verstärkung durch die Wegnahme eines gegnerischen Spielsteines, darüber hinaus wurden auch konzentriert durchgeführte Spielphasen durch Lob verstärkt.

In der zweiten Therapiephase stand das Durchhalten gemeinsamer Spielsituationen im Vordergrund. Hierzu wurde ein Fragespiel eingeführt, bei dem die Spielpartner sich abwechselnd Fragen stellen und beantworten mußten. Achmed mußte hier mühsam lernen, sich möglichst viele neue Fragen einfallen zu lassen, nachdem er anfangs oft die gleichen Fragen mehrfach wiederholte. Auch das Abwarten mit der nächsten Frage fiel ihm zu Beginn schwer, bis er durch vermehrte Flexibilität in der Fragenauswahl Freude an den immer neuen Antworten fand. Die Antworten dienten vor allem dann gleichzeitig als positive Verstärker, wenn sie Informationen über den Therapeuten enthielten. Gleichzeitig förderten sie die weitere Ideenproduktion.

In einer weiteren Therapiephase wurden vor allem Rollenspiele (z. B. Kinderpost oder Servieren im Café) durchgeführt. Sie stellten bereits höhere Anforderungen an die Eigenstrukturierung und sollten einen Transfer der erlernten Verhaltensweisen auf soziale Situationen bewirken; wichtig waren hierbei mehrfache Rollenwechsel. Dadurch konnte Achmed sein Verhalten an den Vorgaben des Therapeuten orientieren und sie schrittweise in sein eigenes Repertoire aufnehmen.

Erste Erfolge der Therapie zeigten sich nach etwa drei Monaten. Sie äußerten sich unter anderem als zunehmende Fähigkeit zur Übernahme der Perspektive anderer Menschen (Dezentrierung), beispielsweise durch das sprachliche oder mimische Ausdrücken von Sorge und Mitleid im Arzt-Patient-Rollenspiel. Außerdem gelang es Achmed besser, Handlungsziele längerfristig vorwegzunehmen und auf vorausgegangene Informationen gezielt zurückzugreifen.

9.5 Verhaltenstherapeutische, hypnotherapeutische und Entspannungstechniken zur Behandlung der Tic-Störungen beim Tourette-Syndrom

Beim Tourette-Syndrom richtet sich die Behandlung in erster Linie nach der Ausprägung der Tic-Störung und den assoziierten Verhaltensstörungen, also danach, ob zusätzlich ein Hyperkinetisches Syndrom vorliegt. Im Vordergrund steht hierbei die medikamentöse Behandlung. Als besonders effektiv haben sich Medikamente erwiesen, die eine hohe chemische Bindung an postsynaptische Dopaminrezeptoren aufweisen (Tiaprid, Pimozide und Haloperidol) oder die präsynaptische noradrenerge Übertragung hemmen (Clonidin; vgl. hierzu Rothenberger, 1991). Psychotherapeutische Methoden sollen die medikamentöse Behandlung nicht ersetzen, sondern ergänzen. Sie zielen neben einer direkten Modifikation der Tic-Störung auf eine Reduktion des alltäglichen Streßerlebens der betroffenen Kinder ab und können so auch mittelbar die Tic-Störung günstig beeinflussen, da Streß eine Zunahme der Tic-Häufigkeit bewirkt (Banaschewski & Rothenberger, 1998; Comings, 1990; Döpfner, 1996; Döpfner & Reister, 1997; vgl. Kasten 48).

Kasten 48:
Indikationen für verhaltenstherapeutische Interventionen zur Behandlungen von Tic-Störungen (modifiziert nach Döpfner, 1996).

Art der Intervention	Indikation
primäre Intervention	Reduktion psychischer Belastungen, unter denen die Tic-Symptomatik vermehrt auftritt (z. B. Konflikte)
primäre symptomzentrierte Intervention	bei weniger stark ausgeprägter und noch nicht chronifizierter Symptomatik
ergänzende symptomzentrierte Intervention	Fortbestehen einer ausgeprägten Tic-Symptomatik trotz medikamentöser Behandlung
alternative symptomzentrierte Intervention	Medikamentöse Behandlung ist nicht erfolgreich oder stark ausgeprägte Nebenwirkungen
alternative symptomzentrierte Intervention	Eltern lehnen eine medikamentöse Behandlung ab
(eventuell) ergänzende symptomzentrierte Intervention	Dauer oder Dosierung der medikamentösen Behandlung soll reduziert werden

Verhaltenstherapeutische Techniken versuchen, die vom Patienten spontan angewandten und meist selbst entwickelten Regulationsmechanismen aufzugreifen und effektiver zu gestalten. Dem verhaltenstherapeutischen Training effektiver Selbstkontrollstrategien liegt die Annahme zugrunde, daß die primär subcortikal und somit unwillkürlich ablaufenden motorischen Impulse mit bewußten Kontrollvorgängen gekoppelt werden können. Die bewußte Wahrnehmung der motorischen Impulse repräsentieren motorische Programme, die durch willentliche Hemmungsmechanismen kontrolliert werden können. Die hiermit zunächst verbundene vermehrte Anstrengung reduziert sich mit zunehmender Übung, bis das Auslösen automatisierter Selbstkontrolltechniken zu einer trainierten Selbstverständlichkeit im Alltag wird. Zu den besonders häufig angewandten verhaltenstherapeutischen Ansätzen gehören

- die massierte negative Übung,
- das Kontingenzmanagement und
- die Reaktionsumkehr (*habit-reversal*).

Die *massierte negative Übung* beruht auf der Beobachtung, daß die exzessive Ausführung von Tics bei vielen Betroffenen zu einer kurzfristigen Entlastung führt. Bei dieser Technik soll das Kind daher in festgelegten Übungsprogrammen den motorischen Tic, beispielsweise das Schulterzucken, so intensiv und schnell wie möglich *willentlich* produzieren. Hierdurch soll eine reaktive Hemmung aufgebaut werden, die mittelfristig die Tic-Häufigkeit verringert. Durch die massierte negative Übung konnte in Einzelfällen bei einfachen (monosymptomatischen) Tics die Tic-Häufigkeit um die Hälfte reduziert werden (Kohen, 1993). Allerdings konnten langfristige Interventionseffekte bisher nicht nachgewiesen werden (Banaschewski & Rothenberger, 1997). Darüber hinaus stellt die Konfrontation mit der eigenen Tic-Symptomatik für ängstliche Kinder eine Bedrohung dar, so daß sie oftmals abwehrend auf die massierte negative Übung reagieren (Banaschewski & Rothenberger, 1998).

Das *Kontingenzmanagement* basiert auf den Prinzipien des operanten Lernens, die Verhalten als durch die nachfolgenden Konsequenzen bestimmt erklären. Beim Tourette-Syndrom wird versucht, das Tic-Verhalten des Kindes durch unmittelbare Konsequenzen günstig zu beeinflussen. Gelingt es etwa einem Kind, in einer bestimmten Situation oder über eine definierte Zeitdauer die Ausführung des Tics zu verhindern, wird dieses Verhalten unmittelbar (kontingent) durch eine Belohnung oder Lob positiv verstärkt. Umgekehrt kann aber auch eine negative Verstärkung (Bestrafung) erfolgen, wenn dem Kind das Unterdrücken des Tics nicht gelungen ist. Während beim Tourette-Syndrom durch negative Verstärkung keine nennenswerten Erfolge erzielt werden konnten, führten Techniken der positiven Verstärkung zumindest zeitweise zu einer Reduktion der Tics. Daher sollte ein Kontingenzmanagement als Element der Behandlung des Tourette-Syndroms ausschließlich mit Methoden der positiven Verstärkung durchgeführt werden. Auf diese Weise kann nicht nur die Motivation zur Selbstkontrolle der Tic-Störung, sondern die Compliance während der medikamentösen Behandlung verbessert werden (Rothenberger, 1991).

Durch die Methode der *Selbstbeobachtung* soll eine verstärkte Selbstkontrolle über die Tic-Störung erreicht werden, indem das Kind die Häufigkeit seiner Tics auch außerhalb der klinischen Behandlungssituation erfaßt. Hierzu hält das Kind das Auftreten eines Tics in einem Notizbuch fest oder es erhält eine spezielle Zählvorrichtung. Oft kann allein durch das Registrieren der Tic-Häufigkeit die Symptomatik günstig beeinflußt werden. Zudem unterstützen die durch die Selbstbeobachtung gewonnenen Informationen über die Tic-Häufigkeit die weitere Behandlung. In einzelnen Fällen kann es durch die bei der Selbstbeobachtung geforderte Aufmerksamkeit zu einem vermehrten Auftreten von Tics kommen. Da jüngere Kinder durch Selbstbeobachtung oft kognitiv überfordert sind, kommt diese verhaltenstherapeutische Technik in erster Linie bei älteren Kindern in Frage (Rothenberger, 1991).

Als besonders vielversprechender Therapieansatz beim Tourette-Syndrom gilt die Methode der Reaktionsumkehr (Azrin & Peterson, 1990; Döpfner, 1996; Döpfner & Reister, 1997). Diese Methode versucht, über eine verbesserte Wahrnehmung der Tics und ihrer Kontrolle die bisherigen Gewohnheiten zur Beeinflussung der Störung zu verbessern und eine Gegenregulation zu erreichen (siehe Tab. 61).

Tabelle 61:
Verhaltenstherapeutische Elemente der Reaktionsumkehr
(habit reversal; modifiziert nach Banaschewski & Rothenberger, 1998).

1.	Wahrnehmungstraining – Selbstbeobachtung – Beschreibung der Tic-Reaktion – Training des Reaktionserkennens – Training der Wahrnehmung von „Vorwarnzeichen“ – Training der Wahrnehmung situativer Einflüsse
2.	Training konkurrierender (motorisch inkompatibler) Reaktionen
3.	Generalisierungstraining
4.	Entspannungsverfahren
5.	Kontingenzmanagement

Hierzu wird zunächst ein *Wahrnehmungstraining* durchgeführt, in dem das Kind Häufigkeit, Schwere, Ausführung (Kinetik) sowie Situations- und Umgebungsabhängigkeiten des Tics beobachtet und protokolliert. Diese Beobachtungen sollen das Entwickeln geeigneter Kontrollreaktionen vorbereiten. In der nächsten Phase, der *Reaktionsbeschreibung*, lernt das Kind seine Tics detailliert kennen, um sie später schnell identifizieren und auch Signale erkennen zu können, die im Vorfeld der eigentlichen Tic-Ausführung auftreten. Die Aufmerksamkeit auf diese „Frühwarnzeichen" wird anschließend systematisch trainiert. Nachdem die Kinder Personen, Situationen und Orte kennen, die die Tic-Ausführung beeinflussen können, werden anschließend für jeden einzelnen Tic spezifische Gegenmaßnahmen entwickelt und eingeübt. Im Mittelpunkt steht hierbei die konkurrierende Reaktion (*competing response*), mit der zu jedem Tic eine motorische Gegenreaktion trainiert wird, die die Ausführung des Tics verhindern soll. Beispiele für derartige Gegenreaktionen sind bei motorischen Tics etwa die Anspannung einer antagonistischen Muskelgruppe oder bei vokalen Tics die Aktivierung eines speziellen Atemmusters. Mit der Technik der Reaktionsumkehr konnten bei motivierten Kindern und Jugendliche ermutigende Ergebnisse mit Remissionsraten von bis zu 95 % erzielt werden. Generell wird bei einfachen Tics ein schnellerer Behandlungserfolg erreicht als bei multiplen Tics.

Das gemeinsame Ziel von hypnotherapeutischen Interventionen und Entspannungstechniken ist die *Streßreduktion*. Dauerhafter Streß bewirkt
– bei einem übersensiblen Dopaminsystem im Striatum eine überschießende Funktion des dopaminergen Systems und
– einen höheren Dopaminumsatz im Frontalhirn, der bei einer frontalen Fehlregulation nicht durch eine vermehrte Synthese ausgeglichen werden kann (vgl. Abb. 57).

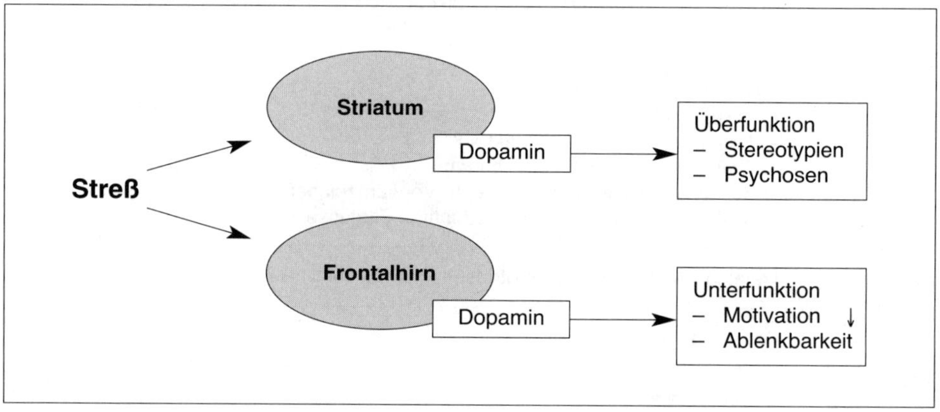

Abbildung 57:
Folgen der Streßeinwirkung auf Striatum und Frontalhirn.

Da Entspannung vermutlich wie die Streßreaktion selbst zunächst eine Stimulation des Hypothalamus bewirkt, kommt es im weiteren zu einer parasympathischen Aktivierung, die eine gegenseitige Beeinflussung des Striatum und des autonomen Nervensystems zur Folge hat. Im Striatum bewirkt Entspannung wahrscheinlich eine Desensibilisierung der durch Streß übersensibilisierten Dopaminrezeptoren. Im Frontalhirn kommt es dagegen infolge von Entspannungsreaktionen bei einer konstitutionellen dopaminergen Unterversorgung zu einer vermehrten Dopaminsynthese. Diese könnte die durch Dopamin vermittelten frontalen Kontrollmechanismen aktivieren. Derart wirksame Entspannungsreaktionen können vermutlich durch verschiedene Entspannungstechniken (Autogenes Training, Progressive Muskelentspannung) und durch eine neutrale Hypnose gleichermaßen erzielt werden (Rossi, 1993; Walter, 1992).

Die Anwendung von selbsthypnotischen Techniken bei Kindern mit einem Tourette-Syndrom ist vor allem von Kohen (1993, 1997; Kohen & Botts, 1987) beschrieben worden. Im Anschluß an die Progressive Muskelentspannung wird das Kind hierbei in eine hypnotische Trance übergeleitet. Während der ersten Hypnose soll es vor allem angenehme bildhafte Vorstellungen (Imaginationen) entwickeln und erfahren, daß die Tic-Störung während der Trance reduziert werden kann. Außerdem erhält das Kind Anregungen, auf welche Weise es seine Tics durch Selbsthypnose günstig beeinflussen kann. Die hypnotischen Induktionen werden hierbei sehr zurückhaltend formuliert, um die Produktion eigener Imaginationen zu fördern. In der Zeit zwischen den hypnotherapeutischen Sitzungen führt das Kind sowohl über die Tic-Symptomatik als auch über die durchgeführten Selbsthypnosen ein Tagebuch. Die Hypnotherapie kann weiterhin durch die Anwendung von Biofeedbacktechniken, etwa das Betrachten eines während der Hypnose aufgenommenen Videos oder das Messen der elektrodermalen Aktivität unterstützt werden (Kohen, 1993; Kohen & Botts, 1987; siehe Kasten 49).

Kasten 49:
Direkte und indirekte Effekte der Selbsthypnose auf die Symptomatik des Tourette-Syndroms.

Ziel	Technik
Direktes Einwirken auf die Symptomatik	
1. Senken von Intensität und Frequenz der Tic-Symptomatik	– *Stoppschild-Imagination:* Das Kind stellt sich bei zunehmendem Spannungsgefühl ein Stoppschild vor und kann damit den Tic im Vorfeld stoppen. – *Imagination eines Lieblingsortes:* Das Kind begibt sich in der Vorstellung an einen Ort, an dem es sich geborgen fühlt; Spannung wird abgebaut.

Ziel	Technik
	– *Relaxation mit anschließender Dissoziation von der Symptomatik:* Die Tics werden durch Entspannung und mentaler Abspaltung der Tics reduziert. – *Verschieben der Tics an andere Körperstellen:* Spannung kann in einem Bereich des Körpers abgebaut werden, ohne Aufsehen zu erregen. – *Bildliches Vorstellen des Tics:* Der Tic wird bildlich imaginiert und in der Vorstellung verkleinert. – *Einschätzen der Intensität der Tic-Symptomatik auf einer Skala:* Die Tic-Intensität kann damit in der Vorstellung reduziert werden (z. B. Hinabfahren in einem Fahrstuhl)
2. Reaktionsprävention	– *Im Vorfeld wahrgenommene Tics werden unterdrückt:* Durch Selbsthypnose wird die Körperwahrnehmung erleichtert (Beispiel: Reisen durch den eigenen Körper). – *Zukunftsprojektion:* Durch einen magischen Spiegel kann das Kind in der Zukunft sehen, wie es das Tourette-Syndrom bewältigt hat.
Indirektes Einwirken auf die Symptomatik	
1. Angstreduktion	– Steigern der Konzentrationsfähigkeit
2. Nutzen von Selbsthypnose bei assoziierten Störungen	– Reduktion impulsiven Verhaltens – Erleichterter Umgang mit Zwängen

Bei Kindern mit einem Tourette-Syndrom kann die Selbstkontrolle über die Tic-Störung auch durch zusätzliche *dissoziative Techniken* unterstützt werden. So kann man das Kind den Tic als Tier externalisiert beschreiben lassen, um es dann in einer imaginierten Expedition zu erforschen und zu überlisten.

Fallbeispiel

Der zehnjährige Thomas litt unter einem Tourette-Syndrom mit multiplen motorischen und vocalen Tics, deren Erstmanifestation über ein Jahr zurücklag. Zunächst hatten sich ruckartige Kopfbewegungen, später Schulterzucken, unwillkürliche Armbewegungen sowie Finger- und Handbewegungen gezeigt (einfache motorische Tics). Als komplexe motorische Tics wurden obszöne Gesten und Handlungsunterbrechungen beschrieben. Zu den einfachen vokalen Tics gehörten unwillkürliche Laute („mmh", „ah" und „ich, ich") und als komplexe vokale Tics konnten Wortwiederholungen („ah ja") und Koprolalie („alte Schlampe") beobachtet werden. Als assoziierte Verhaltensstörungen waren eine geringe Frustrationtoleranz, Wutausbrüche, Provokationen und ein Hyperkinetisches Syndrom zu diagnostizieren.

Nach der Diagnose eines Tourette-Syndroms erfolgte eine medikamentöse Behandlung, die durch hypnotherapeutische Interventionen unterstützt wurde. Zunächst erlernte Thomas die Progressive Muskelrelaxation, auf die er positiv reagierte. Anschließend erhielt Thomas eine Entspannungskassette zum täglichen häuslichen Training. Danach folgten hypnotherapeutische Übungen, die durch das bereits durch die Entspannungstechnik gewohnte Ritual des Hinlegens und Sich-Entspannens eingeleitet wurden. Die eigentlichen hypnotischen Induktionen wurden zunächst in der Atemfrequenz des Jungen gesprochen, um ihm eine Rückmeldung über den bereits erreichten Entspannungsgrad zu geben. Durch ein allmähliches Verlangsamen der Sprechgeschwindigkeit konnte die Atemfrequenz des Patienten dann herabgesetzt und seine Entspannung vertieft werden. Da Thomas sich für alle Vorgänge um die „Titanic" besonders interessierte, wurde als Imagination das Tauchen nach einem alten Schiffswrack gewählt. Thoma erlebte diese ersten Imaginationen sehr deutlich und positiv und er war anschließend sehr entspannt. In den folgenden Sitzungen nimmt Thomas während der Hypnose eine aktivere Rolle ein. Da er gerne Tauchlehrer werden möchte, wird die Technik der Altersprogression angewandt, bei der Thomas als Besitzer einer Tauchschule anderen die richtigen Bewegungen unter Wasser beibringen kann. Später wird Thomas aufgefordert, etwas Ungeliebtes in dem alten Wrack an einem sicheren Ort zu verstauen (Technik des geheimen Raumes, Abfalltechnik) und dafür etwas anderes mitzubringen.

> **Beispiel:** „... und wieder kannst Du den Raum aufsuchen, den nur Du kennst, denn eigentlich ist es Dein Schiff, Du hast es entdeckt, ... und ich weiß nicht, welcher Raum es sein wird, den Du aufsuchst, ... möglicherweise die Kommandozentrale, die verantwortlich ist für all die Bewegungen, die so ein großes Schiff machen kann, ... schau Dich genau um in diesem Raum und achte darauf, welche Gegenstände herumstehen, ... vielleicht gibt es Truhen oder Schränke. ... Such Dir irgendwo einen Platz aus, an dem Du etwas, das Du mitgebracht hast und das Dir lästig ist, sicher verstauen kannst. ... Vielleicht willst Du etwas anderes dafür mitnehmen ..."

Thomas reagiert sehr positiv auf diese Imaginationen. Daher wird im weiteren die Tic-Symptomatik symbolisiert. Als Modell dient hier ein Zitteraal, der besondere Fähigkeiten entwickelt. Als erwachsener Aal kann er 7 000 km weit wandern und bei Gefahr Strom erzeugen, um dann mit seinem Körper zu zucken. In ungefährlichen Situationen spart der Aal seine Energie, um zu wachsen und zu wandern. Das Tic-Symptom des Zuckens wird hierbei in eine außergewöhnliche Fähigkeit umgedeutet, die nur in Streßsituationen benötigt wird.

Im Abschlußgespräch nach der Hypnotherapie berichtet die Mutter, daß Thomas sich deutlich positiv verändert habe. Die einfachen motorischen und die vokalen Tics hatten abgenommen. In einer katamnestischen Evaluation, drei Monate nach Abschluß der Hypnotherapie hatte sich die Tic-Symptomatik nach Auskunft der Mutter auf ein Minimum reduziert. Vokale Tics seien nicht mehr aufgetreten, motorische Tics zeigten sich gelegentlich. Zu diesem Zeitpunkt erhielt Thomas weiterhin eine sehr gering dosierte Medikation.

9.6 Therapieansätze zur Behandlung hypermotorischer Bewegungsstörungen

Die bisher entwickelten Interventionsverfahren zur Behandlung hypermotorischer Bewegungsstörungen, vor allem des Hyperkinetischen Syndroms, zielen entweder darauf ab,
- direkt über eine Verhaltensänderung des Kindes die Ausprägungen des Hyperkinetischen Syndroms zu mildern (kindzentrierte Verfahren) oder aber
- die Umgebungsbedingungen zu verändern, um den betroffenen Kindern ein günstigeres Verhalten zu ermöglichen (familien-, kindergarten- oder schulzentrierte Ansätze; siehe zusammenfassend Döpfner, 2000).

Zu den bekanntesten *kindzentrierten Ansätzen* gehört die *medikamentöse Behandlung* mit Psychostimulantien oder mit Wirkstoffen aus der Antidepressiva-Gruppe. Seit langem angewandt wird insbesondere das Stimulantium Methylphenidat, das unter dem Handelsnamen Ritalin® bekannt ist. Zahlreiche empirische Untersuchungen haben die Wirksamkeit der Ritalin®-Therapie belegen können (u. a. Abikoff et al., 1988; 1990; Gittelman-Klein & Abikoff, 1989), zum Teil auch in Kombination mit anderen Interventionsansätzen (u. a. Horn et al., 1991). Die Gabe von Ritalin® führt bei etwa 70 % der behandelten Kinder über fünf Jahren zu guten Therapieeffekten (Responder), allerdings sprechen 30 % dieser Kinder nicht oder nicht in der erwünschten Weise auf die medikamentöse Behandlung an (Non-Responder). Bei jüngeren Kindern wird die Responder-Rate generell deutlich geringer eingeschätzt, hier wird diese Therapieform auch von den Eltern oft nicht befürwortet (vgl. zusammenfassend Döpfner, 2000). Dagegen ist die medikamentöse Therapie mit Stimulantien auch bei Jugendlichen und jungen Erwachsenen wirksam (Coons, Klorman & Borgstedt, 1987).

Trotz dieser durchaus beachtlichen Therapieerfolge ist zu bedenken, daß immerhin bis zu 30 % der medikamentös behandelten Kinder überhaupt nicht auf die Gabe von Ritalin® oder aber mit derart gravierenden Nebenwirkungen reagieren, daß die Therapie abgebrochen werden muß (Conners & Werry, 1986; Pelham, 1989). Auch ist über die langfristigen Erfolge der medikamentösen

Therapie bisher wenig bekannt. Vereinzelt konnten empirische Studien sogar zeigen, daß die kurzfristig zu erzielenden Effekte nicht zeitstabil waren, so daß diese Kinder im langfristigen Verlauf weiterhin durch eine gesteigerte Impulsivität, motorische Unruhe und Aufmerksamkeitsstörungen auffielen (vgl. u. a. Satterfield, Hoppe & Schell, 1982).

Ebenfalls zu den kindzentrierten Behandlungsansätzen zählen kognitiv-behavioral Interventionsprogramme, die in der Mehrheit die Fähigkeit zur Selbstregulation bei den betroffenen Kindern mit einem HKS verbessern wollen. Kernpunkt dieser Therapieansätze sind Verfahren zur Selbstinstruktion, mit denen das Kind angeleitet werden soll, seine Aufmerksamkeit gezielter der geforderten Aufgabe zuzuwenden, die Aufgabenbearbeitung vor der Durchführung genau zu planen und den Handlungserfolg sorgfältig zu kontrollieren und gegebenenfalls zu optimieren (vgl. Eisert, 1990). Empirische Untersuchungen haben allerdings in der Mehrheit keine überdauernde und vor allem keine generalisierte Wirksamkeit der Selbstinstruktionsansätze beim HKS belegen können (vgl. Abikoff, 1985, 1987; Billings & Wasik, 1985; Borden, Brown, Wynne & Schleser, 1987; Brown, Wynne & Medenis, 1985). Ebenfalls von begrenzter Effektivität sind offenbar auch die ebenfalls zu den kognitiv-behavioralen Interventionen zählenden Selbstmanagementprogramme. Diese zielen darauf ab, das hyperaktive Kind zu einer verstärkten und systematischen Selbstbeobachtung, insbesondere des problematischen Verhaltens, in kritischen und alltäglichen Lebenssituationen anzuhalten. Häufig werden Methoden des Selbstinstruktions- und des Selbstmanagementtrainings mit Methoden der operanten Verstärkung kombiniert angewandt; dem Selbstmanagement allein konnte jedoch, ähnlich wie auch dem Selbstinstruktionstraining, keine spezifische und überdauernde Wirksamkeit nachgewiesen werden (Anderson, Clement & Oettinger, 1981). Vereinzelt fanden sich jedoch Hinweise auf Synergie-Effekte bei einer kombinierten Anwendung verschiedener kognitiv-behavioraler Interventionsansätze, zum Teil auch in Verbindung mit einer medikamentösen Behandlung (vgl. u. a. Bowers, Clement, Fantuzzo & Sorensen, 1985; Hinshaw, Henker & Whalen, 1984a, 1984b).

Zu den *umgebungszentrierten Ansätzen* gehören Therapieprogramme, welche versuchen, das ungünstige Verhalten von Kindern mit einem HKS situationsbezogen, also in der Familie, im Kindergarten oder in der Schule, zu beeinflussen. Hierzu werden in Eltern-, Erzieher- und Lehrertrainings die positiven Auswirkungen spezifischer Verhaltensweisen der Bezugspersonen erarbeitet und geübt; zu den häufig angewandten situationsbezogenen Interventionen zählen unter anderem Methoden der Stimuluskontrolle sowie des Reiz- und Kontingenzmanagements wie Response-Cost-Verfahren und vereinzelt auch technische Hilfsmittel (z. B. der „Attention-Trainer“ nach Gordon, Thomason, Cooper & Ivers, 1991; vgl. auch den Überblick bei Döpfner, 2000).

Vergleichende Therapiestudien konnten mehrheitlich zeigen, daß kombinierte (multimodale) Interventionsprogramme *langfristig* generell eine höhere Wirksamkeit aufweisen als unimodale Behandlungsansätze (Satterfield, Satterfield & Schell, 1987). Dagegen ergeben sich jedoch bei *kurzfristiger* Betrachtung der Therapieeffekte in Abhängigkeit von der jeweils gewählten Kombination sehr unterschiedliche Synergieeffekte.

Trotz widersprüchlicher Ergebnisse zeichnet sich als allgemeiner Trend der vorliegenden empirischen Studien ab, daß eine Kombination von medikamentöser und verhaltenstherapeutischer Behandlung einer alleinigen Ritalin®-Behandlung überlegen ist (z. B. Pelham & Murphy, 1986). Allerdings scheint der *Zeitpunkt* des jeweiligen Behandlungsmoduls eine entscheidende Rolle zu spielen. So konnten Pelham, Schnedler, Bologna und Contreras (1980) zeigen, daß eine Ritalin®-Behandlung nach einer vorausgegangenen verhaltenstherapeutischen Intervention wirksamer ist als ein gleichzeitiger Behandlungsbeginn. Auch scheinen zur Entfaltung des Synergiepotentials längerfristige kombinierte Interventionsprogramme generell wirksamer zu sein als kurzfristige (Pelham et al., 1988). Außerdem scheint bei kombinierten Interventionsprogrammen mit medikamentöser Behandlung auch die *Dosierung* des Stimulantiums eine entscheidende Rolle zu spielen. Bei niedriger Dosierung von Methylphenidat bewirken flankierende verhaltenstherapeutische Interventionen einen verstärkenden Effekt, während dies bei hoher Dosierung nicht der Fall zu sein scheint (vgl. Horn et al., 1991).

Diese Befunde zur Kombination verhaltenstherapeutischer und medikamentöser Behandlungsansätze lassen sich jedoch nicht auf kognitive Interventionen übertragen. Zwar verbessert eine medikamentöse Behandlung die durch kognitive Trainingsmethoden erzielten (geringfügigen) Therapieerfolge, doch kommt weder einem kognitiven Training allein eine entscheidende Wirkung zu noch zeigen sich bei kombinierter Anwendung mit Ritalin® zusätzliche Synergieeffekte duch das kognitive Training (vgl. Abikoff et al, 1988; Hinshaw et al., 1989).

Vor dem Hintergrund bisheriger empirischer Befunde kritisch einzuschätzen sind auch die Effekte umgebungsbezogener verhaltenstherapeutischer Interventionen. So scheiterten viele Eltern- und Lehrertrainingsprogramme allein an mangelnder langfristiger Kooperationsfähigkeit oder -bereitschaft der Bezugspersonen (Firestone, Kelly, Goodman & Davey, 1981; Rapport, Murphy & Bailey, 1982).

Hinweise auf die Nützlichkeit einer *neuropsychologischen Perspektive* in der Betrachtung hypermotorischer Bewegungsstörungen ergeben sich aus verschiedenen Ansätzen. Zum einen scheint gesichert zu sein, daß biologischen, das heißt insbesondere neurophysiologischen, neurochemischen und neuropsychologischen Faktoren eine wesentliche Bedeutung für die *Genese* des HKS zukommt. Die bisher vorliegenden neuropsychologischen Untersuchungen zum HKS weisen übereinstimmend in die Richtung, Funktionsstörungen im Bereich des Frontalhirns zugrundezulegen (vgl. Fox & Raichle, 1985; Lou, Henriksen & Bruhn, 1984; Rothenberger, 1995, 1996a). Vor allem die neueren Untersuchungen von Rothenberger (1995, 1996a) konnten mit verschiedenen Untersuchungsansätzen, das heißt mit bildgebenden Analyseverfahren und durch spezifische neuropsychologische Untersuchungen, eindeutig belegen, daß dem HKS eine zentrale inhibitorische Fehlsteuerung im Bereich des Frontalhirns und der Basalganglien („Dysfunktion des Frontalhirns") zugrundeliegt. Diese Befunde bestätigen damit auch weitere Untersuchungen, die zeigen konnten, daß viele Formen *aggressiven Verhaltens* und zum Teil auch emotionale Störungen bei Kindern und Jugendlichen durch pathologische Abweichungen im Neurotransmitterhaushalt verursacht sind. Vor allem Veränderungen der Serotoninsynthese führen zu einer Fehlregulation der neuronalen Informationsverarbeitung und können eine Destabilisierung affektiver, kognitiver und verhaltensbezogener Teilsysteme bewirken (vgl. Cicchetti, Ackerman & Izard, 1995; Cicchetti & Tucker, 1994; Kobak & Ferenz-Gillies, 1995; Raine & Scerbo, 1991). Auch für die Entstehung des HKS wurden bereits früh Imbalancen im Neurotransmitterhaushalt, vor allem der cholinergen und der adrenergen Systeme, angenommen, an deren Regulation die Basalganglien maßgeblich beteiligt sind und die (auch) durch Allergien beeinflußt werden können. Diese neuropsychologische Perspektive wäre auch in der Lage, die eher phänomenologischen Befunde zum HKS zu erklären. So gehören

- Beeinträchtigungen der Daueraufmerksamkeit,
- eine fehlende Hemmung impulsiven Handelns,
- die Unfähigkeit, das allgemeine Erregungsniveau (Arousal) situationsbezogen zu modulieren und
- die intensive Suche nach ständiger Fremd- und Selbststimulation

zu den charakteristischen Merkmalen des HKS bei Kindern. Diese Verhaltensmerkmale gehören aber auch zu den markantesten Symptomen der Plus-Variante des Frontalhirn-Syndroms bei Kindern (vgl. Heubrock, 1994a, 1995a; Heubrock & Petermann, 1997c, 1997d; siehe Tab. 59).

Dem Frontalhirn, das enge funktionelle Verbindungen zu den Basalganglien unterhält, kommt eine entscheidende Bedeutung für die gesamte Handlungssteuerung zu, so daß Läsionen dieser Gehirnstruktur, vor allem seiner präfrontalen Abschnitte, zu schwersten kognitiven, affektiven und Verhaltensstörungen führen, die von der Symptomatik her mit dem HKS vergleichbar sind. Daher können das HKS und das Frontalhirn-Syndrom bei Kindern und Jugendlichen aus einer neuropsychologischen Perspektive berechtigterweise als *Analog-Modelle* betrachtet werden. Hiermit korrespondieren auch Überlegungen, neuropsychologische Methoden, die sich zur Messung von Frontalhirnfunktionen als sensibel erwiesen haben, zur Differentialdiagnostik des HKS zu nutzen (vgl. Barkley & Grodzinski, 1994; Matier-Sharma, Perachio, Newcorn, Sharma & Halperin, 1995).

Zur Behandlung von Verhaltensstörungen beim Frontalhirn-Syndrom wurden bereits wirksame verhaltensmedizinische Ansätze entwickelt (siehe Kap. 9.4). Noch weitgehend ungelöst bleibt auch hier das Problem einer überdauernden therapeutischen Beeinflussung der *Hypermotorik*, die mit kognitiv-behavioralen Interventionsansätzen nur kurzfristig und ungenügend zu therapieren ist. Beim Frontalhirn-Syndrom haben sich weder ausschließlich medikamentöse noch psychotherapeutische Interventionen als wirksam erwiesen, ebenfalls sind auch hier die erhofften Synergieeffekte durch eine Kombination psychotherapeutischer und medikamentöser Therapieansätze ausgeblieben (vgl. Whaley, Stanford, Pollack & Lehrer, 1986). Ansätze, schwere Verhaltensstörungen nach traumatischen Hirnschädigungen bei Kindern gezielt mit Methylphenidat zu behandeln, befinden sich derzeit noch am Anfang (Hornyak, Nelso & Hurvitz, 1997).

In bezug auf das HKS hat vor allem die Arbeitsgruppe um Lubar bereits seit den 70er Jahren erstaunliche Erfolge in der Anwendung von Biofeedback-Techniken erzielt, nachdem diese Therapiemethode sich zuvor in der Behandlung sonst unbeeinflußbarer Epilepsien bewährt hatte (Lubar & Lubar, 1999). So wurde versucht, Kinder mit einem HKS durch eine Rückmeldung der *cerebralen elektrophysiologischen Aktivität (EEG)* zu trainieren, den sensomotorischen Rhythmus (SMR), das heißt die elektrophysiologische Aktivität über dem sensomotorischen Cortex, zu steigern, ausgeprägte Thetawellen-Aktivität (4–8 Hz) zu unterdrücken und stattdessen Betawellen-Aktivität (13–16 Hz) als Parameter aktiven Problemlösens zu triggern (Lubar & Lubar, 1984). Den Hintergrund hierfür bildet die Beobachtung, daß Kinder mit einem HKS im Unterschied zu gesunden Kindern erhebliche Probleme haben, während ihrer cerebralen Aktivität schnellere elektrophysiologische Hirnwellen zu erreichen, die wiederum für Aufmerksamkeits- und Konzentrationsprozesse von entscheidender Bedeutung sind (Lubar, 1991). Mit Hilfe des EEG-Biofeedback bei hyperkinetischen Kindern konnten in etwa 80 % der Fälle signifikante Verbesserungen erreicht werden, die sich übereinstimmend auch in Schulnoten, Schultests, Intelligenztests und Eltern- und Lehrer-Ratings niederschlugen (Lubar, 1991).

Mit der *EMG-Biofeedback-Therapie* steht eine weitere neuropsychologisch fundierte verhaltensmedizinische Behandlungsmethode zur Verfügung, die sich in der Therapie neurogener Bewegungsstörungen, vor allem bei neurogenen Lähmungen, beim Torticollis spasmodicus („Schiefhals") und bei den begleitenden Bewegungsstörungen des Morbus Parkinson, bereits bewährt hat (vgl. Gerber, 1986, 1994; Heubrock & Petermann, 1997b). Beim EMG-Biofeedback erfolgt über Oberflächenelektroden eine optische oder akustische

Rückmeldung der aktuellen Muskelaktivität, so daß durch ein systematisches Training zur Willkürkontrolle entweder die bei schlaffen Hemiparesen reduzierte Muskelaktivität gesteigert oder die bei spastischen Hemiparesen gesteigerte (pathologische) Muskelaktivität des jeweiligen Antagonisten unterdrückt werden kann (vgl. Mulder, 1985). Als Wirkmechanismus wird angenommen, daß durch die Hirnfunktionsstörung geschädigte interne propriozeptive neuromuskuläre Regelkreise durch die externe Biofeedback-Anordnung kompensiert werden können. Dieses Wirkprinzip der *Unmittelbarkeit der Bewegungsrückmeldung* hat sich gerade bei Patienten mit einem Frontalhirn-Syndrom als sehr nützlich und als vorausgegangenen konventionellen Therapieansätzen sogar überlegen erwiesen, da insbesondere diese Patienten häufig Probleme in der Nutzung abstrakter Instruktionen und Handlungsrückmeldungen aufweisen (Stadler, Heubrock, Kobs & Zimmann, 1997).

9.7 Neuropsychologische Einzeltherapie bei umschriebenen Hirnfunktionsstörungen

9.7.1 Prinzipien der neuropsychologischen Therapie bei Kindern und Jugendlichen

Während die zuvor beschriebenen Anwendungsbeispiele neuropsychologischer Therapieformen bei hirngeschädigten Kindern und Jugendlichen primär den verhaltensmedizinischen Interventionen zuzuordnen sind (vgl. Heubrock & Petermann, 1997b), stellen die *kognitiv orientierten* neuropsychologischen Therapieverfahren bei *umschriebenen Teilleistungsstörungen* den wichtigsten Anwendungsbereich der neuropsychologischen Rehabilitation dar. Generell lassen sich in der neuropsychologischen Therapie zwei grundlegende Strategien unterscheiden:

- Beim *direkten Angehen der Beeinträchtigungen* („attacking the weaknesses") wird versucht, die in der neuropsychologischen Diagnostik als Defizite objektivierten Teilleistungen durch Übungen und Trainingsverfahren zu verbessern.
- Beim *Ansetzen an den Stärken* („enhancing the strengths") wird dagegen versucht, die gestörten Funktionen durch die vorhandenen Leistungsreserven zu stützen und mitunter sogar zu ersetzen.

Bei Kindern und Jugendlichen hängt die Auswahl geeigneter neuropsychologischer Therapieverfahren unter anderem von ihren Funktionsstörungen, den vorhandenen (kognitiven und sozialen) Ressourcen, ihrem Alter und ihrer Motivation ab. So hat sich gezeigt, daß das direkte Angehen der Teilleistungsschwächen, etwa durch Übungsprogramme zur visuellen Wahrnehmung oder durch Merkfähigkeitsaufgaben, vor allem bei jüngeren Kindern wirksam sein kann, deren cerebrale und kognitive Verarbeitungsstrategien noch nicht voll entwickelt sind, so daß bei ihnen eine effektive Umstrukturierung funktioneller Systeme eher erwartet werden kann. Bei älteren Kindern ab etwa neun Jahren mit bereits länger bestehenden Funktionsstörungen haben sich häufig schon spontane Umwegstrategien derart hartnäckig im Alltag verankert, daß diese durch direkte Veränderungsversuche nur schwer zu beeinflussen sind. Außerdem reagieren ältere Kinder und Jugendliche häufiger mit Ablehnung und Unlust auf direkte Therapieansätze. Hier haben sich Therapieverfahren als wirksam erwiesen, die an den vorhandenen Leistungsstärken ansetzen und diese gezielt nutzen, um Teilleistungsstörungen zu kompensieren (vgl. Tab. 62.).

Tabelle 62:
Spontane Umwegstrategien und therapeutische Ansätze bei Teilleistungsstörungen.

Teilleistungsstörung	Alltagsrelevanz	spontane Umwegstrategien	therapeutische Konsequenzen
Antriebsschwäche	langsames Lern- und Arbeitstempo	möglichst fehlerfreies Lösen der ersten Aufgaben	Fremdanregung nutzen und schrittweise verinnerlichen
visuelle Informationsverarbeitung verzögert	Lesen und Analysieren von Texten und Tafelbildern mühsam und fehlerhaft	mühsames Auswendiglernen	Tempo und Qualität visueller Absuchbewegungen steigern
visuell-figurale Merkfähigkeits- und Lernstörung	gesehene Informationen werden unzureichend gespeichert und unzuverlässig abgerufen	Erschließen des Sinnzusammenhanges aus wenigen Schlüsselinformationen	sprachliche Kodierung als Umwegstrategie einüben und ihren flexiblen Einsatz trainieren
Störung der „geteilten Aufmerksamkeit“	gleichzeitiges Beachten gesehener und gehörter Information mißlingt, nur eine Modalität wird beachtet	Fokussieren der Aufmerksamkeit auf eine einzige Modalität	Üben der zeitgleichen Beachtung relevanter Stimuli in beiden Modalitäten, Abschirmung gegen irrelevante Störreize
räumlich-konstruktive Störung	räumliche Positionen und Entfernungen können nicht eingeschätzt werden	bei Schulaufgaben und Klassenarbeiten: Raten; bei Mannschaftssport und Gruppenspielen: egozentrische Spielweise	Einführen zuverlässiger und unauffälliger Hilfsmittel (z. B. Handspanne, Schrittlänge, Stiftmarkierung)

So hat sich in der klinischen Praxis immer wieder gezeigt, daß die vor allem nach prä- und perinatalen Hirnschädigungen häufig auftretenden Beeinträchtigungen der visuellen Analyse und Synthese sowie raumanalytischer Funktionen in vielen Fällen durch eine gezielte Versprachlichung („verbale Codierung“) kompensiert oder zumindest abgemildert werden können. Nicht zuletzt wirken sich Erfolge, die durch ein therapeutisches Ansetzen an den individuellen Teilleistungsstärken eines Kindes erzielt werden, weit positiver auf das Selbstkonzept und auf die Bereitschaft zum Transfer der erlernten Strategien in den Kindergarten- oder Schulalltag aus. Eine wesentliche Voraussetzung ist jedoch, daß das Teilleistungsprofil des betroffenen Kindes hinreichend stabil entwickelte Leistungsschwerpunkte aufweist, die außerdem zur Kompensation der Funktionsstörungen auch unter komplexen Alltagsbedingungen geeignet sein müssen. Als günstig haben sich hier vor allem sprachbezogene Ressourcen und erhaltene Fähigkeiten im problemlösenden und flexiblen Denken und in den exekutiven Funktionen (vgl. Pennington & Ozonoff, 1996) erwiesen.

Seit etwa zehn Jahren spielt auch der Einsatz *computergestützter Therapieprogramme* eine große Rolle in der neuropsychologischen Einzeltherapie. Wesentliche Vorteile computergestützter Verfahren sind
- ihre größere Vielseitigkeit,
- eine größere Realitätsnähe,
- eine höhere Motivation durch eine ansprechende Benutzeroberfläche,
- eine schnellere Rückmeldung über erzielte Therapieerfolge, und
- eine bessere Darstellbarkeit komplexer Reizkonstellationen.

Vor allem bei Kindern und Jugendlichen kommt hinzu, daß sie sich durch computergestützte Trainingsprogramme generell stärker angesprochen fühlen, und gerade Kinder mit vorausgegangener langjähriger Therapie, die im wesentlichen auf Papier- und Bleistift-Verfahren, etwa zu Wahrnehmungs- oder Konzentrationsförderung, beruhte, einen ausgeprägten und häufig generalisierten Widerstand gegen diese Therapieform entwickeln. Häufig wird computergestützten Therapieverfahren jedoch vorgeworfen, daß sie lediglich auf einem repetitiven Üben beeinträchtigter Funktionen (vgl. Matthes-von Cramon & von Cramon, 1995) beruhen und häufig nicht zur Strategievermittlung beitragen. Auch eigene langjährige klinische Erfahrungen sprechen dafür, daß computergestützte Therapieverfahren in der ambulanten neuropsychologischen Rehabilitation erst in Kombination mit einem simultanen und gezielten Strategietraining zu langfristig wirksamen Erfolgen führen (vgl. Heubrock & Petermann 1997a, 1998a).

9.7.2 Neuropsychologisches Funktionstraining bei visuellen Teilleistungsstörungen

Auch für die Behandlung von umschriebenen Entwicklungsstörungen werden vereinzelt neuropsychologisch begründete Therapieverfahren entwickelt und evaluiert. Im Zusammenhang mit Lese-Rechtschreibstörungen wurde bereits auf die Untersuchungen von Geiger und Lettvin (1987, 1993) hingewiesen, die für eine Teilgruppe dyslektischer Patienten zeigen konnten, daß ihren Problemen beim Lesen ein *asymmetrisches Gesichtsfeld* zugrundeliegt, so daß sich ihre Wahrnehmung einzelner Buchstaben in Leserichtung vom Zentrum des Gesichtsfeldes zur Peripherie hin langsamer verschlechtert als dies bei nicht-leserechtschreibgestörten Menschen der Fall ist. Die von Geiger und Lettvin (1987, 1993) vorgeschlagene Therapie sieht vor, daß von dieser speziellen Form der Lese-Rechtschreibstörung betroffene Kinder für einige Zeit mit Hilfe einer *Schablone* lesen, die in einer zentralen Öffnung lediglich etwa ein Wort freigibt, so daß die Kinder ihre visuelle Aufmerksamkeit auf einen kleinen Teil ihres Gesichtsfeld konzentrieren und sich gegen eine periphere Reizüberflutung abschirmen können (vgl. Abb. 58).

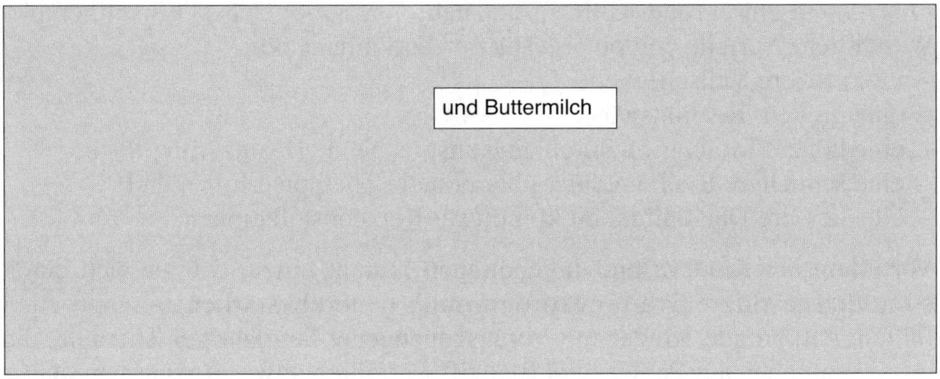

Abbildung 58:
Schematische Darstellung einer Leseschablone bei pathologischer Gesichtsfeld-Asymmetrie (nach Geiger & Lettvin, 1987).

Diese von Geiger und Lettwin (1987) in den USA zunächst an erwachsenen LRS-Probanden erprobte Therapiestrategie wurde hierzulande später von Fahle und Mitarbeitern (Fahle, 1997; Fahle & Luberichs, 1995) aufgegriffen und in Zusammenarbeit mit den Erstbeschreibern auch bei LRS-Kindern im Alter zwischen neun und 13 Jahren systematisch evaluiert (Geiger, Lettvin & Fahle, 1994). Hierbei zeigte sich, daß die insgesamt positiven Effekte der Therapie bei initial stärker dyslektischen Kindern deutlicher ausfielen und auch von der zustimmenden Haltung des Therapeuten zu dieser Trainingsmethode abhingen. Eigene klinische Erfahrungen haben die Wirksamkeit der Leseschablone als *ein Therapiemodul* in der Behandlung von lese-rechtschreibgestörten Kindern mit nachgewiesenen visuell-analytischen Funktionsstörungen jedoch ebenfalls bestätigen können (Muth, Heubrock & Petermann, 1999). Es empfiehlt sich eine vorausgehende diagnostische Abklärung der spezifischen Gesichtsfeldverhältnisse, da ein Therapieerfolg nur bei differentieller Indikationsstellung zu erwarten ist und da mittlerweile ökonomisch vertretbare Untersuchungsmethoden als Bestandteil neuropsychologischer Testbatterien, insbesondere die Untertests „Gesichtsfeld" und „Neglect" der Testbatterie zur Aufmerksamkeitsprüfung (TAP; Zimmermann & Fimm, 1993, 1994), zur Verfügung stehen.

Ebenfalls für lese-rechtschreibschwache Kinder wurde ein Trainingsprogramm entwickelt, mit dem gestörte *Blickbewegungen* kompensiert werden können (Fischer, 1999). Das Trainingsprogramm beruht auf Untersuchungen, mit denen gezeigt werden konnte, daß Legastheniker oft unkoordinierte Blickbewegungen mit Blicksprüngen gegen die Leserichtung aufweisen, gleichlange Wörter unterschiedlich lange fixieren und große Mühe haben, ihre Blickbewegungen zeitlich richtig zu koordinieren. Auch fällt vielen Kindern mit einer LRS das *dynamische Sehen* außerordentlich schwer, so daß sie ihre Augen nach Blicksprüngen nicht mehr in eine Ruhestellung zurückbringen können. Auf diese Weise richten sich beide Augen für eine kurze Zeit gegeneinander und es können hierbei sogar Doppelbilder entstehen, die wiederum zu Lesefehlern führen (siehe Kap. 6.5.3).

Das sogenannte *Blicktraining* sieht zunächst eine genaue Analyse der Augenbewegungen des lese-rechtschreibschwachen Kindes vor, um die gestörten visuomotorischen Komponenten des Lesevorgangs zu identifizieren. Anschließend erfolgt ein Training der Blicksteuerung mit Hilfe eines kleinen Computers („Fix-Train"), der die Aufgaben präsentiert und gleichzeitig die Reaktionen des Kindes während des täglichen Heimtrainings speichert. Die Schwierigkeit der folgenden Aufgaben zur Blicksteuerung paßt sich automatisch den bereits erzielten Trainingserfolgen an, so daß dieses computergestützte Blicktraining auch zu Hause weitgehend individualisiert durchgeführt werden kann. So könnte bei einem Kind mit einer Lese-Rechtschreibstörung zunächst ein Training der Fixationszeiten durchgeführt werden, an das sich dann ein Üben willkürlicher Blicksprünge zur Gegenseite des gezeigten Reizes (Anti-Sakkaden), anschließt. Empirische Untersuchungen an mehreren hundert trainierten Kindern konnten zeigen, daß sich bei etwa 80 % die Blickbewegungen denjenigen gesunder Kinder angenähert hatte und etwa ein Drittel der nachuntersuchten Kinder deutlich bessere Leseleistungen zeigte (Fischer, 1999).

Störungen des *beidäugigen Sehens* (Stereosehen, Fusion) kommen vor allem nach erworbenen Hirnschädigungen, das heißt primär nach Schädel-Hirn-Traumen und Schlaganfällen, vor. Den Patienten gelingt es nicht mehr, die (unterschiedlichen) Seheindrücke beider Augen zu einem einzigen korrekten Abbild zusammenzuführen. Diese Störung kann sich auf die motorische und auf die sensorische Komponente beziehen; im ersten Fall mißlingt die Einwärtsstellung (Konvergenz) beider Augen, im zweiten Fall mißlingt das „Festhalten" des fusionierten Bildes durch Beeinträchtigungen der cerebralen Koordination der Augen (vgl. Kasten 50).

Kasten 50:
Augen- und Blickbewegungen (nach Kömpf, 1998; Tiesler & Berndt, 1998).

In der Wahrnehmungspsychologie und in der Augenheilkunde wird zwischen Augen- und Blickbewegungen unterschieden. Augenbewegungen beziehen sich ausschließlich auf die Aktivität der Augen in bezug auf den Kopf als festem Bezugssystem. Zur Untersuchung von Augenbwegungen muß daher entweder der Kopf fixiert oder es müssen die Kopfbewegungen ebenfalls registriert werden. Blickbewegungen beziehen sich auf das Einstellen der Sehachse beider Augen in bezug auf die Umgebung. Augen- und Blickbewegungen werden dem okulomotorischen System, das heißt der efferenten Komponente des Sehens, zugeordnet. Seine Hauptaufgabe besteht darin, durch ein „Festhalten" der visuellen Abbilder auf der Netzhaut das Sehen und die Raumwahrnehmung überhaupt erst zu ermöglichen.

Es lassen sich konjugierte und Vergenzbewegungen unterscheiden. Konjugierte Bewegungen beschreiben die gleichgerichteten und gleichzeitigen Augenbwegungen z. B. beim Lesen oder beim Beobachten eines unbewegten Gegenstandes. Vergenzbewegungen sind dagegen die Veränderungen der Sehachsenwinkel beider Augen zueinander, wie sie bei der Beobachtung bewegter Objekte erforderlich sind.

Fusionsstörungen führen dazu, daß der Seheindruck im Nahbereich, der eine stärkere Konvergenz erfordert, nach kurzer Zeit zunehmend verschwommener wird, bis es zu Doppelbildern kommt (Stögerer & Kerkhoff, 1995). Die entstehenden Doppelbilder werden von den Patienten spontan durch ein Abdecken eines Auges korrigiert; die erhebliche Anstrengung beim Versuch beidäugigen Sehens führt jedoch häufig zu Kopfschmerzen und Augendruck.

Diese Probleme werden auch von Kindern mit Lernstörungen häufig beschrieben (siehe das Fallbeispiel in Kap. 10.1). Nicht selten drückt sich bei den Betroffenen die erhebliche Anstrengung bei der Bewältigung alltäglicher visueller Anforderungen (Lesen, Anschauen von Tafelbildern, Fernsehen) durch rot geränderte Augen, Schatten unter den Augen, Blinzeln oder Zukneifen eines Auges aus. Sofern andere Sehstörungen oder eine cerebral bedingte kognitive Störung ausgeschlossen werden können, ist in diesen Fällen durchaus auch an eine Fusionsstörung aufgrund einer frühkindlichen oder erworbenen Hirnschädigung zu denken.

Die Leistung des beidäugigen Sehens muß zunächst diagnostisch erfaßt werden. Dies geschieht meist durch den Augenarzt mit Hilfe sogenannter Prismenleisten, mit denen die Grenze der beidäugigen Fusion durch das Auftreten von Doppelbildern festgestellt wird (vgl. Stögerer & Kerkhoff, 1995). Die *Therapie* einer eindeutig diagnostizierten Fusionsstörung beruht auf dem Prinzip, über eine getrennt erfolgende Darbietung verschiedener visueller Reize eine Fusion zu erreichen und Doppelbilder zu vermeiden. Im Verlauf der Therapie wird dann der erforderliche Konvergenzwinkel schrittweise gesteigert.

Die Fusionstherapie kann auf unterschiedliche Weise erfolgen (vgl. Stögerer & Kerkhoff, 1995):

- Beim Fusionstrainer nach Keller (1984) handelt es sich um ein Trainingsgerät mit mehreren Übungsscheiben, auf denen jeweils zwei Bilder mit unterschiedlichen Konvergenzwinkeln so fusioniert werden müssen, bis ein beidäugiges Sehen erreicht wurde.
- Am Cheiroskop werden zunächst die Seheindrücke beider Augen durch einen Spiegel getrennt. Die Aufgabe des Patienten besteht darin, eine mit dem einen Auge gesehene Bildvorlage auf einem Blatt abzuzeichnen, auf welches das Bild ebenfalls projiziert wurde und das nur mit dem anderen Auge wahrgenommen werden kann. Eine Übereinstimmung zwischen Vorlage und Kopie kann nur dann erreicht werden, wenn die Zeichnung des Patienten mit dem im Spiegel gesehenen Bild zusammengeführt werden kann.
- Auch die zur Diagnostik von Fusionsstörungen angewandte Prismenleiste kann zur Therapie herangezogen werden, indem der Meßvorgang (siehe oben) mehrfach wiederholt und auf diese Weise eine allmähliche Steigerung der Fusionsfähigkeit erreicht wird.

Während die meisten der bisher beschriebenen Therapiemethoden versuchen, Augen- und Blick*bewegungen* durch technische Hilfsmittel direkt zu beeinflussen, vermitteln neuropsychologische Interventionstechniken den Kindern Umweg- oder *Kompensationsstrategien* zum Ausgleich der eingeschränkten visuellen Analysefähigkeiten. Hierzu werden die in der vorausgegangenen Diagnostik ermittelten individuellen Leistungsstärken herangezogen, welche die beeinträchtigten Funktionen ersetzen oder stützen sollen. Dieses Prinzip läßt sich am Beispiel eines neuropsychologischen Kodierungstrainings erläutern. Grundlage des Trainings ist ein Set unterschiedlich komplexer Abbildungen, die aus geometrischen Mustern bestehen (vgl. Abb. 59)

Während des Trainings sitzen sich Therapeut und Kind an einem Tisch gegenüber. Beide sind durch einen Sichtschutz voneinander getrennt. Vor dem Therapeuten liegt eine ausgewählte Mustervorlage, während das Kind ein leeres Blatt Papier vor sich liegen hat (siehe Abb. 60).

Der Therapeut beschreibt nun nacheinander die einzelnen Elemente der Abbildung, so daß das Kind das jeweilige Element allein nach den sprachlichen Beschreibungen nachzeichnen kann. Hierbei kommt es auf Seiten des Therapeuten auf eine größtmögliche sprachliche Genauigkeit an, um dem Kind eine „Übersetzung" der sprachlichen Kodierung in eine visuelle Vorstellung zu ermöglichen. Gleichzeitig lernt das Kind, daß Abbildungen „versprachlicht" und sprachliche Anweisungen visualisiert werden können. Der Therapeut orientiert sich am Alter und an der Leistungsfähigkeit des Kindes und kann schrittweise auch neue Begriffe zur Kodierung und Differenzierung von For-

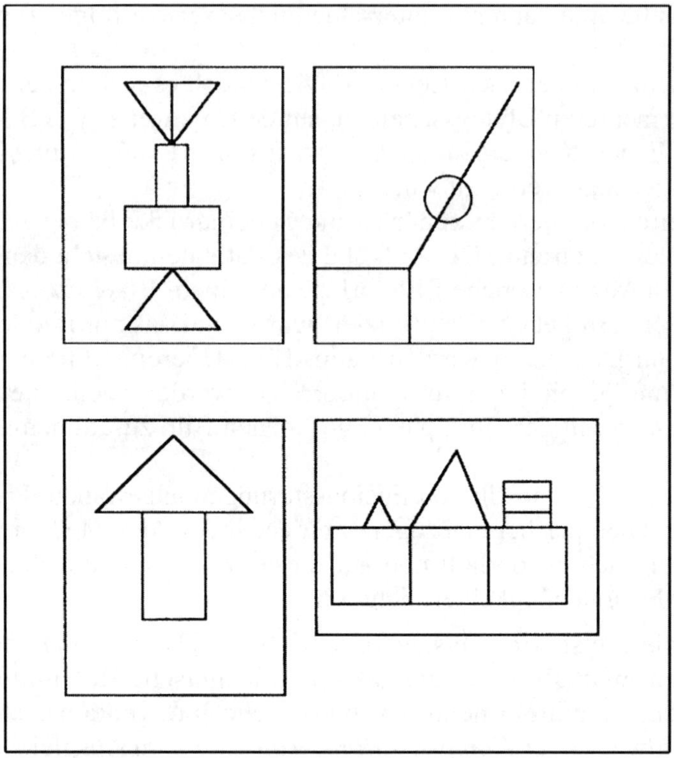

Abbildung 59:
Übungsaufgaben zum sprachlichen Kodieren abstrakter visueller Vorlagen.

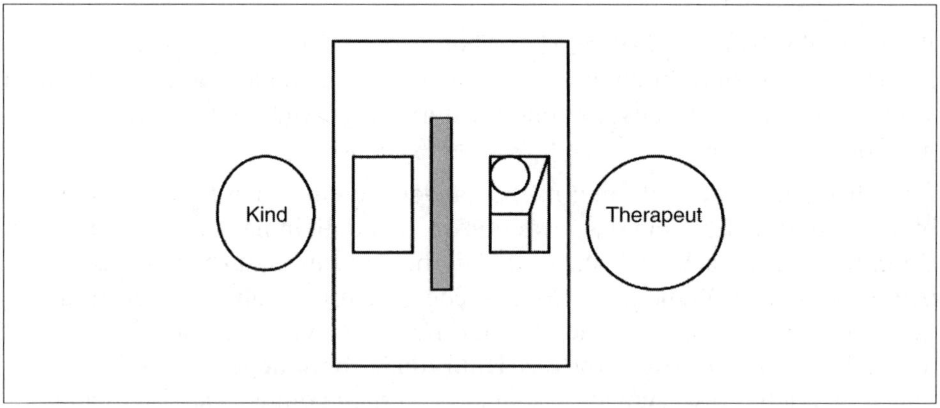

Abbildung 60:
Sitzanordnung des neuropsychologischen Kodierungstrainings.

men und Raumrichtungen (z. B. „Quadrat“, „Rechteck“, „Diagonale“, Horizontale“) einführen (vgl. Tab. 63). Auf diese Weise erweitert das Kind seine Möglichkeiten, visuell-analytische Defizite durch eine schnelle sprachliche Kodierung wirkungsvoll zu unterstützen.

Tabelle 63:
Beispiele für Anleitungen zur Konstruktion einer abstrakten geometrischen Vorlage.

Sprachliche Kodierung und Dekodierung abstrakter geometrischer Muster	
Anleitung für ein jüngeres Kind	**Anleitung für ein älteres Kind oder einen Jugendlichen**
„Zuerst mußt Du das Blatt so hinlegen, daß die langen Seiten rechts und links sind und die kurzen Seiten oben und unten. (...) Dann stell Dir vor, daß das Blatt von oben nach unten in drei große Abschnitte unterteilt wird – aber nicht einzeichnen. (...) Du fängst jetzt mit dem oberen Teil an. (...) Da zeichnest Du eine Linie, die das obere Drittel von dem Rest genau abteilt, und zwar zeichnest Du diese Linie von der linken zur rechten Blattkante. (...) Dann zeichnest Du aus der linken Ecke dieser Linie, da wo sie an den linken Blattrand stößt, eine Linie, die genau in der Mitte der oberen Blattkante aufhört. (...) Das gleiche machst Du dann mit der rechten Ecke. (...) Du zeichnest von der rechten Ecke eine Linie in die Mitte der oberen Blattkante, dahin, wo die linke Linie auch aufhört. (...) Jetzt beschäftigen wir uns mit dem mittleren Teil des Blattes. Stell Dir vor, daß dieser mittlere Teil von links nach rechts in drei gleiche Teile aufgeteilt wird. (...) Du hast also drei Rechtecke, die von links nach rechts nebeneinander stehen – aber nicht zeichnen, nur vorstellen. (...) So, und nur das mittlere Rechtecke zeichnest Du jetzt ein, das heißt Du ziehst links und rechts von dem gedachten mittleren Rechteck einen Strich, der von oben nach unten geht. (...) Das Bild ist jetzt fertig.	„Lege das DIN-A-5 Blatt bitte vertikal vor Dich hin.(...) Dann unterteilst Du das Blatt in Gedanken in drei gleich große Abschnitte, und zwar ebenfalls in vertikaler Richtung, so daß Du drei Rechtecke erhältst. (...) Die Basis des oberen gedachten Rechtecks zeichnest Du nun als eine Gerade (...). Diese Gerade ist gleichzeitig die Basis für das Dreieck, das Du nun zeichnest. (...) Und zwar zeichnest Du links und rechts von den Eckpunkten der Basis jeweils eine Gerade, die sich in der Mitte der oberen Blattkante berühren, das heißt Du erhältst auf diese Weise ein Dreieck. (...) Wir gehen nun zum zweiten oder mittleren gedachten Rechteck über. (...) Dieses teilst Du zunächst wieder in Gedanken in drei Rechtecke auf, und zwar in horizontaler Richtung. (...) Nur das mittlere dieser neuen Rechtecke wird jetzt gezeichnet, indem Du die Begrenzungen dieses Rechtecks als Geraden darstellst. (...) Du siehst nun ein Dreieck, das auf einem kleineren Rechteck steht. (...) Jetzt können wir vergleichen.

Der Therapeut gibt seine nächste sprachliche Anweisung erst dann, wenn das Kind den vorausgegangenen Arbeitsschritt vollständig abgeschlossen hat. Am Ende des gesamten Kodierungs- und Reproduktionsprozesses müssen die Vorlage des Therapeuten und die Wiedergabe des Kindes genau übereinstimmen.

Da die Mustervorlagen auf Transparentpapier gedruckt wurden, lassen sich Abweichungen genau besprechen und alternative Kodierungsmöglichkeiten gemeinsam finden (vgl. Abb. 61).

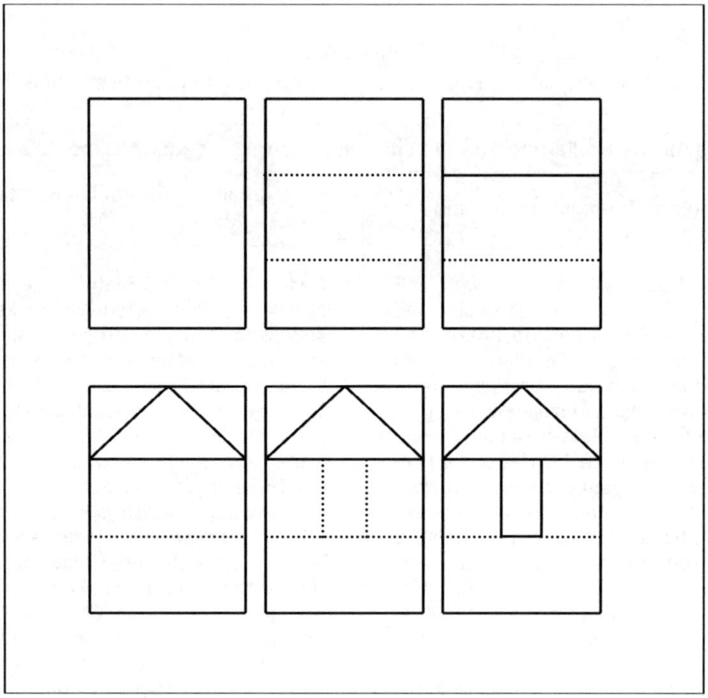

Abbildung 61:
Schrittweise zeichnerische Wiedergabe der sprachlichen Arbeitsanweisungen des Therapeuten beim Kodierungstraining (gestrichelte Linien sind gedachte Hilfslinien, durchgezogene Linien stellen gezeichnete Linien dar).

In der anschließenden Phase tauschen Therapeut und Kind ihre Rollen. Nun hat das Kind die Aufgabe, eine Mustervorlage so zu beschreiben, daß sie vom Therapeuten reproduziert werden kann. Dieser wechselseitige Rollentausch ermöglicht dem Kind eine schrittweise Übernahme der zuvor erlernten sprachlichen Kodierungen des Therapeuten und damit auch eine zunehmende Sicherheit und Flexibilität in der Anwendung dieser Kompensationsstrategie. Bei zuvor gut trainierten Kindern ist in einer dritten Therapiephase auch ein wechselseitiges Üben in Paaren mit jeweils zwei Kindern unter Anleitung eines Therapeuten möglich.

9.7.3 Neuropsychologisches Funktionstraining für Kinder mit kombinierten Merkfähigkeitsstörungen

Merkfähigkeitsstörungen gehören zu den häufigsten neuropsychologischen Beeinträchtigungen nach Hirnschädigungen unterschiedlicher Ursache. Erst kürzlich konnten Heubrock und Petermann (2000) für eine ambulante kinderneuropsychologische Stichprobe zeigen, daß fast ein Viertel aller untersuchten Kinder an klinisch relevanten Merkfähigkeitsstörungen litten. Die Analyse zeigte, daß

- der weitaus größte Anteil merkfähigkeitsgestörter Kinder eine visuell-figurale Merkfähigkeitsstörung bei geforderter aktiver Wiedergabe einer größeren Informationsmenge im Lernverlauf aufwies, und
- der (etwas geringere) Anteil auditiv-verbal merkfähigkeitsgestörter Kinder mit zunehmender Lerndauer einen stetig geringer werdenden Lerngewinn und eine erhöhte Störanfälligkeit des Gelernten durch zwischenzeitliche Störreize (retroaktive Hemmung) zeigte.

Dies bedeutet, daß sich die Merkfähigkeitsstörungen von Kindern mit Hirnschädigungen in der visuellen *und* in der auditiven Modalität vor allem unter *komplexeren Lernbedingungen* auswirken. Diese Ergebnisse erklären auch die erheblichen schulbezogenen Lernstörungen. Lehrer und Eltern beschreiben häufig, daß die betroffenen Kinder unmittelbar nach einer Einzelförderung den erlernten Stoff beherrschen, jedoch bereits am folgenden Tag wieder vergessen haben.

Da in der Gruppe der merkfähigkeitsgestörten Kinder die Zuweisungsdiagnose einer Teilleistungsstörung besonders häufig vertreten war, läßt sich auch die oft beschriebene psychische Belastung teilleistungsgestörter Kinder leicht nachvollziehen. Die Betroffenen leiden zum einen unter dem Handicap ihrer Teilleistungsstörung, etwa einer zentralen Sprachverarbeitungsstörung, und sie haben zum anderen erhebliche Probleme mit dem Lernen selbst, so daß ihr Bemühen, die Teilleistungsstörung durch vermehrte Anstrengungen zu kompensieren, einer „Sysiphos“-Arbeit gleicht (vgl. Tab. 64).

Tabelle 64:
Symptome bei Kindern mit kombinierten Merkfähigkeitsstörungen.

- Die Kinder führen Aufforderungen oder Arbeitsanweisungen nicht oder nicht vollständig aus.
- Handlungsabläufe werden häufig unterbrochen oder nicht automatisiert, die Kinder wirken planlos und unorganisiert.
- Der Schulweg kann nicht selbständig bewältigt werden, da die Kinder ängstlich sind und sich nicht sicher orientieren können.
- Das eigene Zimmer kann nicht sinnvoll aufgeräumt werden.
- Die Kinder sind frustriert, weil sie verlegte Gegenstände nicht wiederfinden, aktive Änderungsversuche führen ebenfalls nicht zum Erfolg.
- Lerninhalte werden gar nicht, nur kurzfristig oder nur bruchstückhaft erinnert.
- Schulleistungen können nur durch enorme Anstrengung auf maximal mittlerem Niveau gehalten werden und sinken mit steigenden Anforderungen bei gleichem Arbeitsaufwand langsam ab.

Die neuropsychologische Einzeltherapie muß die Komplexität der Merkfähigkeitsstörungen bei hirngeschädigten Kindern berücksichtigen und sie muß in möglichst kurzer Zeit schulnahe Kompensationsstrategien vermitteln.

Ein Gedächtnistraining („Reminder“) für Kinder in den Altersgruppen von sechs bis neun und von zehn bis 14 Jahren haben Lepach et al. (1999) vorgestellt. Die beiden Altersgruppen unterscheiden sich in entwicklungspsychologischer Hinsicht: Kinder im Alter von sechs bis etwa neun Jahren sind in der Lage, externe und interne Gedächtnisstrategien zu entwickeln und anzuwenden; ab etwa zehn Jahren können Kinder zusätzlich auch von kognitiv anspruchsvolleren Lernstrategien profitieren. Das Training besteht aus nur zehn Trainingsstunden, in denen jeweils fünf Merkfähigkeitsaufgaben mit steigendem Schwierigkeitsgrad bewältigt werden sollen (vgl. Abb. 62).

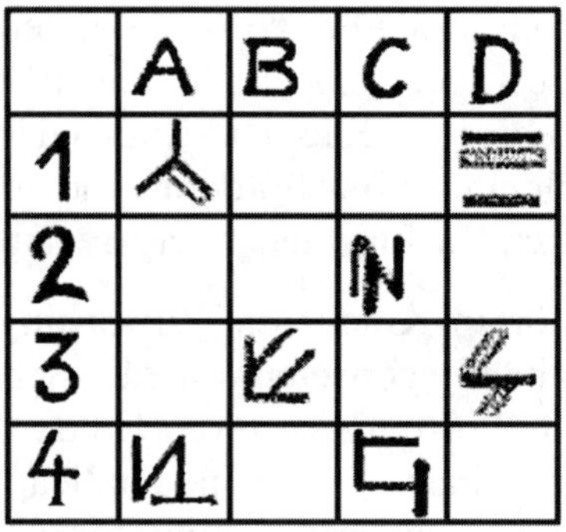

Kategorisieren (Beispiele):
A1 = 4 Stäbe, Farben grün/gelb;
A4 = 4 Stäbe, Farben gelb/blau;
D1 = 3 Stäbe, Farben rot/gelb.

Verbalisieren (Beispiele von Kindern im Alter von 10–14 Jahren):
A1 = Propeller, Bumerang;
A4 = „N“ und „T“ gespiegelt, Zaun;
C4 = Hammer und Nägel;
D3 = Raumschiff, Blitz.

Aufgabe: Sinnfreie Muster aus farbigen Stäben werden drei Minuten lang gezeigt, dann entfernt und sollen nach einer Störphase von 15 Minuten reproduziert werden.
Technik: Umsetzen der Muster-Tabelle in die Kategorien Anzahl und Farbe im ersten Schritt, Verbalisieren durch Benennen von assoziativen und bildhaften Vergleichen im zweiten Schritt.

Abbildung 62:
Beispielaufgabe „Ordnen und Kategorisieren“ aus dem Gedächtnistraining für Kinder „Reminder“ (Lepach et al., 1999).

Das Trainingsprogramm „Reminder“ vermittelt merkfähigkeitsgestörten Kindern Strategien, die mit alltagsnahen Gedächtnisinhalten verknüpft und später leicht in die Schulsituation übertragen werden können. Es besteht aus insgesamt 50 einzelnen Gedächtnisaufgaben, von denen ein bis zwei Aufgaben am

Computer durchgeführt werden. Die Aufgaben lassen sich drei unterschiedlichen Schwerpunkten zuordnen:

- der Schwerpunkt „Imagination" beinhaltet die Funktionsbereiche Fokussieren, Kodieren und Visualisieren und fördert die bildliche Vorstellungskraft und die Konzentrationsfähigkeit;
- der Schwerpunkt „Strategie" vermittelt schrittweise Anleitungen zum Übersetzen von unterschiedlich schwierigen Gedächtnisanforderungen in Hilfen wie Listen, Tabellen oder in eine andere Sinnesmodalität;
- der Schwerpunkt „Aufmerksamkeit" trainiert die komplexe Wahrnehmung von multimodalen Situationen (z. B. das Beachten von Tafelbildern und mündlichen Erklärungen), deren Behalten für Kinder besonders schwierig ist (vgl. Tab. 65).

Tabelle 65:
Übersicht über das Gedächtnistraining „Reminder".

Trainingsschwerpunkt	Funktionsbereich	Beispiel
Imagination	– Fokussieren – Kodieren – Visualisieren	Ein vorgegebener Text soll behalten werden, wobei auf mehrere Aspekte zu achten ist; die Inhalte sollen visuell kodiert und den Kategorien zugeordnet werden
Strategie	– Scannen – Kategorisieren – Verbalisieren	siehe Aufgabe in Abb. 62
Aufmerksamkeit	– Vergleichen – Konzentrieren – Selektieren	Die taktile, akustische und visuelle Modalität wird in einer Mehrfachaufgabe simultan trainiert

Das Trainingsprogramm wird durch ein Hausaufgabenprogramm ergänzt, in dem die neu erlernten Gedächtnisstrategien im Alltag der Kinder erprobt werden sollen. Hierzu wurden Aufgabenblätter entwickelt, bei denen eine Leit- und Motivationsfigur im Mittelpunkt steht, mit der sich die Kinder in einem fiktiven Austausch befinden (vgl. Abb. 63). Die Leitfigur ist als schlauer Fuchs dargestellt, der begierig viele „geheime" Gedächtnistricks sammelt und in einem Sack aufbewahrt; der Fuchs „Tricky" stellt die Aufgaben, verrät aber auch gleichzeitig Tips und Tricks zu ihrer Bewältigung.

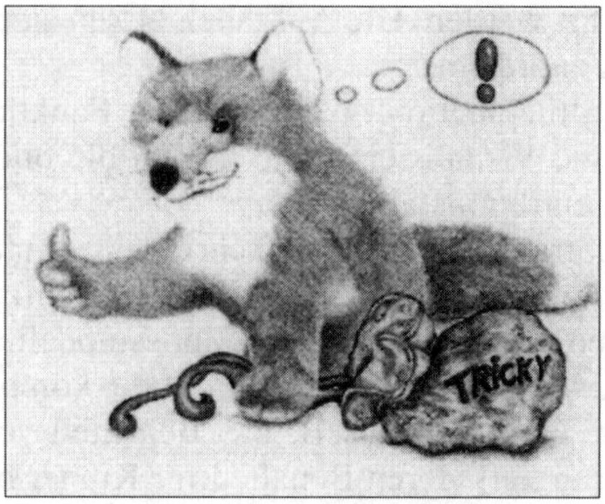

Abbildung 63:
Die Leit- und Motivationsfigur „Tricky“ des Gedächtnistrainings „Reminder“ (nach Lepach et al., 1999).

9.7.4 Neuropsychologische Interventionen bei Störungen der geteilten und fokussierten Aufmerksamkeit

Neben Merkfähigkeitsstörungen kommen bei Kindern und Jugendlichen mit Hirnfunktionsstörungen auch Beeinträchtigungen verschiedener Aufmerksamkeitsleistungen sehr häufig vor. Für eine ambulante kinderneuropsychologische Stichprobe konnte gezeigt werden, daß Aufmerksamkeitsstörungen bei einem Fünftel der Kinder auftreten und vor allem durch eine erhöhte Fehlerquote

- bei Anforderungen an die geteilte Aufmerksamkeit und
- an schnelle und flexible Entscheidungsprozesse

zum Ausdruck kommen (Heubrock & Petermann, 2000). Kinder mit Hirnfunktionsstörungen sind somit einem erhöhten Risiko ausgesetzt, unter Schulbedingungen durch eine schwankende und zum Teil fehlerhafte Aufmerksamkeitsleistung aufzufallen.

Auch hier weisen die Ergebnisse aus, daß Kinder mit Teilleistungsstörungen in der Gruppe aufmerksamkeitsgestörter Kinder am häufigsten vertreten sind. Kinder mit *Verhaltensstörungen* zeigen erwartungsgemäß häufiger Aufmerksamkeits- als Merkfähigkeitsstörungen. Dies wird durch die Schulsituation von Kindern mit Aufmerksamkeitsstörungen leicht nachvollziehbar: Die Aufmerksamkeitsteilung, das heißt das gleichzeitige Beachten visueller und akustischer Umgebungsreize, stellt eine schul- und alltagstypische Anforderung dar, die beispielsweise im Unterricht im simultanen Zuhören der Erklärungen eines Lehrers, der an der Tafel eine Skizze entwirft, deutlich wird. Bei der geteilten und fokussierten Aufmerksamkeit handelt es sich also um eine grundlegende *Stützfunktion*, die vom Kind zusätzlich zu den einzelnen kognitiven Leistungen (z. B. Lesen, Schreiben, Rechnen, Zeichnen) aufgebracht werden muß.

Diese Bedeutung von Aufmerksamkeitsleistungen als Stützfunktionen muß auch die neuropsychologische Therapie berücksichtigen. Verschiedene Aspekte und Ergebnisse eines Interventionsprogramms zur gezielten Förderung der geteilten und fokussierten Aufmerksamkeit bei Schulkindern mit Hirnfunktionsstörungen wurden von Harden et al. (1999) sowie von Muth, Heubrock und Petermann (1999) vorgestellt. Mit Hilfe von alltagsnahen Aufgaben mit multimodalen Anforderungen soll die Fähigkeit zu erhöhter Aufmerksamkeit angebahnt werden. Im Unterschied zu ausschließlich kognitiven Trainingsprogrammen spielen dabei Methoden der Verhaltensmodifikation eine wesentlich größere Rolle (vgl. Petermann & Petermann, 1997; siehe Tab. 66).

Tabelle 66:
Methoden der Kinderverhaltenstherapie (nach Petermann & Petermann, 1997; S. 25).

Lernprinzipien	Kinderverhaltenstherapeutische Methoden
Klassisches Konditionieren	
Lernen bedingter Reaktionen	Aversionsbehandlung Entspannungstraining
Gegenkonditionierung Extinktion	Systematische Desensibilisierung
Operantes Konditionieren	
Belohnung	Bekräftigung Handlungsverstärkung (Premack-Prinzip) Verhaltensformung (Shaping) Differentielle Verstärkung Verstärkerpläne, Token-System
Bestrafung	Differentielle Verstärkung Verstärkerpläne, Token-System Time-out-Technik Ignorieren Bestrafung
Diskriminationslernen	
Reizdiskrimination	Reizkontrolle Wahrnehmungstraining Problemlösetraining Verhaltenstraining
Reaktionsdiskrimination	Problemlösetraining Verhaltenstraining
Modellernen	
Symbolisches Modellernen	Vorbildlernen durch Medien (z. B. Video)
Teilnehmendes Modellernen	Beobachtungslernen (in vivo)

Fortsetzung nächste Seite

Sozial-kognitives Lernen

Selbstkontrolle
Kognitive Umstrukturierung

Selbstbeobachtung
Selbstbewertung und -verstärkung
Selbstinstruktion und -verbalisation
Gedankenstopp

Selbstwirksamkeit

Ergebniserwartung
Wirksamkeitserwartung

Verhaltensvertrag
Sozialverhaltenstraining und soziales Kompetenztraining
Selbstsicherheitstraining
Verhaltensübung, Rollenspiel

Innerhalb der Therapie von Aufmerksamkeitsstörungen wird dieses durch ein Response-Cost-Verfahren verwirklicht, bei dem das Kind eine Symbolkarte mit einem Tier erhält, mit dem es sich in besonderer Weise identifiziert (siehe Abb. 64).

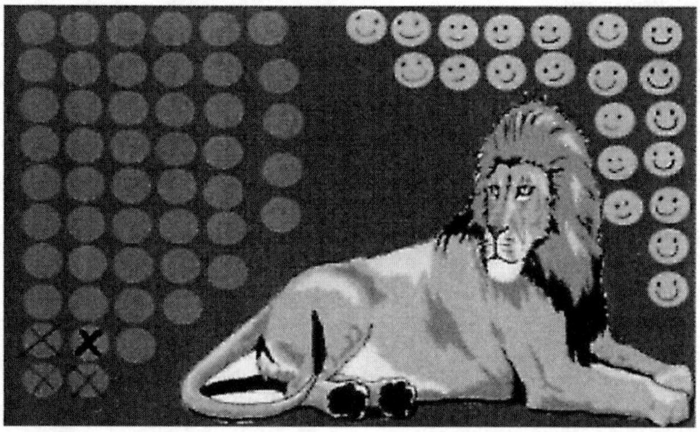

Abbildung 64:
Beispiel einer Tiersymbolkarte zum Aufbau eines Response-Cost-Verfahrens.

Das Kind erhält vor Beginn des Trainings eine festgelegte Anzahl von Wertpunkten, von denen jeweils ein Punkt bei einem ebenfalls zuvor definierten Regelverstoß von der Tiersymbolkarte abgestrichen („entwertet") wird. Als aufmerksamkeitsbezogene Regelverstöße gelten beispielsweise
- Aufstehen während einer Übung ohne wichtigen Grund,
- Dazwischenreden während einer Übung oder
- Reagieren auf Nebengeräusche oder irrelevante Ereignisse.

Jede festgelegte Regel wird in einfache visuelle Symbole übersetzt und nach einer „gelben Karte“ als „rote Karte“ gezeigt, bevor ein Punkt auf der Tiersymbolkarte entwertet wird.

Für erfolgreich bearbeitete häusliche Übungen werden wiederum „Smileys“ als Belohnungspunkte aufgeklebt. Die Bilanz der übrig behaltenen Wertpunkte und „Smileys“ bestimmt die Belohnung, die das Kind zum Abschluß der Therapie erhält.

Die Aufgaben des Trainingsprogramms umfassen verschiedene Übungen zur geteilten und fokussierten Aufmerksamkeit. So besteht eine intermodale Trainingseinheit mit einer Drei-Komponenten-Übung darin, gleichzeitig die Anzahl vorgelegter Bildkarten nach der Übung zu erinnern, eine Melodie fortlaufend auf dem Xylophon zu spielen und die Anzahl von Mikadostäben zu zählen (siehe Abb. 65). Das Kind erlernt hierbei die Anwendung von bestimmten Strategien, etwa das Ordnen der Stäbe in Fünfergruppen während des Zählens, das halblaute Benennen der Bilder und das fortlaufende Wiederholen der Bildwörter im Takt der Melodie.

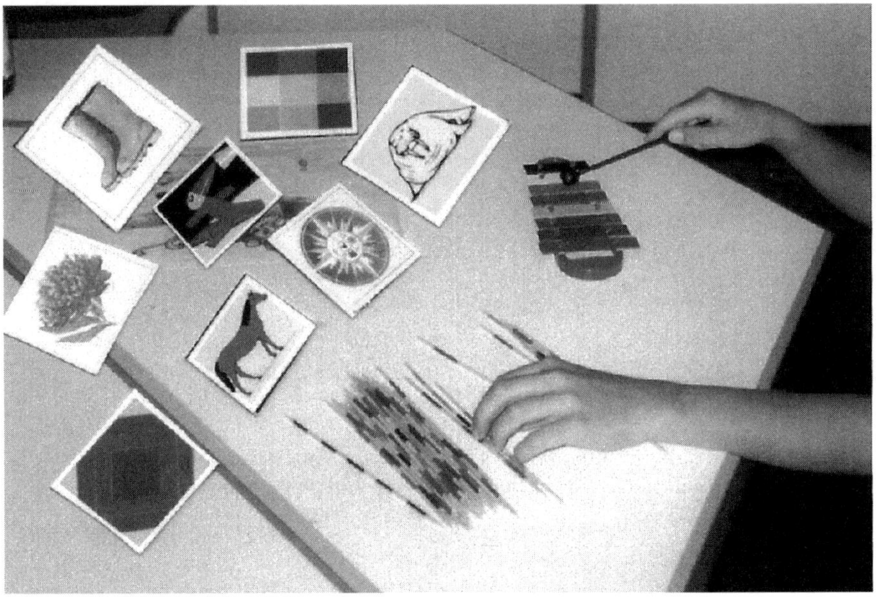

Abbildung 65:
Exemplarischer Therapiebaustein zur geteilten Aufmerksamkeit.

Eine weitere exemplarische Übungsaufgabe zur fokussierten Aufmerksamkeit erfordert das Ausblenden sämtlicher Störquellen während der Aufgabenbearbeitung. Ein Text mit zügigen Zeichenanweisungen wird von einer

Toncassette abgespielt (z. B. „zeichne in die linke obere Ecke deines Blattes ein Dreieck mit der Spitze nach unten“). Bei der zeichnerischen Umsetzung soll das Kind jedoch immer das genaue Gegenteil der gehörten Raumrichtungsanweisung durchführen (z. B. ein Dreieck mit der Spitze nach oben in die rechte untere Ecke zeichnen). Auf diese Weise entsteht ein komplexes Muster von Formen und Symbolen, dessen Herstellung der Therapeut durch Sprechen und Umhergehen zusätzlich stören kann (siehe Abb. 66).

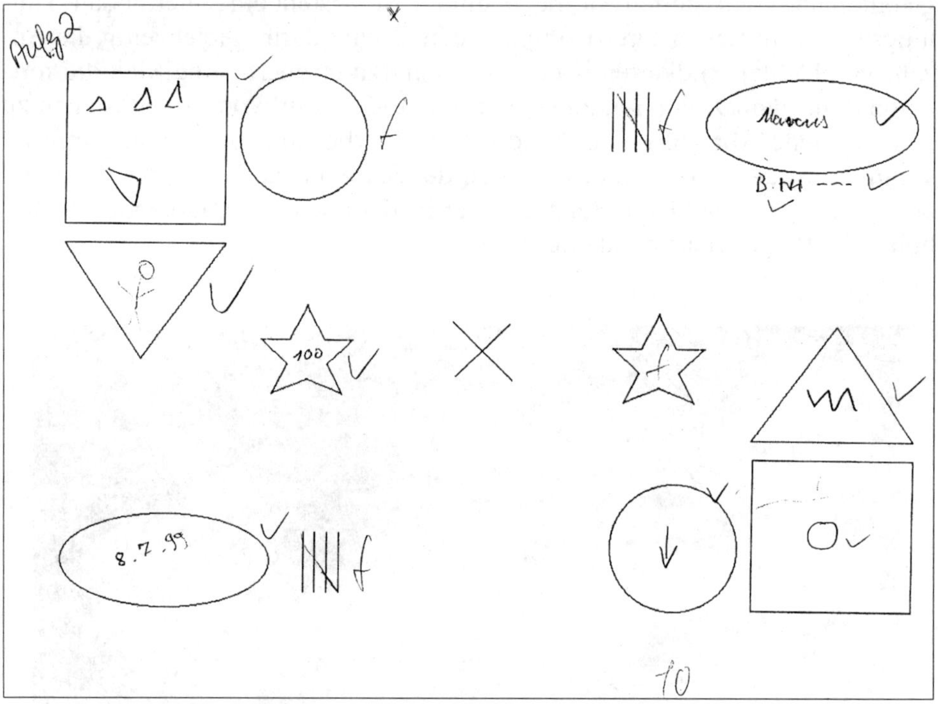

Abbildung 66:
Übungsaufgabe zur fokussierten Aufmerksamkeit
(Beispiel aus der Therapie eines zehnjährigen Jungen).

Die empirische Evaluation der Therapie zeigte nicht nur Verbesserungen in der neuropsychologischen Verlaufsdiagnostik, sondern auch deutliche Verhaltensänderungen zu Hause und in der Schule (siehe Abb. 67). Die Eltern verzeichneten Verbesserungen in den Schulleistungen, beim Erledigen der Hausaufgaben und im Sozialverhalten ihrer Kinder (Harden et al., 1999; Muth et al., 1999).

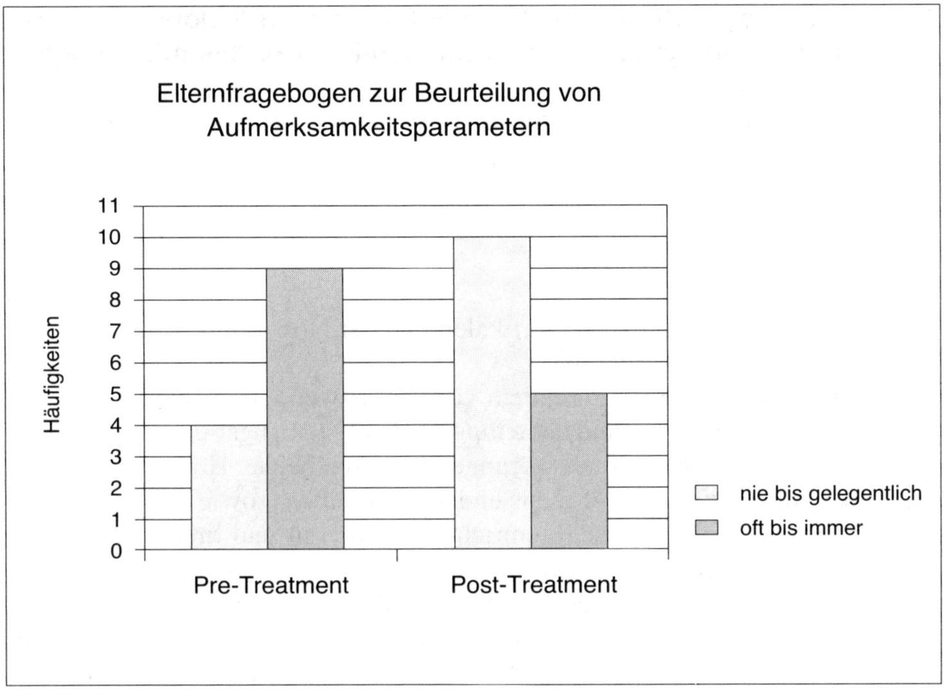

Abbildung 67:
Ergebnisse der Elternbefragung vor und nach dem Aufmerksamkeitstraining (gefragt wurde nach der Auftretenshäufigkeit von Aufmerksamkeitsstörungen im Alltag).

9.8 Neuropsychologische Gruppentherapie bei komplexen Teilleistungsstörungen

In der Regel werden kognitiv orientierte neuropsychologische Therapien auch bei Kindern und Jugendlichen als Einzeltherapie durchgeführt. Diese traditionelle Einschränkung hat jedoch zumindest bei denjenigen Hirnfunktionsstörungen keine Berechtigung, bei denen sich die störungstypischen Auswirkungen nicht nur im Leistungsbereich, sondern ebenso auch in den *sozialen Fähigkeiten* der betroffenen Kinder und Jugendlichen zeigen. In erster Linie gehören hierzu neben den sprachbezogenen Beeinträchtigungen auch die raumanalytischen und die räumlich-konstruktiven Teilleistungsstörungen, die in der anglo-amerikanischen Literatur unter dem Begriff des *Syndroms der nichtsprachlichen Störungen* („nonverbal learning disability“) zusammengefaßt werden (Rourke, 1995) sowie die Antriebsstörungen.

9.8.1 Neuropsychologische Gruppentherapie für Kinder mit raumanalytischen und räumlich-konstruktiven Störungen

Raumanalytische Funktionen stellen aus einer entwicklungs- und neuropsychologischen Perspektive ein außerordentlich komplexes System dar, das mindestens die
- Abstands- und Entfernungsschätzung,
- relative Positionsschätzung,
- Winkelschätzung,
- subjektive Einschätzung der Vertikalen und der Horizontalen sowie
- subjektive Geradeausrichtung

umfaßt (Kerkhoff, 1988), und an dem vor allem zwei neuronale Systeme, der posteriore parietale Cortex und der temporale Cortex, maßgeblich beteiligt sind (Kolb & Whishaw, 1996). Nach Störungen in diesen beiden Hirnregionen kann es zu Beeinträchtigungen des Lesens und des Schreibens sowie der Wiedergabe von Größenverhältnissen, der Raumrichtungsanalysen und dreidimensionaler Reproduktionen kommen. Kinder und Jugendliche mit raumanalytischen und räumlich-konstruktiven Störungen fallen im Alltag oft dadurch auf, daß sie
- topographische Orientierungsstörungen aufweisen (z. B. sich verlaufen, sich im Verkehr nicht zurechtfinden, im Kindergarten den Weg zur Toilette auch nach langer Übung nicht wiederfinden, den Weg von der Schule nach Hause oder umgekehrt nicht rekonstruieren können),
- die räumlich-sequentielle Anordnung von Wörtern nicht einhalten,
- Schwierigkeiten beim Ablesen der Uhrzeit an einer Analoguhr haben,
- Probleme bei der Körperorientierung aufweisen, und
- selbst einfache Objektabbildungen nicht abzeichnen können.

Häufig kommt es als Folge der räumlich-konstruktiven Funktionsstörung auch zu einer umschriebenen Rechenstörung (Dyskalkulie), die sich sowohl in Geometrie als auch bei algebraischen Rechnungen und oft sogar bereits bei den Grundrechenarten zeigt. Bemerkenswert ist, daß die charakteristischen *sozialen Beeinträchtigungen* räumlich-konstruktiver Funktionsstörungen bisher kaum beachtet wurden. Lediglich vereinzelt finden sich Hinweise auf ein „eigentümliches Sozialverhalten“ (Wais & Köster-Wais, 1986) nach rechtshemisphärischen Störungen, denen zufolge die Betroffenen Interaktionen oft abrupt und ohne erkennbaren Bezug zur jeweiligen Situation beginnen und beenden. Von Kindern und Jugendlichen mit räumlich-konstruktiven Störungen wird immer wieder berichtet, daß sie häufig in unerklärliche Konflikte verwickelt sind, obwohl sie nicht aggressiv sind. Genauere Analyse zeigen dann, daß ihr Verhalten häufig sozial unangemessen ist, weil sie soziale Vorgänge hinsichtlich ihrer Richtungen (von wem ging die Interaktion mit welcher Intention aus und an wen war sie gerichtet) nicht einschätzen können. Dies zeigt sich für die betroffenen Kinder und Jugendlichen vor allem in unübersichtlichen Gruppensituationen mit vielen Teilnehmern, in denen sie den Funktionszusammenhang zwischen den Gruppenmitgliedern in einer gegebenen, schnell ablaufenden Situation nicht erfassen. Auf diese Weise entstehen häufig Konflikte als Folge einer räumlich-konstruktiven Störung. Aufgrund der Häufigkeit räumlich-konstruktiver Funktionsstörungen haben Muth, Heubrock und Petermann (1999) ein ambulantes Gruppentherapie-Programm für Kinder mit diesem Störungsbild entwickelt und vorgestellt. Dieses neuropsychologische Gruppentherapieprogramm verfolgt das Ziel,

- eine verbesserte Kompensation der räumlich-konstruktiven Teilleistungsstörung,
- eine verbesserte Schulleistungsfähigkeit,
- ein deutlich angepaßteres Sozialverhalten und
- eine Verbesserung der Motivation, sich raumanalytischen und räumlich-konstruktiven Anforderungen im Alltag nach einer oft langen Phase des Scheiterns überhaupt wieder zu stellen,

zu erreichen. Das ambulante Therapieprogramm ist für Gruppen mit jeweils vier Kindern im Alter von sieben bis vierzehn Jahren konzipiert, es besteht aus einem Grund- und einem Aufbauprogramm mit jeweils 10 zweistündigen Therapieeinheiten und wurde bereits mit mehreren Gruppen hirngeschädigter Kinder erfolgreich durchgeführt (vgl. Kasten 51).

Kasten 51:
Beispiel einer Therapieeinheit aus dem Grundprogramm des neuropsychologischen Therapieprogramms für Kinder mit raumanalytischen und räumlich-konstruktiven Störungen (nach Muth et al., 1999).

Grundprogramm	2 x 60 Minuten und 10 Minuten Pause	**4. Einheit**
1.1 Der Gedächtnistrick		
Die Kinder sehen sich zehn Minuten lang einen Video-Comicfilm in 2-Minuten-Abschnitten an. Während der Film läuft, sollen sich die Kinder die wesentlichen Inhalte merken, indem sie sich für die Handlungsteile kurze Symbole ausdenken. Nach der Vorführung wird der Film von einem Kind nacherzählt, wobei die anderen beurteilen sollen, ob etwas wichtiges fehlt. Die Symbolisierung wird vorher erklärt und an Beispielen erläutert.		
1.2 Muster-Zeichenwettbewerb		
Teams aus je zwei Kindern erhalten verschiedene Bild- oder Musterkarten (z. B. „Memory") und müssen diese aus dem Gedächtnis nachzeichnen, nachdem sie die Karten symbolisch kodiert haben. Hierzu wird eine Skizze gemacht und laut beschrieben, was auf den Karten zu sehen ist. Die Musterkarten dürfen 5 Minuten lang in getrennten Räumen vorbereitet werden unter den Stichpunkten: → Anzahl der Elemente, → Farben und → Formen der Karten. Anschließend versucht jedes Team (ein Kind zeichnet, eines beschreibt), die Karten so genau wie möglich mit dem „Paintbrush"®-Programm am Computer zu zeichnen. *Kommentar:* Diese Übung dient dem Trainieren der visuell-figuralen Merkfähigkeit. Die Kinder erlernen neue Strategien, die es ihnen ermöglichen, die Merkspanne für visuell-figurales Material zu erweitern.		

Pause

2. Bausteinmuster zerlegen

Jedes Team versucht, ein einfaches vorgelegtes Muster aus Bausteinen in 10 Minuten derart zu verändern, daß bestimmte Bedingungen erfüllt werden. Die Art der Vorgehensweise wird vorher erläutert: Erst die groben Größenabmessungen überprüfen, dann die Farben, dann die Anzahl der Formen usw.

Bedingungen für Team A: Größe 20 x 30 cm, Farben rot und grün, mehr Dreiecke als Quadrate, eine Elypse und ein Zylinder müssen vorkommen, ein Kreis um ein Dreieck herum, eine Brücke neben ein Dreieck.

Bedingungen für Team B: Größe 40 x 50 cm, Farben gelb und blau, mehr Kreise als Dreiecke, ein Dreieck 40 cm groß, eine Diagonale durch das Muster, eine Brücke über einen Kreis.

Kommentar: In dieser Übung werden visuell-räumliche Analysen trainiert. Die Zeitvorgabe motiviert zusätzlich zur Gruppenarbeit, weil die Mitglieder einer Gruppe schneller die zu behebenden Fehler eines Musters erkennen und verändern können, wenn sie zusammenarbeiten.

3. Geschichtenkette

Eine gemeinsame Geschichte (sozialer Kontext) soll von den Kindern gebildet werden, bei der jedes Kind einen Satz zu einer inhaltlich logischen und fortlaufenden Handlung erzählt. Dies wird viermal in der Runde durchgeführt. Zum Abschluß erzählt ein Kind die Geschichte vollständig nach, wobei die anderen Kinder ergänzen dürfen.

Kommentar: Die Kinder lernen in dieser Übung, logische Handlungsabläufe aufzubauen. Die Geschichte kann unter ein bestimmtes Thema gestellt werden, zu dem alle Satzbausteine passen müssen. Sollten manche Kinder unsinnige Sätze bilden, müssen diese genau besprochen werden, indem gezeigt wird, wie Situationen richtig interpretiert werden. Kinder mit gestörten räumlich-konstruktiven Teilleistungen interpretieren Richtungen in sozialen Situationen häufig falsch.

Das Grundprogramm besteht aus zehn Trainingseinheiten mit insgesamt 40 Aufgaben zu grundlegenden raumanalytischen Problemstellungen, die vorwiegend in Teamarbeit gelöst werden, bei der jeweils zwei Kinder mit wechselnder Zusammensetzung zusammenarbeiten. Nach jeder Aufgabe erfolgt ein ausführliches Feedback durch die Therapeuten, damit die Kinder ihren individuellen Lernerfolg nachvollziehen können. Hinzu kommen Verstärker in Form kleiner Belohnungen für gut gelöste Aufgaben.

Das Aufbauprogramm umfaßt ebenfalls zehn Therapieeinheiten mit insgesamt 30 einzelnen Aufgaben, deren Anforderungen einen höheren Schwierigkeitsgrad besitzen und daher etwas mehr Zeit beanspruchen (siehe Abb. 68).

Anleitung: Zwei Objekte werden in der seitlichen Vorderansicht aufgestellt. Zwei Kinder bilden ein Team und entscheiden sich für ein Objekt. Das Objekt wird genau betrachtet, wobei alle Einzelheiten, die für die spätere Darstellung wichtig sind, benannt und skizziert werden. Die Trainingsleiter teilen nun mit, daß das Objekt nach der Erfassung aus der Vorstellung heraus auf dem PC reproduziert werden soll. Das Objekt ist hierbei in der seitlichen Hinteransicht (Klappung) zu sehen. Die bereits vorgenommene Erfassung wird jetzt noch einmal überprüft: Sehe ich beispielsweise ein hängendes Ohr auch von der anderen Seite? Die Skizze darf für die Reproduktion benutzt werden, nachdem das Objekt aus der Sicht der Kinder entfernt wurde.

Arbeitsteilung: Ein Kind zeichnet, während der Teampartner Anweisungen gibt. Alle fünf Minuten wird ein Wechsel vorgenommen. Anschließend folgt eine Diskussion und detailgenaue Begutachtung, bei der die Teams sich gegenseitig bewerten dürfen. Die Trainingsleiter beurteilen die Ergebnisse zum Abschluß zusammenfassend.

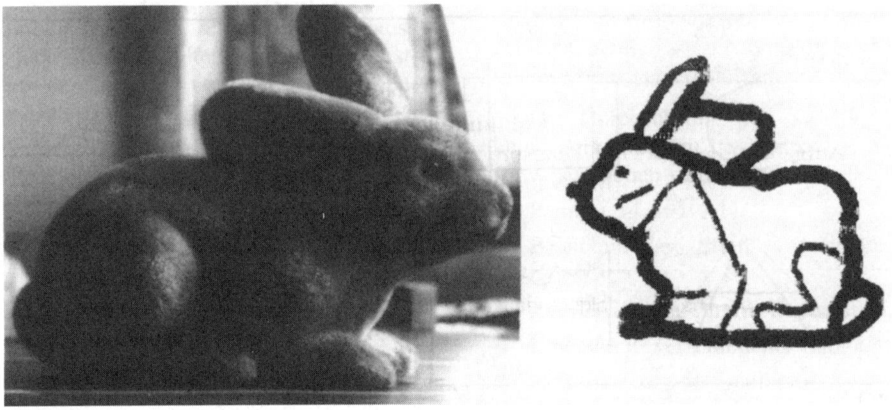

Abbildung 68:
Beispiel einer Therapieeinheit aus dem Aufbauprogramm des neuropsychologischen Therapieprogramms für Kinder mit raumanalytischen und räumlich-konstruktiven Störungen (nach Muth et al., 1999).

Das gesamte Training wird durch ein Übungsprogramm für zu Hause ergänzt, das eine Übungs- und Kontrollkomponente enthält. Auf jeder Seite des Hausaufgabenprogramms ist eine Leit- und Motivationsfigur („Digger") abgebildet (siehe Abb 69).

Spurensuche mit *Digger*

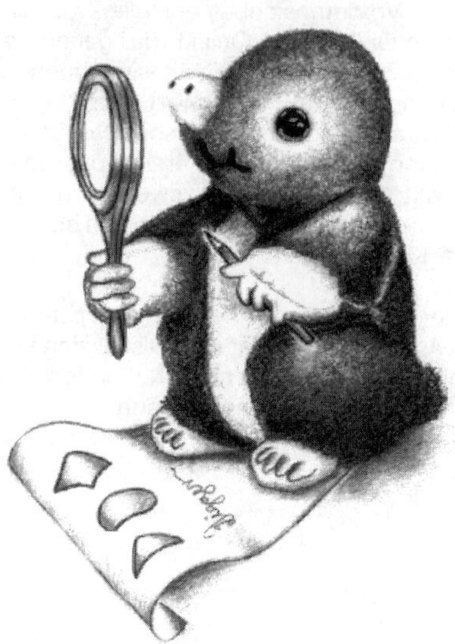

Hausprogramm 2. Einheit

A. Zu Übung 2

Bitte wähle drei Gegenstände aus Deinem Zimmer zu Hause aus, die eckig, grün oder blau und größer als 10 x 10 cm sind!
Nun miß bitte diese Gegenstände genau aus und trage die Ergebnisse unten auf das Blatt auf.
Digger gibt Dir den Tipp, an die **drei** Größenmaße zu denken, die Du ja jetzt aus der Aufgabe zwei von heute kennst!
Bringe bitte Deine Gegenstände zur nächsten Stunde mit.

***Digger* verteilt Punkte für besonders genaues Messen! Viel Glück dabei und toi, toi, toi!!**

Abbildung 69:
Aufgabenseite aus dem Übungsprogramm für zu Hause mit der Leit- und Motivationsfigur „Digger".

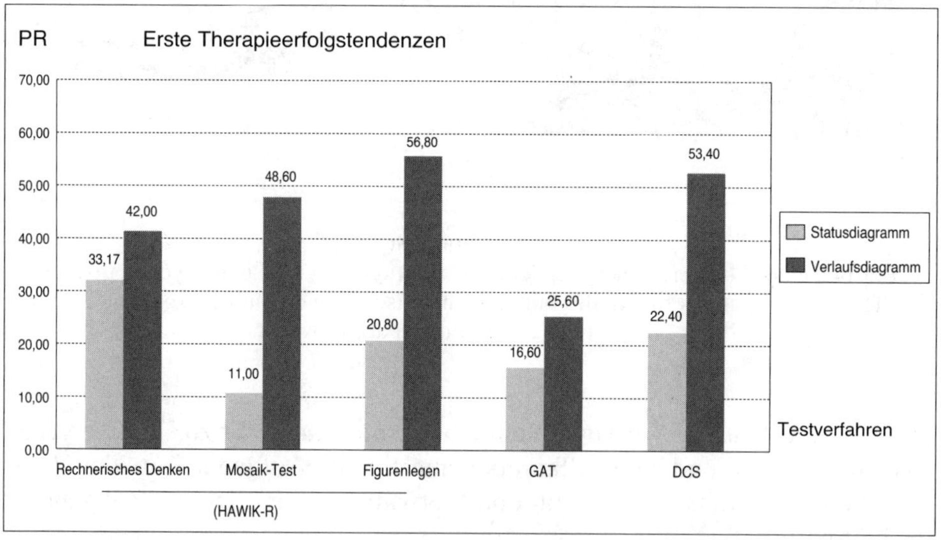

Abbildung 70:
Ergebnisse der neuropsychologischen Diagnostik vor und nach dem Training räumlich-konstruktiver Funktionen (aus Muth et al., 1999, S. 242).

Die Lupe des „Digger“ symbolisiert die Schwierigkeit, genau wahrzunehmen und zu analysieren. Der Bleistift und das Blatt stellen beispielhafte Symbole für Arbeitsmaterialien und Hilfsmittel dar. Die Leitfigur soll die Kinder motivieren und ihnen das Gefühl geben, daß sie bei ihren Lösungen zu Hause Unterstützung erfahren. Außerdem sind die Aufgaben so formuliert, daß das Kind sich in einem fiktiven Austausch mit der Leitfigur befindet.

Erste klinische Ergebnisse konnten bereits deutliche Belege für die Wirksamkeit dieser ambulanten neuropsychologischen Gruppentherapie liefern (siehe Abbildung 70).

Die Schulnoten der betroffenen Kinder verbesserten sich zum Teil um zwei Zensuren und das Sozialverhalten hatte sich nach übereinstimmenden Aussagen von Eltern und Lehrern erkennbar verbessert. Einigen der Kinder war es erstmalig gelungen, sich einen stabilen Freundeskreis aufzubauen und bei allen Kindern steigerte die neu erworbene Sicherheit im Umgang mit raumanalytischen Anforderungen die Schulmotivation erheblich (vgl. Muth et al., 1999).

9.8.2 Neuropsychologische Gruppentherapie für Kinder mit Antriebsstörungen

Die Fähigkeit, Handlungen selbständig zu initiieren, sie in einem genügend schnellen Tempo auszuführen und dieses Tempo über einen längeren Zeitraum hinweg beizubehalten, wird in der Neuropsychologie als *Antrieb* bezeichnet. Wie bei den Aufmerksamkeitsfunktionen handelt es sich auch beim Antrieb um eine grundlegende *Stützfunktion*, die vom Kind zusätzlich zu den einzelnen kognitiven Leistungen aufgebracht werden muß. Störungen des Antriebs kommen vor allem nach subkortikalen Hirnfunktionsstörungen und Schädel-Hirn-Traumen (vgl. Kap. 6.2.2), als „Minus-Syndrom“ nach frontalen Läsionen (vgl. Kap. 9.4) und bei Hormonstörungen, insbesondere als Begleiterscheinung der Hypothyreose (vgl. Kap. 4.3) vor. Die betroffenen Kinder weisen verzögerte Reaktionszeiten, ein langsames Bewegungs- und kognitives Tempo, Startschwierigkeiten und ein geringes Durchhaltevermögen auf. Besonders häufig kommt es zu einer Störung des *Eigenantriebs*, das heißt der Fähigkeit, ohne Außenanregung aktiv zu werden. Kinder mit geringem Eigenantrieb sind aber oft in der Lage, ihr Antriebsproblem zu überwinden, wenn sie durch äußere Taktgeber („Trigger“) dazu angehalten werden. So berichten Eltern immer wieder, daß ihre antriebsgestörten Kinder nur bei gleichzeitigem Hören rhythmischer Musik ihre Hausaufgaben erledigen können oder sich selbst durch rhythmisches Klopfen oder Fußwippen zum Fortführen einer Handlung veranlassen.

Die neuropsychologische Therapie von Kindern mit Antriebsstörungen besteht darin,
- individuelle Taktgeber zu finden, mit deren Hilfe die Kinder Handlungen leichter beginnen und fortsetzen können,
- die Taktgeber so auszugestalten, daß sie auch im Alltag unauffällig wirksam werden und
- sie schrittweise zu verinnerlichen, um eine zunehmende Verlagerung von Fremdanregung zu mehr Eigenantrieb zu erreichen (siehe Kasten 52).

Kasten 52:
Prinzip der neuropsychologischen Therapie von Antriebsstörungen bei Kindern.

Außenanregung nutzen
(geeignete Taktgeber finden)

↓

Taktgeber in Alltagssituationen
einsetzen und modifizieren

↓

Taktgeber schrittweise verinnerlichen
(Fremdanregung ausblenden)

↓

Transfer in den Alltag

Als Taktgeber kommen bei Kindern vor allem Musik und Rhythmus, Reime, Bewegung und das Vorbild anderer Kinder in Frage. Die Therapie sollte daher als *Gruppentherapie* durchgeführt werden, da sich die Kinder dabei gegenseitig „triggern“ können. Da die Wirksamkeit der Außenanregung von den individuellen Vorlieben der Kinder abhängt, werden sie vor Beginn der Therapie nach ihren Neigungen und motivationssteigernden Beschäftigungen befragt (siehe Abb. 71)

Das Ziel der Therapie besteht darin, daß die Kinder einen für sie geeigneten Taktgeber finden oder entwickeln, um ihn im Alltag, beispielsweise bei Klassenarbeiten oder Hausaufgaben, als Antriebs- und Motivationshilfe zu nutzen. Im Verlauf der Therapie werden den Kindern Strategien gezeigt, wie sie sich selbst durch einen äußeren Taktgeber zu mehr Eigenantrieb und Initiative verhelfen können. Hierzu werden in der Gruppe unter anderem Musik- und Rhythmusübungen sowie Bewegungsspiele durchgeführt. Gegenseitige Pulsmessungen vor und nach den rhythmischen Übungen sollen demonstrieren, daß sich der Aktivierungszustand meßbar verändern läßt; sie

Hallo!

Wir freuen uns, Dich bald bei uns in der Neuropsychologischen Ambulanz zu sehen.

Da wir ein bißchen was von Dir erfahren möchten, haben wir ein paar Fragen an Dich.

Aber keine Panik!
Die Fragen sind nicht schwer.
Es fällt Dir bestimmt ganz leicht
sie zu beantworten.

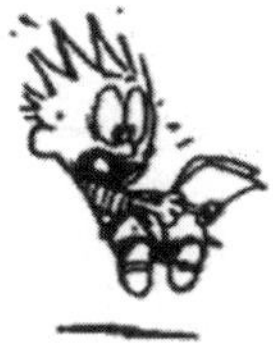

Es ist genug Platz da, schreib soviel auf, wie Dir einfällt!

Name:______________________________

Welche Farbe magst Du am liebsten?

____

Was für Musik hörst Du besonders gerne?

____

____

Was hast Du für Hobbys?

Abbildung 71:
Fragebogen für Kinder mit Antriebsstörungen (Ausschnitt).

dienen gleichzeitig auch als Wirksamkeitsnachweis für die späteren Übungen zum schrittweisen Verinnerlichen der individuellen Taktgeber. Die Zuverlässigkeit, mit der die Kinder gelernt haben, ihren eigenen Aktivierungszustand einzuschätzen, wird jeweils zu Beginn und zum Abschluß jeder Therapieeinheit durch einen Vergleich ihrer Selbsteinschätzung (siehe Abb. 72) mit den Ergebnissen der Pulsmessung erfaßt.

Datum:

Fragebogen für die ___ Stunde

Name: ______________________

Wie fühlst Du Dich?
Kreuze auf der Skala eine Zahl an!

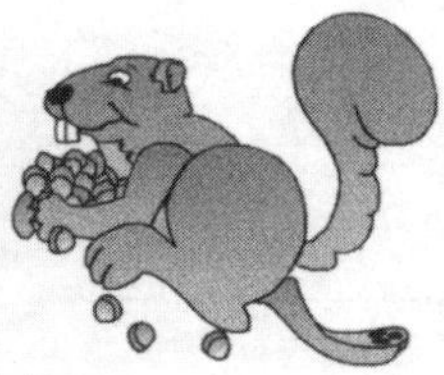

10 fit/motiviert
9
8
7
6
5
4
3
2
schlapp/lustlos 1

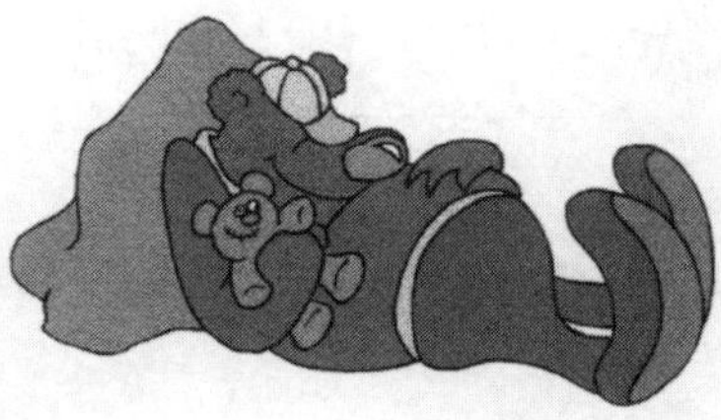

Abbildung 72:
Fragebogen zur Selbsteinschätzung während des Antriebstrainings für Kinder.

Im Verlauf der Therapie wird der individuelle Taktgeber als externer „Trigger“ schrittweise ausgeblendet und verinnerlicht. Dies geschieht beispielsweise durch ein abgestuftes Leiserstellen der rhythmischen Musik oder durch die Aufforderung, das „triggernde“ Fußklopfen für andere unsichtbar auszuführen. Zusätzlich lernen die Kinder durch Gruppendiskussionen und Rollenspiele mit steigenden Anforderungen an schnelle Entscheidungsprozesse, ihren Taktgeber in verschiedenen Situationen flexibel anzuwenden (siehe Tab. 67).

Tabelle 67:
Aufbau des neuropsychologischen Antriebstrainings für Kinder.

Ziel	Methoden	Messungen	Transfer
Individuellen Taktgeber finden	Musik-, Rhythmus-, und Bewegungsübungen, Reime	Fragebogen, Pulsmessung vor und nach den Übungen	Erproben des individuellen Taktgebers im Alltag
Individuellen Taktgeber erproben	Gruppendiskussionen und Rollenspiele	Fragebogen, Pulsmessung vor und nach den Übungseinheiten	Erproben des individuellen Taktgebers bei schnellen Entscheidungsprozessen
Schrittweises Verinnerlichen des individuellen Taktgebers	langsames Ausblenden (z. B. Leiserstellen von Musik) bei kognitiven Aufgaben und Rollenspielen	Fragebogen, Pulsmessung vor und nach den Übungseinheiten	Erproben des verinnerlichten individuellen Taktgebers im Alltag
Aufrechterhalten des Eigenantriebs	Bearbeiten eines individuellen Projektes über mehrere Therapieeinheiten hinweg	Fragebogen, gemeinsame Bewertung des Erfolges durch Abmessen der „Aktivflüssigkeit“	Individuelle Hausaufgaben mit Anforderungen an den Eigenantrieb
Aufrechterhalten des Eigenantriebs	Bearbeiten eines individuellen Projektes über mehrere Therapieeinheiten hinweg	Fragebogen, gemeinsame Bewertung des Erfolges durch Gruppendiskussion	Fortsetzen des Projektes zu Hause

Da die Kinder auch lernen sollen, den erreichten Eigenantrieb über längere Zeiträume gleichbleibend aufrechtzuerhalten, werden in einer weiteren Therapiephase Aufgaben mit einer längeren Bearbeitungszeit eingeführt. Hierzu bearbeitet jedes Kind zunächst in der Gruppe, später auch als therapiebegleitende Hausaufgabe, eine individuelle Projektaufgabe, beispielsweise das Anlegen eines Reittagebuches oder das Entwerfen eines Würfelspiels für alle Gruppenmitglieder. Das dabei erledigte Arbeitspensum wird am Ende jeder

Therapieeinheit für jedes Kind gemeinsam bewertet, in einer unterschiedlich eingefärbten „Aktivflüssigkeit“ abgemessen und in einen persönlichen Erlenmayerkolben abgefüllt (siehe Abb. 73).

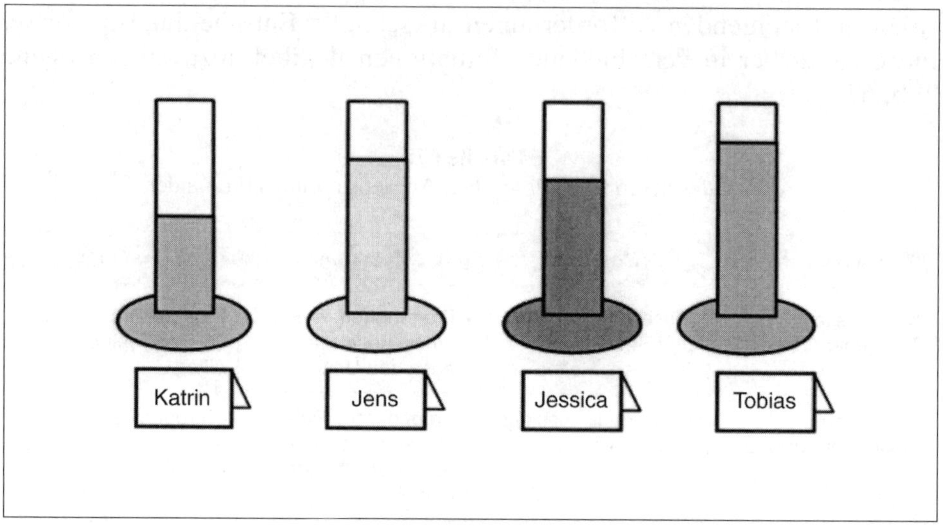

Abbildung 73:
Veranschaulichung des aktuellen Leistungsstandes im neuropsychologischen Antriebstraining.

Den Abschluß der Gruppentherapie bildet die Vorstellung oder das gemeinsame Ausprobieren der individuellen Projektaufgabe und das Ausgeben von abgestuften Belohnungen in Abhängigkeit von der Menge der „Aktivflüssigkeit“ im Erlenmayerkolben.

10 Beispiele neuropsychologischer Therapie und Rehabilitation bei Kindern und Jugendlichen mit Hirnfunktionsstörungen

10.1 Neuropsychologische Therapie eines Grundschulkindes mit neurogenen Lern- und Verhaltensstörungen

Das nachfolgende Fallbeispiel greift die Ergebnisse der in Kapitel 7.3.4 dargestellten neuropsychologischen Diagnostik des 9;10jährigen Torsten wieder auf, bei dem sich als primäre Funktionsstörungen Beeinträchtigungen der visuellen Analyse und Synthese, eine raumanalytische und räumlich-konstruktive Störung, eine visuelle Merk- und Lernfähigkeitsstörung und eine allgemeine Verzögerung der sprachlichen Entwicklung sowie sekundär eine Aufmerksamkeitsstörung gezeigt hatte, die wiederum zu multiplen Lern-, Leistungs- und Verhaltensstörungen geführt hatten. Derartige komplexe Störungsbilder erfordern in der Regel ein *multimodales Therapieprogramm,* in dem verschiedene Elemente aus dem Repertoire neuropsychologischer Therapieverfahren miteinander kombiniert werden.

In Torstens Fall wurde ein neuropsychologischer Therapieansatz gewählt, in dem

- die Störungen der visuellen Analyse und Synthese durch ein computerunterstütztes Training direkt bearbeitet,
- der inzwischen spontan und durchgängig angewandte ungünstige Arbeitsstil mit voreiliger Aufgabenbearbeitung und -beendigung in einem strukturierten Verhaltenstraining mit externen Strukturierungshilfen (siehe Kasten 53) modifiziert,
- diese Problemlösestrategien in einem „Denktraining“, das Aufgaben mit unterschiedlichen kognitiven Anforderungen und mit verschiedenen Schwierigkeitsniveaus enthält (nach Klauer, 1989), systematisch geübt und optimiert,
- die einzelnen Therapiesitzungen mit einer Videokamera aufgenommen, gemeinsam beurteilt und ausgewertet, und
- das konzentrierte Durchhalten während zeitlich definierter Übungseinheiten mit einem Computerspiel am Ende jeder Trainingseinheit operant verstärkt wurde.

Kasten 53:
Externe Strukturierungshilfe zur Aufgabenbewältigung.

Wie löst man Aufgaben?
1. Aufgabe genau ansehen!
2. Was muß ich tun?
3. Was habe ich schon?
4. Was brauche ich noch?
5. Auswählen und entscheiden!
6. Kontrollieren, ob es stimmt!

Die neuropsychologische Therapie wurde – zur Vorbereitung auf den inzwischen angstbesetzten Übergang zur vierten Grundschulklasse – in den Sommerferien ambulant mit jeweils zwei einstündigen Therapieeinheiten pro Woche durchgeführt. Um Torsten den Transfer der gelernten Strategien in den Schulalltag zu erleichtern und den Transfererfolg zu kontrollieren, wurden während des Trainings „Klassenarbeiten" simuliert, die sich auf Aufgaben bezogen, die dem „Denktraining" analog, jedoch nicht völlig mit diesen identisch waren. Da die aus den neuropsychologischen Beeinträchtigungen resultierenden Verhaltensstörungen bereits zu ungünstigen Auswirkungen innerhalb der Familie, vor allem zu Ungeduld, Strenge und Resignation, geführt hatten (vgl. hierzu Haus-Herrmann & Heubrock, 1994), wurden in ausführlichen Gesprächen sowohl die Eltern als auch die Klassenlehrerin über Torstens Probleme informiert und hinsichtlich günstiger und unterstützender Verhaltensweisen beraten.

Das computerunterstützte neuropsychologische Training wurde mit Hilfe der PC-Programme „Bild" und „Garten" (Rigling, 1993; vgl. Abb. 74) durchgeführt. Beide Programme trainieren verschiedene Aspekte visueller Wahrnehmungs-, Such- und Koordinationsleistungen und sind als Therapiematerial für Kinder und Jugendliche mit neuropsychologischen Beeinträchtigungen sehr motivierend. Für die sinnvolle Anwendung computergestützter Trainingsprogramme gilt jedoch generell, daß sie stets mit einem begleitenden Strategietraining verbunden werden sollten, um einen Transfer in Alltagssituationen mit vergleichbaren Anforderungen zu ermöglichen.

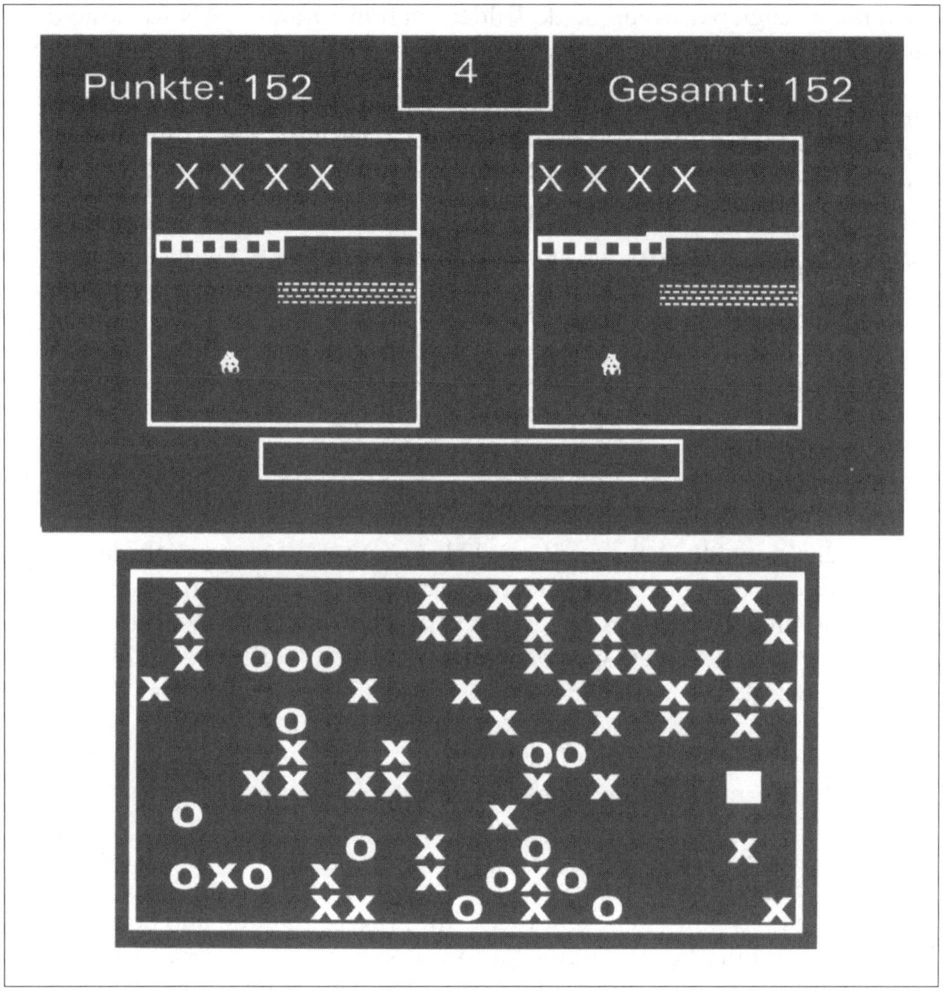

Abbildung 74:
Beispiel-Aufgaben des computerunterstützten neuropsychologischen Trainings (nach Rigling, 1993) *Anmerkung:* Es wird ein Monitor-Ausschnitt des Programmes „Bild“ gezeigt; die untere Abbildung zeigt einen Monitor-Ausschnitt des Programmes „Garten“.

Das Training mit dem Programm „Bild“ stellt eine visuelle Scanning-Aufgabe dar, bei der zwei auf dem Monitor sichtbare Bilder so schnell wie möglich miteinander verglichen werden müssen (siehe Abb. 74, oben). Die Bilder bestehen hierbei aus Elementen, die in Farbe, Form oder räumlicher Position differieren können. Torsten hatte bei jedem Bildvergleich zu entscheiden, ob ein Unterschied vorhanden war oder nicht. Hatte Torsten einen Unterschied gefunden, mußte er eine Reaktionstaste betätigen; er durfte jedoch nicht reagieren, wenn beide Bilder übereinstimmten. Als Rückmeldung über seine Leistungen erhielt Torsten Punktwerte für jeden richtig beurteilten Vergleichsdurchgang, wobei das rasche Erkennen von vorhandenen Unterschieden mit zusätzlichen Zeitpunkten belohnt wurde. Ebenfalls als Orientierungshilfe zeigte ein „Zeitbalken“ unterhalb der beiden Bilder Torsten die schon verstrichene Zeit an. Nach Abschluß eines Durchgangs mit jeweils 20 Bildvergleichen wurde der erreichte Gesamtpunktwert in eine direkte Rückmeldung übersetzt (Beispiel: „Du solltest intensiv üben“). Durch eine variable Auswahl des Schwierigkeitsgrades und der zum Vergleich zur Verfügung stehenden Zeit konnten die Anforderungen an Torstens Leistungsfähigkeit angepaßt und im Verlauf des Trainings stetig gesteigert werden, wobei eine zufallsgenerierte Auswahl der Bildelemente stereotypes Reaktionslernen verhindert.

Das Training mit dem Programm „Garten“ stellt eine visuomotorische Konzentrationsaufgabe dar, bei der Torsten eine Schlange in der Weise durch einen Garten führen mußte, daß sie mit möglichst wenig Bewegungsschritten die im Garten verteilten 60 Futternäpfe leert, ohne dabei durch Berührungen mit dem Zaun oder mit den ebenfalls im Garten verteilten Giftpflanzen zu sterben. Um mit Torsten ein langsames, systematisches und vorausschauendes Vorgehen zu trainieren, wurden als Ablenker zusätzliche, den Weg der Schlange kreuzende „Nervtöter“ eingeführt. Außerdem spielte die Bearbeitungszeit keine Rolle, um ein überhastetes Vorgehen ohne genaue Analyse aller wichtigen Situationsmerkmale zu vermeiden (siehe Abb. 74, unten).

Das „Denktraining für Kinder I“ (Klauer, 1989) soll induktive Denkprozesse fördern und besteht aus insgesamt 120 Aufgaben mit unterschiedlicher Problemstruktur (siehe Abb. 75). Auf großformatigen und farbigen Abbildungen sind hierbei Probleme zu lösen oder Fragen zu beantworten, bei denen verschiedene Formen induktiven Denkens (z. B. Generalisierung, Diskrimination, Beziehungserfassung) anzuwenden sind. Bei Torsten wurde dieses Förderprogramm mit dem bereits beschriebenen strukturierten Verhaltenstraining verknüpft, so daß er systematisch lernen konnte, eine universell gültige günstige Problemlösestrategie bei verschiedenen Anforderungen einzusetzen.

Generell hat die Therapie neuropsychologischer Funktionsstörungen, unabhängig von der Genese und der Ausprägung der Beeinträchtigungen, das Ziel, den betroffenen Kindern das Zurechtkommen im Alltag, das heißt die Bewältigung alltäglicher Anforderungen in Familie, Schule und Freundeskreis mit einem Handicap, zu erleichtern (Ponsford, 1995). Die Effektivität der rehabilitativen Bemühungen muß sich daher letztlich vor allem im Alltag erweisen. Da die langfristige Wirksamkeit einer Therapie jedoch erst in katamnestischen Untersuchungen, in der Regel mehrere Monate und Jahre nach Abschluß der

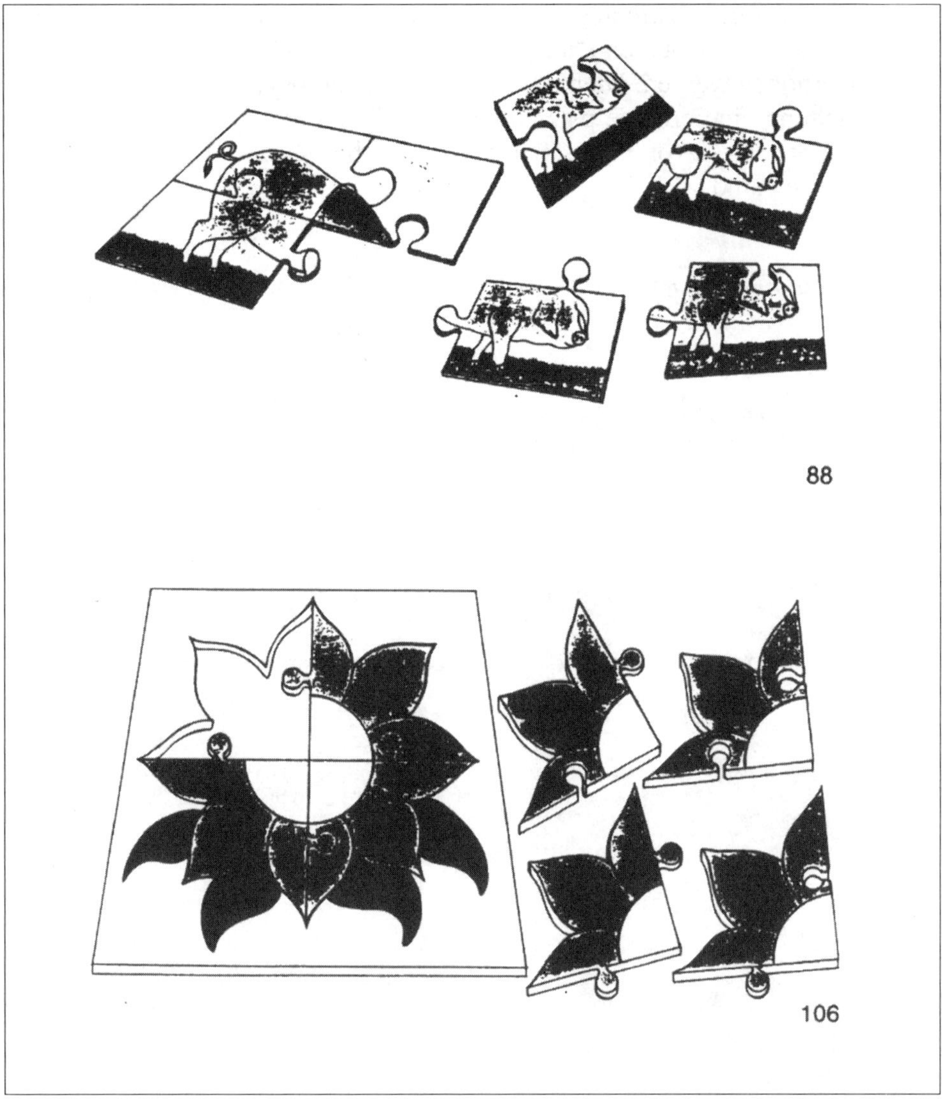

Abbildung 75:
Aufgaben aus dem „Denktraining für Kinder" (Klauer, 1989).

Behandlung, beurteilt werden kann, wird in der klinischen Neuropsychologie versucht, zumindest eine psychometrische Abschätzung der Therapieeffekte und ihrer Zeitstabilität vorzunehmen (Sturm, 2000; Sturm & Hartje, 1989; Willmes, 2000), die über eine Befragung der Kinder selbst und ihrer Eltern oder anderer Bezugspersonen hinausgeht. Daher sollte sich an die neuropsychologische Status-Diagnostik und an die Therapiephase eine neuropsychologische *Verlaufsdiagnostik* anschließen, in der die differentiellen Veränderungen der einzelnen meßbaren Parameter und das Ausmaß von Generalisierungseffekten erhoben werden. Hierzu wird in einer neuropsychologischen Verlaufsuntersuchung eine erneute psychometrische Testung derjenigen Funktionen vorgenommen, die zuvor bereits in der neuropsychologischen Status-Diagnostik erfaßt worden sind (vgl. Abb. 76).

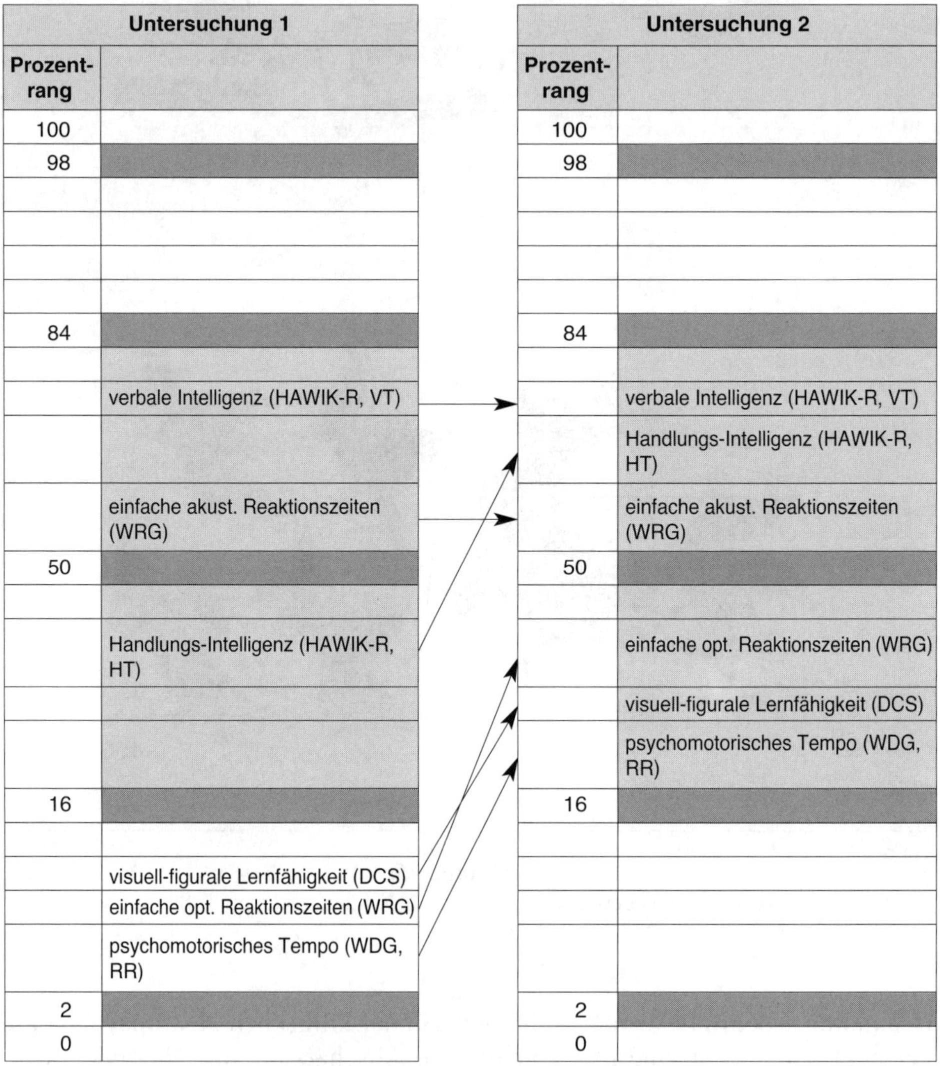

Abbildung 76:
Graphische Gitterprofile einer neuropsychologischen Status- und einer Verlaufsuntersuchung (dunkelgraue Felder kennzeichnen jeweils eine Standardabweichung, die hellgrau unterlegten Felder kennzeichnen den Altersnormbereich).

Die Signifikanz dieser Veränderungen läßt sich mit den Methoden der Einzelfallanalyse bestimmen und erlaubt so wesentlich genauere Aussagen, als dies in einer ausschließlich auf subjektiven Angaben beruhenden Befragung der Fall ist (vgl. Petermann, 1996a, 1996b; Willmes, 2000). Nach einer erfolgreichen Therapie einzelner Funktionsstörungen wäre zu erwarten, daß sich die Untersuchungsergebnisse zum zweiten Testzeitpunkt nicht nur gegenüber der ersten Untersuchung verbessert haben müßten, sondern daß das Ausmaß der Leistungssteigerung in diesen Funktionen auch den erwartbaren Zugewinn durch reine Übungseffekte aufgrund der Testwiederholung übersteigen müßte, die wiederum durch die Ergebnisse in den nicht spezifisch therapierten Funktionen angezeigt werden. In ähnlicher Weise lassen sich auch Transfereffekte empirisch abschätzen, da das Ausmaß der Leistungssteigerung in denjenigen Testverfahren höher sein müßte, in denen die gezielt therapierten Funktionen am deutlichsten repräsentiert sind und in den übrigen psychometrischen Verfahren mit abnehmender Nähe zu diesen Funktionen ebenfalls abnehmen müßte. Die begrenzte Anzahl von Paralleltests für einzelne Teilleistungsbereiche hat in der Praxis neuropsychologischer Verlaufsuntersuchungen die Mehrfachtestung mit jeweils demselben Verfahren zu verschiedenen Untersuchungszeitpunkten zur Folge, so daß bei gemischter Anwendung von Paralleltests und von wiederholter Testung mit demselben Verfahren innerhalb eines Untersuchungsganges „echte" Veränderungen von Wiederholungseffekten kaum zu unterscheiden sind (vgl. Heubrock & Lahusen, 1994). Daher ist – soweit möglich – der durchgängigen Anwendung von Paralleltestverfahren in neuropsychologischen Verlaufsuntersuchungen der Vorzug zu geben, zumal die Ergebnisse der neuropsychologischen Verlaufsdiagnostik das weitere therapeutische Vorgehen entscheidend bestimmen (siehe Abb. 77).

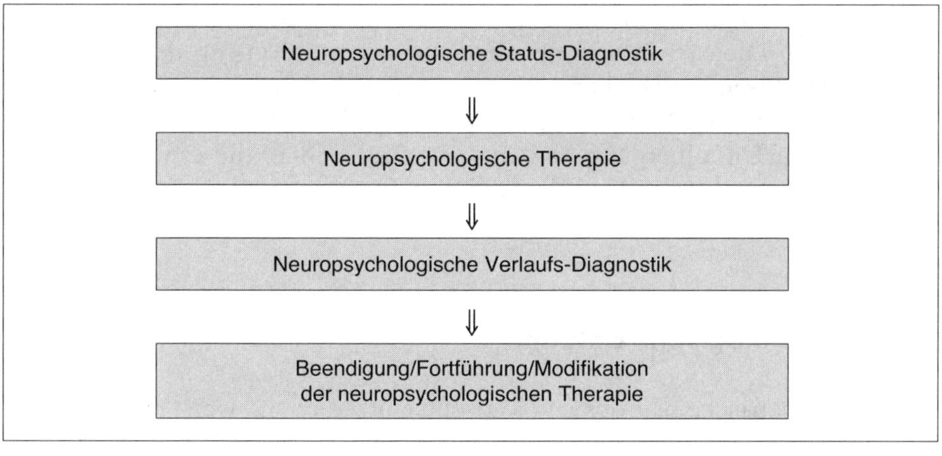

Abbildung 77:
Schema des sequenziellen diagnostischen und therapeutischen Vorgehens bei neuropsychologischen Funktionsstörungen.

10.2 Neuropsychologische Therapie eines Jugendlichen mit einem Frontalhirn-Syndrom

Vorgeschichte

Nach bis dahin vollkommen unauffälliger medizinischer Vorgeschichte verunglückte der zum Unfallzeitpunkt 19jährige Carsten T. im Mai 1993 als Fahrer eines PKW. Die Rekonstruktion des Unfalles ergab, daß Carsten T. vermutlich mit überhöhter Geschwindigkeit frontal gegen einen Baum gefahren war. Bis zum Unfallzeitpunkt war Carsten T.s Biographie weitgehend unauffällig verlaufen. Der junge Mann hatte seine Schullaufbahn ein halbes Jahr zuvor mit dem Abitur abgeschlossen, in dem er einen Notendurchschnitt von 2,9 erreicht hatte. Carsten T.s Eltern hatten sich scheiden lassen, als der Junge 14 Jahre alt war; Carsten T. hat keine Geschwister und lebte im Haus der Mutter. Der Vater war Seemann, die Mutter war ganztätig als Angestellte einer städtischen Behörde tätig. Zum Unfallzeitpunkt hatte Carsten T. eine feste Freundin, mit der er später zusammenziehen wollte, und zahlreiche Freunde, mit denen er den größten Teil seiner Freizeit verbrachte. Carsten T. war als sportlich aktiver junger Mann bei seinen Freunden und Bekannten beliebt und galt als problemlos.

Bei dem Unfall zog sich Carsten T. ein schweres Schädel-Hirn-Trauma mit beidseitig frontalen und subkortikalen Läsionen zu. Nach intensivmedizinischer Versorgung wurde Carsten T. im Juni 1993 in ein Neurologisches Rehabilitationszentrum verlegt, in dem bis zum Juli 1994 eine stationäre medizinische Rehabilitationsbehandlung erfolgte. Aus neuropsychologischer Sicht war es infolge des erlittenen Schädel-Hirn-Traumas zu vielfältigen Funktionsstörungen gekommen. Der ausführliche Befundbericht des Psychologischen Dienstes beschreibt unter anderem Störungen des planenden und problemlösenden Denkens, eine deutliche Verzögerung der Reaktionsgeschwindigkeit und Merkfähigkeitsstörungen. Es bestand zudem eine Amnesie für den Unfallhergang und für eine Zeitspanne, die etwa eine halbe Stunde vor Eintreten des Unfalles und drei Tage während der intensivmedizinischen Versorgung umfaßt.

Neuropsychologische Befunde

Die psychometrische neuropsychologische Untersuchung weist bereits einige Besonderheiten auf, die bei Patienten mit frontalen Läsionen häufig zu beobachten sind (siehe Tab. 68):

- Die allgemeine Intelligenz scheint gegenüber dem prätraumatischen Niveau, das durch ein kurz vor dem Unfall abgeschlossenes Abitur mit einem Notendurchschnitt von 2,9 markiert wird, nur geringfügig reduziert zu sein (SPM).

– Dagegen zeigen sich innerhalb des individuellen Leistungsprofils im HAWIE-R deutliche Differenzen zwischen den gut automatisierten verbalen und kenntnisbezogenen Leistungen des Verbalteils und den demgegenüber deutlich schlechter ausfallenden Leistungen des Handlungsteils, die ein wesentlich höheres Ausmaß an Eigenstrukturierung erfordern.

Tabelle 68:
Ergebnisse des neuropsychologischen Aufnahmebefundes zu Beginn der stationären Rehabilitation.

Merkmalsbereich	Testverfahren	Psychometrisches Ergebnis in Prozenträngen (PR)	Qualitative Beobachtungen
Allgemeine Intelligenz	SPM HAWIE-R (VT) HAWIE-R (HT)	PR = 55 PR = 98 PR = 34	Beeinträchtigungen vor allem im Rechnerischen Denken und im Bilderergänzen aufgrund impulsiver Lösungsstrategie und fehlender Ergebniskontrolle
Psychomotorische Funktionen	WDG ZVT optische RZ akustische RZ	PR = 58 PR = 79 PR = 0 PR = 0	
Konzentrations-fähigkeit	Test d2 (GZ-2F)	PR = 18	
Merk- und Lernfähigkeit	RFT Benton-Test (Zeichenform) DCS AVLT	PR = 30 R = 6, F = 4 PR = 14	keine ausreichende Steigerung des Lernzuwachses trotz mehrfacher Wiederholungen; mangelnde Fehlerrückkopplung

– Auch im psychomotorischen Bereich wird deutlich, daß Reaktionszeitaufgaben mit hohen Anforderungen an die Vigilanz und Selbststeuerung verzögert ausfallen, während komplexere psychomotorische Koordinationsanforderungen mit stärkerer Fremdanregung (WDG) gut bewältigt werden.

– Im Bereich der Merk- und Lernfähigkeit fällt auf, daß vergleichsweise passive Lernanforderungen (Wiedererkennen) auch bei größerer Informationsmenge altersnormentsprechend bewältigt werden (RFT), während schein-

bar leichtere Aufgaben, die jedoch ein höheres Ausmaß an kognitiver Eigenaktivität (Lernen und aktives Reproduzieren) erfordern, deutlich schlechter ausfallen (Benton-Test, DCS).
- Auch Aufgaben, die eine hohe Arbeitsgenauigkeit verlangen, werden nur knapp altersgerecht bewältigt und fallen gegenüber dem allgemeinen kognitiven Leistungsniveau erkennbar ab (Test d2).

Neben diesen Besonderheiten des psychometrischen Untersuchungsprofils fielen auch in der untersuchungsbegleitenden Verhaltensbeobachtung einige charakteristische Merkmale auf:
- Carsten T. überprüfte bei vielen Aufgaben, so etwa beim rechnerischen Denken, nicht den spontan eingeschlagenen Lösungsweg, sondern löste die Aufgaben impulsiv und ohne vorheriges Überlegen nach dem ersten Augenschein.
- Auch bei Aufgaben, die eine genauere visuelle Analyse erfordert hätten, reagierte Carsten T. oft vorschnell, so daß er wesentliche Aufgabenmerkmale nicht erfaßte und zu falschen Lösungen kam.
- In Lernversuchen mit mehreren Durchgängen gelang es Carsten T. nicht, von der erneuten Vorgabe des Stimulusmaterials zu profitieren. Er nahm keine aktive Fehlerkontrolle vor, sondern wiederholte perseverierend vorherige Fehler auch in mehreren aufeinander folgenden Lerndurchgängen.

Da Carsten T. keine körperlichen Beeinträchtigungen davongetragen hatte, standen im Verlauf der einjährigen stationären Rehabilitationsbehandlung die neuropsychologischen Funktionsstörungen im Vordergrund. Neben ergotherapeutischen, schulisch-beruflichen und sozialpädagogischen Behandlungselementen wurde mit Carsten T. auch ein intensives neuropsychologisches Therapieprogramm durchgeführt, das zwei Schwerpunkte hatte:
- Zur Steigerung der Reaktionsgeschwindigkeit und des Eigenantriebs sowie zur Verbesserung basaler Vigilanzleistungen wurde mit dem Patienten ein computergestütztes Training durchgeführt, in dem er langsame, aber stetige Fortschritte erreichen konnte.
- Im Rahmen eines kognitiven Trainings wurde eine Verbesserung der Handlungsplanung und -strukturierung angestrebt. Hier zeigte Carsten T. bei Planungsaufgaben zunächst noch ein vollkommen ungeordnetes Vorgehen, so daß er notwendige Handlungsschritte nicht berücksichtigte und ohne Hilfe nicht zu richtigen Lösungen kam (siehe Kasten 54).

Im weiteren Verlauf der stationären Rehabilitation zeigte sich, daß Carsten T. seine Planungsleistungen soweit verbessern konnte, daß noch bestehende Probleme im Stationsalltag nur noch bei komplexeren Anforderungen, so etwa unter Zeitdruck und bei mehreren simultan zu beachtenden Situationsmerkmalen, auffielen.

Kasten 54:
Beispiel für eine Planungsaufgabe.

Termine eines Rechtsanwaltes

Rechtsanwalt Winkelmann ist von 9.00 bis 19.00 Uhr in seinem Büro. Die Termine mit seinen Klienten legt er immer in volle Stunden, also zum Beispiel von 10.00 bis 11.00 Uhr. Eine ganze Stunde hät er sich für das Mittagessen frei, außerdem benötigt er mindestens eine halbe Stunde für seine Büroarbeit. Rechtsanwalt Winkelmann erwartet einen wichtigen Anruf um etwa halb vier, der voraussichtlich 20 Minuten dauern wird. Zum Mittagessen hat er sich mit seiner Kollegin, Frau Wichtig, für 13.00 Uhr verabredet.

Für heute haben sich einige Klienten angemeldet, die einen Termin benötigen:

- Herrn Bosse ist es egal, wann der Termin liegt; er möchte jedoch nicht Herrn Müller im Wartezimmer begegnen, da er mit ihm zerstritten ist.
- Herr Schmidt kann nur vormittags kommen.
- Frau Meier ist berufstätig und kann daher erst ab 18.00 Uhr kommen.
- Herr Huber hat nur in der Stunde von 10.00 bis 11.00 Uhr Zeit.
- Herr Patzke kann nur in der Mittagszeit von 12.00 bis 14.00 Uhr kommen.
- Frau Steinle hat den ganzen Tag über Zeit.
- Herr Müller ist ebenfalls berufstätig und kann erst ab 17.00 Uhr kommen.
- Herr Schäfer möchte nicht nach 12.00 Uhr kommen.
- Rechtsanwalt Winkelmann möchte erst mit Herrn Schmidt sprechen, bevor er mit Herrn Schäfer verhandelt.

Planen Sie den Tag für Rechtsanwalt Winkelmann in Form eines Stundenplans:

Uhrzeit	Klient oder sonstiger Termin
09.00–10.00	______
10.00–11.00	______
11.00–12.00	______
12.00–13.00	______
13.00–14.00	______
14.00–15.00	______
15.00–16.00	______
16.00–17.00	______
17.00–18.00	______
18.00–19.00	______

Zum Zeitpunkt der Entlassung aus der Rehabilitationsbehandlung hatte sich Carsten T.s psychometrisches Leistungsbild erkennbar verbessert (siehe Tab. 69):

- Die allgemeine Intelligenz des Patienten lag inzwischen oberhalb der Altersnorm und entsprach somit dem anzunehmenden prätraumatischen Niveau (SPM), wobei auch der Handlungsteil des HAWIE-R nun diesem Leistungsstand entsprach.
- Carsten T. bewältigt nun auch Anforderungen an die Merkfähigkeit in der Weise, daß er eine aktive und schnell erfolgreiche Lernstrategie anwendet (DCS).

Tabelle 69:
Ergebnisse des neuropsychologischen Abschlußbefundes am Ende der stationären Rehabilitation.

Merkmalsbereich	Testverfahren	Psychometrisches Ergebnis in Prozenträngen (PR)	Qualitative Beobachtungen
Allgemeine Intelligenz	SPM HAWIE-R (VT) HAWIE-R (HT)	PR = 94 - - - PR = 95	
Psychomotorische Funktionen	WDG ZVT optische RZ akustische RZ Wahl-RZ	- - - - - - PR = 5 PR = 5 PR = 18	
Konzentrationsfähigkeit	Rev.-Test	PR = 93	
Merk- und Lernfähigkeit	RFT Benton-Test (Zeichenform) DCS AVLT	- - - - - - ? - - -	 bereits im 1. Lerndurchgang des DCS alle Zeichen korrekt reproduziert

- Auch das psychomotorische Tempo konnte insgesamt gesteigert werden; allerdings lagen die einfachen Reaktionslatenzen noch immer nicht im Altersnormbereich.

Trotz dieser psychometrisch objektivierbaren Leistungsverbesserungen zeigten sich auch weiterhin qualitative Merkmale einer mangelnden Handlungsplanung:

- Bei höheren Anforderungen an ein gleichbleibend schnelles und zuverlässiges Handeln kam es zwischenzeitlich zu Einbrüchen (Rev.-Test) und
- bei komplexeren sprachanalytischen Aufgaben zeigte Carsten T. nicht die sonst wieder mögliche überdurchschnittliche Leistungsfähigkeit.

Zusammenfassend wurde als Ergebnis der neuropsychologischen Rehabilitation festgehalten, daß Carsten T. nun im Bereich der Merk- und Lernfähigkeit keine Beeinträchtigungen mehr zeige, und daß er seine prätraumatische intellektuelle Leistungsfähigkeit wieder erreicht habe. Lediglich bei komplexeren Anforderungen seien noch geringfügige Einbußen erkennbar. Hinsichtlich des weiteren Bildungsweges empfiehlt der Abschlußbericht des Psychologischen Dienstes, „daß Herr T. zunächst eine Berufsausbildung in einem Bereich anstreben sollte, in dem er seine guten raumanalytischen Fähigkeiten zur Geltung bringen könnte. Zu einem späteren Zeitpunkt könnte dann noch immer geprüft werden, inwieweit eine Ausbildung auf Hochschul- oder Fachhochschulniveau realistisch erscheint."

Kognitive und sozial-behaviorale Folgen des Frontalhirn-Syndroms nach Abschluß der stationären Rehabilitation

Nach Abschluß der etwa einjährigen stationären Rehabilitationsmaßnahme hatte sich Carsten T.s soziale Situation drastisch verändert. Seine damalige Freundin hatte sich in dieser Zeit von ihm getrennt, da sie den Patienten als vollkommen verändert wahrnahm und sich eine weitere gemeinsame Zukunft nun nicht mehr vorstellen konnte. Auch der Kontakt zu den Freunden und Bekannten war nach anfänglich regelmäßigen Besuchen im Rehabilitationszentrum spärlicher geworden. Einige Freunde hatten inzwischen ein Studium oder eine Ausbildung aufgenommen und den Wohnort gewechselt. Nur zu zwei Schulfreunden blieb ein engerer Kontakt bestehen. Carsten T.s Mutter kümmerte sich bereits während der langen Rehabilitationsmaßnahme intensiv um ihren Sohn. Sie hatte beobachtet, daß Carsten T. sich in seiner Persönlichkeit deutlich verändert hatte, ungeduldiger und impulsiver geworden war und zu übereilten weitreichenden Entscheidungen neigte, und fühlte sich verantwortlich, ihn vor Fehlentscheidungen in seiner Lebensplanung zu schützen.

In dem Jahr nach der Entlassung aus der Rehabilitation konnte sich Carsten T. zunächst nicht für eine weitere Hochschul- oder Berufsausbildung entscheiden. Er lebte nach eigenen Aussagen „in den Tag hinein", kaufte sich ein gebrauchtes Auto und bastelte tagelang daran herum. Von seiner Mutter wurde er dann gedrängt, sich beim Arbeitsamt beraten zu lassen. Carsten T. absolvierte dort eine leistungsdiagnostische Untersuchung, die jedoch ein unklares Bild erbrachte und nicht zu einer eindeutigen Empfehlung führte. Nach langen Beratungen mit seiner Mutter hatte sich Carsten T. dann entschlossen, im August 1995 eine Ausbildung zum Tischler zu beginnen. Er fand mit Hilfe familiärer Beziehungen eine Ausbildungsstelle, brach die Ausbildung dann aber nach einem viertel Jahr ab, als er merkte, daß die theoretischen Inhalte „nicht sein Ding" seien. Danach bewarb sich Carsten T. mehrfach um kaufmännische Ausbildungsstellen, was jedoch über ein halbes Jahr nicht gelang. Auf Empfehlung der Mutter wandte sich Carsten T. erneut an das Rehabilitationszentrum, das ihm die Anschrift einer zwischenzeitlich eröffneten Neuropsychologischen Ambulanz weitergab. Im August 1996, nun etwa drei Jahre nach dem erlittenen Schädel-Hirn-Trauma, erhielt Carsten T. wiederum durch familiäre Beziehungen eine Ausbildungsstelle zum Groß- und Einzelhandelskaufmann. Drei Wochen nach Antritt der Ausbildungsstelle wandte sich Carsten T. an die Neuropsychologische Ambulanz, da es bereits in dieser kurzen Zeit zu erheblichen Problemen in der Ausbildung gekommen war, die ein erneutes Scheitern befürchten ließen.

Die ausführliche neuropsychologische Exploration ergab, daß sich Carsten T.s Schwierigkeiten zwei Problembereichen zuordnen ließen:

- *Kognitive Probleme* zeigten sich vor allem in Form einer verlangsamten Auffassungsgeschwindigkeit und in einem reduzierten Tempo bei der Bearbeitung von bürotechnischen Routinearbeiten sowie in schlechten Leistungen im Berufsschulfach Mathematik.
- *Verhaltensprobleme* äußerten sich insbesondere in zahlreichen kleineren Konflikten mit Vorgesetzten und Arbeitskollegen.

Carsten T. beschrieb, daß er

- eigentlich einfache Routinevorgänge wie das Ausfüllen bestimmter Bestell- und Lieferscheine immer wieder falsch mache, da er „nicht mehr den Überblick" habe;
- bei schriftlichen Arbeitsinstruktionen nicht unterscheiden könne, was wichtig oder unwichtig sei;
- sich leicht unter Zeitdruck setzen lassen würde, was dann in kürzester Zeit „in völligem Chaos" ende;
- auch ständig wiederkehrende Aufträge wie etwa das morgendliche Tee- und Kaffeekochen vergesse, wenn er gedanklich abgelenkt sei.
- Zu Konflikten mit Vorgesetzten und Kollegen komme es immer dann, wenn diese ihn auf Fehler hingewiesen oder ihn zu sorgfältigerem Arbeiten ermahnt hätten. Carsten T. wolle sich „nichts sagen lassen" und reagiere dann meist gereizt und aggressiv.

Bei den beschriebenen Problemen handelt es sich um die geradezu charakteristischen Reintegrationsbarrieren bei Patienten mit einem Frontalhirn-Syndrom (Eslinger et al., 1990; Haus-Herrmann & Heubrock, 1996; Heubrock, 1994a, 1995a; Heubrock & Petermann, 1997b; Koch, 1994). Durch die *mangelnde interne Verhaltenskontrolle* war es bei Carsten T. vor allem zu einer Beeinträchtigung flexibler Planungs- und Problemlöseprozesse gekommen, die dazu führte, daß der Patient unter etwas komplexeren Bedingungen schnell den Überblick verlor und dann auch Routinetätigkeiten nicht mehr zuverlässig ausführen und in komplexere Handlungszusammenhänge integrieren konnte. Da sich das Frontalhirn-Syndrom bei Carsten T. in einer Plus-Symptomatik mit überschießender Aktivität zeigte, kam es in sozialen Situationen zudem gehäuft zu Konflikten durch übereilte und manchmal übertriebene Reaktionen, die von den Vorgesetzten und Arbeitskollegen als Aggressivität wahrgenommen wurden und die für Patienten mit einem Frontalhirn-Syndrom typische soziale Isolation verstärkte. Hinweise auf Persönlichkeitsveränderungen und Planungsdefizite im Sinne eines Frontalhirn-Syndroms zeigten sich bei Carsten T. schon bald nach der Entlassung aus der stationären Rehabilitationsmaßnahme. Hierfür sprechen die Beobachtungen der damaligen Freundin und der Mutter des Patienten, daß Carsten T. sich grundlegend verändert hatte. Ebenso charakteristisch sind die schnellen Wechsel in der Auswahl der Berufs-perspektive von einer zunächst handwerklichen zu einer kaufmännischen Berufsausbildung sowie die langen Latenzzeiten zwischen den Bewerbungssversuchen. Auch das schnelle Scheitern des ersten Ausbildungsversuches nach den ersten Schwierigkeiten zeigt eine für Patienten mit einem Frontalhirn-Syndrom geradezu typische Verhaltensweise an (vgl. hierzu die Fallbeschreibung bei Haus-Herrmann & Heubrock, 1996).

Verhaltensanalyse

Die Verhaltensanalyse wurde anhand des bei Heubrock und Petermann (1997a) ausführlich dargestellten Schemas durchgeführt, das die charakteristischen Problembereiche des Frontalhirn-Syndroms in ihren verschiedenen Ausprägungen erfaßt. Hierzu wurden in den ersten beiden Therapiesitzungen standardisierte Situationen konstruiert, in denen Carsten T.s Verhalten mit der Videokamera aufgezeichnet und anhand des Analyseschemas beurteilt wurden. Die vorgegebenen Verhaltensstichproben erfaßten

- eine *Gesprächssituation* mit zwei Gesprächspartnern über ein vorgegebenes Thema,
- eine *kognitive Problemlöseaufgabe* sowie
- eine *Kontaktanbahnungssituation*.

In der *Kontaktanbahnungssituation* zeigten sich folgende Besonderheiten: Carsten T. betrat den Raum, ohne zuvor anzuklopfen. Er legte seine Lederjacke ab und begrüßte erst dann die beiden anwesenden Therapeuten. Danach nahm Carsten T. sofort auf einem der freien Stühle Platz, ohne Hinweise für den Fortgang der Sitzung abzuwarten, und er begann sofort, sich über den dichten Verkehr bei der Hinfahrt aufzuregen. Er schien überhaupt nicht zu bemerken, daß seine beiden Gesprächspartner nicht auf das Thema eingingen und setzte seinen Monolog mehrere Minuten lang fort, wobei er das Thema ausweitete. Auf dem Tisch waren ein Bleistift, ein leeres Blatt Papier sowie ein Glas mit Wasser plaziert, die als Stimuli für ein mögliches „Verwendungsverhalten" vorbereitet waren, bei dem der Patient auch in unpassenden Situationen in seinem Blickfeld befindliche Gegenstände spontan benutzt. Carsten T. zeigte dieses für Patienten mit einem Frontalhirn-Syndrom typische Verhalten bereits in den ersten Minuten der Kontaktanbahnungssituation, indem er den Stift aufnahm und während des Monologes auf dem Blatt zeichnete und indem er kurze Zeit später aus dem Wasserglas trank. Diese standardisierte Verhaltensstichprobe wurde nach 15 Minuten abgebrochen.

In der *Gesprächssituation* wurde Carsten T. das Thema „Betriebsklima am Arbeitsplatz" vorgegeben, über das er sich mit den beiden Therapeuten 15 Minuten lang unterhalten sollte. Auffällig war hier, daß der Patient ohne Vorbereitungszeit über Begebenheiten desselben Tages berichtete. Bei Versuchen der beiden Therapeuten, sich an dem Gespräch zu beteiligen, beachtete er nur die Äußerungen des männlichen Therapeuten, während er die Beiträge der Therapeutin vollkommen ignorierte. Weiterhin fiel auf, daß es Carsten T. schwerfiel, den „roten Faden" des Gesprächs beizubehalten. Beiträge eines der beiden Therapeuten, die vom eigentlichen Thema ablenken sollten, wurden sofort aufgegriffen.

Die *kognitive Problemlöseaufgabe* bestand aus einer Planungsaufgabe (siehe Kasten 55), für die Carsten T. ebenfalls 15 Minuten Zeit hatte. Um Ablenkungen und Nachfragen zu vermeiden, verließen die Therapeuten in dieser Zeit den Raum. Die Videoaufzeichnung dieser Lösungssequenz zeigt, daß Carsten T. sich zunächst sehr zielstrebig an die Arbeit begibt, die Aufgabe einmal sehr schnell durchliest und sodann mit der Zuordnung der Termine beginnt. Bei auftretenden Schwierigkeiten oder Terminkollisionen flucht Carsten T. halblaut vor sich hin. Nach mehreren Versuchen beginnt er, sich auf dem Arbeitsblatt Notizen zu machen und die zugeordneten Termine abzustreichen. Carsten T. beendet die Aufgabe nach etwa 10 Minuten und sieht sich dann die restliche Zeit gelangweilt im Raum um.

Bezogen auf das Schema zur Verhaltensbeobachtung beim Frontalhirn-Syndrom ergibt die Verhaltensanalyse dieser drei standardisierten Verhaltensstichproben, daß die gravierendsten Probleme in den Bereichen
– Zielgerichtetheit einer Handlung und
– Planung
angesiedelt sind (siehe Kasten 56).

Kasten 55:
Planungsaufgabe der Verhaltensanalysesequenz.

Termine eines Geschäftsmannes

Willi Wunder ist in jungen Jahren nach Amerika ausgewandert, wo er reich und wohlhabend geworden ist. Um ein wichtiges Geschäft abzuschließen, muß er in seine Heimatstadt München fliegen. Er will diese Gelegenheit nutzen, um einige Tage länger zu bleiben und einige seiner Verwandten und früheren Schulfreunde zu besuchen.
Sein Flugzeug landet am späten Montagvormittag, der Rückflug startet am Freitag um 19.00 Uhr. Herr Wunder will sich für alle Besuche und Termine entweder einen ganzen Vormittag, einen ganzen Nachmittag oder den ganzen Abend reservieren.
Herr Wunder möchte außer dem Geschäftstermin, der am Dienstagnachmittag stattfindet, noch folgende Leute treffen oder besuchen:

- seine Mutter,
- seine Oma im Altersheim,
- seine Cousine Berta, die nur am Montagnachmittag Zeit hat,
- seinen Neffen Fritz, der noch zur Schule geht und daher vormittags und abends nicht kann,
- Tante Frieda, die sehr aktiv ist und deren einziger freier Termin am Freitagnachmittag ist.
- Mit seiner Jugendliebe Anna will er fein ausgehen. Anna ist Montag, Mittwoch und Donnerstag bereits verabredet.
- Onkel Xaver arbeitet bei der Post und hat in dieser Woche Spätdienst.
- Mit seinem alten Freund Franzl will er sich abends in ihrem früheren Stammlokal, dem „Fischerwirt" treffen. Der „Fischerwirt" hat montags geschlossen.

Daneben möchte Herr Wunder alleine

- ins Theater gehen und sich am Mittwochabend eine Premiere in den Kammerspielen ansehen,
- ausgiebig durch das Deutsche Museum streifen, und schließlich
- möchte er sich das neue Programm der Münchener Lach- und Schießgesellschaft" ansehen. Das läuft die ganze Woche über um 20.00 Uhr.

Stellen Sie eine Terminplanung für Herrn Wunder auf!

	Montag	Dienstag	Mittwoch	Donnerstag	Freitag
Vormittag					
Nachmittag					
Abend					

Die *Ablenkbarkeit durch Außenreize* zeigt sich insbesondere in Carsten T.s Unfähigkeit, das vorgegebene Gesprächsthema auch dann im Auge zu behalten, wenn andere Gesprächsteilnehmer davon ablenken sowie auch im Verwendungsverhalten.

Planungsprobleme zeigen sich vor allem in einem *vorzeitigen Reagieren* sowohl in der Kontaktanbahnungssituation, in der Carsten T. von Beginn an das

Kasten 56:
Ergebnisse der Verhaltensanalyse zu Beginn des Verhaltensmodifikationsprogramms.

Problembereich	Verhalten	Rating der Häufigkeiten				
		immer	häufig	manchmal	selten	nie
1. Zielgerichtetheit einer Handlung	Handlungsabbrüche			X		
	stereotype Wiederholungen					X
	Ablenkbarkeit durch Außenreize		X			
2. Planung	vorzeitiges Reagieren		X			
	„Überspringen“ von Aufgabenteilen				X	
	„Hin- und Herspringen“ zwischen Aufgaben			X		
	„Hängenbleiben“ an Teilaspekten				X	
3. Veränderbarkeit von Plänen	Fortsetzen der Handlung bei absehbarem Scheitern					X
4. Rückkopplung von Planen und Handeln	Nicht-Erkennen unwahrscheinlicher Lösungen					X
	Reale Handlung stimmt nicht mit Zielhandlung überein					X
5. Wissen des Handelnden	Gelerntes wird nicht genutzt				X	
	Transferleistungen sind nicht möglich					X
	kein Belohnungsaufschub möglich					X

Gespräch dominierte, als auch bei der Bearbeitung der kognitiven Problemlöseaufgabe, bei der der Patient die vorgelegte Aufgabe lediglich kurz ansah und dann sofort mit der Bearbeitung begann.

Verhaltensmodifikation

Alle bisher erfolgreichen Ansätze zur Verhaltensmodifikation beim Frontalhirn-Syndrom verfolgen das Ziel, die Selbstregulation der betroffenen Patienten zu steigern (Cicerone & Wood, 1987; Sohlberg & Mateer, 1989; vgl. die Übersichten bei Heubrock & Petermann, 1997a, 1997b). Im Falle des Patienten Carsten T. bedeutete dies, ihn in die Lage zu versetzen, alltägliche Handlungen und komplexere Tätigkeiten sowohl in sozialen wie in beruflichen Situationen gut zu planen und sie zielgerichtet zu Ende zu führen. Hierzu wurde für Carsten T. ein Verhaltensmodifikationsprogramm entwickelt, das insgesamt 21 Therapieeinheiten umfaßte und sich bei einer Therapiefrequenz von einer Therapiesitzung pro Woche über einen Zeitraum von fünf Monaten erstreckte (siehe Tab. 70). Das Programm wurde von zwei Therapeuten durchgeführt, um Therapieaufgaben und systematische Verhaltensbeobachtungen getrennt vornehmen zu können und um günstige soziale Verhaltensweisen in Rollenspielen trainieren zu können. Alle Therapieeinheiten wurden mit der Videokamera aufgenommen.

Im Anschluß an die Exploration der Krankengeschichte und der gegenwärtigen psychosozialen Situation (Sitzung 1) sowie an die Verhaltensanalyse (Sitzungen 2 und 3) wurden die Ergebnisse und Beobachtungen aus den Verhaltensstichproben mit Carsten T. besprochen (Sitzung 4). Zur Verdeut-

Tabelle 70:
Schema der ambulanten neuropsychologischen Therapie des Patienten Carsten T.

Sitzung	Therapieinhalt	Methoden
1	Neuropsychologische Exploration	halbstandardisierte Fragen zur Krankengeschichte und zur psychosozialen Situation
2	Verhaltensanalyse 1	standardisierte Verhaltensstichproben (Kontaktanbahnung)
3	Verhaltensanalyse 2	standardisierte Verhaltensstichproben (Gesprächssituation und kognitive Problemlöseaufgabe)
4	Besprechung des Verhaltensmodifikationsprogrammes	Rückmeldungen über die Ergebnisse der Verhaltensanalyse, Erläuterung des Frontalhirn-Syndroms und seiner Folgen

Fortsetzung nächste Seite

Sitzung	Therapieinhalt	Methoden
5	Problematische Alltagssituationen; kognitives Problemlösetraining	Erstellen einer Liste problematischer Alltagssituationen und Ordnen der Problemfelder nach Dringlichkeit; Denksport-, Merkfähigkeits- und Planungsaufgaben
6	Problematische Alltagssituationen, kognitives Problemlösetraining	Hausaufgabenbesprechung, Rollenspiele, Merkfähigkeits- und Planungsaufgaben, Diskussionsrunde zum Thema „Auto"
7	Problematische Alltagssituationen, kognitives Problemlösetraining	Hausaufgabenbesprechung, Diskussionsrunde zum Thema „Fernsehen"
8	Konflikte am Arbeitsplatz	Rollenspiele und Beobachtungsaufgaben
9	Kontaktaufnahme und Kommunikation in der Freizeit	Rollenspiele und Beobachtungsaufgaben
10	Festigung und Transfer	Anwendung der bisher erarbeiteten Regeln auf eine unvorbereitete Situation im Rollenspiel
11	Rechtzeitiges Beachten sozialer Signale	Rollenspiele zum Thema „Mann / Frau"
12	Konflikte in der Familie	Besprechung typischer Konfliktsituationen, Erarbeiten von Lösungsalternativen und ihre Erprobung in kurzen Rollenspielen, Hausaufgabe
13	Konflikte in der Familie	Üben von Konfliktgesprächen
14	Konflikte mit der Freundin	Besprechen typischer Konfliktsituationen, Transfer bisheriger Lösungen auf diesen Konflikt
15	Überblick über die finanzielle Situation	Erstellen von Einnahmen- und Ausgabenlisten, Beurteilung fester und variabler Kosten, Planung und Hausaufgabe
16	Überblick über die finanzielle Situation	Besprechung der Hausaufgabe, Sanierung der Schulden, Veränderung des Konsumverhaltens
17	Zukunftsplanung	eigenständige Planung der nächsten drei Therapiesitzungen, Grob- und Feinplanung, Üben von Selbstkontrolle
18	Zukunftsplanung	Tages- und Wochenpläne, Üben von Selbstkontrolle, Hausaufgabe
19	Zukunftsplanung	Besprechung der Hausaufgabe, Notmaßnahmen in Krisensituationen
20	Abschlußuntersuchung (Verhaltensanalsyse)	standardisierte Verhaltensstichproben (Kontaktanbahnung, Gesprächssituation, kognitive Problemlöseaufgabe)
21	Abschlußbesprechung	Resümee

lichung wurden dem Patienten dabei Ausschnitte aus den Videoaufzeichnungen eingeblendet. Die Ergebnisse der Verhaltensanalyse und seine posttraumatische Entwicklung wurden Carsten T. als Folgen des seinerzeit erlittenen Schädel-Hirn-Traumas erklärt, wobei auch die Bedeutung des Frontalhirns als „Multimedia-Zentrum" des Planens und Handelns und die Auswirkungen eines Frontalhirn-Syndroms ausführlich erläutert wurden. Anschließend wurden Inhalte, Ziele und Methoden des geplanten Verhaltensmodifikationsprogramms mit Carsten T. besprochen. Als Hausaufgabe bekam der Patient den Auftrag, zu beobachten und aufzuschreiben, in welchen Situationen es zu erhöhter Ablenkbarkeit durch Stör- und Außenreize und zu vorzeitigem Reagieren kam.

In der nächsten Therapiesitzung (Sitzung 5) wurde eine Liste problematischer Alltagssituationen erstellt. Die von Carsten T. in der Zwischenzeit beobachteten Problemsituationen bezogen sich auf Streß und Zeitdruck in der Ausbildung, unter denen es immer wieder zu Fehlern bei Routinetätigkeiten gekommen war. Zum Einüben eines planvollen und strukturierten Vorgehens und zur Entwicklung einer stabilen Problemlöseroutine wurden mit Carsten T. verschiedene Denksport-, Merkfähigkeits- und Planungsaufgaben durchgeführt und durch ein Strategietraining begleitet (vgl. Heubrock & Petermann, 1997c). Zur Erprobung der Wirksamkeit externer Strukturierungshilfen wurde Carsten T. gebeten, für die oft vergessene, ständig wiederkehrende Routineaufgabe, nämlich zu einer festgelegten Zeit täglich die Post abzuholen, einen Merkzettel an seinem PC am Arbeitsplatz zu befestigen.

In der darauffolgenden Therapieeinheit (Sitzung 6) berichtete Carsten T., daß ihm die Erinnerungshilfe tatsächlich geholfen hatte. Daraufhin wurden weitere externe Organisationshilfen gesammelt und besprochen. Da Carsten T.s impulsives Verhalten gegenüber Vorgesetzten zu den besonders häufig auftretenden Problemen gehörte, wurde eine typische Konfliktsituation im Rollenspiel nachgestellt und mit verschiedenen Verhaltensvarianten durchgespielt. Der Patient bekam den Auftrag, die günstigste Verhaltensvariante, bei der er Kritik ruhig annehmen und dem Vorgesetzten ohne sofortige Unterbrechung zuhören sollte, in der kommenden Woche auszuprobieren. Daraufhin wurde das kognitive Strategietraining mit weiteren Problemlöseaufgaben fortgesetzt. Abschließend wurde eine Diskussionsrunde zum Thema „Mein Lieblings-Auto" durchgeführt, bei der Carsten T. sein Diskussionverhalten gezielt beobachten und anschließend beschreiben sollte.

Die nächste Therapieeinheit (Sitzung 7) begann mit einer Besprechung der Hausaufgabe zum Verhalten gegenüber Vorgesetzten. Carsten T. berichtete, daß es ihm bereits wesentlich besser gelungen war, Kritik anzunehmen, weil er sich an das Rollenspiel und deren Fazit erinnert hatte. Daher wurde diese Hausaufgabe auch für die kommende Woche erneuert. Anschließend wurde eine weitere Diskussionsrunde zum Thema „Fernsehprogramme“ durchgeführt. Zwischendurch wurde Carsten T. durch einen der beiden Therapeuten immer wieder vom Thema abgelenkt, was fast ausnahmslos gelang. Die Videoaufzeichnung der Diskussionsrunde wurde gemeinsam besprochen, wobei kritische Situationen identifiziert und Lösungsmöglichkeiten ausprobiert wurden.

In der darauffolgenden Therapieeinheit (Sitzung 8) wurden die zuvor (in Sitzung 5) aufgelisteten zahlreichen Konflikte am Arbeitsplatz wieder aufgegriffen. Bereits erprobte und bewährte Strategien, beispielsweise zunächst ruhig zuzuhören und Kritik anzunehmen, wurden auf verschiedene andere Konfliktsituationen übertragen und in Rollenspielen weiter trainiert. Dabei achteten die Therapeuten darauf, durch ihr eigenes Verhalten jeden Ansatz des angestrebten nicht-impulsiven Verhaltens des Patienten durch ein erfolgreiches Ende des Rollenspiels zu verstärken.

Da es auch in der Freizeit durch das impulsive Verhalten des Patienten immer wieder zu Konflikten gekommen war, wurden in der folgenden Woche (Sitzung 9) weitere Regeln der Kontaktaufnahme und der Kommunikation in Rollenspielen trainiert. Als konfliktträchtige Standardsituationen erwiesen sich vor allem die Kontaktaufnahme in der Diskothek und verbal-aggressive Ausbrüche bei Zurückweisungen und Kritik.

Um Carsten T.s Flexibilität in der Anwendung der bisher trainierten Problemlöse- und Handlungsstrategien zu erproben, wurde der Patient in der darauffolgenden Therapieeinheit (Sitzung 10) ohne weitere Vorbereitung mit verschiedenen Situations-Skripten konfrontiert, die er im Rollenspiel zu bewältigen hatte. Hierbei zeigte sich, daß Carsten T. die wichtigsten Kommunikationsregeln und erlernten Verhaltensweisen recht souverän anwenden konnte.

Zu den besonders problematischen Alltagssituationen für Carsten T. gehörte die Kommunikation mit Frauen, was sich sowohl in der Ausbildungsstelle als auch in der Freizeit immer wieder gezeigt hatte. Das impulsive Verhalten des Patienten hatte hier häufig zu Mißverständnissen und Konflikten geführt, da vergleichsweise unscheinbare soziale Signale seiner Gesprächspartnerinnen von ihm nicht beachtet wurden. In Sitzung 11 wurde daher durch Beobachtungsaufgaben und Rollenspiele trainiert, verbale und non-verbale Anzeichen in Gesprächen zu beachten und das eigene Verhalten daran zu orientieren.

Das vor allem unter Zeitdruck und Streß noch immer etwas übereilte Reagieren des Patienten führte auch in der alltäglichen Kommunikation mit seiner Mutter, mit der er zusammenlebte, häufig zu Konflikten. In der zwölften Sitzung wurden daher typische Konfliktsituationen gemeinsam analysiert und alternative Handlungsstrategien besprochen und in kurzen Rollenspielen trainiert. Carsten T. bekam die Hausaufgabe, das abgesprochene Verhalten in typischen Situationen, etwa dem gemeinsamen Abendessen, zu erproben.

In der darauffolgenden Therapieeinheit (Sitzung 13) wurde ein weiterer Konflikt innerhalb der Familie bearbeitet. Durch sein oft impulsives Konsumverhalten war es bei Carsten T. zu Schulden im Umfang von DM 2 000 gekommen, die er spontan dadurch zu kompensieren versuchte, daß er seiner Mutter das verabredete Haushaltsgeld nicht oder nicht pünktlich zahlte. Auf Nachfragen seiner Mutter reagierte der Patient dann meist aggressiv, so daß dieser Konflikt über lange Zeit ungelöst blieb. Hier wurde mit Carsten T. das Führen eines ruhigen und sachbezogenen Gespräches über die finanzielle Situation in Rollenspielen trainiert.

In der nächsten Therapieeinheit (Sitzung 14) wurde dieser Konflikt wieder aufgegriffen und auf ähnliche Schwierigkeiten mit Carsten T.s neuer Freundin übertragen. Durch die finanziellen Engpässe des Patienten einerseits und den Wunsch, seine Freundin durch Einladungen zu beeindrucken, kam es auch hier oft zu peinlichen Situationen. So lud der Patient seine Freundin bisweilen ein, ohne die Rechnung vollständig bezahlen zu können, was wiederum bei seiner Partnerin, die dann einspringen mußte, zur Verärgerung führte. Als Lösung wurde mit Carsten T. erarbeitet, seine Freundin über seine gegenwärtige finanzielle Situation zu informieren und ihr zu erklären, daß er größere Geschenke und Einladungen momentan nicht realisieren könne.

Carsten T.s Konsumverhalten und seine Sorglosigkeit in der Beachtung seiner finanziellen Lage war ein großes Problem, das in der nächsten Therapieeinheit (Sitzung 15) systematisch bearbeitet wurde. Der Patient neigte dazu, sich Konsumwünsche, zumeist Musik-CDs, PC-Zubehör und modische Kleidung auch dann zu erfüllen, wenn er dafür an einem Tag den gesamten frei verfügbaren Monatsbetrag ausgab. Hier zeigte sich eine für Patienten mit einem Frontalhirn-Syndrom typische Verhaltensweise, die sich als Folge mangelnder Planungs- und Antizipationsfähigkeit („Leben im Augenblick") und als Folge defizitärer Hemmung spontaner Handlungsimpulse beschreiben läßt. Zur Vorbereitung der Verhaltensänderung wurde mit Carsten T. ein Ist-/Soll-Vergleich der monatlichen Einkünfte und Ausgaben vorgenommen (siehe Tab. 71).

Die Übersicht zeigte, daß Carsten T. rechnerisch monatlich lediglich einen Betrag von DM 3,70 zur Verfügung hatte. Seine Konsumwünsche und zuvor auch die Geschenke und Einladungen für die Freundin finanzierte der Patient,

Tabelle 71:
Übersicht über die finanzielle monatliche Situation des Patienten Carsten T.

Zweck	Einkommen	Ausgaben
Ausbildungs-Entgelt	750,00	
Kostgeld an die Mutter		100,00
Sparvertrag (Dauerauftrag)		100,00
Telefonkosten		80,00
Unfallversicherung		15,30
Haftpflichtversicherung		35,00
KFZ-Versicherung		115,00
Zeitung		10,00
Benzingeld		250,00
KFZ-Steuern		41,00
Summen	750,00	746,30

indem er auf sein Sparbuch zurückgriff und sein Girokonto überzog. Allein die gemeinsame Gegenüberstellung von Einnahmen und Ausgaben schuf als externes Hilfsmittel eine hinreichende Motivation, über notwendige Verhaltensänderungen und Lösungsmöglichkeiten nachzudenken. Hierzu bekam Carsten T. die Hausaufgabe, in der folgenden Woche jede Ausgabe in ein Oktavheft einzutragen.

Diese Hausaufgabe wurde zu Beginn der nächsten Therapieeinheit (Sitzung 16) kontrolliert und eingehend besprochen. Hier zeigten sich bereits die positiven Therapieeffekte auf Carsten T.s interne Handlungskontrolle, da er alle Ausgaben zuverlässig in das Oktavheft eingetragen und täglich addiert hatte.

Daran anknüpfend wurden Lösungen zur Sanierung der Schulden besprochen, so etwa die Kündigung überflüssiger Daueraufträge oder eine Reduktion der Benzinkosten. Diese wurden in konkretes Verhaltens operationalisiert und als Hausaufgabe für die folgende Woche formuliert.

Angesichts der absehbaren Beendigung des Verhaltensmodifikationsprogramms bekam Carsten T. in der 17. Sitzung die Aufgabe, die letzten drei Therapieeinheiten vorzuplanen, Themen festzulegen und die Einhaltung des

Programmes eigenständig zu überwachen und zu kontrollieren. Darüber hinaus wurden die Erfolge in Carsten T.s Bemühen, seine monatliche Ausgaben zu reduzieren, weiterbearbeitet. Da gegenüber dem Vater ein Unterhaltsanspruch bestand, den der Patient jedoch nicht durchsetzte, wurde ein Gespräch über dieses Anliegen mit dem Vater vorbereitet und in Rollenspielen trainiert.

In der folgenden Therapieeinheit (Sitzung 18), die Carsten T. verabredungsgemäß vorstrukturiert hatte, wurden Hilfen besprochen, die es dem Patienten ermöglichen sollten, abends auch dann für Klassenarbeiten der Berufsschule zu lernen, wenn er hierzu keine Lust hatte oder seine Freundin mit ihm ausgehen wollte. Auch hierzu wurden ihm externe Strukturierungshilfen in Form von Tages- und Wochenplänen vorgeschlagen und gemeinsam erarbeitet. Carsten T. bekam die Hausaufgabe, den in der Therapiestunde festgelegten Tagesplan in der kommenden Woche strikt einzuhalten.

Die Besprechung der Hausaufgabe in der darauf folgenden Therapieeinheit (Sitzung 19) ergab, daß Carsten T. sich mit geringfügigen Abweichungen an die Vorgaben des Wochenplanes gehalten hatte. Die Abweichungen wurden intensiver besprochen. Mögliche Krisen und Konfliktsituationen der kommenden Wochen und Monate wurden vorbesprochen und Notmaßnahmen beraten. Bemerkenswert war, daß Carsten T. hierzu viele eigene und realistische Vorschläge machte und sich die möglichen Bewältigungsstrategien systematisch aufschrieb.

In der nächsten Therapieeinheit (Sitzung 20) wurden zur Verlaufskontrolle erneut die aus der Verhaltensanalyse bekannten Verhaltensstichproben vorgegeben, mit der Videokamera aufgezeichnet und anschließend mit Hilfe des Analyseschemas eingeschätzt (siehe Kasten 57).

Hierbei zeigten sich deutlich die Erfolge des durchgeführten Verhaltensmodifikationsprogramms. In der *Kontaktanbahnungssituation* zeigte Carsten T. ein vollkommen angemessenes Sozialverhalten und auch Verwendungsverhalten in bezug auf die zuvor vorbereiteten Stimuli fand sich nicht mehr. In der *kognitiven Problemlöseaufgabe* gelang es dem Patienten, die Planungsaufgabe ruhig durchzulesen und systematisch zu bearbeiten. Auch die *Gesprächssituation* wurde von Carsten T. unter Beachtung der intensiv trainierten Kommunikations- und Verhaltensregeln bewältigt. Versuche eines Therapeuten, ihn durch Provokationen zu impulsivem Reagieren zu veranlassen, wurden von Carsten T. sofort erkannt und souverän übergangen.

In der letzten Therapieeinheit (Sitzung 21) wurden die Ergebnisse der erneuten Verhaltensanalyse und die von den Therapeuten beobachteten Verhaltensveränderungen mit Carsten T. besprochen. Der Patient betonte, wie hilfreich

Kasten 57:
Ergebnisse der Verhaltensanalyse nach Abschluß des Verhaltensmodifikationsprogramms.

Problembereich	Verhalten	Rating der Häufigkeiten				
		immer	häufig	manchmal	selten	nie
1. Zielgerichtetheit einer Handlung	Handlungsabbrüche	☐	☐	☐	☐	☒
	stereotype Wiederholungen	☐	☐	☐	☐	☒
	Ablenkbarkeit durch Außenreize	☐	☐	☐	☒	☐
2. Planung	vorzeitiges Reagieren	☐	☐	☐	☐	☒
	„Überspringen" von Aufgabenteilen	☐	☐	☐	☐	☒
	„Hin- und Herspringen" zwischen Aufgaben	☐	☐	☐	☐	☒
	„Hängenbleiben" an Teilaspekten	☐	☐	☐	☒	☐
3. Veränderbarkeit von Plänen	Fortsetzen der Handlung bei absehbarem Scheitern	☐	☐	☐	☐	☒
4. Rückkopplung von Planen und Handeln	Nicht-Erkennen unwahrscheinlicher Lösungen	☐	☐	☐	☐	☒
	Reale Handlung stimmt nicht mit Zielhandlung überein	☐	☐	☐	☐	☒
5. Wissen des Handelnden	Gelerntes wird nicht genutzt	☐	☐	☐	☐	☒
	Transferleistungen sind nicht möglich	☐	☐	☐	☐	☒
	kein Belohnungsaufschub möglich	☐	☐	☐	☐	☒

gerade die externen Strukturierungshilfen und das intensive Üben kritischer Situationen für seine Lebensgestaltung gewesen seien. Er berichtete, daß auch seine Freundin und Kollegen im Ausbildungsbetrieb positiv auf die Verhaltensveränderungen reagiert hätten. Abschließend wurde eine erneute Verlaufsuntersuchung in sechs Monaten vereinbart.

Hinweis

Die zumeist ausgeprägten Verhaltensstörungen von Kindern und Jugendlichen mit einem Frontalhirn-Syndrom können durch verhaltenstherapeutische Strategien alltagsnah und wirksam modifiziert werden. Anders als bei nicht-hirngeschädigten Patienten spielen hier externe Strukturierungshilfen vermutlich ein größere Rolle. Dies ergibt sich aus dem charakteristischen Problem frontalhirngeschädigter Patienten, unter komplexeren und unübersichtlichen Bedingungen zu einer hinreichenden internen Selbstregulation nicht mehr in der Lage zu sein. Gelingt eine zuverlässige Strukturierung des Alltags der Patienten nicht rechtzeitig, so kann es zu weitreichenden psychosozialen Folgen mit Perspektivlosigkeit, Verschuldung und sozialer Isolation kommen. Charakteristisch für Kinder und Jugendliche mit einem Frontalhirn-Syndrom ist, daß die Ergebnisse der psychometrischen Untersuchungen vergleichsweise geringe kognitive Leistungseinbußen dokumentieren, wohingegen die Alltagsprobleme gravierend sind. Dies unterstreicht die Notwendigkeit eingehender Verhaltensanalysen bei Patienten, bei denen der Verdacht auf ein Frontalhirn-Syndrom besteht.

11 Perspektiven

Beginnt man den Blick auf die Entwicklung der Klinischen Kinderneuropsychologie in Deutschland in den nächsten fünf bis zehn Jahren zunächst mit einer „Rückblende", so läßt sich festhalten, daß das „Jahrzehnt des Gehirns" den Neurowissenschaften insgesamt ein geradezu rasantes Entwicklungstempo beschert hat, von dem auch die Klinische Kinderneuropsychologie profitiert hat. Das durch zahlreiche Forschungsprogramme enorm angewachsene Wissen über die neuronalen Grundlagen des menschlichen Verhaltens hat unsere Sicht der gesunden und der gestörten kindlichen Entwicklung verändert. Die vor allem durch methodologische Fortschritte ermöglichten Einblicke in die genetischen, biochemischen und psychophysiologischen Komponenten der neuronalen Entwicklung haben dazu geführt, daß viele Hirnfunktionsstörungen im Kindesalter besser verstanden, schneller diagnostiziert und auch effektiver behandelt werden können. Dies gilt für Lern- und Leistungsstörungen im Schulkindalter wie etwa die Legasthenie und die Dyskalkulie genauso wie für einige neuropsychiatrische Erkrankungen (z. B. das Tourette-Syndrom, das Hyperkinetische Syndrom oder autistische Störungen), so daß hier in Zukunft nicht mehr die Frage, *ob* es sich um eine Hirnfunktionsstörung handelt, sondern die Frage, *welche* Ursachen die Entstehung dieser Störungen begünstigen und *wie* ihre körperlichen, kognitiven, psychischen und sozialen Folgen zu behandeln sind, im Vordergrund stehen wird.

Hier hat die Darstellung der verschiedenen klinischen Syndrome entlang der Entwicklungsachse gezeigt, daß die Klinische Kinderneuropsychologie bereits heute einen wichtigen Beitrag zur *Diagnostik* äußerst subtiler Hirnfunktionsstörungen im Kindes- und Jugendalter leisten kann. Das Spektrum der Möglichkeiten neuropsychologischer Diagnostik reicht mittlerweile von der differentialdiagnostischen Abklärung zunächst unspezifischer Verhaltensstörungen wie dies in der Darstellung der genetischen Syndrome zum Ausdruck gekommen ist, über die Beurteilung der langfristigen kognitiven und affektiven Folgen von Schädel-Hirn-Traumen und anderen neurologischen Erkrankungen (z. B. Neurofibromatose, Hypothyreose oder frühkindliche „benigne" Epilepsien) bis hin zur Beschreibung der neuropsychologischen Folgen von spezifischen Therapieeffekten wie dies für die radioaktive Bestrahlung von Kindern mit einem Hirntumor oder für die Auswirkungen einer antikonvulsiven Medikation schwangerer Mütter auf die embryonale Entwicklung des Kindes gezeigt werden konnte.

Die zukünftigen Entwicklungsperspektiven der bereits jetzt hochentwickelten neuropsychologischen Diagnostik bestehen zum einen darin, ihre häufig erst in Forschungsprogrammen angewandten Möglichkeiten in die *klinische* Regelversorgung hirngeschädigter Kinder einfließen zu lassen und zum anderen, für bislang vernachlässigte neuropsychologische Funktionsbereiche geeignete und kindgerechte diagnostische Verfahren zu entwickeln. Hierzu zählen vor allem die exekutiven Funktionen sowie die raumanalytischen und die räumlich-konstruktiven Funktionen, für die derzeit nur wenige und zum Teil unzureichend validierte und normierte Untersuchungsverfahren zur Verfügung stehen. Eine enorme Entwicklungsarbeit ist ebenfalls im Bereich diagnostischer Verfahren für Kinder im Vorschulalter zu leisten. Für diese Altersgruppe liegen bisher kaum geeignete Untersuchungsverfahren vor, obwohl die Früherkennung von Hirnfunktionsstörungen von besonderer Bedeutung ist. Zudem hat die Diskussion von Konversionsstörungen bei Kindern und Jugendlichen gezeigt, daß die differentialdiagnostische Beurteilung psychogener neurologischer und neuropsychologischer Symptome bis heute zu den großen und im Grunde ungelösten Herausforderungen der psychologischen Diagnostik gehört.

Während der Stellenwert der neuropsychologischen Diagnostik im Kindesalter zunehmend auch in den Nachbardisziplinen, vor allem in der Kinderheilkunde, in der Neuropädiatrie und in der Kinder- und Jugendpsychiatrie, anerkannt wird, bestehen derzeit noch erhebliche Defizite in der Entwicklung, Erprobung und Evaluation neuropsychologischer *Therapieverfahren.* Darstellungen von bewährten Interventionen gehören bisher zu den seltenen Ausnahmen in der Klinischen Kinderneuropsychologie. Angesichts der hohen Prävalenz- und Inzidenzraten von Hirnfunktionsstörungen im Kindes- und Jugendalter und angesichts der Vielzahl neuropsychologischer Symptome und Symptomkombinationen besteht hier der wohl größte Entwicklungsbedarf für die Klinische Kinderneuropsychologie in den nächsten Jahren.

Hiermit verbunden sind auch die Perspektiven, die sich für die Einbindung der Klinischen Kinderneuropsychologie in die Regelversorgung hirngeschädigter Kinder ergeben können. Während Klinische Kinderneuropsychologen innerhalb der stationären und der teilstationären neurologischen Rehabilitation ein eigenständiges Tätigkeitsprofil entwickeln konnten, spielt die *ambulante* neuropsychologische Therapie und Rehabilitation von Kindern und Jugendlichen mit Hirnfunktionsstörungen derzeit noch eine untergeordnete Rolle. Die wenigen veröffentlichten Daten ambulanter kinderneuropsychologischer Stichproben lassen jedoch bereits erkennen, daß in diesem Sektor eine Versorgungslücke besteht. Sofern es gelingt, neben einer kurzen Behandlungsdauer auch die langfristige Effektivität der angewandten Therapieverfahren zu objektivieren, stellt die Entwicklung eines ambulanten kinderneuropsychologischen Versorgungsnetzes in Deutschland sicher eine der größten Herausforderungen der Klinischen Kinderneuropsychologie in der nächsten Dekade dar.

Klinische Kinderneuropsychologen sind auf eine interdisziplinäre Kooperation angewiesen und legen hierauf auch großen Wert. Auch im Hinblick auf eine stärkere Einbindung in die Regelversorgung hirngeschädigter Kinder wird daher in Zukunft die Fort- und Weiterbildung in Klinischer Kinderneuropsychologie zunehmend eine Rolle spielen. Dies gilt sowohl für die Weiterbildung innerhalb der eigenen Disziplin zum zertifizierten Klinischen Neuropsychologen als auch für die Fortbildung von Angehörigen der Nachbardisziplinen. Eine fundiertere Kenntnis über die Möglichkeiten der neuropsychologischen Diagnostik und Therapie wird die Zusammenarbeit mit Kinderärzten, Neuropädiatern, Endokrinologen und Kinder- und Jugendpsychiatern und -psychotherapeuten weiter verstärken und die Einbindung in die klinische Regelversorgung auch in Deutschland wesentlich erleichtern. Wenn das bereits vorhandene Wissen über die neuropsychologischen Folgen der verschiedenen Hirnfunktionsstörungen an benachbarte Berufsgruppen weitergegeben werden kann, lassen sich auch falsche Zuweisungen, umständliche Zugangswege und therapeutische Mißerfolge in Zukunft häufiger vermeiden. Hierzu müssen alle an der Primärversorgung beteiligten Berufsgruppen noch stärker als bisher in die Lage versetzt werden, schnell und zuverlässig zu entscheiden, ob Lern-, Leistungs- und Verhaltensstörungen bei Kindern und Jugendlichen auf eine psychische Störung, unzureichende Förderung oder eine Hirnfunktionsstörung zurückzuführen sind. Hierzu ist neben einer fundierten Fort- und Weiterbildung über Indikationen für eine kinderneuropsychologische Behandlung auch die weitere Entwicklung zuverlässiger differentialdiagnostischer Verfahren von großer Bedeutung. Kürzere Zugangswege zu Klinischen Kinderneuropsychologen würden nicht nur den betroffenen Kindern und Jugendlichen und ihren Angehörigen nützen, sondern aufgrund ihrer Ökonomie auch für das Gesundheitssystem insgesamt von Vorteil sein.

Literatur

Abel, E. L. (1990). *Fetal alcohol syndrome*. New Jersey: Medical Economics.

Abel, E. L. & Hannigan, J. H. (1995). Maternal risk factors in fetal alcohol syndrome: Provocative and permissive influences. *Neurotoxicology and Teratology*, *17*, 445–462.

Abikoff, H. (1985). Efficacy of cognitive training interventions in hyperactive children: A critical review. *Clinical Psychology Review*, *5*, 479–512.

Abikoff, H. (1987). An evaluation of cognitive behavior therapy for hyperactive children. In B. B. Lahey & A. E. Kazdin (Eds.), *Advances in clinical child psychology*, Vol. 10 (171–216). New York: Plenum.

Abikoff, H., Ganeles, D., Reiter, G., Blum, C., Foley, C. & Klein, R. G. (1988). Cognitive training in academically deficient ADDH boys receiving stimulant medication. *Journal of Abnormal Child Psychology*, *16*, 411–432.

Adams, J. (1999). On neurodevelopmental disorders: Perspectives from neurobehavioral teratology. In H. Tager-Flusberg (Ed.), *Neurodevelopmental disorders* (451–468). Cambridge: Massachusetts Institute of Technology Press.

Aicardi, J. (1993). Febrile convulsions. In J. Aicardi (Ed.), *Epilepsy in chidren* (212–232). New York: Raven.

Akefeldt, A., Gillberg, C. & Larsson, C. (1991). Prader-Willi syndrome in a Swedish rural country: epidemiological aspects. *Developmental Medicine and Child Neurology, 33*, 715–721.

Aldenkamp, A. P., Gutter, T. & Beun, A. M. (1992). The effect of seizure activity and paroxysmal electroencephalographic discharges on cognition. *Acta Neurologica, 86*, 111–121.

Aldenkamp, A. P., Overweg-Plandoen, W. C. G. & Diepman, L. A. M. (1999). Factors involved in learning problems and educational delay in children with epilepsy. *Child Neuropsychology, 5*, 130–136.

Alderman, N. & Burgess, P. (1994). A comparison of treatment methods for behaviour disorder following herpes simplex encephalitis. *Neuropsychological Rehabilitation, 4*, 31–48.

Alderman N. & Ward A. (1991). Behavioural treatment of the dysexecutive syndrome: Reduction of repetitive speech using response cost and cognitive overlearning. *Neuropsychological Rehabilitation, 1*, 65–80.

Amari, A., Slifer, K. J., Sevier, R. C., Spezio, J. & Tucker, C. L. (1998). Using differential reinforcement to treat functional hypophonia in a paediatric rehabilitation patient. *Pediatric Rehabilitation*, *2*, 89–94.

Anderson, E. C., Clement, P. W. & Oettinger, L. (1981). Methylphenidate compared with behavioral self-control in attention deficit disorder. *Developmental and Behavioral Pediatrics*, *2*, 137–141.

Anderson, S. W., Routh, D. K. & Ionasescu, V. V. (1988). Serial position memory of boys with Duchenne muscular dystrophy. *Developmental Medicine and Child Neurology, 30*, 328–333.

Anderson, V., Godber, T., Smibert, E. & Ekert, H. (1997). Neurobehavioural sequelae following cranial irradiation and chemotherapy in children: an analysis of risk factors. *Pediatric Rehabilitation, 1*, 63–76.

Angelilli, M. L., Fischer, H. & Delaney-Black, V. (1994). History of in utero cocaine exposure in language-delayed children. *Clinical Pediatrics, 33*, 514–516.

Anger, W. K. (1990). Worksite behavioral research: Results, sensitive methods, test batteries, and the transmission from laboratory data to human health. *Neurotoxicology, 11*, 629–719.

Ansorge, I., Roth, N., Ansorge, S., Wallesch, C.-W. & Herrmann, M. (1998). Aufmerksamkeitsfunktionen und Immunstatus bei Kindern mit ADHD (Attention Deficit Hyperactivity Disorder). *Zeitschrift für Neuropsychologie, 9*, 139–147.

Appleton, R. E., Bushby, K., Gardner-Medwin, D., Welch, J. & Kelly, P. J. (1991). Head circumference and intellectual performance of patients with Duchenne muscular dystrophy. *Developmental Medicine and Child Neurology, 33*, 884–890.

Apter, A., Pauls, D., Bleich, A., Zohar, A. H., Kron, S., Ratzoni, G., Dycian, A., Kotler, M., Weizman, A. & Cohen, D. J. (1992). A population based epidemiological study of Tourette syndrome amongs adolescents in Israel. In T. N. Chase, A. J. Friedhoff & D. J. Cohen (Eds.), *Tourette syndrome: Genetics, neurobiology, and treatment* (61–65). New York: Raven.

Arbuckle, D. D., Harris, R. I. & Goldacre, M. J. (1982). Stroke in people under 55 years of age. *Public Health, 96*, 96–100.

Armony, J. L. & LeDoux, J. E. (1997). How the brain processes emotional information. *Annals of the New York Academy of Sciences, 821*, 259–270.

Azrin, N. H. & Peterson, A. L. (1990). Treatment of Tourette syndrome by habit reversal. *Behavior Therapy, 21*, 305–318.

Bachmann, S. & Kesselring, J. (1998). Multiple sclerosis and infectious childhood diseases. *Neuroepidemiology, 17*, 154–160.

Baddeley, A. D. & Wilson, B. (1988). Frontal amnesia and the dysexecutive syndrome. *Brain and Cognition, 7*, 212–230.

Bäcker, A. (1991). Risikogeborene: Entwicklung und Eltern-Kind-Beziehung. Gefährdung der kindlichen Entwicklung durch perinatale Komplikationen. *Psychosozial, 46*, 14, 8–17.

Bäcker, A., Pauli-Pott, U., Beckmann, D. & Neuhäuser, G. (1992). Unterschiedliche neuromotorische Entwicklungsverläufe nach obstetrischen Komplikationen. *Kindheit und Entwicklung*, 1, 82–84.

Bakker, D. J. (1979). Hemispheric differences and reading strategies: Two dyslexias? *Bulletin of the Orton Society, 29*, 84–100.

Bakker, D. J., Licht, R. & van Strien, J. (1991). Biopsychological validation of L- and P-type dyslexia. In B. P. Rourke (Ed.), *Neuropsychological validation of learning disability subtypes* (124–139). New York: Guilford.

Bale, J. (1993). Viral encephalitis. *Medical Clinics of North America, 77*, 25–42.

Banaschewski, T. & Rothenberger, A. (1997). Verhaltenstherapie bei Tic-Störungen. In F. Petermann (Hrsg.), *Kinderverhaltenstherapie* (204–243). Baltmannsweiler: Schneider.

Banaschewski, T. & Rothenberger, A. (1998). Diagnostische Leitlinien und verhaltenstherapeutische Verfahren bei Tic-Störungen. *Kindheit und Entwicklung, 7*, 99–111.

Barkley, R. A. & Grodzinski, G. M. (1994). Are tests of frontal lobe function useful in the diagnosis of attention deficit disorder? *The Clinical Neuropsychologist, 8*, 121–139.

Baron, I. S., Fennell, E. & Voeller, K. (1995). *Pediatric neuropsychology in the medical setting*. New York: Oxford University Press.

Baron-Cohen, S. (1999). The extreme male-brain theory of autism. In H. Tager-Flusberg (Ed.), *Neurodevelopmental disorders* (401–429). Cambridge: Massachusetts Institute of Technology Press.

Baron-Cohen, S., Campbell, R., Karmiloff-Smith, A., Grant, J. & Walker, J. (1993). *Are children with autism blind to the mentalistic significance of the eyes?* Unpublished manuscript.

Baron-Cohen, S., Cross, P., Crowson, M. & Robertson, M. (1994). Can children with Gilles de la Tourette syndrome edit their intentions? *Psychological Medicine, 24*, 29–40.

Baron-Cohen, S. & Harrison, J. (1999). Synesthesia: A challange for developmental cognitive neuroscience. In H. Tager-Flusberg (Ed.), *Neurodevelopmental disorders* (491–503). Cambridge: Massachusetts Institute of Technology Press.

Batchelor, E. S. & Dean, R. S. (Eds.) (1995). *Pediatric neuropsychology: Interfacing assessment and treatment for rehabilitation*. Boston: Allyn & Bacon.

Batsche, G. & Tunnicliffe, H. (1998). Cystic fibrosis. In L. Phelps (Ed.), *Health-related disorders in children and adolescents* (204–212). Washington, DC: American Psychological Association.

Bauman, M. L. (1999). Autism: Clinical features and neurobiological observations. In H. Tager-Flusberg (Ed.), *Neurodevelopmental disorders* (383–399). Cambridge: Massachusetts Institute of Technology Press.

Baur, S. (1996). *Landau-Kleffner-Syndrom. Sprache – Verhalten – Sprachtherapie*. Berlin: Marhold.

Beaumanoir, A. (1992). The Landau-Kleffner syndrome. In J. Roger, M. Bureau, C. Dravet, F. E. Dreifuss, A. Perret & P. Wolf (Eds.), *Epileptic syndromes in infancy, childhood and adolescence* (2nd ed.; 231–243). London: Libbey.

Becker, M., Warr-Leeper, G. A. & Leeper, H. A. (1990). Fetal alcohol syndrome: A description of oral motor, articulary, short-term memory, grammatical, and semantic abilities. *Journal of Communication Disorders, 23*, 97–123.

Becker, P., Schaller, S. & Schmidtke, A. (1980). *Coulored progressive matrices* (2., verb. Aufl.). Weinheim: Beltz.

Becker, R. (1996). Bericht der Arbeitsgruppe 2. In K.-D. Voß, W. Blumenthal, F. Mehrhoff & M. Schmollinger (Hrsg.), *Aktuelle Entwicklungen in der Rehabilitation am Beispiel neurologischer Behinderungen* (108–109). Ulm: Universitätsverlag.

Beers, S. (1992). Cognitive effects of mild head injury in children and adolescents. *Neuropsychology Review, 3*, 281–320.

Bellugi, U., Mills, D., Jernigan, T. Hickok, G. & Galaburda, A. (1999). Linking cognition, brain structure, and brain function in Williams syndrome. In H. Tager-Flusberg (Ed.), *Neurodevelopmental disorders* (111–136). Cambridge: Massachusetts Institute of Technology Press.

Bellugi, U.; Wang, P. & Jernigan, T. (1994). Williams syndrome: An unusual neuropsychological profile. In S. Broman & T. Grafman (Eds.), *Atypical cognitive deficits in developmental disorders: Implications for brain function* (23–56). Hillsdale: Erlbaum.

Belman, A. L., Lantos, G., Horoupian, D., Novick, B. E., Ultmann, M. H., Dickson, D. W. & Rubinstein, A. (1986a). AIDS: Calcification of the basal ganglia in infants and children. *Neurology, 36*, 1192–1199.

Belman, A. L., Ultmann, M. H., Horoupian, D., Lantos, G., Diamond, G., Dickson, D. & Rubinstein, A. (1986b). CNS involvement in infants and children with AIDS. *Annals of Neurology, 20*, 405–406.

Benson, B. A. & Hunter, B. (1987). Physical handicaps. In C. L. Frame & J. L. Matson (Eds.), *Handbook of assessment in childhood psychopathology: Applied issues in differential diagnosis and treatment evaluation* (532–545). New York: Plenum.

Benz, B. & Ritz, A. (1996). Verlauf neuropsychologischer Störungen nach Schädel-Hirntrauma im Kindesalter. *Kindheit und Entwicklung*, *5*, 201–208.

Berger, H. J., van Spaendonck, K. P., Horstink, M. W. I. M. & Buytenhuijs, E. L. (1993). Cognitive shifting as a predictor of progress in social understanding in high-functioning adolescents with autism: A prospective study. *Journal of Autism and Developmental Disorders*, *23*, 341–359.

Berk, L. E. (1989). *Child development*. Boston: Allyn & Bacon.

Berrouschot, S., Ettrich, C. & Schier, E. (1995). Testpsychologische Untersuchungen zu aggressiven Verhaltensweisen bei epilepsiekranken Kindern. *Kindheit und Entwicklung*, *4*, 88–95.

Beuren, A., Apitz, J. & Harmjanz, D. (1962). Supravalvular aortic stenosis in association with mental retardation. and a certain facial appearance. *Circulation*, *26*, 1235–1240.

Bigler, E. D. (1995). Brain morphology and intelligence. *Developmental Neuropsychology*, *11*, 377–403.

Bigler, E. D., Porter, S. S. & Lowry, C. M. (1997). Neuroimaging: Interface with clinical neuropsychology. In M. E. Maruish & J. A. Moses (Eds.), *Clinical neuropsychology. Theoretical foundations for practitioners* (163–218). Mahwah: Erlbaum.

Bigler, E. R. (1989). On the neuropsychology of suicide. *Journal of Learning Disabilities*, *22*, 180–185.

Bihrle, A., Bellugi, U., Delis, D. & Marks, S. (1989). Seeing either the forest or the trees: Dissociation in visuospatial processing. *Brain and Cognition*, *11*, 37–49.

Billard, C., Gillet, P., Signoret, J. L., Uicaut, E., Bertrand, P., Fardeau, M., Carthez-Carpentier, M. A. & Santini, J. J. (1992). Cognitive functions in Duchenne muscular dystrophy: A reappraisal and comparison with spinal muscular atrophy. *Neuromuscular Disorders*, *2*, 371–378.

Billings, D. C. & Wasik, B. H. (1985). Self-instructional training with preschoolers: An attempt to replicate. *Journal of Applied Behaviour Analysis*, *18*, 61–67.

Bingol, N., Fuchs, M., Diaz, V., Stone, R. K. & Grimisch, D. S. (1987). Teratogenicity of cocaine in humans. *Journal of Pediatrics*, *10*, 93–96.

Birbaumer, N. & Schmidt, R. F. (1996). *Biologische* Psychologie (3., überarb. Aufl.). Berlin: Springer.

Black, K. & Hynd, G. W. (1995). Epilepsy in the school aged child: Cognitive-behavioral characteristics and effects on academic performance. *School Psychology Quarterly*, *10*, 345–358.

Blackman, J. & Nelson, C. (1987). Rapid introduction of oral feedings to tube-fed patients. *Developmental and Behavioral Pediatrics*, *8*, 63–67.

Blakeslee, S. (1990). Crack's toll among babies. *New York Times*, 17. September, 1, 12.

Blennow, G., Cronqvist, S., Hindfelt, B. et al. (1978). On cerebral infarction in childhood and adolescence. *Acta Paediatrica Scandinavica*, *67*, 469–475.

Block, G. W., Nanson, J. L. & Lowry, N. J. (1999). Attention, memory, and language after pediatric ischemic stroke. *Child Neuropsychology*, *5*, 81–91.

Blondis, T. A., Roizen, N. J., Snow, J. H. & Accardo, P. J. (1993). Developmental disabilities: A continuum. *Clinical Pediatrics*, *32*, 492–498.

Bodenburg, S. (1998). Die Behandlung eingeschränkter höherer visueller Funktionen: Raumwahrnehmung, räumlich-konstruktive Leistungen und Objektwahrnehmung. In E. Kasten, G. Schmid & R. Eder (Hrsg.), *Effektive neuropsychologische Behandlungsmethoden* (151–165). Bonn: Deutscher Psychologen Verlag.

Boll, T. J. & Barth, J. T. (1981). Neuropsychology of brain damage in children. In S. B. Filskov & T. J. Boll (Eds.), *Handbook of clinical neuropsychology* (418–452). New York: Wiley.

Borden, K. A., Brown, R. T., Wynne, M. E. & Schleser, R. (1987). Piagetian conservation and response to cognitive therapy in attention deficit disordered children. *Journal of Child Psychology and Psychiatry, 28*, 755–764.

Borelli, S., Engst, R. & Ring, J. (1995). *HIV-Infektion – AIDS. Stand der Epidemiologie, Diagnostik, Verfahrensweise und therapeutischen Möglichkeiten 1995*. München: Dermatologische Klinik und Poliklinik der Technischen Universität München.

Boucher, J. & Lewis, V. (1992). Unfamiliar face recognition in relatively able autistic children. *Journal of Child Psychology and Psychiatry, 33*, 843–859.

Boucher, J. & Warrington, E. K. (1976). Memory deficits in early infantile autism: Some similarities to the amnesic syndrome. *British Journal of Psychology, 67*, 73–87.

Bowers, D. S., Clement, P. W., Fantuzzo, J. W. & Sorensen, D. A. (1985). Effects of teacher-administered and self-administered reinforcers on learning disabled children. *Behavior Therapy, 16*, 357–369.

Boyd, T. A., Ernhart, C. B., Greene, T. H., Sokol, R. J. (1991). Prenatal alcohol exposure and sustained attention in preeschool years. *Neurotoxicology and Teratology, 13*, 49–55.

Brack, U. B. (1997). Verhaltenstherapeutische Förderung entwicklungsgestörter Kinder. In F. Petermann (Hrsg.), *Kinderverhaltenstherapie. Grundlagen und Anwendungen* (311–330). Baltmannsweiler: Schneider.

Brandt, I., Sticker, E. J. & Höcky, M. (1997). *Lebensqualität von Frühgeborenen und Reifgeborenen bis ins Erwachsenenalter. Auseinandersetzung mit biologischen und sozialen Risiken (prä-, peri- und postnatal sowie im Kindesalter).* Baden-Baden: Nomos.

Brandys, C. F. & Rourke, B. P. (1991). Differential memory abilities in reading- and arithmetic-disabled children. In B. P. Rourke (Ed.), *Neuropsychological validation of learning disability subtypes* (73–96). New York: Guilford.

Braverman, M., Fein, D., Lucci, D. & Waterhouse, L. (1989). Affect comprehension in children with pervasive developmental disorders. *Journal of Autism and Developmental Disorders, 19*, 301–316.

Breslau, N. (1995). Psychiatric sequelae of low birth weight. *Epidemiologic Reviews, 17*, 96–106.

Breslau, N., Chilcoat, H., DelDotto, J., Andreski, P. & Brown, G. (1996). Low birth weight and neuro-cognitive status at six years of age. *Biological Psychiatry, 40*, 389–397.

Brickenkamp, R. (1994). *Test d2: Aufmerksamkeits- Belastungs-Test* (8., erw. u. neu gestalt. Aufl.). Göttingen: Hogrefe.

Broderick, J., Talbot, G. T., Prenger, E. et al. (1993). Stroke in children within a major metropolitan area: The surprising importance of intracerebral hemorrhage. *Journal of Child Neurology, 8*, 250–255.

Brodsky, M. & Lombroso, P. J. (1998). Molecular mechanisms of developmental disorders. *Development and Psychopathology, 10*, 1–20.

Brookshire, B. L., Fletcher, J. M., Bohan, T. P., Landry, S. H., Davidson, K. C. & Francis, D. J. (1995). Specific language deficiencies in children with early onset hydrocephalus. *Child Neuropsychology, 1*, 106–117.

Broman, S. H. & Michel, M. E. (Eds.) (1995). *Traumatic head injury in children.* New York: Oxford University Press.

Brooks, D. N. (1991). The head-unjured familiy. *Journal of Clinical and Experimental Neuropsychology, 13,* 155–188.

Brouwers, P., DeCarli, C., Civitello, L., Moss, H., Wolters, P. & Pizzo, P. (1995a). Correlation between CT brain scan abnormalities and neuropsychological function in children with symptomatic HIV disease. *Archives of Neurology, 52*, 39–44.

Brouwers, P., Moss, H., Wolters, P., El-Amin, D., Tassone, E. & Pizzo, P. (1992). Neuro-behavioral typology of school-age children with symptomatic HIV disease [Abstract]. *Journal of Clinical and Experimental Neuropsychology*, *14*, 113.

Brouwers, P. & Poplack, D. (1990). Memory and learning sequelae in long-term survivors of acute lymphoblastic leukemia: Association with attention deficits. *American Journal of Pediatric Hematology/Oncology*, *12*, 174–181.

Brouwers, P., Riccardi, R., Poplack, D. & Fedio, P. (1987). Attentional deficits in long-term survivors of childhood acute lymphoblastic leukemia. *Journal of Clinical Neuropsychology*, *6*, 325–336.

Brouwers, P., van der Vlugt, H., Moss, H., Wolters, P. & Pizzo, P. (1995b). White matter changes on CT brain scan are associated with neurobehavioral dysfunction in children with HIV disease. *Child Neuropsychology*, *1*, 93–105.

Brown, G., Chadwick, O., Shaffer, D., Rutter, M. & Traub, M. (1981). A prospective study of children with head injuries: III. Psychiatric sequelae. *Psychological Medicine*, *11*, 63–78.

Brown, M. B. (1999). The mucopolysaccharidoses. In S. Goldstein & C. R. Reynolds (Eds.), *Handbook of neurodevelopmental and genetic disorders* (317–336). New York: Guilford.

Brown, M. B. & Trivette, P. S. (1998). Mucopolysaccharide disorders (Hurler, Scheie, Hurler-Scheie, Hunter, Morquio, and Sanfilippo syndromes). In L. Phelps (Ed.), *Health-related disorders in children and adolescents* (443–452). Washington, DC: American Psychological Association.

Brown, R. T., Wynne, M. E. & Medenis, R. (1985). Methylphenidate and cognitive therapy: A comparison of treatment approaches with hyperactive boys. *Journal of Abnormal Child Psychology*, *13*, 69–87.

Budka, H. (1991). Neuropathology of human immunodeficiency virus infection. *Brain Pathology*, *1*, 163–175.

Buono, L. A., Morris, M. K., Morris, R. D., Krawiecki, N., Norris, F. H., Foster, M. A. & Copeland, D. R. (1998). Evidence for the syndrome of nonverbal learning disabilities in children with brain tumors. *Child Neuropsychology*, *4*, 144–157.

Burd, L., Kauffman, D. W. & Kerbeshian, J. (1992). Tourette syndrome and learning disabilities. *Journal of Learning Disabilites*, *25*, 598–604.

Burd, L., Kerbeshian, J., Wilkenheiser, M. & Fisher, W. (1986). A prevalence study of Gilles de la Tourette syndrome in North Dakota school-age children. *Journal of the American Academy of Child Psychiatry*, *25*, 552–553.

Burd, L., Vesely, B., Martsolf, J. & Kerbeshian, J. (1990). Prevalence study of Prader-Willi syndrome in North Dakota. *American Journal of Medical Genetics, 37*, 97–99.

Burgess, P. W. & Alderman, N. (1990). Rehabilitation of dyscontrol syndromes following brain injury. A cognitive neuropsychological approach. In R. L. Wood & I. Fussey (Eds.), *Cognitive rehabilitation in perspective* (183–203). London: Taylor & Francis.

Burnett, A. K. & Eden, O. B. (1997). The treatment of acute leukaemia. *Lancet*, *123*, 270–275.

Burns, E. M. & Arnold, L. E. (1990). Biological aspects of stress: Effects on the developing brain. In L. E. Arnold (Ed.), *Childhood stress* (74–107). New York: Wiley.

Buselmaier, W. & Tariverdian, G. (1999). *Humangenetik* (2., völlig neu bearb. Aufl.). Berlin: Springer.

Butler, K. M., Husson, R. N., Balis, F. M., Brouwers, P., Eddy, J., El-Amin, D., Gress, J., Hawkins, M., Jarosinski, P., Moss, H., Poplack, D., Santacroce, S., Venzon, D., Wiener, L., Wolters, P. & Pizzo, P. A. (1991). Dideoxyinosine (ddI) in symptomatic HIV-infected children: A phase I-II study. *New England Journal of Medicine*, *324*, 137–144.

Butler, M. (1990). Prader-Willi syndrome: current understandig of cause and diagnosis. *American Journal of Medical Genetics*, *35*, 319–332.

Caesar, P. (1993). Old and new facts about perinatal brain development. *Journal of Child Psychology and Psychiatry, 34*, 101–109.

Calabrese, P. (2000). Neuropsychologische Defizite bei entzündlichen Erkrankungen des ZNS. In W. Sturm, M. Herrmann & C.-W. Wallesch (Hrsg.), *Lehrbuch der Klinischen Neuropsychologie. Grundlagen, Methoden, Diagnostik, Therapie* (559–570). Lisse: Swets & Zeitlinger.

Caprez, G. (1984). *Neuropsychologische Therapie nach Hirnschädigungen. Grundlage und Praxis des Hirnleistungstrainings für Ergotherapeuten*. Berlin: Springer.

Cardon, L. R., Smith, S. D., Fulker, D. W., Kimberling, W. J., Pennington, B. F. & DeFries, J. C. (1994). Quantitative trait locus for reading disability on chromosome 6. *Science, 266*, 276–279.

Carey, K. T. & Lesen, B. M. (1998). Phenylketonuria. In L. Phelps (Ed.), *Health-related disorders in children and adolescents* (519–523). Washington, DC: American Psychological Association.

Carlsson, G., Uvebrant, P., Hugdahl, K. & Arvidsson, J. (1994). Verbal and non-verbal function of children with right- versus left-hemiplegic cerebral palsy of pre- and perinatal origin. *Developmental Medicine and Child Neurology, 36*, 503–512.

Carney, L. J. & Cermak, G. D. (1991). Performance of American Indian children with fetal alcohol syndrome on the test of language development. *Journal of Communication Disorders, 24*, 123–124.

Carpentieri, S. C. & Mulhern, R. K. (1993). Patterns of memory dysfunction among children surviving temporal lobe tumors. *Archives of Clinical Neuropsychology, 8*, 345–357.

Casey, J. E. & Rourke, B. P. (1991). Construct validation of the nonverbal learning disabilities syndrome and model. In B.P. Rourke (Ed.) *Neuropsychological validation of learning disability subtypes* (271–292). New York: Guilford.

Casey, J. E., Rourke, B. P. & Picard, E. M. (1991). Syndrome of nonverbal learning disabilities: Age differences in neuropsychological, academic, and socioemotional functioning. *Developmental Psychopathology, 3*, 329–345.

Casey, R., Ludwig, S. & McCormick, M. C. (1986). Morbidity following minor head trauma in children. *Pediatrics, 78*, 497–502.

Chadwick, O., Rutter, M., Brown, G., Shaffer, D. & Traub, M. (1981a). A prospective study of children with head injuries. II. Cognitive sequelae. *Psychological Medicine, 11*, 49–61.

Chadwick, O., Rutter, M., Thompson, J. & Shaffer, D. (1981b). Intellectual performance and reading skills after localized head injury in childhood. *Journal of Child Psychology and Psychiatry, 22*, 117–139.

Chadwick, O., Rutter, M., Shaffer, D. & Traub, M. (1981c). A prospective study of children with head injuries. IV. Specific cognitive deficits. *Journal of Clinical Neuropsychology, 3*, 101–120.

Chasnoff, I. J. (1993). Missing pieces of the puzzle. *Neurotoxicology and Teratology, 15*, 287–288.

Chasnoff, I. J. & Griffith, D. (1990). Cocaine-exposed infants: Two year follow-up. *Pediatric Research, 25*, 249A.

Chasnoff, I. J., Griffith, D., MacGregor, S., Dirkes, K. & Burns, K. (1989). Temporal patterns of cocaine use in pregnancy. *Jorunal of the American Medical Association, 261*, 1741–1744.

Chasnoff, I. J., Landress, H. & Barrett, M. (1990). The prevalence of illicit drug or alcohol use during pregnancy and discrepancies in mandatory reporting in Pinellas County, Florida. *New England Journal of Medicine, 322*, 1202–1206.

Chevrie-Muller, C., Le Normand, M.-T., Forgue, M., Arabia, C., Chevrie, J.-J., Salefranque, F., Rigoard, M.-T. & Aicardi, J. (1991). A peculiar case of acquired aphasia with epilepsy in childhood. *Journal of Neurolinguistics, 6*, 415–431.

Chira, S. (1990). Crack babies turn five, and schools brace. *New York Times*, 25. Mai, A1, A11.

Chiron, C., Leboyer, M., Leon, F., Jambaque, I., Nuttin, C. & Syrota, A. (1995). SPECT of the brain in childhood autism: Evidence for a lack of hemispheric asymmetry. *Developmental Medicine and Child Neurology*, *37*, 849–860.

Christie, D., Leiper, A. D., Chessells, J. M. & Vargha-Khadem, F. (1995). Intellectual performance after presymptomatic cranial radiotherapy for leukaemia: effects of age and sex. *Archives of Disease in Childhood*, *73*, 136–140.

Cicchetti, D., Ackerman, B. P. & Izard, C. E. (1995). Emotions and emotion regulation in developmental psychopathology. *Development and Psychopathology*, *7*, 7–10.

Cicchetti, D. & Tucker, D. (1994). Development and self-regulatory structures of the mind. *Development and Psychopathology*, *6*, 533–549.

Cicerone, K. D. & Wood, J. C. (1987). Planning disorder after closed head injury: A case study. *Archives of Physical Medicine and Rehabilitation*, *68*, 111–115.

Ciesielsky, K. T. & Harris, R. J. (1997). Factors related to performance failure on executive tasks in autism. *Child Neuropsychology*, *3*, 1–12.

Civitello, L. A., Brouwers, P. & Pizzo, P. A. (1993). Neurological and neuropsychological manifestations in 120 children with symptomatic Human Immunodeficiency Virus infection [Abstract]. *Annals of Neurology*, *34*, 481.

Claros Salinas, D. & von Cramon, D. (1987). Zur Diagnostik und Syndromklassifikation der Akalkulie. In K. Kohlmeyer (Hrsg.), *Aktuelle Probleme der Neurotraumatologie und klinischen Neuropsychologie* (435–439). Köln: Regensberg & Biermann.

Claros Salinas, D. & Willmes, K. (2000). Störungen der Zahlenverarbeitung. In W. Sturm, M. Herrmann & C.-W. Wallesch (Hrsg.), *Lehrbuch der Klinischen Neuropsychologie. Grundlagen, Methoden, Diagnostik, Therapie* (521–536). Lisse: Swets & Zeitlinger.

Clarren, S. K. & Smith, D. W. (1978). The fetal alcohol syndrome. *New England Journal of Medicine*, *298*, 1063–1067.

Clopper, R., Mazur, R., Ellis, M. A. & Michael, P. (1994). Height and children's stereotypes. In B. Stabler & L. E. Underwood (Eds.), *Growth, stature, and adaption: Behavioral, social, and cognitive aspects of growth delay* (7–18). Chapel Hill: University of North Carolina Press.

Cochrane, G. (1997). Muscle disorders. In R. Greenwood, M. P. Barnes, T. M. McMillan & C. D. Ward (Eds.), *Neurological rehabilitation* (615–626). Hove: Psychology Press.

Cody, H. & Hynd, G. W. (1998). Sturge-Weber syndrome. In Phelps (Ed.), *Health-related disorders in children and adolescents* (624–628). Washington, DC: American Psychological Association.

Cohen, M. E. & Duffner, P. K. (1984). *Brain tumors in children*. New York: Raven.

Coles, C. D., Platzman, K., Smith, I., James, M. & Falek, A. (1991). Effects of cocaine, alcohol, and other drugs used in pregnancy on neonatal growth and neurobehavioral status. *Neurotoxicology and Teratology*, *13*, 1–11.

Coles, C. D., Raskind-Hood, C. L., Brown, R. T. & Silverstein, J. D. (1994). A comparison of information processing in children with fetal alcohol effects and attention deficit disorder. *Alcoholism: Clinical and Experimental Research*, *18*, 503.

Coltheart, M., Patterson, K. & Marshall, J. C. (1980) (Eds.). *Deep dyslexia*. London: Routledge & Kegan Paul.

Comings, D. E. (1990). *Tourette syndrome and human behavior*. Durante: Hope.

Comings, D. E., Comings, B. G., Cloninger, C. R. & Devor, R. (1984). Detection of major gene for Gilles de la Tourette syndrome. *American Journal of Human Genetics*, *36*, 586–600.

Conry, J. (1990). Neuropsychological deficits in fetal alcohol syndrome and fetal alcohol effects. *Alcoholism: Clinical and Experimental Research*, *14*, 650–655.

Cook, E. H. & Leventhal, B. L. (1992). Neuropsychiatric disorders of childhood and adolescence. In S. C. Yudofsky & R. E. Hales (Eds.), *The American Psychiatric Press textbook of neuropsychiatry* (2nd ed.; 639–662). Washington, DC: American Psychiatric Press.

Coons, H. W., Klorman, R. & Borgstedt, A. D. (1987). Effects of methylphenidate on adolescents with childhood history of attention deficit disorder: Clinical findings and information processing. *Journal of the American Academy of Child and Adolescent Psychiatry, 26*, 363–374.

Cornelissen, P., Munro, N., Fowler, S. & Stein, J. (1993). The stability of binocular fixation during reading in adults and children. *Developmental Medicine and Child Neurology, 35*, 777–787.

Cornett, J. Y. & Laurent, J. (1998). Callosal agenesis. In L. Phelps (Ed.), *Health-related disorders in children and adolescents* (106–113). Washington, DC: American Psychological Association.

Cosden, M. & Barbieri-Welge, R. (1998). Prenatal exposure to cocaine. In L. Phelps (Ed.), *Health-related disorders in children and adolescents* (541–549). Washington, DC: American Psychological Association.

Costeff, H., Abraham, E., Brenner, T., Horowitz, I., Apter, N., Sadan, N. & Najenson, T. (1988). Late neuropsychological status after childhood trauma. *Brain and Development, 10*, 371–374.

Cotton, S., Crowe, S. F. & Voudouris, N. (1998). Neuropsychological profile of Duchenne muscular dystrophy. *Child Neuropsychology, 4*, 110–117.

Courchesne, E. (1989). Neuroanatomical systems involved in infantile autism: The implications of cerebellar abnormalities. In G. Dawson (Ed.), *Autism: Nature, diagnosis, and treatment* (120–143). New York: Guilford.

Crawford, J. R., Parker, D. M. & McKinlay, W. W. (Eds.) (1992). *A handbook of neuropsychological assessment*. Hove: Erlbaum.

Crisco, J., Dobbs, J. & Mulhern, R. (1988). Cognitive processing in children with Williams syndrome. *Developmental Medicine and Child Neurology, 27*, 713–720.

Curatolo, P., Cusmai, R., Cortesi, F., Chiron, C., Jambaque, I. & Dulac, O. (1991). Neuropsychiatric aspects of tuberous sclerosis. *Annals of the New York Academy of Sciences, 615*, 8–16

Curley, A. D. (1992). Behavioral disturbances in children with seizures. In M. G. Tramontana & S. R. Hooper (Eds.), *Advances in child neuropsychology, vol. 1* (109–136). Berlin: Springer.

Dahl, J. (1992). *Epilepsy. A behavior medicine approach to assessment and treatment in children*. Seattle: Hogrefe & Huber.

Dailey, A. T., McKhann, G. M. & Berger, M. S. (1995). The pathophysiology of oral pharyngeal apraxia and mutism following posterior fossa tumor resection in children. *Journal of Neurosurgery, 83*, 467–475.

Daniel, L. L. & Gridley, B. E. (1998). Prader-Willi Syndrome. In L. Phelps (Ed.), *Health-related disorders in children and adolescents* (534–540). Washington, DC: American Psychological Association.

Dalla Bernardina, B. D., Colamaria, V., Chiamenti, C., Capovilla, G., Trevisan, E. & Tassinari, C. A. (1992). Benign partial epilepsy with affective symptoms (‚benign psychomotor epilepsy'). In J. Roger, M. Bureau, C. Dravet, F. E. Dreifuss, A. Perret & P. Wolf (Eds.), *Epileptic syndromes in infancy, childhood, and adolescence* (2nd ed.; 219–223). London: Libbey.

D'Avanzo, R., Scuotto, A. & Natale, M. (1993). Transient ‚cerebellar' mutism in lesions of the mesencephalic-cerebellar region. *Acta Neurologica, 15*, 289–296.

Davis, J. M. (1990). Risk assessment of the developmental neurotoxocity of lead. *Neurotoxicology, 11*, 285–292.

Dawson, G. & Castelloe, P. (1995). Autism. In C. E. Walker & M. C. Roberts (Eds.), *Handbook of clinical child psychology*. New York: Plenum.

Dawson, G. & Fischer, K. W. (Eds.) (1994). *Human behavior and the developing brain*. New York: Guilford.

Day, N. L. & Richardson, G. A. (1993). Cocaine use and crack babies: Science, the media, and miscommunication. *Neurotoxicology and Teratology, 15*, 293–294.

DeCarli, C., Civitello, L. A., Brouwers, P. & Pizzo, P. A. (1993). The prevalence of computed axial tomographic abnomalities of the cerebrum in 100 consecutive children symptomatic with the human immunodeficiency virus. *Annals of Neurology, 34*, 198–205.

Deegener, G., Dietel, B., Hamster, W., Koch, C., Matthaei, R., Nödl, H., Rückert, N., Stephani, U. & Wolf, E. (1993). *Tübinger Luria-Christensen Neuropsychologische Untersuchungsreihe für Kinder (TÜKI).* Weinheim: Beltz.

Deegener, G., Dietel, B., Kassel, H., Matthaei, R. & Nödl, H. (1992). *Neuropsychologische Diagnostik bei Kindern und Jugendlichen. Handbuch zur TÜKI – Tübinger Luria-Christensen Neuropsychologische Untersuchungsreihe für Kinder*. Weinheim: Psychologie Verlags Union.

De Gelder, B., Vroomen, J. & van der Heide, L. (1991). Face recognition and lipreading in autism. *European Journal of Cognitive Psychology, 3*, 69–86.

DeHaas, P. A. (1986). Attention styles and peer relationships of hyperactive and normal boys and girls. *Journal of Abnormal Child Psychology, 14*, 457–467.

Delank, H.-W. (1994). *Neurologie* (7., neu bearb. u. erg. Aufl.). Stuttgart: Enke.

Del Dotto, J. E., Fisk, J. L., McFadden, G. T. & Rourke, B. P. (1991). Developmental analysis of children/adolescents with nonverbal learning disabilities: Long-term impact on personality adjustment and patterns of adaptive functioning. In B. P. Rourke (Ed.), *Neuropsychological validation of learning disability subtypes* (293–308). New York: Guilford.

Denckla, M. B., Hofman, K., Mazzocco, M. M. M., Melhem, E., Reiss, A. L., Bryan, R. N., Harris, E. L., Lee, J., Cox, C. S. & Schuerholz, L. J. (1996). Relationship between T2 weighted hyperintensities and lowered IQ in children with Neurofibromatosis-1. *American Journal of Psychiatric Genetics, 67*, 98–102.

Denckla, M. B. & Reader, M. J. (1993). Education and psychosocial interventions: Executive dysfunction and its consequences. In R. Kurlan (Ed.), *Handbook of Tourette's syndrome and related tic and behavioral disorders* (431–452). New York: Dekker.

Dennis, M., Spiegler, B. J., Hoffman, H. J., Hendrick, E. B., Humphreys, R. P. & Becker, L. E. (1991a). Brain tumors in children and adolescents – I. Effects on working, associative, and serial-order memory of IQ, age at tumor onset, and age of tumor. *Neuropsychologia, 29*, 813–827.

Dennis, M., Spiegler, B. J., Hoffman, H. J., Hendrick, E. B., Humphreys, R. P., Becker, L. E. & Chuang, S. (1991b). Brain tumors in children – II. The neuroanatomy of deficits in working, associative, and serial-order memory. *Neuropsychologia, 29*, 829–847.

Deonna, T. W. (1991). Acquired epileptiform aphasia in children (Landau-Kleffner Syndrome). *Journal of Neurophysiology, 8*, 288–298.

De Souza, E. B. & Grigoriadis, D. E. (1995). Corticotropin-relaeasing factor. Physiology, pharmacology, and role in central nervous system and immune disorder. In F. E. Bloom & D. J. Kupfer (Eds.), *Psychopharmacology: The fourth generation of progress* (505–517). New York: Raven.

Diamond, C. A. & Matthay, K. K. (1988). Childhood acute lymphoblastic leukemia. *Pediatric Annals, 17*, 156–170.

Diamond, G. W., Kaufman, J., Belman, A. L., Cohen, L., Cohen, H. J. & Rubinstein, A. (1987). Characterization of cognitive functioning in a subgroup of children with congenital HIV infection. *Archives of Clinical Neuropsychology, 2*, 245–256.

Diamond, R., White, R. F., Gerr, F. & Feldman, R. G. (1995). A case of developmental exposure to inorganic mercury. *Child Neuropsychology, 1*, 140–149.

Diener, W. & Mayer, H. (1996). *Epilepsiesyndrome des Kindes- und Jugendalters. Interdisziplinäre medizinisch-psychologische Studie über Klinik, medikamentöse Therapie, Prognose und Neuropsychologie*. München: Zuckschwerdt.

Dietrich, K. N. (1999). Environmental toxicants and child development. In H. Tager-Flusberg (Ed.), *Neurodevelopmental disorders* (469–490). Cambridge: Massachusetts Institute of Technology Press.

Dietze, D. D. & Mickle, J. P. (1990/91). Cerebellar mutism after posterior fossa surgery. *Pediatric Neurosurgery, 16*, 25–31.

Dittrich-Weber, H. (1996). Sozialrechtliche Aspekte in der Rehabilitation von Patienten mit CF. In H.-P. Michels (Hrsg.), *Chronisch kranke Kinder und Jugendliche. Psychologische und sozialpädagogische Betreuung und Rehabilitation* (145–163). Tübingen: DGVT-Verlag.

Dixon, S. & Bejar, R. (1989). Echoencephalographic findings in neonates associated with maternal cocaine and methamphetamine use: Incidence and correlates. *Journal of Pediatrics, 117*, 770–778.

Döpfner, M. (1996). Behandlung eines Jugendlichen mit Tourette-Syndrom durch Reaktionsumkehr (habit reversal) und Verstärkerrückgabe (response-cost). *Kindheit und Entwicklung, 5*, 189–196.

Döpfner, M. (2000). Hyperkinetische Störungen. In F. Petermann (Hrsg.), *Lehrbuch der Klinischen Kinderpsychologie und -psychotherapie* (151–186; 4., vollst. überarb. u. erw. Aufl.). Göttingen: Hogrefe.

Döpfner, M., Lehmkuhl, G., Petermann, F. & Scheithauer, H. (2000). Diagnostik psychischer Störungen. In F. Petermann (Hrsg.), *Lehrbuch der Klinischen Kinderpsychologie und -psychotherapie* (95–130; 4., vollst. überarb. u. erw. Auf.). Göttingen: Hogrefe.

Döpfner, M. & Reister, C. (1997). Tic-Störungen. In F. Petermann (Hrsg.), *Fallbuch der Klinischen Kinderpsychologie* (59–83). Göttingen: Hogrefe.

Döpfner, M., Schürmann, S. & Lehmkuhl, G. (1997). Hyperkinetische Störungen. In F. Petermann (Hrsg.), *Fallbuch der Klinischen Kinderpsychologie* (35–57). Göttingen: Hogrefe.

Dolk, H. (1991). The predictive value of microcephaly during the first year of life for mental retardation at seven years. *Developmental Medicine and Child Neurology, 33*, 974–983.

Dommel, U. (1996). *Der akute Schlaganfall. Leitfaden für Klinik und Praxis*. Frankfurt: Hoechst.

Donaldson, M., Chu, C., Cooke, A., Wilson, A., Greene, S. & Stephenson, J. (1994). The Prader-Willi syndrome. *Archives of Diseases in Childhood, 70*, 58–63.

Donczik, J. (1998). Neuropsychologische Diagnostik von Lern- und Gedächtnisleistungen am Beispiel der Legasthenie. *Praxis Ergotherapie, 11*, 238–245.

Donders, J., Rourke, B. P. & Canady, A. I. (1991). Neuropsychological functioning of hydrocephalic children. *Journal of Clinical and Experimental Neuropsychology, 13*, 407–413.

Doose, H. (1995). Fieberkrämpfe. In H. Doose (Hrsg.), *Epilepsien im Kindes- und Jugendalter* (9. Aufl.; 33–41). Hamburg: Desitin.

Doose, H. & Neuhäuser, G. (1997). Gutartige Epilepsieformen und neuropsychologische Beeinträchtigungen bei erblichen Hirnreifungsstörungen. *Kindheit und Entwicklung, 6*, 48–58.

Dorman, C., DesNoyers Hurley, A. & D'Avignon, J. (1988). Language and learning disorders of older boys with Duchenne muscular dystrophy. *Developmental Medicine and Child Neurology, 30*, 316–327.

Dorman, C. & Katzir, B. (1994). *Cognitive effects of early brain injury*. Baltimore: John Hopkins University Press.

Driscoll, C. D., Streissguth, A. P. & Riley, E. P. (1990). Prenatal alcohol exposure: Comparability of effects in humans and animal models. *Neurotoxicology and Teratology, 12*, 231–237.

Duara, R., Kushch, A., Gross-Glenn, K. Barker, W. W., Jallad, B., Pascal, S. Loewenstein, D. A., Sheldon, J., Rabin, M., Levin, B. & Lubs, H. (1991). Neuroanatomic differences between dyslexic and normal readers on magnetic resonance imaging scans. *Archives of Neurology, 48*, 410–416.

Düchting-Röth, A., Schmid-Schönbein, C. & Noeker, M. (1995). Psychologische Interventionsansätze zur Anfallskontrolle bei Kindern und Jugendlichen mit Epilepsien. *Kindheit und Entwicklung, 4*, 96–105.

Duffner, P. K., Cohen, M. E. & Horowitz, M. (1986). Postoperative chemotherapy and delayed irradiation in children less than 36 months of age with malignant brain tumors. *Annals of Neurology, 20*, 424–430.

Duffner, P. K., Cohen, M. E. & Parker, M. S. (1988). Prospective intellectual testing in children with brain tumors. *Annals of Neurology, 23*, 575–579.

Dunn, M., Gomes, H. & Sebastian, M. J. (1996). Prototypicality of responses of autistic, language disordered, and normal children in a word fluency task. *Child Neuropsychology, 2*, 99–108.

Dykens, E. M. (1999). Prader-Willi syndrome: Toward a behavioral phenotype. In H. Tager-Flusberg (Ed.), *Neurodevelopmental disorders* (137–154). Cambridge: Massachusetts Institute of Technology Press.

Dykens, E., Hodapp, R., Walsh, K. & Nash, L. (1992). Profiles, correlates and trajectories of intelligence in individuals with Prader-Willi syndrome. *Journal of the American Academy of Child and Adolescent Psychiatry, 31*, 1125–1130.

Ebert, A. D., Wendt, J. & Herrmann, M. (1999). Das „Gerstmann-Syndrom" und sein Stellenwert für die Neuropsychologie. *Zeitschrift für Neuropsychologie, 10*, 129–138.

Eeg-Olofsson, O. & Ringhein, Y. (1983). Stroke in children: Clinical characteristics and prognosis. *Acta Paediatrica Scandinavica, 72*, 391–395.

Eden, G. F., Stein, J. F., Wood, H. M. & Wood, F. B. (1994). Differences in eye movements and reading problems in dyslexic and normal children. *Vision Research, 34*, 1345–1358.

Eden, G. F., VanMeter, J. W., Rumsey, J. M., Maisog, J. M. Woods, R. P. & Zeffiro, T. A. (1998). Abnormal processing of visual motion in dyslexia revealed by functional brain imaging (Letter to the editor). *Nature, 382*, 66–69.

Egger, J. (1987). Das hyperkinetische Syndrom. *Ernährungsumschau, 34*, 555–557.

Ehlers, S. & Gillberg, C. (1993). The epidemiology of Asperger syndrome: A total population study. *Journal of Child Psychology and Psychiatry, 34*, 1327–1350.

Ehrenhaft, P. M., Wagner, J. L. & Herdman, R. C. (1989). Changing prognosis for very low birth weigth infants. *Obstetrics and Gynecology, 74*, 528–535.

Einfeld, S., Molony, H. & Hall, W. (1989). Autism is not associated with the fragile X syndrome. *American Journal of Medical Genetics, 34*, 187–193.

Eisen, L., Field, T. & Bandstra, E. (1991). Perinatal cocaine effects on neonatal stress behavior and performance on the Brazelton Scale. *Pediatrics, 88*, 477–480.

Eisenberg, N., Fabes, R. A., Bernzweig, J., Karbon, M., Poulin, R. & Hanish, L. (1993). The relation of emotionality and regulation to preschoolers' social skills and sociometric status. *Child Development, 64*, 1418–1438.

Eldridge, R., Denckla, M. B., Bien, E., Myers, S., Kaiser-Kupfer, M. I., Pikus, A., Schlesinger, S. L., Parry, D. M., Dambrosia, J. M., Zasloff, M. A. & Mulvihill, J. J. (1989). Neurofibromatosis Type 1 (Recklinghausen's Disease): Neurologic and cognitive assessment with sibling controls. *American Journal of Diseases in Children, 143*, 833–837.

Eliason, M. J. (1986). Neurofibromatosis: Implications for learning and behavior. *Journal of Developmental Pediatrics, 7*, 175–179.

Ellenberg, L., McComb, J. G., Siegel, S. E. & Stowe, S. (1987) Factors affecting intellectual outcome in pediatric brain tumor patients. *Neurosurgery, 21*, 638–644.

Elliger, T., Dacheneder, W. & Schotensach, K. (1990). Language delay in children with Duchenne muscular dystrophy. *Italian Journal of Intellectual Development, 3*, 175–178.

Elliger, T. J., Trott, G.-E., Hoffmeyer, O. & Nissen, G. (1990). Das Landau-Kleffner-Syndrom. *Fortschritte der Neurologie und Psychiatrie, 58*, 125–136.

Emanuelson, I., von Wendt, L., Beckung, E. & Hagberg, I. (1998). Late outcome after severe traumatic brain injury in children and adolescents. *Pediatric Rehabilitation, 2*, 65–70.

Epstein, L. G., Goudsmit, J., Paul, D. A., Morrison, S. H., Connor, E. M., Oleske, J. M. & Holland, B. (1987). Expression of human immunodeficiency virus in cerebrospinal fluid of children with progressive encephalopathy. *Annals of Neurology, 2*, 397–401.

Epstein, L. G., Sharer, L. R & Goudsmit, J. (1988). Neurological and neuropathological features of human immunodeficiency virus in children. *Annals of Neurology, 23*, 19–23.

Epstein, L. G., Sharer, L. R., Oleske, J. M., Connor, E. M., Goudsmit, J., Bagdon, L., Robert-Guroff, M. & Königsberger, M. R. (1986). Neurologic manifestations of human immunodeficiency virus infection in children. *Pediatrics, 78*, 678–687.

Eslava-Cobos, J. & Mejia, L. (1997). Landau-Kleffner syndrome: Much more than aphasia and epilepsy. *Brain and Language, 57*, 215–224.

Eslinger, P. J., Grattan, L. M., Damasio, A. & Damasio, H. (1990). Childhood frontal lobe lesion and psychosocial development: Patient D. T. (Abstract). *Journal of Clinical and Experimental Neuropsychology, 12*, 95.

Esser, G. & Schmidt, M. (1987). *Minimale cerebrale Dysfunktion – Leerformel oder Syndrom? Empirische Untersuchung zur Bedeutung eines zentralen Konzepts in der Kinderpsychiatrie.* Stuttgart: Enke.

Esser, G. & Wyschkon, A. (2000). Umschriebene Entwicklungsstörungen. In F. Petermann (Hrsg.), *Lehrbuch der Klinischen Kinderpsychologie und -psychotherapie* (4., vollst. veränd. u. erw Aufl.; 409–429). Göttingen: Hogrefe.

Ewart, A., Morris, C., Atkinson, D., Jin, W., Sternes, K., Spallone, P., Stock, A., Leppert, M. & Keating, M. (1993). Hemizygosity at the elastin locus in a developmental disorder, Williams syndrome. *Nature Genetics, 5*, 11–16.

Fahle, M. (1997). Legasthenie als Störung der visuellen Wahrnehmung. *Zeitschrift für praktische Augenheilkunde, 18*, 111–116.

Fahle, M. & Luberichs, J. (1995). Extension of a recent therapy for dyslexia. *German Journal of Ophthalmology, 4*, 350–354.

Fahn, S. (1993). Motor and vocal tics. In R. Kurlan (Ed.), *Handbook of Tourette's syndrome and related tic and behavioral disorders* (3–16). New York: Dekker.

Feldman, H. M., Janosky, J. E., Scher, M. S. & Wareham, N. L. (1994). Language abilities following prematureity, periventricular brain injury, and cerebral palsy. *Journal of Communication Disorders, 27*, 71–90.

Fenner, A. & Möller, J. (1998). *Perinatologie*. Bremen: UNI-MED.

Ferrante, L., Mastronardi, L. & Acqui, M. (1990). Mutism after posterior fossa surgery in children. *Journal of Neurosurgery, 72*, 959–963.

Firestone, P., Kelly, M. J., Goodman, J. T. & Davey, J. (1981). Differential effects of parent training and stimulant medication with hyperactives. *Journal of the American Academy of Child Psychiatry*, *20*, 135–147.

Fisch, G. (1992). Is autism associated with the fragile X syndrome? *American Journal of Medical Genetics*, *43*, 47–55.

Fischer, B. (1999). *Blick-Punkte. Neurobiologische Prinzipien des Sehens und der Blicksteuerung*. Bern: Huber.

Fischer, B., Biscaldi, M. & Hartnegg, K. (1998). Die Bedeutung der Blicksteuerung bei der Lese-Rechtschreibschwäche. *Sprache – Stimme – Gehör*, *22*, 18–24.

Fletcher, J. M., Brookshire, B. L., Landry, S. H., Bohan, T. P., Davidson, K. C., Francis, D. J., Levin, H. S., Brandt, M. E., Kramer, L. A. & Morris, R. D. (1996). Attentional skills and executive functions in children with early hydrocephalus. *Developmental Neuropsychology*, *12*, 53–76.

Fletcher, J. M., Foorman, B. R., Shaywitz, S. E. & Shaywitz, B. A. (1999). Conceptual and methodological issues in dyslexia research: A lesson for developmental disorders. In H. Tager-Flusberg (Ed.), *Neurodevelopmental disorders* (271–305). Cambridge: Massachusetts Institute of Technology Press.

Fletcher, J. M., Francis, D. J., Thompson, N. M., Brookshire, B. L., Bohan, T. P., Landry, S. H., Davidson, K. C. & Miner, M. E. (1992). Verbal and nonverbal skill discrepancies in hydrocephalic children. *Journal of Clinical and Experimental Neuropsychology*, *14*, 593–609.

Fletcher, J. M. & Taylor, H. G. (1984). Neuropsychological approaches to children: Towards a developmental neuropsychology. *Journal of Clinical Neuropsychology*, *6*, 24–37.

Földényi, M., Tagwerker-Neuenschwander, F., Giovanoli, A., Schallberger, U. & Steinhausen, H.-C. (1999). Die Aufmerksamkeitsleistungen von 6–10jährigen Kindern in der TAP. *Zeitschrift für Neuropsychologie*, *10*, 87–102.

Folstein, S. E. & Rutter, M. (1987). Autism: Familial aggregation and genetic implications. In E. Schopler & G. Mesibov (Eds.), *Neurobiological issues in autism* (83–105). New York: Plenum.

France, K. & Hudson, S. (1990). Behavior management of infant sleep disturbance. *Journal of Applied Behavior Analysis*, *23*, 91–98.

Frank, D. A. & Zuckerman, B. S. (1993). Children exposed to cocaine prenatally: Pieces of the puzzle. *Neurotoxicology and Teratology*, *15*, 298–300.

Frank, D. A., Zuckerman, B. S. & Amaro, H. (1988). Cocaine use during pregnancy: Prevalence and correlates. *Pediatrics*, *82*, 888–895.

Freud, S. (1909). *Über Psychoanalyse. Gesammelte Werke*, Bd. 8 (1–60) [1978]. Frankfurt: Fischer.

Friedman, S. B. (1972). *Conversion symptoms in adolescents*. Baltimore: Symposium on Adolescent Medicine.

Friedrich, E. (1989). Psychodynamische Aspekte bei Patienten einer neurologischen Rehabilitationsklinik. *Rehabilitation*, *28*, 129–133.

Fulton, M., Thomson, G., Hunter, R., Raab, G., Laxen, D. & Hepburn, W. (1987). Influence of blood lead on the ability and attainment of children in Edinburgh. *The Lancet*, *113*, 1221–1226.

Funderbuck, I. J., Carpenter, J., Tanguay, P., Freeman, B. J. & Westlake, J. R. (1983). Parental reproductive problems and gestational hormonal exposure in autistic and schizophrenic children. *Journal of Autism and Developmental Disorders*, *13*, 325–332.

Gaddes, W. H. (1991). *Lernstörungen und Hirnfunktion. Eine neuropsychologische Betrachtung*. Berlin: Springer.

Gaddes, W. H. & Edgell, D. (1994). *Learning disabilities and brain function. A neuropsychological approach* (3rd ed.). New York: Springer.
Galaburda, A. M. (1983). Developmental dyslexia: Current anatomical research. *Annals of Dyslexia, 33*, 41–53.
Galaburda, A. M. (1989). Ordinary and extraordinary brain devolopment: Anatomical variation in developmental dyslexia. *Annals of Dylexia, 39*, 67–80.
Galaburda, A. M. (1993). Neuroanatomic basis of developmental dyslexia. *Clinical Neurology, 11*, 161–173.
Gaber, J., Braafladt, N. & Weiss, B. (1995). Affect regulation in depressed and nondepressed children and young adolescents. *Development and Psychopathology, 7*, 93–115.
García-Peréz, A., Narbona-García, J., Sierrasesúmaga, L., Aguirre-Ventalló, M. & Calvo-Manuel, F. (1993). Neuropsychological outcome of children after radiotherapy for intracranial tumours. *Developmental Medicine and Child Neurology, 35*, 139–148.
Garty, B. Z., Laor, A. & Danon, Y. L. (1994). Neurofibromatosis type 1 in Israel: Survey of young adults. *Journal of Medical Genetics, 31*, 853–857.
Gauggel, S. & Kerkhoff, G. (Hrsg.) (1997). *Fallbuch der Klinischen Neuropsychologie. Praxis der Neurorehabilitation.* Göttingen: Hogrefe.
Geary, D. C. (1993). Mathematical disabilities: Cognitive, neuropsychological, and genetic components. *Psychological Bulletin, 114*, 345–362.
Geiger, G. & Lettvin, J. Y. (1987). Peripheral vision in persons with dyslexia. *New England Journal of Medicine, 316*, 1238–1243.
Geiger, G. & Lettvin, J. Y. (1993). Manifest on dyslexia. In S. Wright & R. Groner (Eds.), *Facets of dyslexia and its remediation.* Amsterdam: Elsevier.
Geiger, G., Lettvin, J. Y. & Fahle, M. (1994). Dyslexic children learn a new visual strategy for reading: A controlled experiment. *Vision Research, 34*, 1123–1133.
George, M. S., Trimble, M. R., Ring, H. A., Sallee, F. R. & Robertson, M. M. (1993). Obsessions in obsessive-compulsive disorder with and without Gilles de la Tourette syndrome. *American Journal of Psychiatry, 150*, 93–97.
Gepner, B., de Gelder, B. & de Schonen, S. (1996). Face processing in autistics: Evidence for a generalized deficit? *Child Neuropsychology, 2*, 123–139.
Gepner, B., de Schonen, S. & Buttin, C. (1994). Face processing in young autistic children [Abstract]. *Infant Behavior and Development, 17*, 661.
Gerber, W.-D. (1986). Neurologische Störungen. In W. Miltner, N. Birbaumer & W.-D. Gerber (Hrsg.), *Verhaltensmedizin* (387–428). Berlin: Springer.
Gerber, W.-D. (1994). Neurologische Erkrankungen. In W.-D. Gerber, H.-D. Basler & U. Tewes (Hrsg.), *Medizinische Psychologie* (229–250). München: Urban & Schwarzenberg.
Geschwind, N. (1983). Biological associations of left-handedness. *Annals of Dyslexia, 33*, 29–40.
Geschwind, N. & Behan, P. (1982). Left-handedness: Association with immune disease, migraine and developmental learning disorder. *Proceedings of the National Academy of Sciences, 79*, 5097–5100.
Geschwind, N. & Galaburda, A. M. (1985a). Cerebral lateralization: Biological mechanisms, associations, and pathology, I: A hypothesis and a program for research. *Archives of Neurology, 42*, 428–459.
Geschwind, N. & Galaburda, A. M. (1985b). Cerebral lateralization: Biological mechanisms, associations, and pathology, II: A hypothesis and a program for research. *Archives of Neurology, 42*, 521–552.
Geschwind, N. & Galaburda, A. M. (1985c). Cerebral lateralization: Biological mechanisms, associations, and pathology, III: A hypothesis and a program for research. *Archives of Neurology, 42*, 634–654.

Ghezzi, A., Deplano, V., Faroni, J., Grasso, M. G., Liguori, M., Marrosu, G., Pozzilli, C., Simone, I. L. & Zaffaroni, M. (1997). Multiple sclerosis in childhood: clinical features of 149 cases. *Multiple Sclerosis*, *3*, 43–46.

Gilbert, J. N., Jones, K. L., Rorke, L. B., Chernoff, G. F. & James, H. E. (1986). Central nervous system anomalies associated with meningomyelocele, hydrocephalus, and the Arnold-Chiari malformation: Reappraisal of theories regarding the pathogenesis of posterior neural tube closure defects. *Neurosurgery*, *18*, 559–564.

Gilger, J. W., Pennington, B. F. & Defries, J. C. (1992). A twin study of the etiology and comorbidity: Attention-deficit hyperactivity disorder and dyslexia. *Journal of the American Academy of Childhood and Adolescent Psychiatry*, *31*, 343–348.

Gillberg, C. (1994). Neuropsychiatric problems in childhood: A brief review. *Scandinavian Journal of Logopedics and Phoniatrics*, *19*, 151–160.

Gillberg, C. & Gillberg, I. C. (1983). Infantile autism: A total population study of reduced optimality in the pre-, peri-, and neonatal period. *Journal of Autism and Developmental Disorders*, *13*, 153–166.

Gillberg, I. C. & Gillberg, C. (1989). Children with preschool minor neurodevelopmental disorders: IV. Behavior and school achievement at age 13. *Developmental Medicine and Child Neurology*, *31*, 3–13.

Glaub, T. & Mechler, F. (1987). Intellectual functions in muscular dystrophies. *European Archives of Psychiatry and Neurological Science, 236*, 379–382.

Golden, G. S. (1985). Stroke syndromes in childhood. *Neurologic Clinics, 3*, 59–75.

Goldstein, F. C. & Levin, H. S. (1990). Epidemiology of traumatic brain injury: Incidence, clinical characteristics, and risk factors. In E. D. Bigler (Ed.), *Traumatic brain injury: Mechanisms of damage, assessment, intervention, and outcome* (51–68). Austin: Pro-Ed.

Goldstein, S. & Reynolds, C. R. (Eds.) (1999), *Handbook of neurodevelopmental and genetic disorders in children.* New York: Guilford.

Gordon, M., Thomason, D., Cooper, S & Ivers, C. L. (1991). Nonmedical treatment of ADHD/hyperactivity: The attention training system. *Journal of School Psychology*, *29*, 151–159.

Gorman, W. F. (1984). Neurological malingering. *Behavioral Sciences and the Law*, *2*, 67–73.

Gosch, A. (1992). *Studie zu psychologischen Aspekten bei Kindern mit dem Williams-Beuren-Syndrom.* Unveröffentliche Dissertation. Kiel: Philosophische Fakultät der Christian-Albrechts-Universität.

Gosch, A. & Pankau, R. (1995). Entwicklungsdiagnostische Ergebnisse bei Kindern mit Williams-Beuren-Syndrom. *Kindheit und Entwicklung, 4*, 143–148.

Grant, D. A. & Berg, E. A. (1993). *Wisconsin Card Sorting Test (WCST).* (2. Aufl.). Göttingen: Hogrefe.

Greenhill, L. L. (1990). Attention-deficit disorder in children. In B. Garfinkel, G. Carlson & E. Weller (Eds.), *Psychiatric disorders in children and adolescents* (149–170). Philadelphia: Saunders.

Grigorenko, E. L., Wood, F. B., Meyer, M. S., Hart, L. A., Speed, W. C., Shuster, A. & Pauls, D. L. (1997). Susceptibility loci for distinct components of developmental dyslexia on chromosome 6 and 15. *American Journal of Human Genetics, 60*, 27–39.

Gross-Selbeck, G. (1993). Klinik der sogenannten benignen Partialepilepsien. In G. Gross-Selbeck (Hrsg.), *Das anfallskranke Kind* (11–28). Hamburg: edition m+p.

Gulbrandsen, G. B. (1984). Neuropsychological sequelae of light head injuries in older children 6 months after trauma. *Journal of Clinical Neuropsychology*, *6*, 257–268.

Gunnar, M. R., Porter, F. L., Wolf, C. M., Rigatuso, J & Larson, M. C. (1995). Neonatal stress reactivity: Predictions to later emotional temperament. *Child Development*, *66*, 66–113.

Gutjahr, P. (1999). *Krebs bei Kindern und Jugendlichen. Klinik und Praxis der Pädiatrischen Onkologie* (4., überarb. u. erw. Aufl.). Köln: Deutscher Ärzteverlag.
Gutman, L. T., St. Clair, K. K., Weedy, C., Herman-Giddens, M. E., Lane, B. A., Niemeyer, J. G. & McKinney, R. E. (1991). Human immunodeficiency virus transmission by child sexual abuse. *American Journal of Diseases of Children, 145*, 137–141.
Guyer, M. S. & Collins, F. S. (1993). The Human Genome Project and the future of medicine. *American Journal of Diseases in Childhood, 147*, 1145–1152.
Guze, S. B., Woodruff, R. A. & Clayton, P. J. (1972). Sex, age and the diagnosis of hysterie (Briquet's Syndrome). *American Journal of Psychiatry, 129*, 745–748.

Haaf, H. G., Kaatsch, P. & Michaels, J. (1993). *Jahresbericht 1991 des deutschen Krebsregisters*. Mainz: Institut für Statistik und Dokumentation.
Hack, M., Breslau, N., Aram, D., Weissman, B., Klein, N. & Borawski-Clark, E. (1992). The effect of very low birth weight and social risk on neuro-cognitive abilities at school age. *Journal of Developmental and Behavioral Pediatrics, 13*, 412–420.
Hack, M., Taylor, H. G., Klein, N., Eiben, R., Schatschneider, C. & Mercuri-Minich, N. (1994). School-age outcomes in children with birth weights under 750g. *The New England Journal of Medicine, 331*, 753–759.
Hagberg, B. (1962). The sequelae of spontaneously arrested infantile hydrocephalus. *Developmental Medicine and Child Neurology, 4*, 583–587.
Hagerman, R. J. (1996). Biomedical advances in developmental psychology: The case of fragile X syndrome. *Developmental Psychology, 32*, 416–424.
Hall, C. W. (1998). Meningitis and encephalitis. In L. Phelps (Ed.), *Health-related disorders in children and adolescents* (418–425). Washington, DC: American Psychological Association.
Hammill, D. D., Leigh, J. E., McNutt, G. & Larsen, S. C. (1987). New definition of learning disabilities. *Journal of Learning Disabilities, 20*, 109–113.
Hanson, J. W., Streissguth, A. P. & Smith, D. W. (1978). The effects of moderate alcohol consumption during pregnancy on fetal growth and morphogenesis. *Journal of Pediatrics, 92*, 457.
Harnadek, M. C. S. & Rourke, B. P. (1994). Principal identifying features of the syndrome of nonverbal learning disabilities in children. *Journal of Learning Disabilities, 27*, 144–154.
Haslam, R. H., Dalby, J. T., Johns, R. D. & Rademaker, A. W. (1981). Cerebral asymmetry in developmental dyslexia. *Archives of Neurology, 38*, 679–682.
Hauck, M., Fein, D., Maltby, N., Waterhouse, L. & Feinstein, C. (1998). Memory for faces in children with autism. *Child Neuropsychology, 4*, 187–198.
Haus-Herrmann, H. & Heubrock, D. (1994). Psychosoziale Arbeit in der neurologischen Rehabilitation von Kindern und Jugendlichen. *Verhaltenstherapie und psychosoziale Praxis, 26*, 47–59.
Haus-Herrmann, H. & Heubrock, D. (1996). Psychosoziale Arbeit in der stationären neurologischen Rehabilitation von Kindern und Jugendlichen. In H.-P. Michels (Hrsg.), *Chronisch kranke Kinder und Jugendliche. Psychologische und sozialpädagogische Betreuung und Rehabilitation* (211–227). Tübingen: DGVT-Verlag.
Hebb, D. O. (1949). *The organization of behavior*. New York: Wiley.
Hécaen, H. & de Ajuriaguerra, J. (1964). *Left-handedness, manual superiority and cerebral dominance*. New York: Grune & Stratton.
Heimann, K. (1997). Neurogene Ursachen von Verhaltensstörungen. *Kindheit und Entwicklung, 6*, 206–211.
Heinen, G. & Schmid-Schönbein, C. (1998). Selbstkontrolle epileptischer Anfälle. *Therapie & Erfolg in der Pädiatrie, 11*, 100–110.

Heinen, G. & Schmid-Schönbein, C. (1999). *Selbstkontrolle epileptischer Anfälle. Ein verhaltensmedizinischer Ansatz zur Selbstkontrolle epileptischer Anfälle bei Jugendlichen und Erwachsenen*. Lengerich: Pabst.

Hellhammer, D. H., Kirschbaum, C. & Lehnert, H. (1996). Psychoneuroendokrinologie. In R. H. Adler, J. M. Herrmann, K. Köhle, O. W. Schonecke, Th. von Uexküll & W. Wesiak (Hrsg.), *Psychosomatische Medizin* (5. Aufl.; 136–144). München: Urban & Schwarzenberg.

Herrgard, E., Luoma, L., Tuppurainen, K., Karjalainen, S. & Martikainen, A. (1993). Neurodevelopmental profile at five years of children born < 32 weeks gestation. *Developmental Medicine and Child Neurology*, *35*, 1083–1096.

Hertz, G., Cataletto, M., Feinsilver, S. & Angulo, M. (1995). Developmental trends of sleep-disordered breathing in Prader-Willi syndrome: The role of obesity. *American Journal of Medical Genetics*, *56*, 188–190.

Hertzig, M. E., Snow, M. E. & Sherman, M. (1989). Affect and cognition in autism. *Journal of the American Academy of Child Psychiatry*, *28*, 195–199.

Heubrock, D. (1990). Anamnese und Exploration in der Neuropsychologie. *Zeitschrift für Neuropsychologie*, *1*, 114–128.

Heubrock, D. (1994a). Aspekte der Verhaltensmodifikation beim Frontalhirn-Syndrom. *Kindheit und Entwicklung*, *3*, 101–107.

Heubrock, D. (1994b). Auditiv-Verbales Lernen unter standardisierten Bedingungen. Erste deutsche Normen für 18– bis 26jährige Männer und Frauen zum Auditiv-Verbalen Lerntest (AVLT). *Zeitschrift für Differentielle und Diagnostische Psychologie*, *15*, 65–76.

Heubrock, D. (1995a). Neuropsychologie des Frontalhirn-Syndroms: Erklärungsmodelle, Symptomatik, Diagnostik und Therapie. In Allgemeine Unfallversicherungsanstalt (Hrsg.), *Neue Entwicklungen in der stationären Rehabilitation nach Schädel-Hirn-Verletzungen*. Schlußbericht des 8. alpenländisch-adriatischen Symposiums für internationale Zusammenarbeit in der Rehabilitation (243–247). Wien: AUVA.

Heubrock, D. (1995b). Neuropsychologische Diagnostik bei Simulationsverdacht – ein Überblick über Forschungsergebnisse und Untersuchungsmethoden. *Diagnostica*, *41*, 303–321.

Heubrock, D. (1996). Besonderheiten des Lernens nach schweren traumatischen Hirnschädigungen- aus neuro-psychologischer Sicht. In K.-D. Voß, W. Blumenthal, F. Mehrhoff & M. Schmollinger (Hrsg.), *Aktuelle Entwicklungen in der Rehabilitation am Beispiel neurologischer Behinderungen* (77–82). Ulm: Universitätsverlag.

Heubrock, D. (1997). Verhaltenstherapie in der Kinderneurologie. *Neuro date aktuell*, *11*, 19–20.

Heubrock, D. (1998a). Neuropsychologische Diagnostik und Therapie bei Kindern und Jugendlichen. *Praxis Ergotherapie*, *11*, 96–99.

Heubrock, D. (1998b). Unterschiede in der spontanen Organisation auditiv-verbalen Lernens bei hirngeschädigten Jugendlichen. *Zeitschrift für Kinder- und Jugendpsychiatrie und Psychotherapie*, *26*, 136–147.

Heubrock, D. & Lahusen, K. (1994). Das Adaptive Intelligenz Diagnostikum (AID) und der revidierte Hamburg-Wechsler Intelligenztest für Kinder (HAWIK-R) als Paralleltests in der neuropsychologischen Verlaufsdiagnostik. *Zeitschrift für Neuropsychologie*, *5*, 4–14.

Heubrock, D. & Petermann, F. (1996). Psychometrische Diagnostik von Entwicklungsstörungen. *Kindheit und Entwicklung*, *5*, 19–23.

Heubrock, D. & Petermann, F. (1997a). Neuropsychologische Störungen. In F. Petermann (Hrsg.), *Fallbuch der Klinischen Kinderpsychologie* (227–251). Göttingen: Hogrefe.

Heubrock, D. & Petermann, F. (1997b). Neurologische Erkrankungen. In F. Petermann (Hrsg.), *Rehabilitation. Ein Lehrbuch zur Verhaltensmedizin* (2., erw. u. überarb. Aufl.; 440–472). Göttingen: Hogrefe.

Heubrock, D. & Petermann, F. (1997c). Verhaltenstherapie in der Klinischen Neuropsychologie (1): Ansätze zur Verhaltensanalyse und Verhaltensmodifikation des Frontalhirn-Syndroms. *Verhaltenstherapie*, *7*, 153–160.

Heubrock, D. & Petermann, F. (1997d). Verhaltenstherapie in der Klinischen Neuropsychologie (2): Verhaltensanalyse und Verhaltensmodifikation eines Patienten mit traumatisch erworbenem Frontalhirn-Syndrom. *Verhaltenstherapie*, *7*, 204–215.

Heubrock, D. & Petermann, F. (1998a). Neuropsychologische Diagnostik und Therapie bei umschriebenen Teilleistungsstörungen. *Kindheit und Entwicklung*, *7*, 50–57.

Heubrock, D. & Petermann, F. (1998b). Ambulante neuropsychologische Rehabilitation hirngeschädigter Kinder und Jugendlicher: Indikationen, Bedarf, Arbeitsweise und Vernetzung eines komplementären Rehabilitationsangebotes in der Region Bremen. In Verband Deutscher Rentenversicherungsträger (Hrsg.), *Interdisziplinarität und Vernetzung. 7. Rehabilitationswissenschaftliches Kolloquium vom 10. bis 12. März 1997 in Hamburg* (S. 124–127). Frankfurt: VDR.

Heubrock, D. & Petermann, F. (1998c). Neuropsychological assessment of suspected malingering: Research results, evaluation techniques, and further directions of research and application. *European Journal of Psychological Assessment*, *14*, 211–225.

Heubrock, D. & Petermann, F. (1999a). Ambulante neuropsychologische Rehabilitation bei Hirnfunktionsstörungen. In F. Petermann & P. Warschburger (Hrsg.), *Kinderrehabilitation* (249–267). Göttingen: Hogrefe.

Heubrock, D. & Petermann, F. (1999b). Ambulante neuropsychologische Therapie bei Kindern mit Hirnfunktionsstörungen: Erste Ergebnisse. *Neurologie und Rehabilitation, 5*, 263–268.

Heubrock, D. & Petermann, F. (2000a). Ambulante Klinische Kinderneuropsychologie: Eine Bestandsaufnahme und erste empirische Befunde einer ambulanten kinderneuropsychologischen Inanspruchnahmepopulation. *Zeitschrift für Neuropsychologie* (im Druck).

Heubrock, D. & Petermann, F. (2000b). Neuropsychologische Störungen. In F. Petermann (Hrsg.), *Fallbuch der Klinischen Kinderpsychologie und -psychotherapie.* (2. überarb. Aufl.; 243–267). Göttingen: Hogrefe.

Hier, D. B., LeMay, M., Rosenberger, P. B. & Perlo, V. P. (1978). Developmental dyslexia: Evidence for a subgroup with reversal of cerebral asymmetry. *Archives of Neurology*, *35*, 90–92.

Higgins, J. J., Kammerman, L. A. & Fitz, C. R. (1991). Predictors of survival and characteristics of childhood stroke. *Neuropediatrics, 22*, 190–193.

Hildebrandt, H., Benetz, J., Schröder, A. & Sachsenheimer, W. (1998). Behandlungserfolge bei Gesichtsfeldausfall und Neglect durch kompensatorisches Training und sensible Anbahnung. *Neurologie und Rehabilitation*, *4*, 132–136.

Hildebrandt, H., Zieger, A., Engel, A., Rindt, H., Kraft, A., Kleen, K. & Bußmann. B. (1996). Die Integration sympathovagaler Modulation in der Herzfrequenz von Patienten im Koma: Eine Analyse der Auswirkung des Aufwachprozesses und körpernaher, therapeutischer Interventionen. *Neurologie und Rehabilitation*, *4*, 225–231.

Hill, S. K. & Dean, R. S. (1998). Microcephaly, macrocephaly, and hydrocephalus. In L. Phelps (Ed.), *Health-related disorders in children and adolescents* (434–441). Washington, DC: American Psychological Association.

Hinshaw, S. P., Henker, B. & Whalen, C. K. (1984a). Cognitive-behavioral and pharmacologic interventions for hyperactive boys: Comparative and combined effects. *Journal of Consulting and Clinical Psychology*, *52*, 739–749.

Hinshaw, S. P., Henker, B. & Whalen, C. K. (1984b). Self-control in hyperactive boys in anger-inducing situations: Effects of cognitive-behavioral training and of methylphenidate. *Journal of Abnormal Child Psychology, 12*, 55–77.

Hinshaw, S. P., Henker, B., Whalen, C. K., Erhardt, D. D. & Dunnington, R. E. (1989). Aggressive, prosocial, and nonsocial behavior in hyperactive boys: Dose effects of methylphenidate in naturalistic settings. *Journal of Consulting and Clinical Psychology, 57*, 636–643.

Ho, D. D. & Hirsch, M. S. (1985). Acute viral encephalitis. *Medical Clinics of North America, 69*, 415–429.

Hodapp, R. M. (1997). Direct and indirect behavioral effects of different genetic disorders of mental retardation. *American Journal of Mental Retardation, 102*, 67–79.

Hoffman, R. S., Henry, G. C. & Wowland, M. A. (1992). Association between life threatening cocaine toxicity and pharmacholesterase activity. *Annals of Emergency Medicine, 21*, 247–253.

Hofman, K. J., Harris, E. L., Bryan, R. N. & Denckla, M. B. (1994). Neurofibromatosis type 1: The cognitive phenotype. *Journal of Pediatrics, 124*, S1–S8.

Holler, K. A., Fennell, E. B., Crosson, B., Boggs, S. R. & Mickle, J. P. (1995). Neuropsychological and adaptive functioning in younger versus older children shunted for early hydrocephalus. *Child Neuropsychology, 1*, 63–73.

Holling, H. (1998). *Forschung und Förderung von Kindern und Jugendlichen im Bereich der Hochbegabung*. Bonn: Bundesministerium für Bildung, Wissenschaft, Forschung und Technologie.

Horn, R. (1983). *Leistungs-Prüf-System (L-P-S)*. (2. Aufl.). Göttingen: Hogrefe.

Horn, W. F., Ialongo, N. S:, Pascoe, J. M., Greenberg, G., Packard, T., Lopez, M., Wagner, A. & Puttler, L. (1991). Additive effects of psychostimulants, parent training, and self-control therapy with ADHD children. *Journal of the American Academy of Child and Adolescent Psychiatry, 30*, 233–240.

Hornyak, J. E., Nelson, V. S. & Hurvitz, E. A. (1997). The use of methylphenidate in paediatric traumatic brain injury. *Pediatric Rehabilitation, 1*, 15–17.

Ho-Turner, M. & Bennett, T. L. (1999). Seizure disorders. In S. Goldstein & C. R. Reynolds (Eds.), *Handbook of neurodevelopmental and genetic disorders in children* (499–524). New York: Guilford.

Houselander, J., Hatcher, R., Burns, W. & Chasnoff, I. (1982). Infants born to narcotic addicted mothers. *Psychological Bulletin, 2*, 453–468.

Howard, E. M. & Henderson, S. E. (1989). Perceptual problems in cerebral-palsied children: A real-world example. *Human Movement Science, 8*, 141–160.

Hüther, G. (1996). The central adaptation syndrome: Psychosocial stress as a trigger for adaptive modifications of brain structure and brain function. *Progress in Neurobiology, 48*, 596–612.

Hughes, C., Russell, J. & Robbins, T. W. (1994). Evidence for executive dysfunction in autism. *Neuropsychologia, 32*, 477–492.

Humphreys, R. P. (1989). Mutism after posterior fossa tumor surgery. *Concepts in Pediatric Neurosurgery, 9*, 57–64.

Humphreys, R. P. (1992). Complications of hemorrhagic stroke in children. *Pediatric Neurosurgery, 17*, 163–168.

Hunt, A. & Shepherd, C. (1993). A prevalence study of autism in tuberous sclerosis. *Journal of Autism and Developmental Disorders, 23*, 323–339.

Hunt, W. A. (1985). *Alcohol and biological membranes*. New York: Guilford.

Hurvitz, E. A., Beale, L., Ried, S. & Nelson, V. S. (1999). Functional outcome of paediatric stroke survivors. *Pediatric Rehabilitation, 3*, 43–51.

Huson, S. M. (1989). Recent developments in the diagnosis and management of neurofibromatosis. *Archives of Diseases in Children*, 64, 745–749.
Hutchens, T. A. & White, J. N. (1998). Metabolic disorders in childhood and adolescence. In L. Phelps (Ed.), *Health-related disorders in children and adolescents* (426–433). Washington, DC: American Psychological Association.
Hutchings, D. E. (1993). Response to commentaries. *Neurotoxicology and Teratology, 15*, 311–312.
Hynd, G. W. & Hooper, S. R. (Eds.) (1994). *Neuropsychological basis of disorders affecting children and adolescents*. Hove: Erlbaum.
Hynd, G. W., Semrud-Clikeman, M., Lorys, A. R., Novey, E. S. & Eliopoulos, D. (1990). Brain morphology in developmental dyslexia and Attention Deficit Disorder/Hyperactivity. *Archives of Neurology, 47*, 919–926.
Hynd, G. W., Semrud-Clikeman, M. & Lyytinen, H. (1991). Brain imaging in learning disabilities. In J. E. Obrzut & G. W. Hynd (Eds.), *Neuropsychological foundations of learning disabilities: A handbook of issues, methods, and practice* (475–518). San Diego: Academic Press.
Hynd, G. W. & Willis, W. G. (1988). *Pediatric neuropsychology*. Orlando: Grune & Stratton.

ILAE (1989). Commission on classification and terminology of the International League Against Epilepsy: Proposals for revised classification of epilepsies and epileptic syndromes. *Epilepsia, 30*, 389–399.
Ille, N., Kapitza, S. & Vogelsang, S. (o. J.). *Rechnergestützte neuropsychologische Tests*. Heidelberg: unveröff. Studienarbeit im Studiengang Medizinische Informatik.
Isler, W. (1989). Stroke in childhood and adolescents. *European Neurology, 23*, 421–424.
Ito, J.-I., Araki, A., Tanaka, H., Tasaki, T. & Cho, K. (1997). Intellectual status of children with cerebral palsy after elementary education. *Pediatric Rehabilitation, 1*,199–206.
Itoh, T., Magnold, S., White, R. M., Denckla, M. B., Hofman, K. L., Naidu, S. & Bryan, R. N. (1994). Neurofibromatosis Type 1: The evolution of deep gray and white matter MRI abnormalities. *American Journal of Neurology, 15*, 1–7.

Jabbari, B., Maitland, C. G., Morris, L. M., Morales, J. & Gunderson, C. H. (1985). The value of visual evoked potential as a screening test in neurofibromatosis. *Archives of Neurology, 42*, 1072–1074.
Jacobson, J. L. & Jacobson, S. W. (1994). Prenatal alcohol exposure and neurobehavioral development: Where is the threshold? *Alcohol Health and Research World, 18*, 30–36.
Jambaque, I., Cusmai, R., Curatolo, P., Cortesi, F., Perrot, C. & Dulac, O. (1991). Neuropsychological aspects of tuberous sclerosis in relation to epilepsy and MRI findings. *Developmental Medicine and Child Neurology, 33*, 698–705.
Janz, D., Bossi, L., Dam, M., Helge, H., Richens, A. & Schmidt, D. (1982). *Epilepsy, pregnancy, and the child*. New York: Raven.
Janzen, L. A., Nanson, J. L & Block, G. W. (1995). Neuropsychological evaluation of preschoolers with fetal alcohol syndrome. *Neurotoxicology and Teratology, 17*, 273–279.
Jernigan, T. L., Hesselink, J. R., Sowell, E. & Tallal, P. A. (1991). Cerebral structure on magnetic resonance imaging in language- and learning-impaired children. *Archives of Neurology, 48*, 539–545.
Johnson, D. A. & Roethig-Johnston, K. (1989). Life in the slow lane: Attention factors after head injury. in D. A. Johnson, D. Uttley & M. Wyke (Eds.), *Children's head injury. Who cares?* (96–110). London: Taylor & Francis.

Jokeit, H. & Ebner, A. (1999). Sind strukturelle und funktionelle Beeinträchtigungen bei Patienten mit therapieresistenter Temporallappenepilepsie progredient? [Abstract]. *Zeitschrift für Neuropsychologie, 10, 38.*

Jones, K. L. & Smith, D. W. (1973). Recognition of the fetal alcohol syndrome in early infancy. *Lancet*, 2, 999–1001.

Joseph, R. (1982). The neuropsychology of development: Hermispheric laterality, limbic language, and the origin of thought. *Journal of Clinical Psychology, 38*, 4–33.

Joy, P., Roberts, C., North, K. & de Silva, M. (1995). Neuropsychological function and MRI abnormalities in neurofibromatosis type 1. *Developmental Medicine and Child Neurology, 37*, 906–914.

Kaiser, P. (1998). Möglichkeiten und Risiken genetischer Diagnostik. *Versicherungsmedizin, 50*, 86–93.

Kalbe, U. (1994). Organisation der neurologischen Frührehabilitation im Kindesalter. Kritische Gedanken eines Pädiaters. *Prävention und Rehabilitation, 6*, 102–104.

Kandel, E. R. & Jessell, T. M. (1995). Sensorische Erfahrung und die Entstehung visueller Schaltkreise. In E. R. Kandel, J. H. Schwartz & T. M. Jessell (Hrsg.), *Neurowissenschaften. Eine Einführung* (477–493). Heidelberg: Spektrum.

Kandel, E. R., Schwartz, J. H. & Jessell, T. M. (Hrsg.) (1995). *Neurowissenschaften. Eine Einführung*. Heidelberg: Spektrum.

Kappelle, L. J., Wilemse, J., Ramos, L. M. P. (1989). Ischaemic stroke in the basal ganglia and internal capsule in childhood. *Brain Development, 11*, 283–292.

Karch, D. (Hrsg.) (1994). *Risikofaktoren der kindlichen Entwicklung. Klinik und Perspektiven*. Darmstadt: Steinkopff.

Kasten, E. (1998). Bedarf und Dauer neuropsychologischer Therapie. In E. Kasten, G. Schmid & R. Eder (Hrsg.), *Effektive neuropsychologische Behandlungsmethoden* (311–321). Bonn: Deutscher Psychologen Verlag.

Kasten, E., Schmid, G. & Eder, R. (Hrsg.) (1998), *Effektive neuropsychologische Behandlungsmethoden.* Bonn: Deutscher Psychologen Verlag.

Kaul, P. (1987). Zur Dependenz von Lese-Rechtschreibschwäche und den Augenbewegungen beim Lesen. *Sozialpädiatrie, 9*, 631–635.

Kay, G. G. & Starbuck, V. N. (1997). Computerized neuropsychological assessment. In M. E. Maruish & J. A. Moses (Eds.), *Clinical neuropsychology. Theoretical foundations for practitioners* (143–161). Mahwah: Erlbaum.

Kehle, T. J. & Bray, M. A. (1998). Williams syndrome. In L. Phelps (Ed.), *Health-related disorders in children and adolescents* (712–716). Washington, DC: American Psychological Association.

Keller, H. H. (1984). Fusionstraining. *Klinisches Monatsblatt der Augenheilkunde, 184*, 62–63.

Kenny, B. G., Hitchcock, E. R., Kitchen, G., Dalton, A. E., Yates, D. A. & Chavda, S. V. (1992). Stereotactic linac radiosurgery for arteriovenous malformations. *Journal of Neurology, Neurosurgery and Psychiatry, 55*, 590–593.

Kerkhoff, G. (1988). Visuelle Raumwahrnehmung und Raumoperationen. In D. von Cramon & J. Zihl (Hrsg.), *Neuropsychologische Rehabilitation* (197–214). Berlin: Springer.

Kerkhoff, G., Genzel, S. & Marquardt, C. (1994). Standardisierte Analyse visuell-räumlicher Wahrnehmungsleistungen (VS). Untersuchungen zur Objektivität, Reliabilität und Validität. *Nervenarzt, 65*, 689–695.

Kerkhoff, G. & Marquardt, C. (1993). Standardisierte Analyse visuell-räumlicher Wahrnehmungsleistungen (VS). Konstruktion des Verfahrens und Anwendungen. *Nervenarzt, 64*, 511–516.

Kerkhoff, G., Münssinger, U. & Marquardt, C. (1993). Sehen. In D. Y. von Cramon, N. Mai & W. Ziegler (Hrsg.). *Neuropsychologische Diagnostik* (1–35). Weinheim: Verlag Che-mie.

Kesselring, J. (1997). *Multiple Sklerose* (3., überarb. u. erw. Aufl.). Stuttgart: Kohlhammer.

King, J. A. (1996). Perinatal stress and impairment of the stress response. Possible link to nonoptimal behavior. In C. F. Ferris & T. Grisso (Eds.), *Understanding aggressive behavior in children* (104–112). New York: The New York Academy of Sciences.

Kitchen, W., Ford, G., Orgill, A., Rickards, A., Astbury, J., Lissenden, J., Bajuk, B., Yu, V., Drew, J. & Campbell, N. (1987). Outcome of infants of birth weight 500–900g: A continuing regional study of 5 year-old survivors. *Journal of Pediatrics, 111*, 761–766.

Klauer, K. J. (1989). *Denktraining für Kinder I. Ein Programm zur intellektuellen Förderung*. Göttingen: Hogrefe.

Klebanov, P. K., Brooks-Gunn, J. & McCormick, M. C. (1994). School achievement and failure in very low birthweight children. *Journal of Developmental and Behavioral Pediatrics, 15*, 248–255.

Klein, J., Eigin, R. & McCracken, G. J. (1986). Report of the task force on diagnosis and management of meningitis. *Pediatrics, 78*, 959–982.

Klein, L. (1992). Zur Wirksamkeit einer phosphatreduzierten Ernährung bei hyperaktiven Kindern. *Sonderpädagogik, 2*, 64–69.

Klein, N. (1988). Children who were very low birth-weight: Cognitive abilities and classroom behavior at 5 years of age. *Journal of Special Education, 22*, 41–54.

Kleinpeter, U. (1971). *Störungen der psychosomatischen Entwicklung nach Schädel-Hirntrauma im Kindesalter*. Jena: VEB Fischer.

Kleinpeter, U. (1979). *Folgezustände nach Schädelhirntraumen im Kindesalter und deren Begutachtung*. Leipzig: Thieme.

Kleinpeter, U. (1993). Langzeitverläufe nach Schädel-Hirn-Trauma im Kindesalter. In A. Lischka & G. Bernert (Hrsg.), *Aktuelle Neuropädiatrie 1992* (151–158). Wehr: Ciba-Geigy.

Klicpera, C. & Gasteiger-Klicpera, B. (1993). *Lesen und Schreiben. Entwicklung und Schwierigkeiten*. Bern: Huber.

Klicpera, C. & Gasteiger-Klicpera, B. (1999). Lese-Rechtschreibprobleme – Einführung in den Themenschwerpunkt. *Kindheit und Entwicklung, 8*, 131–134.

Klonoff, H., Clark, C. & Klonoff, P. S. (1993). Long-term outcome of head injuries: A 23 year follow-up study of children with head injuries. *Journal of Neurology, Neurosurgery and Psychiatry, 56*, 410–415.

Knivsberg, A.-M. (1997). Urine patterns, peptide levels and IgA/IgG antibodies to food proteins in children with dyslexia. *Pediatric Rehabilitation, 1*, 25–34.

Kobak, R. & Ferenz-Gillies, R. (1995). Emotion regulation and depressive syndromes during adolescence: A functionalist perspective. *Development and Psychopathology, 7*, 183–192.

Koch, J. (1994). *Neuropsychologie des Frontalhirnsyndroms*. Weinheim: Psychologie Verlags Union.

Kodituwakku, P. W., Handmaker, N. S., Cutler, S. K., Weathersby, E. K. & Handmaker, S. D. (1995). Specific impairments in self-regulation in children exposed to alcohol prenatally. *Alcoholism: Clinical and Experimental Research, 19*, 1558–1564.

Kömpf, D. (1998). Neuroophthalmologie: Sehen und Augenbewegungen. *Nervenheilkunde, 17*, 322–323.

Kölfen, W., Pehlke, K. & Lüchtrath, M. (1999). Fieberkrämpfe – ein harmloses Ereignis? Zur Prognose von Kindern nach einem Fieberkrampf. *Pädiatrie hautnah, 11*, 462–466.

Kößler, M. & Scheidt, C. E. (1997). *Konversionsstörungen. Diagnose, Klassifikation, Therapie*. Stuttgart: Schattauer.

Kohen, D. P. (1993). Ericksonsche Kommunikation und hypnotische Strategien zur Behandlung von Tics und dem Tourette-Syndrom bei Kindern und Jugendlichen. In S. Mrochen, K.-L. Holtz & B. Trenkle (Hrsg.), *Die Pupille des Bettnässers. Hypnotherapeutische Arbeit mit Kindern und Jugendlichen* (236–264). Heidelberg: Auer.

Kohen, D. P. (1997). *Hypnosis for psycho-physiologic problems in children and adolescents.* (Videoaufzeichnung der 3. Kindertagung am 22. 10. 1997 in Heidelberg). Hypnotherapeutische und systemische Konzepte für die Arbeit mit Kindern und Jugendlichen. Kiel: VCD.

Kohen, D. P. & Botts, P. (1987). Relaxation-imagery (self-hypnosis) in Tourette syndrome: Experience in four children. *American Journal of Clinical Hypnosis, 29*, 227–237.

Kolb, B. & Whishaw, I. Q. (1996). *Neuropsychologie* (2. Aufl.). Heidelberg: Spektrum.

Konrad, K., Gauggel, S. & Jansen, H.-T. (1998). Hirntumorerkrankungen im Kindesalter: Kognitive, affektive und psychosoziale Langzeitfolgen. *Kindheit und Entwicklung, 7*, 154–162.

Koren, G. (1993). Cocaine and the human fetus: The concept of teratophilia. *Neurotoxicology and Teratology, 15*, 301–304.

Korkman, M., Autti-Rämö, H., Koivulehto, H. & Granström, M.-L. (1998). Neuropsychological effects at early school age of fetal alcohol exposure of varying duration. *Child Neuropsychology, 4*, 199–212.

Krägeloh-Mann, I. & Michaelis, R. (1992). Die spastischen Tetraparesen. *Kindheit und Entwicklung, 1*, 92–96.

Kranzler, J. H. & Proctor, B. E. (1998). Hypopituitarism and growth hormone deficiency. In L. Phelps (Ed.), *Health-related disorders in children and adolescents* (347–351). Washington, DC: American Psychological Association.

Kratzmeier, H. & Horn, R. (1988). *Standard Progressive Matrices.* Weinheim: Beltz.

Kraus, J. F. (1995). Epidemiological features of brain injury in children: occurrence, children at risk, causes and manner of injury, severity and outcomes. In S. H. Broman & E. Michel (Eds.), *Traumatic head injury in children* (22–39). New York: Oxford University Press.

Kubinger, K. D. & Wurst, E. (1991). *Adaptives Intelligenz Diagnostikum* (3. Aufl.). Weinheim: Beltz.

Kunert, H. J., Derichs, G. & Irle, E. (1996). Entwicklung von Aufmerksamkeitsfunktionen im Kindesalter: Ergebnisse einer vorläufigen Normierung der computergestützten Testbatterie zur Aufmerksamkeitsprüfung (TAP) an 9– bis 12jährigen Kindern. *Zeitschrift für Neuropsychologie, 7*, 92–113.

Kurland, L. T., Faro, S. N. & Siedler, H. (1960). Minimata disease. *World Neurology, 1*, 370–391.

Kusch, M. & Petermann, F. (2000). Tiefgreifende Entwicklungsstörungen. In F. Petermann (Hrsg.), *Lehrbuch der Klinischen Kinderpsychologie und -psychotherapie* (4., vollst. überarb. u. erw. Aufl.; 431–452). Göttingen: Hogrefe.

Kushch, A., Gross-Glenn, K. & Jallad, B. (1993). Temporal lobe surface area measurements on MRT in normal and dyslexic readers. *Neuropsychologia, 31*, 811–821.

LaDue, R. A., Streissguth, A. P. & Randels, S. P. (1992). Clinical considerations pertaining to adolescents and adults with fetal alcohol syndrome. In T. B. Sonderegger (Ed.), *Perinatal substance abuse: Research findings and clinical implications* (104–131). Baltimore: Hopkins.

Landry, S. H., Fletcher, J. M., Denson, S. & Chapieski, M. L. (1993). Longitudinal outcome for low birth weight infants: Effects of intraventricular hemorrhage and bronchopulmonary dysplasia. *Journal of Clinical and Experimental Neuropsychology, 15*, 205–218.

Lange, K. W. (2000). Neurochemische Grundlagen. In W. Sturm, M. Herrmann & C.-W. Wallesch (Hrsg.), *Lehrbuch der Klinischen Neuropsychologie. Grundlagen, Methoden, Diagnostik, Therapie* (51–63). Lisse: Swets & Zeitlinger.

Langdell, T. (1978). Recognition of faces: An approach to the study of autism. *Journal of Child Psychology and Psychiatry, 19*, 255–268.

Largo, R. H. (1991). Frühkindliche Zerebralparese: Epidemiologische und klinische Aspekte. *Deutsches Ärzteblatt, 23*, 2061–2071.

Largo, R. H. & Duc, G. (1990). Entwicklung von Frühgeborenen. *Pädiatrie, 18*, 1769–1778.

Larsen, J. P., Hoien, T., Lundberg, I. & Odegaard, H. (1990). MRI evaluation of the size and symmetry of the planum temporale in adolescents with developmental dyslexia. *Brain and Language, 39*, 289–301.

Lassonde, M. & Jeeves, M. (Eds.) (1994). *Callosal agenesis: A natural split brain?* New York: Plenum.

Lawton, C., France, K. & Blampied, N. (1991). Treatment of infant sleep disturbance by graduated extinction. *Child and Family Behavior Therapy, 13*, 39–55.

LeDoux, J. E. (1989). Cognitive-emotional interactions in the brain. *Cognition and Emotion, 3*, 267–289.

LeDoux, J. E. (1995). Emotion: Clues from the brain. *Annual Reviews of Psychology, 46*, 209–235.

Legner, A., Pauli-Pott, U. & Beckmann, D. (1997). Neuromotorische und kognitive Entwicklung risikogeborener Kinder im Alter von fünf Jahren. *Praxis der Kinderpsychologie und Kinderpsychiatrie, 46*, 477–488.

Lehmkuhl, G. & Thoma, W. (1987). Langfristige Verhaltens- und Leistungsänderungen nach einem Schädel-Hirn-Trauma im Kindesalter. *Monatsschrift für Kinderheilkunde, 135*, 402–405.

Lehnert, H., Reschke, K. & Hellhammer, D. H. (1996). Klinische Psychoneuroendokrinologie. In R. H. Adler, J. M. Herrmann, K. Köhle, O. W. Schonecke, Th. von Uexküll & W. Wesiak (Hrsg.), *Psychosomatische Medizin* (895–908). München: Urban & Schwarzenberg.

Leibowitz, D. & Dubowitz, V. (1981). Intellect and behaviour in Duchenne muscular dystrophy. *Developmental Medicine and Child Neurology, 23*, 577–590.

Leiner, H. C., Leiner, A. L. & Dow, R. S. (1991). The human cerebrocerebellar system: its computing, cognitive, and language skills. *Behavioral Brain Research, 44*, 113–128.

Leiner, H. C., Leiner, A. L. & Dow, R. S. (1993). Cognitive and language functions of the human cerebellum. *Trends in Neuroscience, 16*, 444–447.

Leist, T. L. (1998). Wilson's disease. In L. Phelps (Ed.), *Health-related disorders in children and adolescents* (717–722). Washington, DC: American Psychological Association.

Lendt, M., Helmstaedter, C. & Elger, C. E. (1999). Epilepsiechirurgie bei Kindern: Neuropsychologische Ergebnisse [Abstract]. *Zeitschrift für Neuropsychologie, 10*, 41.

Leonard, C. M., Voeller, K. K., Lombardino, L. J., Morris, M. K., Hynd, G. W., Alexander, A. W., Andersen, H. G., Honeyman, J. C., Mao, J., Agee, F. & Staab, E. V. (1993). Anomalous cerebral structure in dyslexia revealed with magnetic resonance imaging. *Archives of Neurology, 50*, 461–469.

Lepach, A. C., Muth, D., Heubrock, D. & Petermann, F. (1999). REMINDER® – Neuropsychologische Kurzintervention für Kinder mit Beeinträchtigungen der kombinierten Gedächtnisfunktionen. *Praxis Ergotherapie, 12*, 445–452.

Lesch, K.-P. (1991). Psychobiologie der Zwangskrankheiten. *Fortschritte der Neurologie und Psychiatrie, 59*, 404–412.

Levin, F. & Friedman, T. (1993). Gene therapy. *American Journal of Diseases in Childhood, 147*, 1167–1174.

Levin, H. S., Benton, A. L. & Grossman, R. G. (1982). *Neurobehavioral consequences of closed head injury*. New York: Oxford University Press.

Levin, H. S. & Eisenberg, H. M. (1979a). Neuropsychological outcome after closed head injury in children and adolescents. *Child's Brain, 5*, 281–292.

Levin, H. S. & Eisenberg, H. M. (1979b). Neuropsychological impairments after closed head injury in children and adolescents. *Neurosurgery, 11*, 668–673.

Lewis, M. & Bendersky, M. (1989). Cognitive and motor differences among low birth weight infants: Impact of intraventricular hemorrhage, medical risk, and social class. *Pediatrics, 83*, 187–191.

Lewis, M. & Ramsey, D. S. (1995). Developmental change in infants' responses to stress. *Child Development, 66*, 657–670.

Lezak, M. D. (1983). *Neuropsychological Assessment* (2nd ed.). New York: Oxford University Press.

Lezak, M. D. (1995). *Neuropsychological Assessment* (3rd ed.). New York: Oxford University Press.

Lhermitte, F. (1986). Human autonomy and the frontal lobes. Part II: Patient behavior in complex and social situations: the „environmental dependency syndrome". *Annals of Neurology, 19*, 335–343.

Lienert, G. A. & Raatz, U. (1994). *Testaufbau und Testanalyse* (5., überarb. Aufl.). Weinheim: Psychologie Verlags Union.

Limbourg, M. (1997). *Der Kinderunfall – Epidemiologie und Prävention*. Vortrag bei der Tagung „Prävention, Behandlung und Rehabilitation" des Kuratoriums ZNS in Düsseldorf, Oktober 1997.

Lipinski, C. G. (1996). Die weitere Entwicklung der stationären, teilstationären und ambulanten Rehabilitation neurologisch behinderter Kinder – Rehabilitationsgesamtplan. In K.-D. Voß, W. Blumenthal, F. Mehrhoff & M. Schmollinger (Hrsg.), *Aktuelle Entwicklungen in der Rehabilitation am Beispiel neurologischer Behinderungen* (63–75). Ulm: Universitätsverlag.

Lipton, S. A., Yeh, M. & Dreyer, E. B. (1994). Update on current models of HIV-related neuronal injury: Platelet-activating factor, arachnoid acid and nitric oxide. *Advances in Neuroimmunology, 4*, 181–188.

Listernick, R. & Charrow, J. (1990). Neurofibromatosis type 1 in childhood. *Journal of Pediatrics, 116*, 845–853.

Litoritz, T., Felberg, L. & White, S. (1995). The 1995 Annual report of the American Association of Poison Control Centers toxic exposure surveillance system. *American Journal of Emergency Medicine, 145*, 487–537.

Livingstone, M. S., Rosen, G. D., Drislane, F. W. & Galaburda, A. M. (1991). Physiological and anatomical evidence for a magnocellular defect in developmental dyslexia. *Proceedings of the National Academy of Science, 88*, 7943–7947.

Lockard, J. S. & Ward, A. A. (Eds.) (1980). *Epilepsy: A window to brain mechanisms*. New York: Raven.

Lösslein, H. & Deike-Beth, C. (1997). *Hirnfunktionsstörungen bei Kindern und Jugendlichen. Neuropsychologische Untersuchungen für die Praxis*. Köln: Deutscher Ärzte-Verlag.

Loss, N., Yeates, K. O. & Enrile, B. G. (1998). Attention in children with myelogmeningocele. *Child Neuropsychology, 4*, 7–20.

Lou, H. C. (1996). Etiology and pathogenesis of Attention-Deficit Hyperactivity Disorder (ADHD): Significance of prematurity and perinatal hypoxic-haemodynamic encephalopathy. *Acta Peadiatrica, 85*, 1266–1271.

Lou, H. C., Henriksen, L. & Bruhn, P. (1984). Focal cerebral hypoperfusion in children with dysphasia and/or attention deficit disorder. *Archives of Neurology, 41*, 825–829.

Loveland, K. A., Stehbens, J., Contant, C., Bordeaux, J. D., Sirois, P., Bell, T. E. & Hill, S. (1994). Hemophilia growth and development study: Baseline neurodevelopmental findings. *Journal of Pediatric Psychology, 19*, 223–239.

Lubar, J. F. (1991). Discourse on the development of EEG diagnostics and biofeedback for Attention-Deficit/Hyperactivity-Disorders. *Biofeedback and Self-Regulation, 16*, 201–225.

Lubar, J. O. & Lubar, J. F. (1984). Electroencephalographic biofeedback of SMR and beta activity for treatment of attention deficit disorders in a clinical setting. *Biofeedback and Self-Regulation, 9*, 1–23.

Luria, A. R. (1969). Frontal lobe syndromes. In P. Vinken & G. Bruyn (Eds.), *Handbook of clinical neurology, vol. 2* (725–757). Amsterdam: North-Holland.

Luria, A. R. (1970). *Die höheren kortikalen Funktionen des Menschen und ihre Störungen bei örtlichen Hirnschädigungen*. Berlin: Deutscher Verlag der Wissenschaften.

Luria, A. R. (1992). *Das Gehirn in Aktion. Einführung in die Neuropsychologie*. Hamburg: Rowohlt.

Lussier, F. (1992). Contribution de l'hyperactivité au dysfunctionnement frontal – observé chez les enfants atteints du syndrome de Gilles de la Tourette. *P. R. I. S. M. E, 3*, 188–206.

Lyon, G. & Gadisseux, J. F. (1991). Structural abnormalities of the brain in developmental disorders. In M. Rutter & P. Caesar (Eds.), *Biological risk factors for psychological disorders* (1–19). Cambridge: University Press.

MacDonald, G. & Roy, D. (1988). Williams syndrome: A neuropsychological profile. *Journal of Clinical and Experimental Neuropsychology, 10*, 125–131.

Mac Gregor, S., Keith, L., Bachicha, J. & Chasnoff, I. J. (1989). Cocaine use during pregnancy: Correlation between prenatal care and perinatal outcome. *Obstetrics and Gynecology, 74*, 882–885.

Majinemer, A., Rosenblatt, B. & Riley, P. (1994). Predicting outcome in high-risk newborns with a neonatal neurobehavioral assessment. *American Journal of Occupational Therapy, 48*, 723–732.

Malakoff, M. E., Mayes, L. C. & Schottenfeld, R. S. (1994). Language abilities of preschool-age children living with cocaine-using mothers. *American Journal of Addictions, 3*, 346–354.

Malison, R. T., McDougle, C. J., van Dyck, C. H., Scahill, L., Baldwin, R. M., Seibyl, J. P., Price, L. H., Leckman, J. E. & Innis, R. B. (1995). [123]β-CIT SPECT imaging of striatal dopamine transporter binding in Tourette's disorder. *American Journal of Psychiatry, 152*, 1359–1361.

Mangione, C., Landau, S. & Pryor, J. B. (1998). HIV and AIDS (pediatric and adolescent). In L. Phelps (Ed.), *Health-related disorders in children and adolescents* (328–336). Washington, DC: American Psychological Association.

Mann, V. (1991). Language problems: A key to early reading problems. In B. Y. L. Wong (Ed.), *Learning about learning disabilities* (130–163). San Diego: Academic Press.

Mannhaupt, G. (1999). Strategische und entwicklungsorientierte Fördermaßnahmen für das Rechtschreiben. *Kindheit und Entwicklung, 8*, 158–161.

Maquet, P., Hirsch, E., Dive, D., Salmon, E., Marescaux, C. & Franck, G. (1990). Cerebral glucose utilization during sleep in Landau-Kleffner syndrome: A PET study. *Epilepsia, 31*, 778–783.

Mari, A., Amati, F., Mingarelli, R., Giannotti, A., Sebastio, G., Colloridi, V., Novelli, G. & Dallapiccola, B. (1995). The analysis of the elastin gene in 60 patients with clinical diagnosis of Williams syndrome. *Human Genetics, 96*, 444–448.

Marsh, D. O., Clarkson, T. W., Cox, C., Myers, G. J., Amin-Zaki, L. & Al-Tikritt, S. (1987). Fetal methylmercury poisoning – Relationship between concentration in single strands of maternal hair and child effects. *Archives of Neurology, 44*, 1017–1022.

Marshall, P. (1989). Attention deficit disorder and allergy: A neurochemical model of the relation between the illnesses. *Psychological Bulletin, 106*, 434–446.

Martin, N., Snodgrass, G. & Cohen, R. (1984). Idiopathic infantile hypercalcaemia – a continuing enigma. *Archives of Disease in Childhood, 59*, 605–613.

Martins da Silva, A. & Nunes, B. (1995). Landau-Kleffner Syndrome: A neuronal maturation deficit? In C. K. Leong & R. M. Joshi (Eds.), *Developmental and acquired dyslexia: Neuropsychological and neurolinguistic perspectives* (159–166). Dordrecht: Kluwer.

Maruish, M. E. & Moses, J. A. (1997). *Clinical neuropsychology. Theoretical foundations for practitioners*. Mahwah: Erlbaum.

Mateer, F. (1935). *Glands and efficient behavior*. New York: Appleton-Century-Crofts.

Matier-Sharma, K., Perachio, N., Newcorn, J. H., Sharma, V. & Halperin, J. M. (1995). Differential diagnosis of ADHD: Are objective measures of attention, impulsivity, and activity level helpful? *Child Neuropsychology, 1*, 118–127.

Mattis, S., French, J. H. & Rapin, I. (1975). Dyslexia in children and young adults: three independent neuropsychological syndromes. *Developmental Medicine and Child Neurology, 17*, 150–163.

Mattson, S. N., Gramling, L., Delis, D. C., Jones, K. L. & Riley, E. P. (1996a). Global-local processing in children prenatally exposed to alcohol. *Child Neuropsychology, 2*, 165–175.

Mattson, S. N., Riley, E. P., Jernigan, T. L., Ehlers, C. L. (1992). Fetal alcohol syndrome: A case report of neuropsychological, MRI, and EEG assessment of two children. *Alcoholism: Clinical and Experimental Research, 16*, 1001–1003.

Mattson, S. N. Riley, E. P., Jernigan, T. L. & Garcia, A. (1994). A decrease in the size of the basal ganglia following prenatal alcohol exposure: A preliminary report. *Neurotoxicology and Teratology, 16*, 283–289.

Mattson, S. N., Riley, E. P., Delis, D. C., Stern, C. & Jones, K. L. (1996b). Verbal learning and memory in children with fetal alcohol syndrome. *Alcoholism: Clinical and Experimental Research, 20*, 810–816.

Maxion, H., Fegers, S., Pfluger, R. & Wiegand, J. (1989). Risikofaktoren klassischer Konversionssyndrome – psychogene Anfälle und Paresen. Beobachtungen einer neurologischen Klinik bei 172 Patienten. *Psychotherapie und Medizinische Psychologie, 39*, 121–126.

Mayes, L. C. & Cicchetti, D. V. (1995). Prenatal cocaine exposure and neurobehavioral development: How subjects lost to follow-up bias study results. *Child Neuropsychology, 1*, 128–139.

Mayringer, H. & Wimmer, H. (1999). Kognitive Defizite lese-rechtschreibschwacher Kinder. *Kindheit und Entwicklung, 8*, 141–146.

Mazza, C., Pasqualin, A. & Cavazzani, P. (1985). Childhood cerebrovascular diseases not associated with vascular malformations. *Child's Nervous System, 1*, 268–271.

Mazzocco, M. M. & Reiss, A. L. (1999). A behavioral neurogenetics approach to understanding the fragile X syndrome. In H. Tager-Flusberg (Ed.), *Neurodevelopmental disorders* (43–62). Cambridge: Massachusetts Institute of Technology Press.

Mazzocco, M. M., Turner, J. E., Denckla, M. B., Hofmann, K. J., Scanlon, D. C. & Vellutino, F. R. (1995). Language and reading deficits associated with Neurofibromatosis Type 1: Evidence for a not-so-nonverbal learning disability. *Developmental Neuropsychology, 11*, 503–522.

McCullough, D. (1990). Hydrocephalus: Etiology, pathologic effects, diagnosis and natural history. In R. M. Scott (Ed.), *Hydrocephalus* (180–199). Baltimore: Williams & Wilkins.

McEwen, B. S. (1998). Hormones as regulators of brain development. In D. M. Hann, L. C. Huffman, I. I. Lederhendler & D. Meinecke (Eds.), *Advancing research on developmental plasticity. Integrating the behavioral science and neuroscience of mental health.* Washington: National Institute of Mental Health, National Institutes of Health.

McGee, R., Partridge, F., Williams, S. & Silva, P. A. (1991). A twelve-year follow-up of preschool hyperactive children. *Journal of the American Academy of Child and Adolescent Psychiatry, 30*, 224–232.

McGlone, J. & Davidson, W. (1973). The relation between cerebral speech laterality and spatial ability with special reference to sex and hand preference. *Neuropsychologia, 11*, 105–113.

McGlone, J. & Kertesz, A. (1973). Sex differences in cerebral processing of visuospatial tasks. *Cortex*, 9, 313–320.

McKeown-Eyssen, G. E., Reudy, J. & Neims, A. (1983). Methylmercury exposure in Northern Quebec: II. Neurological findings in children. *American Journal of Epidemiology, 118*, 470–478.

McMahon, W. M. (1999). Advances in the cognitive neuroscience of neurodevelopmental disorders: Views from child psychiatry and medical genetics. In Tager-Flusberg, H. (Ed.), *Neurodevelopmental disorders* (583–600). Cambridge: Massachusetts Institute of Technology Press.

Melchers, P. & Lehmkuhl, G. (2000). Neuropsychologie des Kindes- und Jugendalters. In W. Sturm, M. Herrmann & C.-W. Wallesch (Hrsg.), *Lehrbuch der Klinischen Neuropsychologie. Grundlagen, Methoden, Diagnostik, Therapie* (613–647). Lisse: Swets & Zeitlinger.

Melchers, P. & Preuß, U. (1991). *K-ABC Interpretationshandbuch, Durchführungs- und Auswertungshandbuch.* Lisse: Swets & Zeitlinger.

Menor, F. (1997). [Demyelination diseases in childhood: diagnostic contribution of magnetic resonance.] [Abstract, original article published in Spanisch]. *Reviews in Neurology, 25*, 966–969.

Mervis, C. B., Morris C. A., Bertrand, J. & Robinson, B. F. (1999). Williams syndrome: Findings from an integrated program of research. In H. Tager-Flusberg (Ed.), *Neurodevelopmental disorders* (65–110). Cambridge: Massachusetts Institute of Technology Press.

Michaelis, R., Dopfer, R., Gerbig, W., Dopfer-Feller, P. & Rohr, M. (1979). Die Erfassung obstetrischer und postnataler Risikofaktoren durch eine Liste optimaler Bedingungen. *Monatsschrift für Kinderheilkunde, 127*, 149–155.

Michaelis, R. & Niemann, G. (1999). *Entwicklungsneurologie und Neuropädiatrie* (2. Aufl.). Stuttgart: Thieme.

Michels, H.-P. (1996). Chronische Niereninsuffizienz – Psychologische Rehabilitationsansätze für Kinder und Jugendliche. In H.-P. Michels (Hrsg.), *Chronisch kranke Kinder und Jugendliche. Psychosoziale Betreuung und Rehabilitation* (187–209). Tübingen: DGVT-Verlag.

Middleton, F. A. & Strick, P. L. (1994). Anatomical evidence for cerebellar and basal ganglia involvement in higher cognitive function. *Science, 266*, 458–461.

Mielke, R., Hufnagl, J. M. & Hacke, W. (1996). Von zerebralen Durchblutungsstörungen zur vaskulären Demenz. Frankfurt: Hoechst.

Miguel, E. C., Coffeey, BJ., Baer, L., Savage, C. R., Rauch, M. D. & Jenike, M. D. (1995). Phenomenology of intentional repetitive behaviors in obsessive-compulsive disorder and Tourette's disorder. *Journal of Clinical Psychiatry, 56*, 246–255.

Miller, C. L., Landry, S. H., Smith, K. E., Wildin, S. R., Anderson, A. E. & Swank, P. R. (1995). Developmental change in the neuropsychological functioning of very low birth weight infants. *Child Neuropsychology, 1*, 224–236.

Miller, V. S. & Bigler, E. D. (1982). Neuropsychological aspects of tuberous sclerosis. *Clinical Neuropsychology, 4*, 26–34.

Mills, J. L., Graubard, B. I., Harley, E. E., Rhoads, G. G. & Berendes, H. W. (1984). Maternal alcohol consumption and birth weight: How much drinking during pregnancy is safe? *Journal of the American Medical Association, 252*, 1875–1879.

Minkoff, H., Deepak, N., Menez, R. & Firkig, S. (1987). Pregnancies resulting in infants with acquired immunodeficiency syndrome of AIDS-related complex: Follow-up of mothers, children, and subsequently born siblings. *Obstetrics and Gynecology, 69*, 288–291.

Minshew, N. J. & Goldstein, G. (1993). Is autism an amnesic disorder? Evidence from the California Verbal Learning Test. *Neuropsychology, 7*, 209–216.

Mintz, M., Rapaport, R., Oleske, J. M., Connor, E. M., Königsberger, M. R., Denny, T. & Epstein, L. G. (1989). Elevated serum levels of tumor necrosis factor are associated with progressive encephalopathy in children with acquired immunodeficiency syndrome. *American Journal of Children, 143*, 771–774.

Mitra, S. (1986). *Mercury in the ecosystem.* Lancaster: Technomic.

Mitsufuji, N., Ikuta, H., Yoshioka, H. & Sawada, T. (1996). Lennox-Gastaut syndrome associated with leukoencephalopathy. *Pediatric Neurology, 15*, 63–65.

Montgomery, J. W. (1992). Easily overlooked language disabilities during childhood and adolescence: A cognitive linguistic perspective. *Pediatric Clinics of North America, 39*, 513–524.

Montgomery, J. W., Windsor, J. & Stark, R. E. (1991). Specific speech and language disorders. In J. E. Obrzut & G. W. Hynd (Eds.), *Neuropsychological foundations of learning disabilities: A handbook of issues, methods, and practice* (573–601). San Diego: Harcourt Brace Jovanovich.

Moore, B. D., Slopis, J. M., Schomer, D., Jackson, E. F. & Levy, B. M. (1996). Neuropsychological significance of areas of high signal intensity on brain MRIs of children with neurofibromatosis. *Neurology, 46*, 1660–1668.

Moriarty, J., Costa, D. C., Schmitz, B., Trimble, M. R., Ell, P. J. & Robertson, M. M. (1995). Brain perfusion abnomalities in Gilles de la Tourette's syndrome. *British Journal of Psychiatry, 167*, 249–254.

Morris, C. A. & Mervis, C. B. (1999). Williams syndrome. In S. Goldstein & C. R. Reynolds (Eds.), *Handbook of neurodevelopmental and genetic disorders in children* (555–590). New York: Guilford.

Morris, R. D. & Walter, L. W. (1991). Subtypes of arithmetic-disabled adults: Validating childhood findings. In B. P. Rourke (Ed.), *Neuropsychological validation of learning disability subtypes* (330–346). New York: Guilford.

Moss, H. A., Brouwers, P., Wolters, P. L., Wiener, L., Hersh, S. P. & Pizzo, P. A. (1994). The development of a Q-sort behavior rating procedure for pediatric HIV patients. *Journal of Pediatric Psychology, 19*, 27–46.

Mostofsky, D. I. (1993). Behavior modification and therapy in the management of epileptic disorders. In D. I. Mostofsky & Y. Loyning (Eds.), *The neurobehavioral treatment of epilepsy* (67–81). Hillsdale: Erlbaum.

Mourisden, S. E., Videbaek, C., Sogaard, H. & Andersen, A. R. (1993). Regional cerebral blood-flow measured by HMPAO and SPECT in a 5–year-old boy with Landau-Kleffner syndrome. *Neuropediatrics, 24*, 47–50.

Mühl, H. & Neukäter, H. (1998). Pädagogischer Umgang bei Menschen mit selbstverletzendem Verhalten und geistiger Behinderung. *Kindheit und Entwicklung, 7*, 93–98.

Müller, M. (1998). Langzeitentwicklung frühgeborener Kinder. Ein Beitrag zur Integrativen Entwicklungstheorie. *Integrative Therapie*, *24*, 253–281.

Mulder, T. (1985). *The learning of motor control following brain damage: Experimental and clinical studies*. Lisse: Swets & Zeitlinger.

Mulhern, R. K., Crisco, J. J. & Kun, L. E. (1983). Neuropsychological sequelae of childhood brain tumors: A review. *Journal of Clinical Child Psychology*, *12*, 66–73.

Muth, D., Heubrock, D. & Petermann, F. (1999). Neuropsychologische Gruppentherapie für Kinder mit raumanalytischen und räumlich-konstruktiven Störungen – Aufbau und Effekte. *Kindheit und Entwicklung*, *8*, 235–247.

Naeye, R. L. & Peters, E. C. (1984). Mental development of children whose mothers smoked during pregnancy. *Obstetrics and Gynecology*, *64*, 301.

Nelson, K. B., Swaiman, K. F. & Russman, B. S. (1994). Cerebral palsy. In K. F. Swaiman (Ed.), *Pediatric neurology* (471–488). St. Louis: Mosby.

Neuhäuser, G. (1998). Entwicklungsbiologie und Umwelt – Einführung in den Themenschwerpunkt. *Kindheit und Entwicklung*, *7*, 65–69.

Neuhäuser, G. (2000). Neurophysiologische Störungen. In F. Petermann (Hrsg.), *Lehrbuch der Klinischen Kinderpsychologie und -psychotherapie* (4., veränd. Aufl.; 325–336). Göttingen: Hogrefe.

Neuhäuser, G. & Heubrock, D. (2000). Neuropsychologische Störungen. In F. Petermann (Hrsg.), *Lehrbuch der Klinischen Kinderpsychologie und -psychotherapie* (4., veränd. Aufl.; 341–361). Göttingen: Hogrefe.

Neumärker, K-. J. & Bzufka, M. W. (1989). *Berliner Luria-Neuropsychologisches Verfahren für Kinder (BLN-K)*. Göttingen: Hogrefe.

Neumärker, K.-J. & Bzufka, M. W. (1996). Neuropsychologie der Entwicklungsstörungen. *Kindheit und Entwicklung*, *5*, 12–18.

Niebank, K. & Petermann, F. (2000). Grundlagen und Ergebnisse der Entwicklungspsychopathologie. In F. Petermann (Hrsg.), *Lehrbuch der Klinischen Kinderpsychologie und -psychotherapie* (4., vollst. überarb. u. erw. Aufl.; 57–94). Göttingen: Hogrefe.

Nieburg, P., Marks, J. S., McLaren, N. M. & Remington, P. L. (1985). The fetal tobacco syndrome. *Journal of the American Medical Association*, *253*, 2998–2999.

Nilsson, D. E. & Bradford, L. W. (1999). Neurofibromatosis. In S. Goldstein & C. R. Reynolds (Eds.), *Handbook of neurodevelopmental and genetic disorders* (350–367). New York: Guilford.

Noeker, M. & Petermann, F. (2000). Interventionsverfahren bei chronisch kranken Kindern und deren Familien. In F. Petermann (Hrsg.), *Lehrbuch der Klinischen Kinderpsychologie und -psychotherapie* (4., veränd. Aufl.; 513–540). Göttingen: Hogrefe.

North, K., Joy, P., Yuille, D., Cocks, N., Mobbs, E., Hutchins, P., McHugh, K. & de Silva, M. (1994). Specific learning disability in children with Neurofibromatosis Type 1: Significance of MRI abnoralities. *Neurology*, *44*, 878–883.

O'Brien, G. & Yule, W. (1995). *Behavioural phenotypes. Clinics in developmental medicine*. London: Mac Keith.

Obrzut, J. E. (1995). Dynamic versus structural processing differences characterize laterality patterns of learning disabled children. *Developmental Neuropsychology*, *11*, 467–484.

Oepen, J. (1999). Stationäre Rehabilitation in der Neuropädiatrie. In F. Petermann & P. Warschburger (Hrsg.), *Kinderrehabilitation* (233–248). Göttingen: Hogrefe.

Olson, R., Wise, B., Conners, F., Rack, J. & Fulker, D. (1989). Specific deficits in component reading and language skills. Genetic and environmental influences. *Journal of Learning Disabilities*, *22*, 339–348.

Ono, J. & Fujita, K. (1992). Discrepancy in verbal and performance intellectual ability in children with Duchenne muscular dystrophy. *Japanese Journal of Special Education, 30*, 45–53.

O'Rahilly, R. & Müller, F. (1999). *Embryologie und Teratologie des Menschen*. Bern: Huber.

Ornitz, E. M. (1985). Neurophysiology of infantile autism. *Journal of the American Academy of Child Psychiatry, 24*, 251–262.

Ornitz, E. M. (1989). Autism at the interface between sensory and information processing. In G. Dawson (Ed.), *Autism: Nature, diagnosis, and treatment* (174–207). New York: Guilford.

Osberg, J. S. & Unsworth, C. A. (1997). Trauma-rehabilitation connections: discharge and admission decisions for children. *Pediatric Rehabilitation, 1*, 131–146.

Oswald, W. D. & Roth, E. (1987). *Der Zahlen-Verbindungs-Test (ZVT)* (2., überarb. u. erw. Aufl.). Göttingen: Hogrefe.

Overholser, J. C. (1990). Fetal alcohol syndrome: A review of a disorder. *Journal of Contemporary Psychotherapy, 20*, 163–176.

Oyama, H., Yokoi, S., Ono, Y. & Kida, Y. (1998). A case of hypocontractile neurogenic bladder associated with agensis of corpus callosum. *Journal of Clinical Neuroscience, 5*, 100–102.

Ozonoff, E. M., Pennington, B. F. & Rogers, S. J. (1991). Executive function deficits in high-functioning autistic individuals: Relationship to theory of mind. *Journal of Child Psychology, Psychiatry, and Allied Disciplines, 32*, 1081–1105.

Packer, R. J., Sutton, L. N., Atkins, T. E., Radcliff, J., Rosenstock, J. G., Siegel, K. R., Bunin, G. R., Savino, P. J., Bruce, D. A. & Shut, L. (1989). A prospective study of cognitive function in children receiving whole-brain radiotherapy and chemotherapy: 2–year results. *Journal of Neurosurgery, 70*, 707–713.

Pankratz, L. (1988). Malingering on intellectual and neuropsychological measures. In R. Rogers (Ed.), *Clinical assessment of malingering and deception* (169–192). New York: Guilford.

Paquier, P. F., van Dongen, H. R. & Loonen, M. C. B. (1992). The Landau-Kleffner syndrome or acquired aphasia with convulsive disorder. *Archives of Neurology, 49*, 354–359.

Patterson, G. R., Dishion, T. & Reid, J. (1992). *Antisocial boys*. Eugene, OR: Castalia.

Pauli-Pott, U. & Neuhäuser, G. (1992). Entwicklungsprozesse nach perinatalen Komplikationen im ersten Lebensjahr. *Kindheit und Entwicklung, 1*, 77–81.

Pavlidis, G. T. (1981). Do eye movements hold the key to dyslexia? *Neuropsychologia, 19*, 57–64.

PeBenito, R., Fish, C. B. & Fish, M. L. (1988). Developmental Gerstmann's syndrome. *Archives of Neurology, 45*, 977–982.

Pelham, W. E., Schnedler, R. W., Bologna, N. C. & Contreras, J. A. (1980). Behavioral and stimulant treatment of hyperactive children: A therapy study with methyphenidate probes in a within-subject design. *Journal of Applied Behaviour Analysis, 13*, 221–236.

Pelham, W. E., Schnedler, R. W., Bender, M. E., Nilsson, D. E., Miller, J., Budrow, M. S. & Ronnei, M. (1988). The combination of behavior therapy and methylphenidate in the treatment of attention deficit disorders: A therapy outcome study. In L. Bloomingdale (Ed.), *Attention deficit disorder,* Vol. 3 (29–48). Oxford: Pergamon.

Pellegrini, E., Koren, G. & Motherisk, I. (1990). A new model for counseling in reproductive toxicology. In G. Koren (Ed.), *Maternal-fetal toxicology: A clinician's guide* (355–372). New York: Dekker.

Pennington, B. F. (1999). Dyslexia as a neurodevelopmental disorder. In H. Tager-Flusberg (Ed.), *Neurodevelopmental disorders* (307–330). Cambridge: Massachusetts Institute of Technology Press.

Pennington, B. F. & Ozonoff, S. (1996). Executive functions and developmental psychopathology. *Journal of Child Psychology and Psychiatry, 37*, 51–87.

Petermann, F. (1995). Kinder aus Alkohol- und Drogenfamilien. *Zeitschrift für Klinische Psychologie, Psychopathologie und Psychotherapie, 43*, 4–17.

Petermann, F. (1996a). *Einzelfallanalyse* (3., verb. Aufl.). München: Oldenbourg.

Petermann, F. (1996b). *Einzelfalldiagnostik in der klinischen Praxis* (3., neu ausgestattete Aufl.). Weinheim: Psychologie Verlags Union.

Petermann, F. (1999). Flexibilisierungskonzepte in der Kinderrehabilitation. In F. Petermann & P. Warschburger (Hrsg.), *Kinderrehabilitation* (S. 91–102). Göttingen: Hogrefe.

Petermann, F. (2000). Grundbegriffe und Trends der Klinischen Kinderpsychologie und Kinderpsychotherapie. In F. Petermann (Hrsg.), *Lehrbuch der Klinischen Kinderpsychologie und -psychotherapie* (4., vollst. überarb. u. erw. Aufl.; 9–26). Göttingen: Hogrefe.

Petermann, F., Krischke, N. & Beese, R. (1996). Multiple Sklerose und Lebensqualität. In F. Petermann (Hrsg.), *Lebensqualität und chronische Krankheit* (154–172). München: Dustri.

Petermann, F., Kusch, M. & Niebank, K. (1998). *Entwicklungspsychopathologie. Ein Lehrbuch.* Weinheim: Psychologie Verlags Union.

Petermann, U. & Petermann, F. (1997). Grundlagen kinderverhaltenstherapeutischer Methoden. In F. Petermann (Hrsg.), *Kinderverhaltenstherapie. Grundlagen und Anwendungen* (22–63). Baltmannsweiler: Schneider.

Petersen, S. E. & Fiez, J. A. (1993). The processing of single words studied with positron emission tomography. *Annual Review of Neuroscience, 16*, 509–530.

Petersen, S. E., Fox, P. T., Mintun, M. A., Posner, M. I. & Raichle, M. E. (1989). Studies of the processing of single words using averaged positron emission tomographic measurements of cerebral blood flow change. *Journal of Cognitive Neuroscience, 1*, 153–170.

Phelps, L. (1995). Psychoeducational outcomes of fetal alcohol syndrome. *School Psychology Review, 24*, 200–212.

Phelps, L. (1998a). *Health-related disorders in children and adolescents.* Washington, DC: American Psychological Association.

Phelps, L. (1998b). Neurofibromatosis. In L. Phelps (Ed.), *Health-related disorders in children and adolescents* (459–462). Washington, DC: American Psychological Association.

Pimm, P. (1992). Cerebral palsy: „A non-progressive disorder"? *Educational and Child Psychology, 9*, 27–33.

Pinel, J. P. J. (1997). *Biopsychologie.* Heidelberg: Spektrum.

Pirozzolo, F. J. (1979). *The neuropsychology of developmental reading disorders.* New York: Praeger.

Plomin, R., De Fries, J. C., McCearn, G. E. & Rutter, M. (1999). Gene, Umwelt und Verhalten. Einführung in die Verhaltensgenetik. Bern: Huber.

Prechtl, H. F. R. (1965). Prognostic value of neurological signs in the newborn infant. *Proceedings of the Royal Society of Medicine, 58*, 3–4.

Preilowski, B. (2000). Zur Geschichte der Neuropsychologie. In W. Sturm, M. Herrmann & C.-W. Wallesch (Hrsg.), *Lehrbuch der Klinischen Neuropsychologie. Grundlagen, Methoden, Diagnostik, Therapie* (3–24). Lisse: Swets & Zeitlinger.

Prigatano, G. P. (Ed.) (1993). *Issues in neuropsychological rehabilitation of children with brain dysfunction.* Hove: Erlbaum.

Prior, M. (1996). *Understanding specific learning difficulties.* Hove: Psychology Press.

Prior, M. R. & Hoffman, W. (1990). Brief Report: Neuropsychological testing in autistic children through an exploration with frontal lobes tests. *Journal of Autism and Developmental Disorders, 20*, 581–590.

Prosiegel, M. (1991). *Neuropsychologische Störungen und ihre Rehabilitation. Hirnläsionen, Syndrome, Diagnostik, Therapie*. München: Pflaum.

Quandt, J. (1989). *Die zerebralen Durchblutungsstörungen des Erwachsenenalters* (3. Aufl.). Leipzig: Thieme.

Raab, G. M., Fulton, M., Laxen, D. P. H. & Thomson, G. O. B. (1985). The Edinburgh lead study: Aspects of design and progress. *The Statistician, 34*, 445–57.

Raab, G. M., Thomson, G. O. B., Boyd, L., Fulton, M. & Laxen, D. P. H. (1990). Blood lead levels, reaction time, inspection time, and ability in Edinburgh children. *British Journal of Developmental Psychology, 8*, 101–118.

Raichle, M. E., Fiez, J., Videen, T. O., Fox, P. T., Pardo, J. V. & Petersen, S. E. (1991). Practice-related changes in human brain functional anatomy. *Society for Neuroscience Abstracts, 17*, 21.

Raine, A. & Scerbo, A. (1991). Biological theories of violence. In J. S. Milner (Ed.), *Neuropsychology of aggression* (1–25). Boston: Kluwer.

Rapaport, D., Passos-Bueno, M. R., Takata, R. I., Campioto, S., Eggers, S., Vainzof, M., Makover, A., Nudel, U., Yaffe, D. & Zatz, M. (1992). A deletion including the brain promoter of the Duchenne muscular dystrophy gene is not associated with mental retardation. *Neuromuscular Disorders, 2*, 117–120.

Rapport, M. D., Murphy, A. & Bailey, J. S. (1982). Ritalin versus response cost in the control of hyperactive children: A within-subject comparison. *Journal of Applied Behavior Analysis, 15*, 20–31.

Rasmussen, T. & Milner, B. (1977). The role of early left-brain injury in determining lateralization of cerebral speech functions. In S. J. Diamond & D. A. Blizard (Eds.), *Evolution and alteralization of the brain* (355–369). Orlando: Academic Press.

Remschmidt, H. & Hebebrand, J. (1993). Das Tourette-Syndrom: Eine zu selten diagnostizierte Tic-Störung? *Deutsches Ärzteblatt, 90*, 1805–1810.

Remschmidt, H. & Schmidt, M. (Hrsg.) (1981). *Neuropsychologie des Kindesalters*. Stuttgart: Enke.

Reuter, B. M., Linke, D. B. & Kurthen, M. (1989). Kognitive Prozesse bei Bewußtlosen? Eine Brain-Mapping-Studie zu P300. *Archiv für Psychologie, 141*, 155–173.

Riccardi, V. M. (1981). Von Recklinghausen neurofibromatosis. *New England Journal of Medicine, 305*, 1617–1627.

Riccardi, V. M. (1992). *Neurofibromatosis, natural history, and pathogenesis*. Baltimore: John Hopkins University Press.

Riccio, C. A. & Harrison, P. L. (1998). Tuberous sclerosis. In L. Phelps (Ed.), *Health-related disorders in children and adolescents* (683–690). Washington, DC: American Psychological Association.

Riela, A. R. & Roach, S. R. (1993). Etiology of stroke in children. *Journal of Child Neurology, 8*, 201–220.

Rigling, P. (1995). *Software-Katalog*. Waldbronn: Reha-Service.

Ris, M. D. & Noll, R. B. (1994). Long-term neurobehavioral outcome in pediatric brain-tumor patients: Review and methodological critique. *Journal of Clinical and Experimental Neuropsychology, 16*, 21–42.

Ritz, A. (1991/92). Neurologische Rehabilitation nach Schädelhirntrauma. *Pädiatrische Praxis, 43*, 461–471.

Ritz, A. (1993). Neurologische Rehabilitation von Kindern und Jugendlichen nach sekundär erworbenen Hirnschädigungen, insbesondere Schädelhirntraumen. In K. von Wildt (Hrsg.), *Spektrum der Neurorehabilitation* (208–217). München: Zuckschwerdt.

Ritz, A. & Benz, B. (1993). Das minimale Hirntrauma beim Kind. *Pädiatrische Praxis*, *45*, 237–251.

Roach, E. S. (1992). Neurocutaneous syndromes. *Pediatric Clinics of North America, 39*, 591–620.

Robertson, M. M. & Yakeley, J. W. (1993). Obsessive-compulsive disorder and self-injurious behavior. In R. Kurlan (Ed.), *Handbook of Tourette's syndrome and related tic and behavioral disorders* (45–87). New York: Dekker.

Robinson, C. & Haskett, M. E. (1998). Munchhausen syndrome by proxy. In L. Phelps (Ed.), *Health-related disorders in children and adolescents* (453–458). Washington, DC: American Psychological Association.

Robinson, L. L., Nesbit, M. E. & Sather, H. N. (1980). Assessment of the interrelationship of prognostic factors in childhood acute lymphoblastic leukemia. *American Journal of Hematology and Oncology*, *2*, 5–13.

Rockstroh, S. (1993). Neurochemische Grundlagen der Aufmerksamkeit. *Zeitschrift für Neuropsychologie*, *4*, 44–53.

Rogers, R., Sewell, K. & Goldstein, A. (1994). Explanatory models of malingering. *Law and Human Behavior*, *18*, 543–552.

Rose, S. A., Feldman, J. F., Rose, S. L., Wallace, I. F. & McCarton, C. (1992). Behavior problems at 3 and 6 years: Prevalence and continuity in full-terms and preterms. *Development and Psychopathology*, *4*, 361–374.

Rosenbaum, A. L. (1970). Neuropsychological outcome of children born via the occiput posterior position. In C. R. Angle & E. A. Bering (Eds.), *Physical trauma as an etiological agent in mental retardation*. Bethesda, Maryland: U. S. Department of Health, Education and Welfare.

Rosenfield, I. (1996). Kein Erkennen ohne Gedächtnis. In C. Maar, E. Pöppel & T. Christaller (Hrsg.), *Die Technik auf dem Weg zur Seele* (139–148). Reinbek: Rowohlt.

Ross, G., Lipper, E. G. & Auld, P. A. M. (1990). Social competence and behavior problems in premature children at school age. *Pediatrics*, *86*, 391–397.

Ross, R. G., Hommer, D., Breiger, D., Varley, C. & Radant, A. (1994). Eye movement task related to frontal lobe functioning in children with attention deficit disorder. *Journal of the American Academy of Child and Adolescent Psychiatry, 33*, 869–874.

Rossi, E. L. (1993). *The psychobiology of mind-body healing*. New York: Norton.

Rothenberger, A. (1990). The role of frontal lobes in child psychiatric disorders. In A. Rothenberger (Ed.), *Brain and behavior in child psychiatry* (34–58). Berlin: Springer.

Rothenberger, A. (1991). *Wenn Kinder Tics entwickeln*. Stuttgart: Fischer.

Rothenberger, A. (1995). Electrical brain activity in children with hyperkinetic syndrome: Evidence of frontal cortical dysfunction. In J. Sergeant (Ed.), *European approaches to hyperkinetic disorder* (225–270): Zürich: Trümpi.

Rothenberger, A. (1996a). Kinder- und Jugendpsychiatrie in Europa. Perspektiven für Klinik und Forschung. *Niedersächsisches Ärzteblatt*, *69*, 3–8.

Rothenberger, A. (1996b). Tourette-Syndrom und assoziierte neuropsychiatrische Auffälligkeiten. *Zeitschrift für Klinische Psychologie*, *25*, 259–279.

Rothenberger, A. & Hüther, G. (1997). Die Bedeutung von psychosozialem Streß im Kindesalter für die strukturelle und funktionelle Hirnreifung: neurobiologische Grundlagen der Entwicklungspsychopathologie. *Praxis der Kinderpsychologie und Kinderpsychiatrie*, *46*, 623–644.

Rourke, B. P. (1989). *Nonverbal learning disabilities: The syndrome and the model*. New York: Guilford.

Rourke, B. P. (Ed.) (1991). *Neuropsychological validation of learning disability subtypes*. New York: Guilford.

Rourke, B. P. (Ed.). (1995). *Syndrome of nonverbal learning disabilities: Neurodevelopmental manifestations*. New York: Guilford.

Rourke, B. P., Bakker, D. J., Fisk, J. L. & Strang, J. D. (1983). *Child neuropsychology: An introduction to theory, research, and clinical practice*. New York: Guilford.

Rovet, J. & Buchanan, L. (1999). Turner syndrome: A cognitive neuroscience approach. In H. Tager-Flusberg (Ed.), *Neurodevelopmental disorders* (223–249). Cambridge: Massachusetts Institute of Technology Press.

Rowland, L. P. (1992). The first decade of molecular genetics in neurology: Changing clinical thought and practice. *Annals of Neurology, 32*, 207–215.

Rubin, K. H., Coplan, R. J., Fox, N. A. & Calkins, S. D. (1995). Emotionality, emotion regulation, and preschoolers' social adaptation. *Development and Psychopathology, 7*, 49–62.

Ruijs, M. B. M., Keyser, A. & Gabreels, F. J. M. (1990): Long-term sequelae of brain damage from closed head injury in children and adolescents. *Clinical Neurology and Neurosurgery, 92*, 323–328.

Rumsey, J. M., Dorwart, R., Vermess, M., Denckla, M. B., Kruesi, M. J. P. & Rapoport, J. L. (1986). Magnetic resonance imaging of brain anatomy in severe developmental dyslexia. *Archives of Neurology, 43*, 1045–1046.

Rumsey, J. M. & Hamburger, S. D. (1988). Neuropsychological findings in high-functioning men with infantile autism, residual state. *Journal of Clinical and Experimental Neuropsychology, 10*, 201–221.

Russell, M., Czarnecki, D. M., Cowan, R. & McPherson, E. (1991). Measures of maternal alcohol use as predictors of development in early childhood. *Alcoholism: Clinical and Experimental Research, 15*, 991–1000.

Rutter, M. (1995). Relationships between mental disorders in childhood and adulthood. *Acta Psychiatrica Scandinavica, 91*, 73–85.

Ryan, C. M., Hammond, K. & Beers, S. R. (1998). General assessment issues for a pediatric population. In P. J. Snyder & P. D. Nussbaum (Eds.), *Clinical neuropsychology. A pocket handbook for assessment* (105–123). Washington, DC: American Psychological Association.

Sagal, R., Rosenbaum, P., Stotskopf, B. & Milner, R. (1982). Follow-up of infants 501–1500gm birth weight delivered to residents of a geographically defined region with perinatal intensive care facilities. *Journal of Pediatrics, 100*, 606–613.

Saigal, S., Rosenbaum, P., Szatmari, P. & Campbell, D. (1991). Learning disabilities and school problems in regional cohort of extremely low birth-weight (<1000grams) children: A comparison with term controls. *Journal of Developmental and Behavioral Pediatrics, 12*, 294–300.

Salanova, V., Morris, H. H., Kotagal, P., Wyllie, E. & Lüders, H. (1995). Frontal lobe seizures: Electroclinical syndromes. *Epilepsia, 36*, 16–24.

Sameroff, A. J. & Chandler, M. J. (1975). Reproductive risk and the continuum of caretaking casualty. In F. D. Horowitz, E. M. Hetherington, S. Scarr-Salapatek & G. Sigel (Eds.), *Review of child development research* (187–244). Chicago: University Press.

Sampson, J. R., Scahill, S. J., Stephenson, J. B. P., Mann, L. & Connor, J. M. (1989). Genetic aspects of tuberous sclerosis in the west of Scotland. *Journal of Medical Genetics, 26*, 28–31.

Sanchez-Calderon, M., de Santos, T., Martin, S., Angulo, T., Careaga, J. & Campos-Castello, J. (1998). [Multiple sclerosis in childhood: our experience and a review of literature.] [Abstract, original article published in Spanish]. *Reviews in Neurology, 27*, 237–241.

Santangelo, S. L. & Folstein, S. E. (1999). Autism: A genetic perspective. In H. Tager-Flusberg (Ed.), *Neurodevelopmental disorders* (431–447). Cambridge: Massachusetts Institute of Technology Press.

Sarimski, K. (1994). Verhaltenstherapie in der Entwicklungsrehabilitation. In F. Petermann (Hrsg.), *Verhaltenstherapie mit Kindern* (2., überarb. u. erw. Aufl.; S. 283–302). Baltmannsweiler: Röttger.

Sarimski, K. (1996). Sozial-emotionale Entwicklung und Elternbelastung beim Williams-Beuren-Syndrom. *Monatsschrift für Kinderheilkunde, 144*, 838–842.

Sarimski, K. (1997). *Entwicklungspsychologie genetischer Syndrome*. Göttingen: Hogrefe.

Sarimski, K. (2000). *Frühgeburt als Herausforderung. Psychologische Beratung als Bewältigungshilfe*. Göttingen: Hogrefe.

Satterfield, J. H., Hoppe, C. M. & Schell, A. M. (1982). A prospective study of delinquency in 110 adolescent boys with attention deficit disorder and 88 normal adolescent boys. *American Journal of Psychiatry, 139*, 795–798.

Satterfield, J. H., Satterfield, B. T. & Cantwell, D. P. (1981). Three-year multimodality treatment study of 100 hyperactive boys. *Pediatrics, 98*, 650–655.

Scarborough, H. (1990). Very early language deficits in children. *Child Development, 61*, 1728–1743.

Schäfer, W. D. (1998). Visuelle Wahrnehmung bei Legasthenie. *Sprache – Stimme – Gehör, 22*, 13–16.

Scheithauer, H. & Petermann, F. (2000). Aggression. In F. Petermann (Hrsg.), *Lehrbuch der Klinischen Kinderpsychologie und -psychotherapie* (4., vollst. veränd. u. erw. Aufl.; 187–226). Göttingen: Hogrefe.

Schenker, S., Becker, H. C., Randall, C. L., Phillips, D. K., Baskin, G. S. & Henderson, G. I. (1990). Fetal alcohol syndrome: Current status of pathogenesis. *Alcoholism: Clinical and Experimental Research, 14*, 635–647.

Schlosser, R. W. & Goetze, R. W. (1991). Selbstverletzendes Verhalten bei Kindern und Jugendlichen mit geistiger Behinderung: Eine Meta-Analyse von Einzelfalluntersuchungen zur Effektivität von Interventionen. *Sonderpädagogik, 21* 138–154.

Schlosser, R. W. & Goetze, R. W. (1992). Effectiveness and treatment validity of interventions addressing self-injurious behavior. From narrative reviews to meta-analyses. *Advances in Learning and Behavioral Disabilities, 7*, 135–176.

Schmidt, D. (1988). Epilepsien. Fragen und Antworten (2., überarb. Aufl.). München: Zuckschwerdt.

Schmidt, M. H. (2000). Psychische Störungen infolge von Intelligenzminderungen. In F. Petermann (Hrsg.), *Lehrbuch der Klinischen Kinderpsychologie und -psychotherapie* (4., veränd. u. erw. Aufl.; 359–380). Göttingen: Hogrefe.

Schneble, H. (1996). *Epilepsie: Erscheinungsbilder – Ursachen – Behandlung*. München: Beck.

Schneider, W., Roth, E. & Küspert, P. (1999). Frühe Prävention von Lese-Rechtschreibproblemen: Das Würzburger Trainingsprogramm zur Förderung sprachlicher Bewußtheit bei Kindergartenkindern. *Kindheit und Entwicklung, 8*, 147–152.

Schönberger, W. (1999). Schilddrüsenfunktion schwerkranker Frühgeborener. *Sozialpädiatrie, 21*, 74–75.

Schopler, E. (1994). Neurobiologic correlates in the classification and study of autism. In S. H. Broman & J. Grafman (Eds.), *Atypical cognitive deficits in developmental disorders: Implications for brain function* (87–100). Hillsdale: Erlbaum.

Schubert, I. (1996). Bericht der Arbeitsgruppe 1. In K.-D. Voß, W. Blumenthal, F. Mehrhoff & M. Schmollinger (Hrsg.), *Aktuelle Entwicklungen in der Rehabilitation am Beispiel neurologischer Behinderungen* (58–59). Ulm: Universitätsverlag.

Schürmeyer, T. & Wagner, T. O. F. (1996). Grundlagen der Endokrinologie. In M. Schedlowski & U. Tewes (Hrsg.), *Psychoneuroimmunologie* (69–106). Heidelberg: Spektrum Akademischer Verlag.

Schuhfried, G. (1994). *Wiener Test System (WTS).* Mödling: Schuhfried.

Schulte-Körne, G., Nöthen, M. M. & Remschmidt, H. (1998). Genetik der Lese-Rechtschreibstörung (Legasthenie). *Medizinische Genetik, 10*, 402–405.

Schulte-Körne, G., Remschmidt, H. & Hebebrand, J. (1993). Zur Genetik der Lese-Rechtschreibschwäche. *Zeitschrift für Kinder- und Jugendpsychiatrie, 21*, 242–252.

Schweizerische Vereinigung der Eltern epilepsiekranker Kinder SVEEK (o. J.). *Epilepsien im Schulalltag*. Fragen, Antworten und Informationen. o. O.: Recom.

Sell, S. H. (1983). Long term sequelae of bacterial meningitis in children. *Pediatric Infectious Disease*, *2*, 90–93.

Sharer, L. R., Epstein, L. G., Cho, E. S., Joshi, V. V., Meyenhofer, M. F., Rankin, L. F. & Petito, C. K. (1986). Pathologic features of AIDS encephalopathy in children: Evidence for LAV/HTLV-III infection of the brain. *Human Pathology*, *17*, 271–284.

Shephard, T. H. (1994). *Catalog of teratogenic agents* (8th ed.). Baltimore: John Hopkins University Press.

Shepherd, C. W., Beard, M., Gomez, M. R., Kurland, L. T. & Whisnant, J. P. (1991). Tuberous sclerosis complex in Olmsted County, Minnesota, 1950–1989. *Archives of Neurology, 48*, 400–401.

Sherman, E. M. S., Shepard, L., Joschko, M. & Freeman, R. D. (1998). Sustained attention and impulsivity in children with Tourette Syndrome: Comorbidity and confounds. *Journal of Clinical and Experimental Neuropsychology*, *20*, 644–657.

Shurtleff, D. B. & Lemire, R. J. (1995): Epidemiology, etiologic factors, and prenatal diagnosis of open spinal dysraphism. *Neurosurgery Clinics of North America*, *6*, 183–194.

Sierles, F. S. (1984). Correlates of malingering. *Behavioral Sciences and the Law*, *2*, 113–118.

Silver, J. M., Hales, R. E. & Yudowsky, S. C. (1992). Neuropsychiatric aspects of traumatic brain injury. In S. C. Yudowsky & R. E. Hales (Eds.), *The American Psychiatric Press textbook of neuropsychiatry* (2nd. ed.; 363–395). Washington, DC: American Psychiatric Press.

Simone, C., Derewlany, L., Knie, B. & Koren, G. (1992). Can the human placenta biotransform cocaine? *Clinical Investigations in Medicine*, *15*, A19.

Simonoff, E., Bolton, P. & Rutter, M. (1996). Mental retardation: Genetic findings, clinical implications and research agenda. *Journal of Child Psychology and Psychiatry*, *37*, 259–280.

Singer, L. T.; Farkas, K. & Kliegman, R. (1991). Childhood medical and behavioral consequences of maternal cocaine use. *Journal of Pediatric Psychology*, *17*, 389–406.

Smalley, S. L., Burger, F. & Smith, M. (1994). Phenotypic variation of tuberous sclerosis in a single extended kindred. *Journal of Medical Genetics, 31*, 761–765.

Smith, J. S. & Graden, J. L. (1998). Fetal alcohol syndrome. In L. Phelps (Ed.), *Health-related disorders in children and adolescents* (291–298). Washington, DC: American Psychological Association.

Smith, S. D., Pennington, B. F., Kimberling, W. & Lubs, H. A. (1983). A genetic analysis of specific reading disability. In J. A. Cooper & C. L. Ludlow (Eds.), *Genetic aspects of speech and language disorders*. New York: Academic Press.

Snijders, J. T. & Snijders-Oomen, N. (1989). *Snijders-Oomen S. O. N.-R. Revision.* Göttingen: Hogrefe.

Snyder, R. D. (1994). Bacterial meningitis of infants and children. In K. Swaiman (Ed.), *Principles of neurology* (611–642). St. Louis: Mosby.

Sohlberg, M. M. & Mateer, C. A. (1989). *Introduction to cognitive rehabilitation.* New York: Guilford.

Sollee, N. D., Latham, E. E., Kindlon, D. J. & Bresnan, M. J. (1985). Neuropsychological impairment in Duchenne muscular dystrophy. *Journal of Clinical and Experimental Neuropsychology, 7,* 486–496.

Soorani-Lunsing, J. C. & Touwen, B. C. C. (1995). Welchen Einfluß hat die Pubertät auf leichte Hirnfunktionsstörungen (MND) und Verhaltensprobleme? *Kindheit und Entwicklung, 4,* 138–142.

Sostek, A. (1992). Prematurity as well as intraventricular hemorrhage influence developmental outcomes at five years. In S. L. Friedman, & M. D. Sigman (Eds.), *The psychological development of low birthweight children* (259–274). Norwood: Ablex.

Spencer, M. D. (1998). Leukoencephalopathy after CNS prophylaxis for acute lymphoblastic leukaemia. *Pediatric Rehabilitation, 2,* 33–39.

Sperry, R. W. (1964). The great cerebral commissure. *Scientific American, 210,* 240–250.

Sperry, R. W. (1974). Lateral specialization in the surgically separated hemispheres. In F. O. Schmitt & F. G. Worden (Eds.), *The neurosciences* (5–19). Cambridge: Massachusetts Institute of Technology Press.

Spreen, O. (1988). *Learning disabled children growing up: A follow-up into adulthood.* New York: Oxford University Press.

Spreen, O. (1989). Learning disability, neurology, and long term outcome: Some implications for the individual and the society. *Journal of Clinical and Experimental Neuropsychology, 11,* 389–408.

Spreen, O., Risser, A. T. & Edgell, D. (1995). *Developmental neuropsychology.* New York: Oxford University Press.

Spreen, O., Tupper, D., Risser, A., Tuokko, H. & Edgell, D. (1984). *Human developmental neuropsychology.* New York: Oxford University Press.

Stachow, R. (1999). Verhaltensmedizinische Interventionen bei Diabetes mellitus Typ I. In F. Petermann & P. Warschburger (Hrsg.), *Kinderrehabilitation* (139–160). Göttingen: Hogrefe.

Stadler, M., Heubrock, D., Kobs, M. & Zimmann, K. (1997). Biosignalverarbeitung in der neurologischen Rehabilitation bewegungsgestörter Patienten: Eine klinische Einzelfall-Studie. *Zeitschrift für Klinische Psychologie, Psychiatrie und Psychotherapie, 45,* 319–340.

Stanovich, K. E. (1993). The construct validity of discrepancy definitions of reading disability. In C. R. Lyon, D. B. Gray, J. F. Kavanagh & N. A. Krasnegor (Eds.), *Better understanding learning disabilities: New views from research and their implications for education and public policies* (273–308). Baltimore: Brooks.

Steck, P., Beer, U., Frey, A., Frühschütz, H.-G. & Körner, A. (1990). Testkritische Überprüfung einer 30–Item-Version des Visual Retention Tests nach A. L. Benton. *Diagnostica, 36,* 38–49.

Stefan H. (1987). MELAS – MERRF – KSS. Neurologische Syndrome mit transienten, episodischen oder Anfallssymptomen bei mitochondrialen Zytopathien. *Deutsches Ärzteblatt,* 84, B-708–B711.

Stein, J. & Talcott, J. (1999). Impaired neuronal timing in developmental dyslexia – the magnocellular hypothesis. *Dyslexia, 5,* 59–77.

Stein, J. & Walsh, V. (1997). To see but not to read – the magnocellular theory of dyslexia. *Trends in Neuroscience, 20*, 147–151.

Steinert, J. (1977). *Allgemeiner Deutscher Sprachtest (ADST)*. Göttingen: Hogrefe.

Steingrüber, H.-J. & Lienert, G. A. (1976). *Hand-Dominanz-Test H-D-T* (2. Aufl.). Göttingen: Hogrefe.

Steinhausen, H. C. (Hrsg.) (1992). *Hirnfunktionsstörungen und Teilleistungsschwächen*. Berlin: Springer.

Steinhausen, H. C., Willms, J. & Spohr, H. L. (1993). Long-term psychopathological and cognitive outcome of children with fetal alcohol syndrome. *Journal of the American Academy of Child and Adolescent Psychiatry*, *32*, 990–994.

Steinhausen, H. C., Willms, J. & Spohr, H. L. (1994). Correlates of psychopathology and intelligence in children with fetal alcohol syndrome. *Journal of Child Psychology and Psychiatry and Allied Disciplines*, *35*, 323–331.

Stewart, A. & Kirkbride, V. (1996). Very preterm infants at fourteen years: Relationship with neonatal ultrasound brain scans and neurodevelopmental status at one year. *Acta Paediatrica (Supplement), 416*, 44–47.

Sticker, E. J., Brandt, I. & Höcky, M. (1998). Lebensqualität sehr kleiner Frühgeborener bis ins Erwachsenenalter. Praktische Konsequenzen aus der Bonner Längsschnittstudie. *Kindheit und Entwicklung*, *7*, 143–153.

Stine, S. B. & Adams, W. V. (1989). Learning problems in neurofibromatosis patients. *Clinical Orthopaedics and Related Research*, *245*, 43–48.

Streissguth, A. P. (1986). The behavioral teratology of alcohol: Performance, behavioral, and intellectual deficits in prenatally exposed children. In J. R. West (Ed.), *Alcohol and brain development* (3–44). New York: Oxford University Press.

Streissguth, A. P. (1994). A long-term perspective of FAS. *Alcohol Health and Research World*, *18*, 74–81.

Streissguth, A. P., Aase, J. M., Clarren, S. K., Randels, S. P., LaDue, R. A. & Smith, D. F. (1991). Fetal alcohol syndrome in adolescents and adults. *Journal of the American Medical Association*, *265*, 1961–1967.

Streissguth, A. P., Barr, H. M., Olson, H. C., Sampson, P. D., Bookstein, F. L. & Burgess, D. M. (1994a). Drinking during pregnancy decreases word attack and arithmetic scores on standardized tests: Adolescent data from a population-based prospective study. *Alcoholism: Clinical and Experimental Research*, *18*, 248–254.

Streissguth, A. P., Bookstein, F. L., Sampson, P. D. & Barr, H. M. (1989). Neurobehavioral effects of prenatal alcohol: Part III. PLS analyses of neuropsychological tests. *Neurotoxicology and Teratology*, *11*, 493–507.

Streissguth, A. P., Randels, S. P. & Smith, D. F. (1991). A test-retest study of intelligence in patients with fetal alcohol syndrome: Implications for care. *Journal of the American Academy of Child and Adolescent Psychiatry*, *30*, 584–587.

Streissguth, A. P., Sampson, P. D., Olson, H. C., Bookstein, F. L., Barr, H. M., Scott, M., Feldman, J. & Mirsky, A. F. (1994b). Maternal drinking during pregnancy: Attention and short-term memory in 14–year-old offspring – longitudinal prospective study. *Alcoholism: Clinical and Experimental Research*, *18*, 202–218.

Sturm, W. (2000). Aufgaben und Strategien neuropsychologischer Diagnostik. In W. Sturm, M. Herrmann & C.-W. Wallesch (Hrsg.), *Lehrbuch der Klinischen Neuropsychologie. Grundlagen, Methoden, Diagnostik, Therapie* (265–276). Lisse: Swets & Zeitlinger.

Sturm, W. & Hartje, W. (1989). Aufgaben und Untersuchungsverfahren der neuropsychologischen Diagnostik. In K. Poeck (Hrsg.), *Klinische Neuropsychologie* (2., neubearb. u. erw. Aufl.; 71–88). Stuttgart: Thieme.

Sturm, W., Herrmann, M. & Wallesch, C.-W. (Hrsg.) (2000). *Lehrbuch der Klinischen Neuropsychologie. Grundlagen, Methoden, Diagnostik, Therapie*. Lisse: Swets & Zeitlinger.

Süss, H. & Brack, U. (1984). Extreme Nahrungsverweigerung bei Säuglingen, Kleinkindern und retardierten Kindern. *Sozialpädiatrie, 6*, 660–664.

Susman, E. J., Graner, D. A., Murowchick, E., Ponirakis, A. & Worrall, B. K. (1996). Gonadal and adrenal hormones. Developmental transitions and aggressive behavior. In C. F. Ferris & T. Grisso (Eds.), *Understanding aggressive behavior in children* (18–30). New York: The New York Academy of Sciences.

Swedo, S. E. & Rapoport, J. L. (1989). Phenomenology and differential diagnosis of obsessive-compulsive disorder in children and adolescents. In J. L. Rapoport (Ed.), *Obsessive-compulsive disorder in children and adolescents* (13–32). Washington, D. C.: American Psychiatric Press.

Sweet, J. J. & Moberg, P. J. (1990). A survey of practices and beliefs among ABPP and non-ABPP clinical neuropsychologists. *The Clinical Neuropsychologist, 4*, 101–120.

Sydow, H. (1996). Modelle der kognitiven Entwicklung und ihre Förderung. *Kindheit und Entwicklung, 5*, 30–35.

Szatmari, P., Offord, D. R. & Boyle, M. H. (1989). Ontario Child Health Study: Prevalence of attention deficit disorder with hyperactivity. *Journal of Child Psychology and Psychiatry, 30*, 219–230.

Szatmari, P., Saigal, S. Rosenbaum, P., Campbell, D. & King, S. (1990). Psychiatric disorders at 5 years among children with birth weights < 1000 gram: A regional perspective. *Developmental Medicine and Child Neurology, 32*, 954–962.

Szatmari, P., Saigal, S., Rosenbaum, P. & Campbell, D. (1993). Psychopathology and adaptive functioning among extremely low birthweight children at eight years of age. *Development and Psychopathology, 5*, 345–357.

Szliwowski, H. B. (1991). The Landau-Kleffner syndrome: The state of the art. *Journal of Neurolinguistics, 6*, 401–413.

Tacke, G. (1999). Schulische und häusliche Leseförderung: Empirische Befunde und Förderprogramme. *Kindheit und Entwicklung, 8*, 153–157.

Tager-Flusberg, H. (Ed.) (1999a). *Neurodevelopmental disorders.* Cambridge: Massachusetts Institute of Technology Press.

Tager-Flusberg, H. (1999b). An introduction to research on neurodevelopmental disorders from a cognitive neuroscience perspective. In H. Tager-Flusberg (Ed.), *Neurodevelopmental disorders* (3–24). Cambridge: Massachusetts Institute of Technology Press.

Taylor, E., Everitt, B., Thorley, G., Schachar, R., Rutter, M. & Wieselberg, M. (1986). Conduct disorder and hyperactivity: II. A cluster analytic aproach to the identification of a behavioral syndrome. *British Journal of Psychiatry, 149*, 768–777.

Taylor, E., Sandberg, S. & Thorley, G. (1991). *The epidemiology of childhood hyperactivity.* Oxford: Oxford University Press.

Taylor, H. G., Hack, M. & Klein, N. K. (1998). Attention deficits in children with < 750 gm birth weight. *Child Neuropsychology, 4*, 21–34.

Taylor, H. G., Hack, M., Klein, N. & Schatschneider, C. (1995). Achievement in children with birth weights less than 750 grams with normal cognitive abilities: Evidence for specific learning disabilities. *Journal of Pediatric Psychology, 20*, 703–719.

Teeter, P. A. (1986). Standard neuropsychological batteries for children. In J. E. Obrzut & G. W. Hynd (Eds.), *Child neuropsychology, vol. 2: clinical practice* (187–228). Orlando: Academic Press.

Teeter, P. A. & Semrud-Clikeman, M. (1997). *Child neuropsychology. Assessment and interventions for neurodevelopmental disorders*. Boston: Allyn & Bacon.

Temple, C. (1997). *Developmental cognitive neuropsychology*. Hove (UK): Psychology Press.

Temple, C. M. & Ilsley, J. (1994). Sounds and shapes: Language and spatial cognition in callosal agenesis. In M. Lassonde & M. Jeeves (Eds.), *Callosal agenesis: A natural split brain?* New York: Plenum.

Temple, C. M., Jeeves, M. A. & Villaroya, O. (1989). Ten, pen, men: Rhyming skills in two children with callosal agenesis. *Brain and Language*, *37*, 548–564.

Temple, C. M., Jeeves, M. A. & Villaroya, O. (1990). Reading in callosal agenesis. *Brain and Language*, *39*, 235–253.

Teplin, S., Burchinal, M., Johnson-Martin, N., Humphrey, R. & Kraybill, E. (1991). Neurodevelopmental, health, and growth status at age 6 years of children with birth weights less than 1001 grams. *Journal of Pediatrics*, *118*, 768–777.

Teunisse, J. P. & de Gelder, B. (1994). Do autistic children have a generalised face processing deficit? *International Journal of Neuroscience*, *77*, 1–10.

Tewes, U. (1985). *Hamburg-Wechsler Intelligenztest für Kinder, Revision 1983 (HAWIK-R)*. Bern: Huber.

Tewes, U. (1994). *Hamburg-Wechsler Intelligenztest für Erwachsene – Revision 1991 (HAWIE-R)*. (2., korr. Aufl.). Bern: Huber.

Tharpe, A. M. & Olson, B. J. (1994). Landau-Kleffner syndrome: Acquired epileptic aphasia in children. *Journal of the American Academy of Audiology, 5*, 146–150.

Thomson, G. O. B., Raab, G. M., Hepburn, W. S., Hunter, R., Fulton, M. & Laxen, D. P. H. (1989). Blood-lead levels and children's behavior-results from the Edinburgh lead study. *Journal of Child Psychology and Psychiatry*, *30*, 515–528.

Thompson, N. M., Fletcher, J. M., Chapielsi, L., Landry, S. H., Miner, M. E. & Bixby, J. (1991). Cognitive and motor abilities in preschool hydrocephalics. *Journal of Clinical and Experimental Neuropsychology*, *13*, 245–258.

Thompson, T., Butler, M. G., MacLean, W. E., Joseph, B. & Delaney, D. (1999). Cognition, behavior, neurochemistry, and genetics in Prader-Willi syndrome. In H. Tager-Flusberg (Ed.), *Neurodevelopmental disorders* (155–177). Cambridge: Massachusetts Institute of Technology Press.

Tiesler, G. & Berndt, J. (1998). Registrierung von Augenbewegungen mit Hilfe des Elektro-Okulogramms (EOG). In R. Jamal & H. Jaschinski (Hrsg.), *Virtuelle Instrumente in der Praxis (VIP 98*; 233–239). Heidelberg: Hüthig.

Tomblin, J. B. & Zhang, X. (1999). Language patterns and etiology in children with specific language impairment. In H. Tager-Flusberg (Ed.), *Neurodevelopmental disorders* (361–382). Cambridge: Massachusetts Institute of Technology Press.

Tonnessen, F. E. (1997). Testosterone and dyslexia. *Pediatric Rehabilitation*, *1*, 51–58.

Tordjman, S., Anderson, G. M., McBride, P. A., Hertzig, M. E., Snow, M. E., Hall, L. M., Thompson, S. M. & Ferrari, P. (1997). Plasma β-endorphin, adrenocoticotropin hormone, and cortisol in autism. *Journal of Child Psychology and Psychiatry*, *38*, 705–715.

Torgesen, J. K. (1991). Learning disabilities: Historical and conceptual issues. In B. Y. L. Wong (Ed.), *Learning about learning disabilities* (3–37). San Diego: Academic Press.

Tremont, G., Mittenberg, W. & Miller, L. J. (1999). Acute intellectual effects of pediatric head trauma. *Child Neuropsychology, 5*, 104–114.

Trescher, W. (1992). Ischemic stroke syndrome in childhood. *Pediatric Annals, 21*, 374–383.

Troyer, A. K. & Joschko, M. (1997). Cognitive characteristics associated with Noonan Syndrome: Two case reports. *Child Neuropsychology*, *3*, 199–205.

Tucker, D. M. (1992). Developing emotions and cortical networks. In M. R. Gunnar & C. A. Nelson (Eds.), *Developmental behavioral neuroscience: The Minnesota symposia on child psychology* (75–128). Hillsdale: Erlbaum.

Turner, J. H. & Sande, M. (1990). Complications of bacterial meningitis. In D. Schlossberg (Ed.), *Infections of the nervous system* (25–30). New York: Springer.

Udwin, O. & Yule, W. (1991). A cognitive and behavioural phenotype in Williams syndrome. *Journal of Clinical and Experimental Neuropsychology, 13*, 232–244.

Udwin, O., Yule, W. & Martin, N. (1987). Cognitive abilities and behavioural characteristics of children with idiopathic infantile hypercalcaemia. *Journal of Child Psychology and Psychiatry, 28*, 297–309.

Uecker, A. & Nadel, L. (1996). Spatial locations gone awry: Object and spatial memory deficits in children with fetal alcohol syndrome. *Neuropsychologia, 34*, 209–233.

Ullrich, G., Hellmann-Backhaus, U. & Bartig, H. J. (1996). Behandlung und Rehabilitation? Überlegungen zum Stellenwert und zur Eigenart psychosozialer Versorgung bei Mukoviszidose/Cystischer Fibrose (CF). In H.-P. Michels (Hrsg.), *Chronisch kranke Kinder und Jugendliche. Psychologische und sozialpädagogische Betreuung und Rehabilitation* (125–144). Tübingen: DGVT-Verlag.

Ultmann, M. H., Belman, A. L., Ruff, H. A., Novick, B. E., Cone-Wesson, B., Cohen, H. J. & Rubinstein, A. (1985). Developmental abnormalities in infants and children with acquired immune deficiency syndrome (AIDS) and AIDS-related complex. *Developmental Medicine and Child Neurology, 27*, 563–571.

Ultmann, M. H., Diamond, G. W., Belman, A. L., Novick, B. E., Rubinstein, A. & Cohen, H. J. (1987). Developmental abnormalities in infants and children with acquired immune deficiency syndrome (AIDS): A follow-up study. *International Journal of Neuroscience, 32*, 661–667.

Ultmann, M. H., Geller, T. J., Chilakamairi, J. K. & Kaplan, S. L. (1998). Multidisciplinary rehabilitation management of depression in the carbon monoxide injured patient. *Pediatric Rehabilitation, 2*, 101–106.

Unsworth, C. A., Osberg, J. S. & Graham, A. (1997). Admitting paediatric patients to rehabilitation following acute care: decision making practices in the USA and Australia. *Pediatric Rehabilitation, 1*, 207–218.

Unverhau, S. & Babinsky, R. (2000). Problemanalyse, Zielsetzung und Behandlungsplanung in der neuropsychologischen Therapie. In W. Sturm, M. Herrmann & C.-W. Wallesch (Hrsg.), *Lehrbuch der Klinischen Neuropsychologie. Grundlagen, Methoden, Diagnostik, Therapie* (300–320). Lisse: Swets & Zeitlinger.

van Baar, A. (1990). Development of infants of drug-dependent mothers. *Journal of Child Psychology and Psychiatry, 31*, 911–920.

van Baar, A. & de Graaff, B. M. T. (1994). Cognitive development at preschool-age of infants of drug-dependent mothers. *Developmental Medicine and Child Neurology, 36*, 1063–1075.

VanDeinse, D. & Hornyak, J. E. (1997). Linguistic and cognitive deficits associated with cerebellar mutism. *Pediatric Rehabilitation, 1*, 41–44.

Vandermeulen, J. A. M. & Ansink, B. J. J. (1995). Neuropädagogische Aspekte bei Kindern mit erworbenem Schädel-Hirn-Trauma – Eine Übersicht. *Rehabilitation, 34*, 139–147.

Vanderploeg, R. D. (Ed.) (1994). *Clinician's guide to neuropsychological assessment*. Hillsdale: Erlbaum.

van der Vlugt, H. (1991). Neuropsychological validation studies of learning disability subtypes: Verbal, visual-spatial, and psychomotor abilities. In B. P. Rourke (Ed.), *Neuropsychological validation of learning disability subtypes* (140–159). New York: Guilford.

Varnhagen, C. K., Lewis, S., Das, J. P., Bowen, P., Ma, K. & Klimek, M. (1988). Neurofibromatosis and psychological processes. *Developmental and Behavioral Pediatrics, 9*, 257–265.

Vogel, H. & Weber-Falkensammer, H. (Hrsg.). (1997). *Perspektiven ambulanter Rehabilitation in Deutschland*. Bad Nauheim: Zentralverband ambulanter Therapieeinrichtungen.

Vohr, B. R., Garcia,-Coll, C. T., Mayfield, S., Brann, B., Shaul, P. & Oh, W. (1989). Neurologic and developmental status related to the evolution of visual-motor abnormalities from birth to 2 years of age in preterm infants with intraventricular hemorrhage. *Journal of Pediatrics, 115*, 296–302.

Volpe, J. J. (1992). Value of MR in definition of the neuropathology of cerebral palsy in vivo. *American Journal of Neuroradiology, 13*, 79–84.

von Aster, M. G. (1992). Neuropsychologie der Dyskalkulie. In H. C. Steinhausen (Hrsg.), *Hirnfunktionsstörungen und Teilleistungsschwächen* (155–167). Berlin: Springer.

von Aster, M. (1993). Geistige Behinderung. In H.-C. Steinhausen & M. von Aster (Hrsg.), *Handbuch Verhaltenstherapie und Verhaltensmedizin bei Kindern und Jugendlichen* (47–68). Weinheim: Psychologie Verlags Union.

von Cramon, D. Y., Mai, N. & Ziegler, W. (1993). *Neuropsychologische Diagnostik*. Weinheim: Verlag Chemie.

von Cramon, D. Y. & Matthes-von Cramon, G. (1994). Back to work with a chronic dysexecutive syndrome? A case report. *Neuropsychological Rehabilitation, 4*, 399–417.

von Cramon, D. Y. & Zihl, J. (1988). *Neuropsychologische Rehabilitation*. Berlin: Springer.

von Hofacker, N., Jacubeit, T., Malinowski, M. & Papousek, M. (1996). Diagnostik von Beeinträchtigungen der Mutter-Kind-Beziehung bei frühkindlichen Störungen der Verhaltensregulation. *Kindheit und Entwicklung, 5*, 160–167.

Voß, K.-D., Blumenthal, W., Mehrhoff, F. & Schmollinger, M. (Hrsg.) (1996), *Aktuelle Entwicklungen in der Rehabilitation am Beispiel neurologischer Behinderungen*. Ulm: Universitätsverlag.

Wada, J. & Rasmussen, T. (1960). Intracarotid injection of sodium amytal for the lateralization of cerebral speech dominance. *Journal of Neurosurgery, 17*, 266–282.

Wadsby, M., Lindehammar, H. & Eeg-Olofsson, O. (1989). Neurofibromatosis in childhood: Neuropsychological aspects. *Neurofibromatosis, 2*, 251–260.

Wais, M. (1978). Ein Test zur Bestimmung des Ausmaßes einer rechtshemisphärischen Hirnläsion. *Psychometrie, 4*, 603–605.

Wais, M. (1982). *Neuropsychologie der rechten Hemisphäre*. Frankfurt: Haag & Herchen.

Waisbren, S. E. (1999). Phenylketonuria. In S. Goldstein & C. R. Reynolds (Eds.), *Handbook of neurodevelopmental and genetic disorders in children* (433–458). New York: Guilford

Waldmann, H.-C. & Petermann, F. (1998). Multiple group comparisons: Quasi-experimental designs. In A. S. Bellack & M. Hersen (Eds.), *Comprehensive clinical psychology, Vol. 3: Research methods* (63–89). New York: Elsevier.

Walter, H. (1992). *Hypnose. Theorien, neurophysiologische Korrelate und praktische Hinweise zur Hypnosetherapie*. Stuttgart: Thieme.

Wang, P. & Bellugi, U. (1993). Williams syndrome, Down syndrome, and cognitive neuroscience. *American Journal of Diseases in Childhood, 147*, 1246–1251.

Wanifuchi, H., Kagawa, M., Ttakeshita, M. et al. (1988). Ischemic stroke in infancy, childhood, and adolescence. *Child's Nervous System, 4*, 361–364.

Warnke, A. (1999) Sozialrechtliche Hilfen für Schüler mit Lese-Rechtschreibstörung. *Kindheit und Entwicklung, 8*, 167–170.

Warnke, A. & Roth, E. (2000). Umschriebene Lese-Rechtschreibstörung. In F. Petermann (Hrsg.), *Lehrbuch der Klinischen Kinderpsychologie und -psychotherapie* (4., vollst. überarb. u. erw. Aufl.; 453–476). Göttingen: Hogrefe.

Warnke, A., Wewetzer, C., Hennighausen, K., Schulte-Körne, G. & Remschmidt, H. (1999). Neurobiologie der Legasthenie. *Kindheit und Entwicklung, 8*, 135–140.

Warrington, E. K. & James, M. (1992). *Testbatterie für visuelle Objekt- und Raumwahrnehmung*. Bury St. Edmunds (UK): Thames Valley Test Company.

Waters, J. (1991). *Report on a questionnaire to parents of adults and teenagers with Prader-Willi syndrome*. Herts: Prader-Willi Syndrome-Association.

Waters, J., Clarke, D. & Corbett, J. (1990). Educational and occupational outcome in Prader-Willi syndrome. *Child: Care, Health and Development, 16*, 272–282.

Watson, T. S. & Logan, P. (1998). Diabetes mellitus (insulin dependent). In L. Phelps (Ed.), *Health-related disorders in children and adolescents* (238–247). Washington, DC: American Psychological Association.

Webb, D. W. & Osborne, J. P. (1995). Tuberous sclerosis. *Archives of Disease in Childhood, 72*, 471–474.

Weidlich, S. & Lamberti, G. (1993). *DCS: Diagnosticum für Cerebralschädigung* (3., vollst. neubearb. Aufl.). Bern: Huber.

Weil, M. L. (1985). Infections of the nervous system. In J. H. Menkes (Ed.), *Textbook of child neurology* (3rd ed.; 316–431). Philadelphia: Lea & Febiger.

Weiller, C. (2000). Bildgebende Verfahren – Aktivierungsstudien mit PET und fMRT. In W. Sturm, M. Herrmann & C.-W. Wallesch (Hrsg.), *Lehrbuch der Klinischen Neuropsychologie. Grundlagen, Methoden, Diagnostik, Therapie* (204–218). Lisse: Swets & Zeitlinger.

Weinstein, A. & Swenson, A. (1998). Cerebrovascular disease. In P. J. Snyder & D. Nussbaum (Eds.), *Clinical neuropsychology. A pocket handbook for assessment* (381–402). Washington, D. C.: American Psychological Association.

Weiß, R. H. (1997). *Grundintelligenztest Skala 2 (CFT 20) mit Wortschatztest (WS) und Zahlenfolgentest (ZF;* 4., überarb. Aufl.). Göttingen: Hogrefe.

Weber, G. (1996). Neuropsychologische Ansätze in Diagnostik und Therapie bei geistiger Behinderung. *Verhaltensmodifikation und Verhaltensmedizin, 17*, 311–330.

Wenz, C. & Gallasch, M. (1996). Verhaltenstherapeutische Anwendungsfelder in der Neuropsychologie. *Verhaltensmodifikation und Verhaltensmedizin, 17*, 269–294.

Whaley, A. L., Stanford, C. B., Pollack, I. W. & Lehrer, P. M. (1986). The effects of behavior modification vs. Lithium therapy on frontal lobe syndrome. *Journal of Behavior Therapy and Experimental Psychiatry, 17*, 111–115.

White, B. J. (1994). The Turner syndrome: Origin, cytogenetic variants, and factors influencing the phenotype. In S. H. Broman, & J. Grafman (Eds.), *Atypical cognitive deficits in developmental disorders: Implications for brain function* (183–195). Hillsdale: Erlbaum.

White, D. A., Craft, S., Hale, S. & Park, T. S. (1994). Working memory and articulation rate in children with spastic diplegic cerebral palsy. *Neuropsychology, 8*, 180–186.

White, R. F., Diamond, R., Proctor, S., Morey, C. & Hu, H. (1993). Residual cognitive deficits 50 years after childhood lead poisoning. *British Journal of Industrial Medicine, 50*, 613–622.

Whitt, J. K., Hooper, S. R., Tennison, M. B., Robertson, W. T., Golds, S. H., Burchinal, M., Wells, R., McMillan C., Whaley, R. A., Combest, J. & Hall, C. D. (1993). Neuropsychological functioning of human immunodeficiency virus-infected children with hemophilia. *Journal of Pediatrics, 122*, 52–59.

Willerman, L. (1970a). Fetal head position during delivery and intelligence. In C. R. Angle & E. A. Bering (Eds.), *Physical trauma as an etiological agent in mental retardation*. Bethesda, Maryland: U. S. Department of Health, Education and Welfare.

Willerman, L. (1970b). Maternal pelvic size and neuropsychological outcome. In C. R. Angle & E. A. Bering (Eds.), *Physical trauma as an etiological agent in mental retardation*. Bethesda, Maryland: U. S. Department of Health, Education and Welfare.

Williams, B. F., Howard, V. F. & McLaughlin, T. F. (1994). Fetal alcohol syndrome: Developmental characteristics and directions for future research. *Educational Treatment of Children, 17*, 86–97.

Williams, J., Barratt-Boyes, B. & Lowe, J. (1961). Supravalvular aortic stenosis. *Circulation, 23*, 1311–1318.

Willmes, K. (2000). Statistische und psychometrische Aspekte in der Neuropsychologie. In W. Sturm, M. Herrmann & C.-W. Wallesch (Hrsg.), *Lehrbuch der Klinischen Neuropsychologie. Grundlagen, Methoden, Diagnostik, Therapie* (229–249). Lisse: Swets & Zeitlinger.

Wills, K., Holmbeck, G. N., Dillon, K. & McLone, D. G. (1990). Intelligence and academic achievement in children with meningomyelocele. *Journal of Pediatric Psychology, 15*, 161–176.

Wilson, J. T. L. (1990). Significance of MRI in clarifying whether neuropsychological deficits after head injury are organically based. *Neuropsychology, 4*, 261–269.

Wilson, S. L. & McMillan, T. M. (1993). A review of the evidence for the effectiveness of sensory stimulation treatment for coma and vegetative state. *Neuropsychological Rehabilitation, 3*, 149–160.

Winogron, H. W., Knights, R. M. & Bawden, H. N. (1984). Neuropsychological deficits following head injury in children. *Journal of Clinical Neuropsychology, 6*, 269–286.

Witelson, S. (1989). Hand and sex differences in the isthmus and genu of the human corpus callosum. *Brain, 112*, 799–835.

World Health Organisation (WHO) (1980). *International classification of impairments, disabilities, and handicaps*. Geneva: World Health Organization.

Wolff, J. A. (1993). Gene therapy – A primer. *Pediatric Annals, 22*, 312–321.

Wolke, D., Söhne, B., Riegel, K., Ohrt, B. & Österlund, K. (1998). An epidemiologic longitudinal study of sleeping problems and feeding experience of preterm and term children in southern Finland: Comparison with a southern German population study. *Journal of Pediatrics, 133*, 224–231.

Wolters, P. L., Brouwers, P., Moss, H. & Pizzo, P. (1994). Adaptive behavior of children with symptomatic HIV infection before and after Zidovudine therapy. *Journal of Pediatric Psychology, 19*, 47–61.

Wolters, P. L., Brouwers, P., Moss, H. A. & Pizzo, P. A. (1995). Differential receptive and expressive language functioning of children with symptomatic HIV disease and relation to CT scan brain abnormalities. *Pediatrics, 95*, 112–119.

Wong, B. Y. L. (Ed.) (1991). *Learning about learning disabilities*. San Diego: Academic Press.

Woods, J. R., Plessinger, M. A. & Clark, K. E. (1987). Effects of cocaine on uterine blood flow and fetal oxygenation. *Journal of the American Medical Association, 247*, 957–961.

Yeates, K. O. & Bornstein, R. A. (1996). Psychosocial correlates of learning disability subtypes in children with Tourette's syndrome. *Child Neuropsychology, 2*, 193–203.

Yeates, K. O. & Mortensen, M. E. (1994). Acute and chronic neuropsychological consequences of mercury vapor poisoning in two early adolescents. *Journal of Clinical and Experimental Neuropsychology, 16*, 209–222.

Yeates, K. O., Ris, M. D. & Taylor, H. G. (1995). Hospital referral patterns in pediatric neuropsychology. *Child Neuropsychology, 1*, 56–62.

Yule, W. (1992). Review: Neurotoxicity of lead. *Child Care, Health, and Development, 18*, 321–337.

Zabransky, S. (1999). Hypothyreose. *Sozialpädiatrie, 21*, 71–73.

Zahn-Waxler, C., Cole, P. M., Darby Welsh, J. & Fox, N. A. (1995). Psychophysiological correlates of empathy and prosocial behaviors in preschool children with behavior problems. *Development and Psychopathology, 7*, 27–48.

Zaidel, E. (1979). The split and half brains as models of congenital language disability. In U. S. Department of Health, Education, and Welfare (Ed.), *The neurological bases of language disorders in children: Methods and directions for research* (55–89). Bethesda, MD: Editor.

Zametkin, A. J. & Rapoport, J. L. (1987). Neurobiology of attention deficit disorder with hyperactivity: where have we come in 50 years? *Journal of the American Academy of Child and Adolescent Psychiatry, 26*, 676–686.

Zeiner, H. K. & Prigatano, G. P. (1982). Information processing deficits in hydrocephalic and letter reversal children. *Neuropsychologia, 20*, 483–492.

Zimmermann, P. & Fimm, B. (1993). *Testbatterie zur Aufmerksamkeitsprüfung (TAP). Handbuch – Teil 1*. Würselen: Psytest.

Zimmermann, P. & Fimm, *B. (1994). Testbatterie zur Aufmerksamkeitsprüfung (TAP). Handbuch* – Teil 2 (Statistiken). Würselen: Psytest.

Glossar*

A

Absence: kurzer Abwesenheitszustand mit Bewußtseinsstörung, z. B. als Erscheinungsform einer Epilepsie.

Abusus: Mißbrauch, z. B. von Drogen.

Acrocallosie-Syndrom: Genetische Erkrankung mit *Agenesie* des *Corpus callosum*, *Makrocephalie*, *Polydaktylie* und geistiger Behinderung (siehe auch Tabelle 15, Seite 81).

Adrenogentiales Syndrom: Genetische Erkrankung mit reduzierter *Cortisol*-Produktion.

afferent: Informationsverarbeitung mit der Richtung von den motorischen Erfolgsorganen zum *ZNS*.

Agenesie: vollständiges Fehlen einer Gewebestruktur oder eines Organs.

Agnosie: Neuropsychologische Störung, bei der die Wahrnehmung unbeeinträchtigt ist, die Sinnentnahme aus den Wahrnehmungsinhalten jedoch nicht gelingt.

Aicardi-Syndrom: nur bei Mädchen auftretende Erkrankung mit *Agenesie* des *Corpus callosum*, Neugeborenen-Krämpfen und geistiger Behinderung (siehe auch Tabelle 15, Seite 81).

AIDS: Abkürzung für Acquired Immune Deficiency Syndrome, eine durch das *HIV* ausgelöste Immunschwäche-Erkrankung.

Akinesie: Bewegungslosigkeit.

Aktionspotential: Kurzfristige bioelektrische Aktivität zur Weiterleitung von Informationen zwischen den Nervenzellen.

Akute lymphatische Leukämie (ALL): Eine Form des „Blutkrebses".

Allel: Ausprägungen eines Gens, die auf *homologen Chromosomen* am gleichen Ort lokalisiert sind.

Amnesie: Gedächtnisverlust, es werden u. a. Gedächtnisverluste für frühere Erfahrungen (retrograde Amnesie) und Merkfähigkeitsstörungen für neue Informationen (anterograde Amnesie) unterschieden.

Amnioninfektions-Syndrom: Entzündung der inneren Haut der Fruchtblase, die zu einer *Sepsis* des Ungeborenen führen kann. Ursache ist häufig ein vorzeitiger Blasensprung mit erhöhter bakterieller Infektionsgefahr.

Anamnese: Vorgeschichte einer Erkrankung.

Andermann-Syndrom: Genetische Erkrankung mit *Agenesie* des *Corpus callosum*, phänotypischen Auffälligkeiten und geistiger Behinderung (siehe auch Tabelle 15, Seite 81).

Anencephalie: Fehlbildung des *ZNS*, bei der sich die beiden Hirnhälften und das Mittelhirn nicht entwickeln (siehe auch Tabelle 14 , Seite 78).

Anosognosie: Ein neuropsychologisches Störungsbild, bei dem der Patient seinen eige-

---

* Kursiv gedruckte Begriffe werden an anderer Stelle des Glossars weiterführend erklärt.

nen Zustand einschließlich seiner Erkrankung nicht selbst wahrnehmen kann; eine Anosognosie ist immer von den psychopathologischen Phänomenen der Verdrängung oder Verleugnung abzugrenzen.

Antikonvulsive Medikamente: Arzneimittel, die geeignet sind, epileptischen Krampfanfällen („Konvulsionen") entgegenzuwirken.

Antrieb: In der Neuropsychologie die Fähigkeit, Handlungen selbständig zu initiieren, sie in einem angemessenen Tempo auszuführen und dieses Tempo über einen hinreichenden Zeitraum beizubehalten.

Aortenstenose: Herzklappenanomalie.

Aphasie: Sprachverlust oder -störung nach einer Hirnschädigung.

Apoplektischer Insult: Schlaganfall, Hirninfarkt.

Arousal: Bezeichnung für den Wachheits- und Aufmerksamkeitszustand des Gehirns.

Asperger-Syndrom: Vom kindlichen *Autismus* abzugrenzende Entwicklungsstörung mit schwerwiegenden sozialen Interaktionsstörungen, jedoch erhaltenen sprachlichen Fähigkeiten und oft altersgemäßer Intelligenz.

Asphyxie: Sauerstoffmangel während der Geburt (z. B. durch eine Nabelschnurumschlingung um den Hals).

Assoziationsareale: Strukturen der Großhirnrinde, die nicht unmittelbar der Verarbeitung von Sinnesreizen und der Bewegungssteuerung dienen; es wird angenommen, daß sie eine koordinierende Funktion wahrnehmen.

Ataxie, ataktisch: Störung der Bewegungskoordination, besonders nach Kleinhirnstörungen.

Atopische Dermatitis: Hautentzündung mit Juckreiz und Ekzemen; Synonyme: Neurodermitis, endogenes Ekzem.

Atrophie: Rückbildung oder Untergang von Gewebe.

Aura: Oft nur subjektiv wahrnehmbare Vorzeichen eines epileptischen Krampfanfalls (z. B. bestimmte Körpergefühle oder Sinnesempfindungen).

Autismus: Tiefgreifende Entwicklungsstörung mit ich-bezogenem Verhalten und fehlenden bzw. stark eingeschränkten Umweltkontakten; häufig zeigen sich auch Objektfixierungen, Stereotypien und Wahrnehmungsstörungen.

Autoaggression: Auch *Automutilation* genanntes selbstverletzendes Verhalten (z. B. Kopfschlagen, Sich-Beißen, Haareausreißen).

Automutilation: siehe *Autoaggression.*

Autosomal-dominanter Erbgang: Hier verfügt der Betroffene über eine normale und eine veränderte Parallelform des gleichen Gens (*Allele*), wobei die veränderte Allele die normale dominiert.

Autosomal-rezessiver Erbgang: Die genetische Veränderung betrifft beide Parallelformen des gleichen Gens (*Allele*).

Axon: Hauptfortsatz der Nervenzelle, mit dem ein Kontakt zu anderen Nervenzellen hergestellt werden kann.

Azidose: Reduktion des pH-Wertes des Blutes unter eine kritische Grenze, z. B. infolge eines Sauerstoffmangels.

B

Bahnung: Aktivierung. Im *ZNS* erfolgt eine Bahnung von Nervenimpulsen z. B. durch Neurotransmitter, die für eine rasche Reizweiterleitung sorgen.

Balkenagenesie: andere Bezeichnung für eine *Agenesie* des *Corpus callosum*; der Balken wird nicht oder nur unvollständig entwickelt, wobei es oft zu einem *Hydrocephalus* („Wasserkopf") und zu Spaltbildungs-Syndromen kommt.

Basalganglien: eine Gruppe von „Kernen" im Vorderhirn, welche die Koordination einzelner Bewegungen steuert.

behavioral: auf das Verhalten bezogen.

BERA: Abkürzung für Brain Electric Response Audiometry; eine Methode zur Hörmessung durch Ableitung akustisch evozierter Hirnstammpotentiale.

Bradykinesie: Verlangsamung der Bewegungen.

C

Café-au-lait-Flecken: Bei der Neurofibromatose Typ 1 vorkommende Hautpigmentveränderung mit milchkaffeeartiger Färbung.

Cerebrum, cerebral: Das Gehirn, auf das Gehirn bezogen.

Cerebellum, cerebellär: Das Kleinhirn, auf das Kleinhirn bezogen.

Cerebralparese, infantile: Schwere Störung der kindlichen Entwicklung mit Lähmungen oder Bewegungsstörungen der Gliedmaßen als Folge einer Störung der vorgeburtlichen Hirnreifung.

Chaining: Englische Bezeichnung für „Verkettung"; verhaltenstherapeutische Technik zum schrittweisen Zusammenführen bereits erlernter Verhaltenselemente, bis das Zielverhalten erreicht ist.

Checking: Englische Bezeichnung für „Kontrollieren"; verhaltenstherapeutische Technik zur Behandlung nächtlicher Durchschlafstörungen von Kleinkindern.

Cholestase, intrahepatische: Gallenstauung, bei der Gallenfarbstoff in das Blut gelangt.

Chromosomen: Träger der Erbinformation.

Chromosomenaberration: Veränderung der Anzahl oder Struktur einzelner *Chromosomen.*

Circadiane Rhythmen: Biologische Aktivitäten, die im 24-stündigen Tagesrhythmus verlaufen (z. B. Schlaf).

Cocktailparty-Sprache: Kommunikationsstil mit oberflächlichen, phrasenhaften Redewendungen, die oft keinen Bezug zur Situation aufweisen.

Compliance: Bereitschaft zur Mitwirkung an medizinisch-rehabilitativen Maßnahmen von Seiten des Patienten.

Computertomogramm (CT): Bildgebendes Verfahren, mit dem die Dichte von Hirngewebe mittels eines rotierenden Röntgenstrahls gemessen werden kann (siehe auch Kasten 35, Seite 247).

Corpus callosum: auch Balken genannte Gehirnstruktur, welche die beiden Hirnhälften (Hemisphären) miteinander verbindet.

Cortex: Die aus Nervenzellen und Nervenfasern („graue Substanz") bestehende Großhirnrinde.

Corticosteroide: In der Nebennierenrinde produzierte Hormone, z. B. Adenocorticotropes Hormon oder Cortison.

Cortisol: Streßhormon; eine lang andauernde Cortisol-Freisetzung kann psychosomatische Störungen begünstigen.

CT: Abkürzung für *Computertomogramm.*

Cushing-Syndrom: Durch eine ständig erhöhte Cortisolfreisetzung (Hyperkortisolismus) hervorgerufene Erkrankung, die zu Fehlbildungen, Organschädigungen, Schlafstörungen und Depression führen kann.

Cut-off-Wert: Kritischer Testwert, der zwischen dem Vorliegen und dem Nichtvorliegen einer Störung oder eines Merkmals zuverlässig unterscheidet.

Cystinose: Eine genetische Stoffwechselerkrankung, die unter anderem zu Minderwuchs führt.

D

Dandy-Walker-Syndrom: Fehlbildung des Kleinhirns mit Erweiterung des vierten Ventrikels, bei der die Betroffenen ein charakteristisches, etwas maniriert wirkendes Gangbild entwickeln (siehe auch Tabelle 14, Seite 78).

Demenz: Fortschreitender geistiger Abbau, oft sind neben der allgemeinen Intelligenz auch spezifische neuropsychologische Funktionen, z. B. Merkfähigkeit, Sprache oder Konzentration, betroffen.

Dendriten: Verzweigte Fortsätze der Nervenzelle, die dem Empfang von Impulsen anderer Nervenzellen dienen.

Deprivation: Vernachlässigung; emotionale oder psychosoziale Deprivation bezeichnet die fehlende oder mangelnde Zuwendung wichtiger Bezugspersonen, meist der Eltern, gegenüber ihren Kindern.

Desoxyribonucleinsäure (DNA): Erbsubstanz, deren Übertragung zur Bildung von *Proteinen* führt.

Diabetes: „Zuckerkrankheit"; in der *Pränatalzeit* kann ein Diabetes der Mutter zu einer erhöhten Glukosezufuhr durch die Plazenta kommen, die zu einem schnelleren Wachstum des Embryos und zu *postnatalen* Anpassungsstörungen des Kindes führen kann.

Dichotischer Hörtest: Neuropsychologische und HNO-ärztliche Untersuchungsmethode, bei der dem Probanden über Kopfhörer gleichzeitig verschiedene, aber gleichwertige Informationen gegeben werden (siehe auch Kasten 25, Seite 223).

Diploider Chromosomensatz: Die in den Körperzellen enthaltenen 23 Chromosomenpaare.

Disability: Folgen (Symptome) einer Erkrankung oder Funktionsstörung (siehe auch Tabelle 25, Seite 133).

Diskonnektion (interhemisphärische): Zustand, bei dem die beiden Hirnhälften (Hemisphären) nicht miteinander verbunden sind, z. B. bei einer *Agenesie* des *Corpus callosum* oder nach operativer Durchtrennung des *Corpus callosum.*

Diskrepanzannahme: Definitionskriterium bei umschriebenen Entwicklungsstörungen; gefordert ist ein bedeutendes und klinisch relevantes Ausmaß der Störung.

Diskriminationslernen: Unterscheidungslernen; verhaltenstherapeutische Technik zur gezielten Verstärkung des Zielverhaltens, wenn es beim Auftreten verhaltensauslösender Situationmerkmale (*diskriminativer Stimulus)* auftritt.

Diskriminativer Stimulus: Verhaltensauslösendes Situationsmerkmal; siehe auch *Diskriminationslernen.*

Dizygotische Zwillinge: Zweieiige Zwillinge.

Dolichocephalie: Fehlbildung des Schädels mit verlängerter Kopfform.

Doppelt-simultane Stimulation (DSS): Orientierendes Untersuchungsverfahren, bei dem beide Körperhälften einer Person gleichzeitig gereizt (z. B. berührt) werden; dient dem Nachweis einer *Agnosie.*

Drop-out-Quote: Anteil derjenigen Probanden, die im Verlauf einer wissenschaftlichen Untersuchung zu späteren Untersuchungszeitpunkten nicht mehr an der Studie teilnehmen.

Ductus arteriosus Botalli: angeborener Herzfehler.

Dysarthrie: Störung der Aussprache durch eine fehlerhafte Koordination nach Hirnfunktionsstörungen.

Dysgenesie: unvollständige Ausbildung einer Gewebestruktur oder eines Organs.

Dysgrammatismus: Sprachstörung mit grammatisch vereinfachter Sprechweise.

Dyskalkulie: Rechenstörung.

Dyskinesie: Fehlerhafte Bewegungsausführung.

Dyslalie: Stammeln.

Dyslexie: Lesestörung.

Dysmorphie: fehlerhafte oder unvollständige körperliche Entwicklung.

Dyspraxie: Fehlerhafte Ausführung von Einzelbewegungen oder Bewegungsabläufen bei erhaltener Bewegungsfähigkeit.

Dysregulation: fehlerhafte Steuerung eines Systems.

E

Echolalie: Das Nachsprechen zuvor gehörter Wörter oder Sätze, meist unabhängig vom situativen Zusammenhang.

Edwards-Syndrom: syn.: *Tisomie* 18; genetische Erkrankung.

EEG: Abkürzung für Elektroencephalographie; elektrophysiologisches Untersuchungsverfahren zur Ableitung elektrischer Potentialschwankungen durch Elektroden an der Kopfhaut (siehe auch Kasten 35, Seite 247).

efferent: Informationsverarbeitung mit der Richtung vom *ZNS* zu den motorischen Erfolgsorganen.

Einschlafsyndrom: Bei Kindern nach einem Schädel-Hirn-Trauma vorkommendes Phänomen, bei dem die Betroffenen mit zeitlicher Verzögerung müde werden und oft für viele Stunden schlafen.

Einzelfallanalyse: Forschungsmethode, bei der eine einzelne Untersuchungseinheit (z. B. ein Patient oder eine Gruppe) wissenschaftlich untersucht wird.

EKP: Abkürzung für Ereigniskorrelierte Potentiale; elektrophysiologische Untersuchungsmethode zur Ableitung später (kognitiver) *EEG*-Antworten auf äußere Stimulierung (siehe auch Kasten 35, Seite 247).

Ektopie: Störung der Embryonalentwicklung, bei der Organe sich nicht an ihrem vorgesehenen Ort, sondern an anderer Stelle herausbilden.

Elektrodermale Aktivität: Elektrische Potentiale an der Hautoberfläche („Hautleitfähigkeit"), deren Messung Aufschluß über Streß geben kann.

Embryopathie: Fehlentwicklung des Embryos, meist durch schädigende Einflüsse während der Schwangerschaft (z. B. Alkohol- oder Kokainembryopathie).

EMG: Abkürzung für Elektromyographie; elektrophysiologische Untersuchungsmethode zur Ableitung der Muskelaktivität (siehe auch Kasten 35, Seite 247).

Encephalitis: Gehirnentzündung.

Encephalopathie: Bezeichnung für Hirnschädigungen, die nicht durch Entzündungen hervorgerufen werden, z. B. nach *Intoxikationen.*

endokrin: hormonell.

Endokrinologie: Lehre von den Stoffwechselstörungen.

ENG: Abkürzung für Elektroneurographie; elektrophysiologische Untersuchungsmethode zur Ableitung der Nervenleitgeschwindigkeit (siehe auch Kasten 35, Seite 247).

Entwicklungsdyskalkulie: Eine im Unterschied zu einer später erworbenen bereits früh auftretende Rechenstörung.

Entwicklungsdysphasie: Eine im Unterschied zu einer später erworbenen bereits früh auftretende Sprachstörung.

Entwicklungspsychopathologie: Wissenschaftsdisziplin, die das Ziel verfolgt, psychische Störungen zu erklären und ihnen vorzubeugen.

Epidemiologie: Lehre von der Häufigkeit und Verbreitung von Krankheiten.

Ergotherapie: früher „Beschäftigungstherapie" genannte Behandlungsform zur Förderung der alltagspraktischen Handlungsfähigkeit der Patienten.

Erstmanifestation: Erstmalig erkennbares Auftreten einer Erkrankung oder Störung.

Escherichia coli: Biochemisch aktive, stäbchenförmige Bakterien.

ESES: Aus dem Engl. abgeleitete Kurzform für eine Epilepsieform des Kindesalters mit schwerwiegender mentaler Retardierung.

EVP: Abkürzung für Evozierte Potentiale; elektrophysiologische Untersuchungsmethode zur Ableitung früher *EEG*-Antworten auf eine äußere sensorische Reizung (siehe auch Kasten 35, Seite 247).

Exekutive Funktionen: Sammelbegriff für die höchsten Hirnfunktionen des Menschen, insbesondere Verhaltenssteuerung, Denken, Planen, Selbstkontrolle und Verhaltensmodulation.

Exploration: Eingehende Befragung eines Patienten.

Exposition: Vor allem in der Toxikologie verwendete Bezeichnung für das äußere Geschehen (z. B. ein Gift oder Strahlung), dem ein Patient ausgesetzt ist.

Extinktion: Löschung; in der Neuropsychologie bekanntes Phänomen beim *Neglect*-Syndrom, bei dem bei gleichzeitiger Reizung beider Körperhälften ein Reiz vom Patienten nicht beachtet wird.

Extrapyramidales System: Teil des außerhalb der sogenannten „Pyramidenbahn" gelegenen Nervensystems mit verschiedenen Kerngebieten.

F

Fehlerinkonstanz: Bei der *Legasthenie* vorkommendes Phänomen, bei dem dasselbe Wort in immer wieder anderer Weise fehlerhaft geschrieben wird.

Fieberkrampf: Bei Säuglingen und Kleinkindern nach schnell ansteigendem hohem Fieber auftretender Krampfanfall.

Förderung: Interventionsmethode in der Rehabilitation, die auf eine Entwicklung neuer Fähigkeiten abzielt.

Fokussierte Aufmerksamkeit: Teilfunktion der Aufmerksamkeit, die das genaue Beachten relevanter Reize und das mentale Ausblenden unwichtiger Information erfordert.

Follow-up-Studie: Untersuchung über den langfristigen Verlauf einer Entwicklung oder einer Erkrankung.

Forensische Neuropsychologie: Anwendung der Neuropsychologie in der Rechtspflege, z. B. bei Gerichtsgutachten oder zur Beurteilung von *Simulation*sverdacht.

Fovea: Stelle des schärfsten Sehens auf der Netzhaut.

Frontalhirn: Stirnhirn; das Frontalhirn spielt als entwicklungsgeschichtlich jüngste Struktur der Großhirnrinde eine entscheidende Rolle bei allen höheren Fähigkeiten des Menschen und bei der Verhaltenssteuerung.

Frontalhirn-Syndrom: Sammelbezeichnung für die nach Schädigungen des *Frontalhirns* auftretenden kognitiven, affektiven und Verhaltensstörungen.

Funktionelles System: Die an der Realisierung einer bestimmten Tätigkeit (z. B. Sprechen) beteiligten Strukturen des Nervensystems.

Fusion: Die auch *Stereosehen* genannte Fähigkeit zum beidäugigen Sehen. Störungen der Fusion können zu verschwommenem Sehen und zu Doppelbildern führen.

G

Gen: Abschnitt der *DNA*, der einen Teil der Erbanlage in Form eines biochemischen Codes enthält.

Generalisierung: Verallgemeinerung und Übertragung des Verhaltens auf vergleichbare Situationen außerhalb der Therapie.

Genese: Entstehung, z. B. eines Organs oder einer Erkrankung (*Pathogenese*).

Genetik: Lehre von den Erbanlagen und ihrer krankhaften Veränderungen.

Genotyp: Die Gesamtheit aller Erbanlagen eines Individuums, die im Zusammenwirken mit Umwelteinflüssen den *Phänotyp* bestimmen.

Gerstmann-Syndrom: Neurologisches Störungsbild mit Agraphie, Akalkulie, Alexie, Fingeragnosie und Rechts-Links-Differenzierungsstörung, dessen Bedeutung als eigenständiges Syndrom umstritten ist.

Gestation: Schwangerschaft.

(Schwangerschafts-)Gestose: Unzureichende Anpassung des mütterlichen Organismus an die Schwangerschaft mit der Folge einer ungenügenden Durchblutung der *Plazenta*.

Geteilte Aufmerksamkeit: Teilfunktion der Aufmerksamkeit, die das gleichzeitige Beachten von Informationen verschiedener Sinnesmodalitäten oder aus verschiedenen Reizquellen erfordert.

Glia(-zellen): aus dem Griechischen („Leim") abgeleitete Bezeichnung für Gewebe zwischen den Nervenzellen.

Gliose: Wucherungen von *Gliazellen*, z. B. bei der *Tuberösen Sklerose*.

Glykogenose: Eine angeborene Störung des Kohlenhydratstoffwechsels.

Graphem: Visuelle (Buchstaben-)Gestalt eines Lautes.

Guthrie-Test: *Screening*-Test zur Diagnose der *Phenylketonurie*.

H

Habit-reversal: englische Bezeichnung für Reaktionsumkehr; verhaltenstherapeutische Technik, bei der mit dem Problemverhalten konkurrierende Reaktionen trainiert werden.

Habituation: Gewöhnung.

Hämatom: Bluterguß.

Handicap: Die (psychosozialen) Auswirkungen einer Erkrankung oder Funktionsstörung (siehe auch Tabelle 25, Seite 133).

Hemianopsie: Halbseitiger Gesichtsfeldausfall.

Hemiparese: Halbseitige Lähmung.

Hemmung: Deaktivierung. Im *ZNS* erfolgt eine Hemmung von Nervenimpulsen z. B. durch *Neurotransmitter*, welche die Wahrscheinlichkeit der Reizweiterleitung reduzieren.

hereditär: erblich, mit familiärer Häufung auftretend.

Hernie: Leistenbruch.

Heterotopie: Fehlbildung des *ZNS*, bei der sich Inseln grauer Hirnsubstanz an den Ventrikelwänden oder inmitten weißer Substanz herausbilden (siehe auch Tabelle 14, Seite 78).

HIV: Abkürzung für Human Immunodeficiency Virus, kann zu *AIDS* führen.

Holoprosencephalie: Fehlbildung des *ZNS*, bei der sich die Hirnrinde nicht in Form zweier Hirnhälften (Hemisphären), sondern als einzelne Hemisphäre oder als einzelner Ventrikel entwickelt (siehe auch Tabelle 14, Seite 78).

Homologe Chromosomen: Die einander entsprechenden, gleichen Chromosomen des *diploiden Chromosomensatzes*.

Hydroanencephalie: Fehlbildung des *ZNS*, bei der sich die Hirnhälften (Hemisphären) nicht entwickeln, sondern sich stattdessen mit Hirnwasser gefüllte Zysten herausbilden (siehe auch Tabelle 14, Seite 78).

Hydrocephalus: früher „Wasserkopf" genannte Fehlbildung des Gehirns, bei der es zu Abflußstörungen des Gehirnwassers kommt.

Hyperkinetisches Syndrom: heute Aufmerksamkeitsdefizit-Syndrom (ADS) genannte Verhaltensstörung, die durch Unaufmerksamkeit und/oder ein abnorm hohes Aktivitätsniveau, Ruhelosigkeit und Impulsivität gekennzeichnet ist.

Hyperakusis: Gesteigerte auditive Erregbarkeit, bei der auch leise Geräusche schneller oder lauter wahrgenommen werden.

Hypergonadismus: Unterentwicklung der Keimdrüsen.

Hypersensibilität: Gesteigerte Erregbarkeit (siehe auch *Hyperakusis*).

Hyperthyreose: Überfunktion der Schilddrüse.

(systemische) Hypertonie: Bluthochdruck.

Hypertrophie: Entwicklungsstörung, bei der sich Gewebe mit vergrößertem Volumen (z. B. Muskulatur) herausbildet.

Hyperventilation: Erhöhte Atemfrequenz; auch als Provokationsmethode bei der Ableitung des *EEG*.

Hypocalcämie: Verminderter Kalziumspiegel im Blut (z. B. beim *Cushing-Syndrom*, beim *Williams-Beuren-Syndrom* oder bei Vitamin-D-Mangel).

Hypochondrie: Angst vor Erkrankungen, wobei die Patienten zu sorgfältiger Selbstbeobachtung und einer Überbewertung einzelner Symptome neigen.

Hypodynamie: Antriebsschwäche.

Hypophonie: Eine schwache und hauchende Stimmgebung, die im Einzelfall bis hin zum Verlust des Sprechvermögens führen kann.

Hypophyse: Hirnanhangdrüse.

Hypothyreose: Unterfunktion der Schilddrüse.

Hypothyroxinämie: Schilddrüsenunterfunktion bei schwerkranken, künstlich beatmeten Neugeborenen.

Hypotonie, muskuläre: reduzierte Spannung (*Tonus*) in der Muskulatur, die zu Schlaffheit und Kraftlosigkeit führt.

Hypotrophie: Entwicklungsstörung, bei der sich Gewebe mit vermindertem Volumen (z. B. Muskulatur) herausbildet.

Hypoxie: Sauerstoffmangel.

I

Ikterus: Gelbsucht.

Imitationsverhalten: Unter anderem beim *Frontalhirn-Syndrom* vorkommendes Zwangsverhalten, bei dem der Patient die Gesten, den Tonfall oder die Wortwahl seines Gegenübers unmittelbar wiederholt.

Impairment: Die Ursache einer Erkrankung oder Funktionsstörung (siehe auch Tabelle 25, Seite 133).

Inanspruchnahmepopulation: Patienten oder Klienten, die eine bestimmte Institution in Anspruch nehmen (selektive Stichprobe).

Indikation: Grund für eine diagnostische oder therapeutische Maßnahme.

Inhibition: Hemmung.

interiktal: Zwischen den (epileptischen) Krampfanfällen.

Intermittierende Verstärkung: Verhaltenstherapeutische Technik, bei der das Zielverhalten nur noch gelegentlich verstärkt wird.

Intervallbehandlung: Rehabilitationsform, bei der sich Therapie- und therapiefreie Phasen abwechseln.

Intervention: Sammelbezeichnung für alle Maßnahmen, die einen Einfluß auf ein (Rehabilitations-) Ziel beabsichtigen und ausüben. Die wichtigsten Interventionsmethoden in der *Rehabilitation* sind *Therapie*, *Training* und *Förderung*.

Intoxikation: Vergiftung.

Inzidenz: Erkrankungshäufigkeit; die Inzidenzrate wird als Anzahl der Patienten angegeben, bei denen in einem bestimmten Zeitraum eine Erkrankung erstmalig auftritt (*Erstmanifestation*).

Ischämie: Gefäßverschluß, die häufigste Ursache des *apoplektischen Insults*.

K

Kephalhämatom: Äußerlich sichtbare Verletzung am Kopf des Neugeborenen, z. B. nach Saugglocken- oder Zangengeburt.

Kernspintomographie: auch kurz NMR (Nuclear Magnetic Resonance) genanntes bildgebendes Verfahren, mit dem das Verhalten von Protonen nach elektrischer Stimulation im Magnetfeld gemessen werden kann (siehe auch Kasten 35, Seite 247).

Kinästhetik: Fähigkeit zum Empfinden von Bewegungen.

Kletterfuß: Fußfehlstellung mit auswärtsgedrehter Haltung.

Kommissur: Faserverbindung zwischen den beiden Großhirnhälften (Hemisphären).

Komorbidität: Das gemeinsame Auftreten mehrerer Erkrankungen oder Störungen.

Konfabulation: Situationsunangepaßtes Erfinden von Sachverhalten.

Konjugierte Bewegungen: In Wahrnehmungspsychologie und Augenheilkunde gebräuchlicher Begriff für die gleichgerichteten und gleichzeitigen Augenbewegungen, z. B. beim Lesen oder Beobachten eines unbewegten Gegenstandes (siehe auch Kasten 50, Seite 352).

Konkordanz: Übereinstimmung im gemeinsamen Vorkommen phänotypischer Merkmale bei Zwillingen.

kontralateral: auf der gegenüberliegenden Seite befindlich; in der Neuropsychologie bezeichnet dieser Begriff das Prinzip, nach dem sensible und motorische Störungen nach einer Hirnschädigung in der Körperhälfte auftreten, die dem Schädigungsort im Gehirn gegenüberliegt.

Kontrazeptiva: Empfängnisverhütende Mittel.

Kontusion: Quetschung.

Konvergenz: Einwärtsstellung der Augen.

Konversionsstörung: Psychopathologisches Phänomen, bei dem psychische Konflikte in körperliche Symptome umgwandelt („konvertiert") werden; syn.: Hysterie.

Koprolalie: Unwillkürliches Äußern obszöner Redewendungen.

Kopropraxie: Unwillkürliches Zeigen obszöner Gesten.

L

La-belle-indifference: Psychopathologisches Phänomen, bei dem die Patienten auf tatsächliche oder eingebildete Symptome überraschend sorglos reagieren; galt früher als Hinweis auf eine *Konversionsstörung.*

Läsion: Schädigung des Nervensystems.

Landau-Kleffner-Syndrom: Epilepsieform des Kindesalters mit Laut- und Geräusch*agnosie.*

(cerebrale) Lateralisation: Entwicklung einer Dominanz bestimmter Gehirnstrukturen zur Verarbeitung spezifischer Informationen (z. B. Sprache).

Lateralität: Händigkeit.

Legasthenie: Lese-Rechtschreibstörung.

Leukoencephalopathie: Erkrankung mit fortschreitender Demyelinisierung der Nervenbahnen.

Lisch-Knoten: Bei der Neurofibromatose Typ 1 vorkommende knotenartige Pigmentveränderung in der Iris.

Lissencephalie: Fehlbildung des *ZNS*, bei der sich keine Gehirnwindungen und -furchen herausbilden (siehe auch Tabelle 14, Seite 78).

Liquor: Rückenmarksflüssigkeit.

Logopädie: Sprachtherapie.

Lumbalpunktion: Entnahme von Rückenmarksflüssigkeit.

M

Magnozelluläres System: Funktionelles Hirnsystem zur Steuerung des dynamischen Sehens (siehe auch Kasten 26, Seite 229).

Makroglossie: Vergrößerung der Zunge, z. B. bei der *Hypothyreose* (siehe auch Tab. 13, Seite 75).

Makrogyrie: Fehlbildung des *ZNS*, bei der sich viele breiter angelegte Gehirnwindungen herausbilden (siehe auch Tabelle 14, Seite 78).

Maturation: Reifung. Als neuronale Maturation wird die in verschiedenen Phasen verlaufende Ausbildung des Nervensystems bezeichnet.

Megaloencephalie: Fehlbildung des *ZNS*, bei der sich viele kleine und unterentwickelte Gehirnwindungen herausbilden (siehe auch Tabelle 14, Seite 78).

Meningitis: Gehirnhautentzündung.

Meningomyelocele: Spaltbildungs-Syndrom mit Entwicklungsstörungen des Gehirns.

Metabolismus (Metabolisierung): Stoffwechsel (Verstoffwechselung).

Mikrocephalie: Fehlbildung des *ZNS* mit einem im Vergleich zur normalen Entwicklung unterentwickelten Gehirn (siehe auch Tabelle 14, Seite 78).

Mikrodeletion: Strukturelle *Chromosomenaberration*, bei der durch einen Bruchprozeß ein Teil der genetischen Information verloren geht.

Mikropolygyrie: Fehlbildung des *ZNS*, bei der sich viele kleine und unterentwickelte Gehirnwindungen herausbilden (siehe auch Tabelle 14, Seite 78).

Minimale cerebrale Dysfunktion (MCD): syn. für frühkindliche Hirnschädigung, oft ohne deutlich erkennbare neurologische Auffälligkeiten.

Minus-Syndrom: Eine im Vergleich zur normalen Gehirnfunktion verminderte Aktivität (siehe auch Kasten 17, Seite 155).

mnestisch: auf das Gedächtnis oder die Merkfähigkeit bezogen.

Modularität: Ein in der Neuropsychologie bekanntes Prinzip, demzufolge verschiedene Systeme (z. B. Gefühle oder Wahrnehmung) eine relative Eigenständigkeit besitzen; es wird angenommen, das den einzelnen „Modulen" (Systemen) bestimmte Hirnstrukturen zugeordnet werden können.

Monitoring: Prozeßbegleitende Überwachung, z. B. als kognitiver Prozeß während einer Tätigkeit (Rechenaufgabe) oder als Untersuchungsverfahren (Intensivmedizin).

Monozygotische Zwillinge: Eineiige Zwillinge.

Morbus Basedow: Erkrankung mit Überfunktion der Schilddrüse (*Hyperthyreose*).

Morbus Gaucher: Ein genetischer Enzymdefekt.

Morbus Menke: Nur bei Jungen vorkommende genetische Erkrankung (siehe auch Tabelle 15, Seite 81).

Morbus (von) Recklinghausen: Andere Bezeichnung für die *Neurofibromatose* Typ 1.

Morbus Wilson: Eine genetische Stoffwechselerkrankung, die zu einer Anreicherung von Kupfer in den Organen führt.

Mortalität: Sterblichkeit; die Mortalitätsrate gibt an, wieviele Patienten mit einer Erkrankung daran sterben.

Mosaikformen: Varianten genetischer *Syndrome*, bei denen die genetische Veränderung nicht in allen, sondern nur in einigen Körperzellen nachweisbar ist.

Motopädie: Bewegungstherapie.

Moya-Moya-Syndrom: Eine vorwiegend in Japan auftretende progrediente Erkrankung, die zu Gefäßverschlüssen mit wiederholten Schlaganfällen und zu epileptischen Anfällen führt.

MRS: Abkürzung für Magnetresonanzspektroskopie; bildgebendes Untersuchungsverfahren zur Messung des Hirnstoffwechsels (siehe auch Kasten 35, Seite 247).

Münchhausen-Syndrom: Eine seltene Form der Mißhandlung, bei der Eltern ihre eigenen Kinder zum Teil lebensgefährlich verletzen (siehe auch Kasten 13, Seite 129).

Mukopolysaccaridose: Eine Gruppe von Stoffwechselstörungen.

Mukoviszidose: auch Zystische Fibrose genannte genetische Stoffwechselerkrankung.

Multi-Center-Studien: Klinische und Forschungseinrichtungen an verschiedenen Orten bearbeiten in enger Kooperation gemeinsam die gleiche Fragestellung.

(progressive) Muskeldystrophie: erbliche Erkrankungen mit fortschreitender Degeneration der Muskulatur.

Mutismus: Stummheit.

Myelinisierung: Die Bildung von Markscheiden um die *Axone* des Nervensystems. Sie trägt zu einer höheren Übertragungsgeschwindigkeit der Nervenimpulse bei und gilt als Merkmal des Reifegrades des Nervensystems.

Myoklonien: Muskelzuckungen, z. B. bei epileptischen Krampfanfällen.

Myopathie: Funktionsstörungen des Muskels.

N

Neglect: Eine neuropsychologische Störung, bei der körper- oder umweltbezogene Reize nicht mehr beachtet werden (siehe Kasten 3, Seite 25).

Neologismus: Wortneuschöpfung.

Neonatologie, neonatal: Heilkunde des Neugeborenenalter, in der Neugeborenenzeit.

Neoplasie: Gewebeneubildung (z. B. Tumor).

Neurasthenie: Allgemeiner Erschöpfungszustand mit erhöhter psychischer Erregbarkeit.

Neuroblasten: junge, unreife Nervenzellen, die in der Embryonalentwicklung eine Rolle spielen.

Neurofibromatose: genetische Erkrankung mit mehreren Unterformen, bei denen es zu Hautpigmentveränderungen und zu Störungen der Skelett-, Stoffwechsel- und Nervensystementwicklung kommt.

Neuromodulatoren: Biochemische Stoffe (z. B. Hormone oder Enzyme), die eine Veränderung des Nervensystems bewirken.

Neuron: Nervenzelle.

Neuronale Plastizität: Fähigkeit des Nervensystems, mit strukturellen Veränderungen auf Umwelteinflüsse zu reagieren.

Neuropädiatrie: Spezialgebiet der Kinderheilkunde, das sich mit den Erkrankungen des Nervensystems befaßt.

Neurotransmitter: Chemische Botenstoffe zur Übertragung von Impulsen zwischen Nervenzellen; ihre Aktivierung geschieht an den *Synapsen* der *Axone* (siehe auch Tabelle 3, Seite 29).

Neurowissenschaften: Sammelbezeichnung für Fachdisziplinen, die sich mit der Erforschung gesunder oder gestörter Gehirnfunktionen befassen.

NLD: Abkürzung für Nonverbal Learning Disabilities; Syndrom nicht-sprachlicher Lernstörungen mit zahlreichen Entwicklungsbesonderheiten.

Non-Responder: Patienten, die auf eine Behandlungsmaßnahme, beispielsweise ein Medikament, nicht oder nicht in der gewünschten Weise reagieren.

Normalitätsannahme: Definitionskriterium bei umschriebenen Entwicklungsstörungen; gefordert ist eine altersentsprechende („normale") Intelligenz und der Ausschluß krankhafter Veränderungen.

Nosologie: Krankheitslehre, die Einordnung einzelner Erkrankungen in übergeordnete Systeme.

Noxe: aus dem Lateinischen („Schaden") abgeleitete Bezeichnung für verschiedene krankheits- oder störungsverursachende Schädigungen.

Nystagmus: unwillkürliche feinschlägige schnelle Augenbewegungen.

O

Ontogenese: Individualentwicklung eines Menschen von der Zeugung bis zum Tod.

Ophthalmologie: Augenheilkunde.

Optimalitätsprinzip: In der Kinderheilkunde gebräuchliche Beurteilung des Entwicklungsstandes, bei der Unterschiede zwischen empirischen und optimalen Funktionszuständen berechnet werden.

Orientierende Untersuchung: Nicht-standardisierte Untersuchungsverfahren zur Diagnostik wichtiger Basisfunktionen (z. B. persönliche, zeitliche, örtliche und situative Kenntnisse, Handpräferenz oder Zeichnen).

Orientierungsreaktion: Physiologische Erregung des Organismus bei plötzlicher Veränderung der Umgebungsbedingungen, meist mit Zuwendung zur Reizquelle.

Orofaziale Funktionen: Mund- und Gesichtsbewegungen; bei der orofazialen *Dyspraxie* mißlingt den Betroffenen die Koordination ihrer Mund- und Gesichtsbewegungen, obwohl keine Lähmung vorliegt.

Otitis media: Mittelohrentzündung.

Outcome: Langzeitfolgen nach Erkrankungen oder auch Behandlungsergebnis nach medizinischen Interventionen.

P

Pätau-Syndrom: syn.: *Trisomie* 13; genetische Erkrankung.

Parästhesie: Gefühlsstörung, z. B. Kribbeln in den Gliedmaßen.

Parameter: Kennwert, Meßgröße.

Paraphasie: Das Ersetzen von Wörtern beim Sprechen; bei der semantischen Paraphasie werden inhaltlich verwandte, bei der phonematischen Paraphasie lautähnliche Wörter gebraucht.

Parese, paretisch: Lähmung, gelähmt.

Paroxysmus, paroxysmal: Anfall, anfallsartig.

Pathogenese: Entstehung und Entstehungsbedingungen einer Erkrankung.

pathologisch: krankhaft.

Pendred-Syndrom: Innenohrschwerhörigkeit aufgrund einer Störung des Schilddrüsenhormonstoffwechsels (siehe auch Tabelle 13, Seite 75).

perinatal: während der Geburt.

Peripheres Nervensystem: Gesamtheit der vom Rückenmark ausgehenden Bewegungs- und Empfindungsnerven.

Periventrikuläre Leukomalazie: arterieller Infarkt, in der Kinderheilkunde als Komplikation bei Frühgeburt bekannt.

Perseveration: unwillkürliches stereotypes Wiederholen einer Handlung.

persistieren: Fortbestehen (z. B. von neuropsychologischen Störungen).

Perzentile: Statistischer Kennwert, der den prozentualen Anteil eines empirischen Merkmals in Bezug zur Normalverteilung angibt.

PET: Abkürzung für Positronen-Emissions-Tomographie; nuklearmedizinisches bildgebendes Untersuchungsverfahren, mit dem der Hirnstoffwechsel sichtbar gemacht werden kann (siehe auch Kasten 35, Seite 247).

Phänotyp: Summe aller Merkmale eines Individuums, die durch den *Genotyp* im Zusammenwirken mit Umwelteinflüssen geprägt werden.

Phenylketonurie: Eine genetisch bedingte Stoffwechselerkrankung (siehe Kasten 2, Seite 25).

Phonem, phonematisch: akustischer Klang, am Laut oder Klang orientiert.

Plastizität: Die Fähigkeit des Gehirns, auf äußere Veränderungen mit einer eigenen morphologischen oder strukturellen Umorganisation zu reagieren (siehe auch Kasten 15, Seite 134).

Plazenta: „Mutterkuchen".

Plus-Syndrome: Eine im Vergleich zur normalen Gehirnfunktion zusätzliche oder überschießende Aktivität (siehe auch Kasten 17, Seite 155).

Polyätiologie, polyätiologisch: Eine Erkrankung oder Störung kann durch verschiedene Ursachen hervorgerufen werden.

Polydaktylie: Herausbildung überzähliger Finger oder Zehen, meist im Zusammenhang mit genetischen Syndromen.

Polytoxikomanie: gleichzeitige Abhängigkeit von mehreren Substanzen, z. B. von Alkohol, Medikamenten und Drogen.

Porencephalie: Fehlbildung des *ZNS*, bei der sich zystische Veränderungen entwickeln, ferner bilden sich die Schläfenlapppen nicht aus (siehe auch Tabelle 14, Seite 78).

Postkontusionelles Syndrom: Unmittelbare psychische Auswirkungen eines Schädel-Hirn-Traumas mit Orientierungsverlust und Verwirrtheitszuständen.

Postnatalzeit (postnatal): Zeit nach der Geburt.

posttraumatisch: nach dem Unfall oder kritischen Ereignis.

Prader-Willi-Syndrom: Genetische Erkrankung, die durch zwanghaftes Essen zu Übergewicht sowie zu zahlreichen kognitiven und Verhaltensbesonderheiten führt.

Prädiktor: Zur Vorhersage der zukünftigen Entwicklung geeignete Einflußgröße.

prämorbid: vor der Erkrankung.

Pränatalzeit (pränatal): Zeit vor der Geburt.

prätraumatisch: vor dem Unfall oder kritischen Ereignis.

Proaktive Hemmung: Erschwerte Umstellungsfähigkeit auf neue Information beim Lernen.

progredient: fortschreitend.

Progressive Muskelrelaxation: Entspannungsverfahren, das auf dem Prinzip einer fortschreitenden Muskelentspannung beruht.

Prompting: Verhaltenstherapeutische Technik zum Beschleunigen des Lernens durch Anleiten bei der Ausführung des Zielverhaltens.

Prophylaxe: Vorbeugung.

Protein: Eiweiß.

Pseudo-Lennox-Syndrom: Epilepsieform des Kindesalters mit vielfältigen neuropsychologischen Störungen.

Psychometrische Diagnostik: Anwendung messender Untersuchungsverfahren, z. B. als Papier-und-Bleistift-Tests oder als computergestützte Diagnostik.

R

Radiatio: Radioaktive Bestrahlung, z. B. bei Hirntumoren oder Krebserkrankungen.

Räumlich-konstruktive Störung: früher auch „konstruktive *Apraxie*" genannte Störung, bei der es den Patienten nicht gelingt, räumliche Beziehungen aktiv richtig herzustellen (z. B. beim Schreiben und Zeichnen, aber auch in den sozialen Beziehungen).

Range: Streubreite, d. h. empirisch erreichter unterster und oberster Wert eines Testergebnisses.

Raumanalyse: Fähigkeit zur Einschätzung räumlicher Gegebenheiten; hierzu gehören u. a. die Abstands- und Entfernungsschätzung, relative Positionsschätzung, Winkelschätzung, subjektive Einschätzung der Vertikalen und der Horizontalen und die subjektive Geradeausrichtung.

Rehabilitation: Gesamtheit der medizinischen, therapeutischen und psychosozialen Maßnahmen zur Wiedereingliederung von Patienten nach einer Erkrankung.

Relaxation: Entspannung; siehe auch *Progressive Muskelrelaxation.*

Remission: Rückbildung (einer Krankheit oder Funktionsstörung).

Residual (-zustand, -symptome): unverändert bestehenbleibender Zustand nach einer Erkrankung.

Response-cost-Verfahren: Verhaltenstherapeutische Technik, bei der unerwünschte Verhaltensweisen durch die Wegnahme von Verstärkern bestraft werden.

Retardierung: (Entwicklungs-)Verzögerung.

Retikuläres (Aktivierungs-)System: im Stammhirn angesiedelte Nervenzellen und -fasern, welche das *Arousal* regulieren.

Retroaktive Hemmung: Störanfälligkeit bereits gelernter Inhalte durch zwischenzeitliche Störreize.

Retrolentale Fibroplasie: Bindegewebswucherungen in den Augen, in der Neonatologie als Komplikation nach künstlicher Beatmung des Neugeborenen bekannt.

Rezeptor: *Synapse*, die eine besondere Sensibilität für spezifische *Neurotransmitter* besitzt; ihre Aufgabe ist das Erkennen und biochemische Verändern des Neurotransmitters, um dessen Funktionsfähigkeit sicherzustellen.

Rezidiv: Rückfall, Wiederauftreten einer Erkrankung.

Ribonucleinsäure (RNA): An der Übertragung der genetischen Information beteiligte chemische Struktur aus Basen, die an der Bildung von *Proteinen* beteiligt ist.

Rolando-Epilepsie: Epilepsieform des Kindesalters mit ausgeprägten neuropsychologischen Störungen.

S

Sakkaden: schnelle unwillkürliche Blicksprünge, z. B. beim Lesen.

(visuelles) Scanning: Absuchbewegungen mit den Augen, z. B. beim Lesen.

Screening: Grobes diagnostisches Verfahren, mit dem das Vorhandensein oder der Ausschluß einer Erkrankung oder Störung festgestellt werden kann.

Selektive Aufmerksamkeit: Teilfunktion der Aufmerksamkeit, bei der mit großer Zuverlässigkeit auf bestimmte Informationen geachtet werden soll.

Sepsis: Vergiftung, z. B. als Folge eines *Amnioninfektions-Syndroms*.

Shaping: Engl. Bezeichnung für „Verhaltensformung“; verhaltenstherapeutische Strategie mit schrittweiser Verstärkung von Verhaltenselementen, die sich dem Zielverhalten annähern.

Shapiro-Syndrom: Seltene genetische Erkrankung mit *Agenesie des Corpus callosum*, fortschreitender Muskelschwäche und unterschiedlich ausgeprägten kognitiven Störungen (siehe auch Tabelle 15, Seite 81).

SHT: Abkürzung für Schädel-Hirn-Trauma.

Shunt: Operativ hergestelltes System zum Ableiten des *Liquors* bei Abflußstörungen, z. B. bei Spaltbildungs-Syndromen (siehe auch *Myelomeningocele*).

Simulation: Das bewußte Vortäuschen von Beschwerden und Erkrankungen; es soll meist das Erreichen von Vergünstigungen durch finanzielle Anreize (z. B. Rentenzahlung oder Schmerzensgeld) oder durch das Vermeiden von (Arbeits-)Anforderungen angestrebt werden.

Sinusitis: Entzündung der Nasennebenhöhlen.

Soft signs: Unspezifische Verhaltensbesonderheiten und Befunde als Hinweise auf eine Fehlfunktion des *ZNS* (siehe auch Tabelle 19, Seite 99).

SPECT: Abkürzung für Single-Photon-Emissions-Tomographie; bildgebendes nuklearmedizinisches Untersuchungsverfahren zur Messung von Stoffwechselprozessen im Gehirn (siehe auch Kasten 35, Seite 247).

Spiegelbild-Schreiben: Das unwillkürliche spiegelbildliche Klappen von Buchstaben und Zahlen beim Schreiben.

Spina bifida: Zu den Spaltbildungs-Syndromen gehörende Fehlbildung des *ZNS*, bei der sich das Neuralrohr nicht vollständig schließt; hierdurch kann es zu Ausstülpungen der Hirn- und Rückenmarkshaut kommen (siehe auch Tabelle 14, Seite 78).

Status epilepticus: Langanhaltender epileptischer Anfall.

Stereognosie: Die Fähigkeit, Objekte durch Betasten und ohne visuelle Kontrolle zu erkennen.

Stereosehen: Fähigkeit zum beidäugigen Sehen.

Stereoskopisches Sehen: Fähigkeit zum räumlichen Sehen.

Stigma(-ta): äußerlich sichtbare Merkmale einer Erkrankung.

Stupor: Starrezustand, z. B. im Zusammenhang mit psychiatrischen und neurologischen Erkrankungen.

Sturge-Weber-Syndrom: Eine angeborene Erkrankung mit charakteristischer portwein-farbiger Gesichtspigmentierung und epileptischen Anfällen.

Substitution(-stherapie): Medikamentöse Behandlung, bei der ein nicht oder unzureichend produziertes Substrat (z. B. Enzym oder Hormon) durch ein synthetisches Produkt ersetzt wird.

Suizid, suizidal: Selbstmord, in Selbstmordabsicht.

Synapse: Kontakt- und Verbindungsstelle zwischen zwei Nervenzellen (*Neuronen*) oder zwischen Nerven- und Muskelzelle.

Synästhesie: siehe Kasten 1, S. 21.

Syndrom(-analyse): Symptomgruppen, die als typisch für ein Störungsbild oder eine Erkrankung gelten. Die Analyse des Verhältnisses einzelner Symptome untereinander gibt häufig Hinweise auf das Vorliegen eines Syndroms (z. B. *Hyperkinetisches Syndrom*).

T

Tachistoskop: Wahrnehmungspsychologisches Instrument, mit dem eine kontrollierte Darbietung visueller Reize sichergestellt werden kann; wird in der Neuropsychologie meist zur gesichtsfeldabhängigen Stimulierung benutzt, um *hemisphären*-spezifische Verarbeitungsweisen zu untersuchen.

Taxonomie: Klassifikationssystem zur Einordnung (z. B. von Funktionsstörungen).

Temperament: Die Summe der Eigenschaften eines Menschen, die seine Verhaltensweisen bzw. seinen Handlungsstil prägen (z. B. Impulsivität).

Teratogene: Substanzen (z. B. Gifte oder Drogen), die körperliche oder organische Mißbildungen hervorrufen können.

Terror fits: Plötzliche Panikattacken, meist im Zusammenhang mit einer Epilepsieform des Kindesalters.

Testosteron: Männliches Geschlechtshormon.

Tetraspastik: spastische Lähmung aller vier Gliedmaßen.

Therapie: Interventionsmethode in der Rehabilitation; sie umfaßt alle Maßnahmen, die geeignet sind, eine Veränderung im Hinblick auf ein zuvor definiertes Ziel (Heilung oder Besserung) herbeizuführen.

Thermolabilität: Verändertes Temperaturempfinden, bei dem die Betroffenen bei Wärme frieren oder Kälte als warm erleben.

Thyroxin: Auch kurz als T4 bezeichnetes Schilddrüsenhormon (siehe auch Kasten 9, Seite 73).

Tic: Unwillkürliche, zwanghafte und hochfrequente stereotype Wiederholung einer Bewegung oder Äußerung.

Tinnitus: Ohrgeräusche.

Tonus: Spannung der Muskulatur.

(Gilles de la)Tourette-Syndrom: neuropsychiatrische Erkrankung mit Auftreten von motorischen (z. B. Grimmassieren, Naserümpfen) und vokalen (z. B. Räuspern, Schreien) *Tics*. Oft kommt es auch zu *Koprolalie* und *Kopropraxie* sowie zu zwanghaftem Verhalten.

Toxine: Giftige Substanzen; als Umwelttoxine werden die in der Umgebung (z. B. Haushalt oder Luft) vorkommenden Gifte bezeichnet.

Training: Interventionsmethode in der Rehabilitation; sie beschränkt sich meist auf einen ausgewählten Funktionsbereich und ist häufig auf Üben durch Wiederholung ausgerichtet.

Treatment: Behandlung, Intervention; eine treatment-orientierte Diagnostik versucht, aus den Untersuchungsergebnissen unmittelbare Folgerungen für die nachfolgende Behandlung abzuleiten bzw. den Untersuchungsprozeß so zu gestalten, daß dies möglich wird.

Trepanation: Öffnung des Schädels zur Druckentlastung oder zur operativen Entfernung von Blutungen.

Trigger, triggern: Verhaltensauslösende (innere oder äußere) Reize, ein Verhalten durch (innere oder äußere) Reize auslösen.

Trijodthyronin: auch kurz als T3 bezeichnetes Schilddrüsenhormon (siehe auch Kasten 9, Seite 73).

Trisomie: Genetische Veränderung, bei der ein Chromosom dreifach statt doppelt vorhanden ist.

Tuberöse Sklerose: früher Morbus Bourneveille-Pringle genannte Erkrankung mit tumorartigen Wucherungen, Verkalkungsherden im Gehirn, Hautveränderungen und häufig einem epileptischen Anfallsleiden.

U

Uterus: Gebärmutter.

V

Vegetatives Nervensystem: dieses wird auch autonomes Nervensystem genannt und reguliert die Organfunktionen (z. B. Herzschlag, Blutgefäße).

Ventrikel: Hirnkammern, durch die eine Zirkulation des *Liquors* erfolgen kann.

Vergenzbewegungen: In Wahrnehmungspsychologie und Augenheilkunde gebräuchlicher Begriff für Veränderungen der Sehachsenwinkel beider Augen zueinander, z. B. bei der Beobachtung bewegter Objekte (siehe auch Kasten 50, Seite 352).

Verhaltensmodifikation: Gezielte Maßnahmen, die auf eine Veränderung des bisherigen Verhaltens abzielen.

Verwendungsverhalten: Vor allem beim *Frontalhirn-Syndrom* vorkommendes Zwangsverhalten, bei dem der Patient Objekte auch dann benutzt, wenn dies nicht zur Situation paßt.

Vigilanz: Daueraufmerksamkeit bei geringer Auftretenshäufigkeit des zu beachtenden kritischen Reizes.

Visuell evozierte Potentiale (VEP): Ableitung des Elektroenzephalogramms (EEG) auf externe visuelle Stimulation (siehe auch Kasten 35, Seite 247).

Visuomotorische Koordion: Auge-Hand-Koordination.

Vorgetäuschte Störung: Im Unterschied zur *Simulation* wird hier die Motivation des Vortäuschens einer Erkrankung oder Störung weniger deutlich, da sie nicht an ein materielles Ziel gebunden ist; der Patient kann etwa Beachtung und Aufmerksamkeit in der Patientenrolle suchen.

W

Wada-Test: Methode zur Untersuchung der funktionellen Spezialisierung der Hirnhälften, bei der ein Narkotikum abwechselnd in beide Halsschlagadern injiziert wird, um eine kurzzeitige funktionelle Blockade der jeweiligen Hirnhälfte zu erreichen.

Wernicke-Geschwind-Modell: Theorie zur Erklärung erworbener Sprachstörungen.

White Matter Disease: Eine Gruppe neurologischer Erkrankungen und Funktionsstörungen mit Auswirkungen auf die sog. „weiße Hirnsubstanz", d. h. die Zellschichten und Verbindungsbahnen zwischen den Zellkörpern.

Williams-Beuren-Syndrom: Genetische Erkrankung, die zu kardiologischen Störungen, typischen körperlichen Stigmata und zu spezifischen neuropsychologischen Funktionsstörungen führt.

X

X-Chromosom: männliches Geschlechts-Chromosom.

Y

Y-Chromosom: weibliches Geschlechts-Chromosom.

Z

ZNS: Zentrales Nervensystem; umfaßt das Gehirn und das Rückenmark.

Zyanose, zyanotisch: Reduzierte Sauerstoffsättigung des Blutes; führt bei den Betroffenen oft zu einer blauen Verfärbung der Lippen oder Fingernägel.

Abkürzungsverzeichnis der Testverfahren

ADST	Allgemeiner Deutscher Sprachtest	Steinert, 1977
AID	Adaptives Intelligenz-Diagnostikum	Kubinger & Wurst, 1991
AVLT	Auditiv-Verbaler Lerntest	Heubrock, 1992, 1994b
BLN-K	Berliner-Luria-Neuropsychologisches Verfahren für Kinder	Neumärker & Bzufka, 1989
CFT	Complex Figure Test (auch: Rey-Osterrieth-Figur)	Rey, 1941; Osterrieth, 1944
CFT-20	Grundintelligenztest Skala 2	Weiß, 1997
CPM	Coloured Progressive Matrices	Becker, Schaller & Schmidtke, 1980
DCS	Diagnosticum für Cerebralschädigung	Weidlich & Lamberti, 1993
GAT	Gailinger Abzeichentest mit Markierungshilfen	Wais, 1978
GFT	Göttinger Formreproduktionstest	Schlange et al., 1977
HAWIE-R	Hamburg-Wechsler Intelligenztest für Erwachsene (Revision 1991)	Tewes, 1994
HAWIK-R	Hamburg-Wechsler Intelligenztest für Kinder (Revision 1983)	Tewes, 1985
H-D-T	Hand-Dominanz-Test	Steingrüber & Lienert, 1976
K-ABC	Kaufman-Assessment Battery for Children, deutschsprachige Fassung	Melchers & Preuß, 1991
KFT	Kognitiver Flexibilitätstest (experimentelle Form)	Ille, Kapitza & Vogelsang, o. J.
LPS	Leistungsprüfsystem	Horn, 1983
PET	Psycholinguistischer Entwicklungstest	Angermeier, 1977
RFT	Recurring Figures Test	Hartje & Rixecker, 1978; Kimura, 1963
RZ	Reaktionszeiten	siehe WTS
S.O.N.-R.	Snijders-Oomen-Nicht-Verbale Intelligenztestreihe	Snijders & Snijders-Oomen, 1989

SPM	Standard Progressive Matrices	Kratzmeier & Horn, 1988
TAP	Testbatterie zur Aufmerksamkeitsprüfung	Zimmermann & Fimm, 1993, 1994
Test „d2"	Aufmerksamkeits-Belastungstest	Brickenkamp, 1994
TÜKI	Tübinger Luria-Christensen Neuropsychologische Untersuchungsreihe für Kinder	Deegener et al., 1993
VOSP	Testbatterie für visuelle Objekt- und Raumwahrnehmung	Warrington & James, 1992
WCST	Wisconsin Card Sorting Test	Grant & Berg, 1993
WDG	Wiener Determinationsgerät	Schuhfried, 1994
WIP	Reduzierter Wechsler-Intelligenztest	Dahl, 1972
WMS	Wechsler Memory Scale, deutschsprachige Fassung	Böttcher, 1963
WRG	Wiener Reaktionsgerät	Schuhfried, 1994
WTS	Wiener Testsystem	Schuhfried, 1994
ZVT	Zahlen-Verbindungs-Test	Oswald & Roth, 1987

Stichwortverzeichnis

I